JN185140

改訂第2版

小児整形外科テキスト

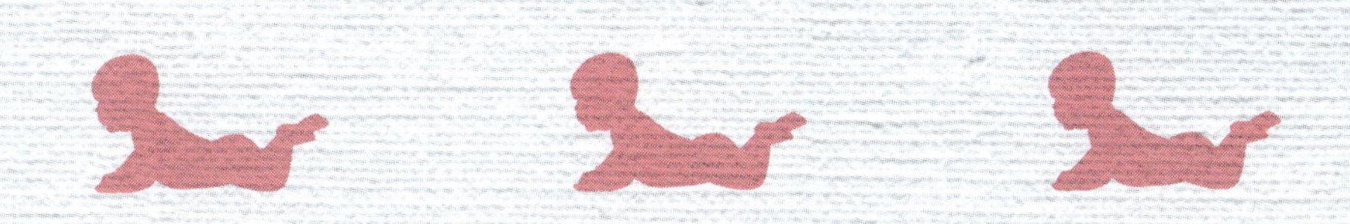

MEDICAL VIEW

本書では，厳密な指示・副作用・投薬スケジュール等について記載されていますが，これらは変更される可能性があります．本書で言及されている薬品については，製品に添付されている製造者による情報を十分にご参照ください．

Textbook of Pediatric Orthopaedics, 2nd edition
(ISBN 978-4-7583-1374-2 C3047)

Edited by educational training committee of JPOA

2004. 6. 1 1st ed
2016.12.10 2nd ed

Printed and Bound in Japan

Medical View Co., Ltd.
2-30 Ichigayahonmuracho, Shinjyukuku, Tokyo, 162-0845, Japan
E-mail ed@medicalview.co.jp

序文

『小児整形外科テキスト』の初版が2004年6月に出版されてから12年が経過した。『小児整形外科テキスト』は，日本小児整形外科学会の教育研修委員会が編集した初めての教科書であり，その充実した内容は大変好評であった。当時，日本小児整形外科学会教育研修会が10回を迎えたことを記念して，教育研修委員会前委員長の佐藤雅人先生が中心となり，研修会の講師を務めた先生方が中心となり作成された。

日本小児整形外科学会教育研修会は今年で第23回となり，初版出版後，多くの新しい知見が追加された。そのため，3年ほど前より小児整形外科に関するコアカリキュラムを作成することが提案され，教育研修委員会前委員長である仙台赤十字病院の北　純先生が中心となり，コアカリキュラムの内容について検討が行われていた。また，日本整形外科学会の専門医制度が来年度より変更されることになり，小児整形外科分野を網羅し，新専門医制度にも対応できるような新しい教科書の作成が望まれるようになってきた。

そのような背景のなか，この度，新しい知見を追加し，新専門医制度にも対応した教科書を『改訂第2版 小児整形外科テキスト』として出版できることになった。内容，構成，執筆者に関しては，以前より検討が行われていたコアカリキュラムを基本として，教育研修委員会の委員でブラッシュアップされた。初版の構成は，発症年齢別に疾患がグループ化されていたが，改訂第2版では，疾患の種類，部位別の構成とした。新しい知見の追加などにより初版より約100頁多いものとなり，小児整形外科のテキストとしては非常に充実した内容となっている。本書が，小児整形外科診療や専門医を目指す若手整形外科医の知識の獲得に役立つことを期待している。

本書は，企画から約1年間という短い期間で作成された。発刊のために執筆のご努力を頂いた先生方や矢部涼子様をはじめとしたメジカルビュー社の方々に深謝いたします。

平成28年11月

日本小児整形外科学会教育研修委員会委員長
稲葉　裕

初版（第1版）

序文

早いもので故村上宝久先生の音頭とりで1994年夏より始めた日本小児整形外科学会教育研修会は10回を数えることとなった。この間，忙しいところ講演を引き受けていただいた講師の先生方，準備，運営にたずさわっていただいた学会事務局，旧国立小児病院の坂巻豊教先生をはじめとする整形外科関連の方々に大変なご支援，ご協力を賜った。また，多くの方に研修会に参加いただき会を盛り上げていただいた。

そして，教育研修委員会としてはこれらの多数の方々の恩にむくいるためにも，第10回の記念に今までの講演の内容を中心に一冊の本にまとめようということになった。したがって，執筆者はほとんどが研修会で講演をされた先生であり，それぞれ経験豊かな，お得意の分野を担当していただいている。

構成はそれぞれの疾患の発症年齢，つまり一番多く初診する年齢順にグループ化して並べ，その中で部位別とした。したがって，一般的な教科書とは構成が少し異なる趣となっているが，それだけに年代別に頻度の高い疾患がよくわかり，鑑別すべき疾患の辞書的役割も果たすことが期待できると考えている。

内容は診断を中心にその重要なポイントを箇条書にし，注目するところを強調していただいた。治療についてはその方針に重きをおき，手術についてはその原理の説明にとどめ，詳細は手術専門書にお任せすることにした。

このテキストが，日常診療の手助けになり，専門医を目指す医師の頭の整理の役目を果たすことを希望している。さらに，これが刺激となって小児整形外科医を目指す医師が増えることとなればこれは望外の喜びである。

最後に，この書の発刊に多大のご支援をいただいた日本小児整形外科学会理事会，1年半という短い準備期間に関わらず，発刊のために素早く執筆いただいた方々やメジカルビュー社のご努力に深謝する。

平成16年5月

日本小児整形外科学会教育研修委員会前委員長
佐藤雅人

執筆者一覧

■ 編集

稲葉　裕　横浜市立大学整形外科准教授

金　郁喆　宇治武田病院院長代理・小児運動器・イリザロフセンターセンター長
京都府立医科大学大学院特任教授

■ 執筆（掲載順）

藤井　敏男　佐賀整肢学園こども発達医療センター顧問

町田　治郎　神奈川県立こども医療センター院長

横井　広道　四国こどもとおとなの医療センター
小児整形外科医長

関原　力　昭和大学藤が丘病院整形外科

扇谷　浩文　おおぎや整形外科院長

奥住　成晴　元 神奈川県立こども医療センター整形外科
現 横浜リハビリテーション専門学校非常勤講師

森原　徹　京都府立医科大学大学院医学研究科
スポーツ傷害予防医学准教授

久保　俊一　京都府立医科大学大学院医学研究科
運動器機能再生外科学（整形外科学）教授

服部　義　あいち小児保健医療総合センターセンター長

亀ヶ谷真琴　千葉こどもとおとなの整形外科院長

鬼頭　浩史　名古屋大学大学院医学系研究科整形外科学准教授

金　郁喆　宇治武田病院院長代理・小児運動器・
イリザロフセンターセンター長
京都府立医科大学大学院特任教授

堀井恵美子　名古屋第一赤十字病院手外科部長

川崎　恵吉　昭和大学医学部整形外科講師

稲垣　克記　昭和大学医学部整形外科教授

池上　博泰　東邦大学医学部整形外科学講座教授

大谷　卓也　東京慈恵会医科大学附属第三病院整形外科
教授

戸祭　正喜　川崎病院整形外科部長

下村　哲史　東京都立小児総合医療センター整形外科部長

川端　秀彦　南大阪小児リハビリテーション病院院長

高山真一郎　国立成育医療研究センター臓器・運動器病態
外科部部長

若林健二郎　名古屋市立大学大学院医学研究科
整形外科病院講師

落合　達宏　宮城県立こども病院整形外科科長

北野　利夫　大阪市立総合医療センター小児整形外科部長

和田　晃房　佐賀整肢学園こども発達医療センター
整形外科科長

稲葉　裕　横浜市立大学整形外科准教授

西須　孝　千葉県こども病院整形外科部長

北　純　仙台赤十字病院副院長・整形外科主任部長

倉　秀治　羊ヶ丘病院院長

薩摩　眞一　兵庫県立こども病院整形外科部長

西川　正修　獨協医科大学越谷病院整形外科

大関　覚　獨協医科大学越谷病院整形外科主任教授

櫻吉　啓介　金沢こども医療福祉センターセンター長

赤澤　啓史　旭川療育園園長

二見　徹　長野県立こども病院整形外科部長

瀬本　喜啓　今津病院院長

中村　直行　神奈川県立こども医療センター整形外科医長

吉本　三徳　札幌医科大学整形外科学講師

芳賀　信彦　東京大学大学院医学系研究科
リハビリテーション医学教授

髙橋　祐子　宮城県立こども病院リハビリテーション科
科長

滝川　一晴　静岡県立こども病院整形外科医長

中村　幸之　福岡市立こども病院整形・脊椎外科

長谷井　嬢　岡山大学大学院医歯薬学総合研究科
整形外科

尾﨑　敏文　岡山大学大学院医歯薬学総合研究科
整形外科教授

小林　大介　兵庫県立こども病院リハビリテーション科・
整形外科部長

樋口　周久　大阪府立母子保健総合医療センター
整形外科主任部長

松山　敏勝　札幌市子ども発達支援総合センター整形外科

朝貝　芳美　信濃医療福祉センター理事長

三井　寛之　聖マリアンナ医科大学整形外科学講座

仁木　久照　聖マリアンナ医科大学整形外科学講座
代表教授

岡本　奈美　大阪医科大学大学院医学研究科
泌尿器生殖・発達医学講座小児科

髙村　和幸　福岡市立こども病院整形・脊椎外科整形外科
科長

日下部　浩　藤田保健衛生大学医学部整形外科
機能再建学講師

目次

I 総論

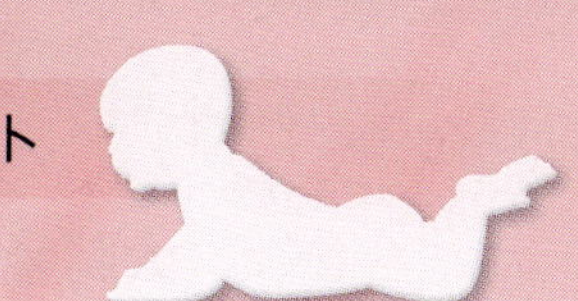

Ⅱ 検査

Ⅲ 外傷

VI 体幹

VII 骨系統疾患

Ⅰ　総論

小児の診察

Key words

●整形外科(orthopaedic) ●診察(examination) ●小児(pediatric) ●コツ(art)

小児，特に幼児の診察は難しい。スムースな診察にはある程度の経験や慣れが必要で，保護者から的確な情報を得るためにもスキルがいる。小児，特に幼児の四肢の動きや変形，歩容異常などをチェックするためには，こどもを泣かさないように診察することが必要で，本格的に泣き出すと幼児の診察はできない。

医師の柔らかな態度や言葉が，こどもの緊張を和らげて円滑な診察につながる。幼児は通常診察を怖がるので，診察室に入ってきたとき，最初にこどもに「○○ちゃん，こんにちは」と声をかけて，ぬいぐるみや音がしたり動いたりする玩具を渡して，それに対する四肢の動きや反応をみるのはよい方法である。あるいは，医師が親指を「パチン」とスナップさせたり，手を軽く「パン」と叩いたりするだけでも効果がある。医師が「四肢を動かして」と指示を出しても，こどもがそのとおりに動かすわけではないので，工夫がいる。診察室に入ってくるだけで泣き出すこどもは，保護者に抱かせたまま簡単な診察をしたり，廊下に連れ出して保護者に手を引かせて歩く状態を観察したりするとよい。

問診

まず記入された問診票(**図1**)を読んで，該当疾患に対する知識を整理してからこどもを診察室内に呼び入れる。例えば，四肢・関節痛を主訴とする疾患は**表1**のとおりである。

主訴

保護者がこどもの病態を正確に把握しているとは限らないので，必要なときはさらに要点を具体的に尋ねる。例えば，四肢が「痛い」という訴えのときは，①どんな種類の痛みか(だるい，ちくちくする，痛いといって泣くほど，など)？　②運動時・安静時・夜間就眠中の痛みか？　③痛いといいながら日中は元気に走り回っているか？　④どれくらい持続するか？　⑤抱っこすると痛みが止まるか？　などを確かめる。幼児は「痛い」という言葉で不快感，倦怠感，過剰なストレスなどを表現することも多い。

現病歴

慢性の経過をとる疾患のときは，保護者が主訴に気付いた時期は曖昧なことが多いが，症状を具体的な表現で問い直すと気が付くことがある。例えば，四肢を動かさなくなった時期，外出を嫌がるようになった時期や，跛行が出現した時期などである。

既往歴

現病歴との関連性に保護者は気付いていないこともあるので，関連する症状や疾患を尋ねるとよい。

図1　問診票

以下　質問にお答えください。　また、あてはまるものを○で囲んでください。

1）本日、整形外科受診の病気について

どこがどのように悪いのですか？

それはいつ頃からですか？

他の病院に受診しましたか？（はい・いいえ）

はいにお答えの場合

かかった病院の名前　＿＿＿＿＿＿＿＿＿＿＿＿

どのような説明を受けましたか？

今までに受けた治療を簡単に書いてください。

2）これまで本人のかかった主な病気は（あり・なし）

ありの場合は病名をお書きください。

入院　　手術　　伝染病　　その他

3）本人の出生、発育について

何人兄弟の何番目ですか？＿＿＿人兄弟　＿＿＿番目

出産は予定日でしたか？（はい・いいえ）

いいえにお答えの場合　　（日・週）　（早かった・遅かった）

出生時に異常がありましたか？（はい・いいえ）

はいにお答えの場合

どのような異常ですか？　（骨盤位（さかご）・難産・仮死・帝王切開・その他＿＿＿＿＿＿＿＿）

首がすわったのは　（２・３・４・５・６・７・８・９ヶ月以降・まだ）

つかまり立ちができたのは（５・６・７・８・９・１０・１１・１２・１３・１４ヶ月以降・まだ）

一人歩きができたのは　（１０・１１・１２・１３・１４・１５・１６・１７・１８ヶ月以降・まだ）

4）お母さんについて

本人出産時のお母さんの年齢＿＿＿歳

本人妊娠中は　（正常・妊娠中毒症にかかった・流産しかかった）

病気にかかった　（病名　　　　　　　　）

服薬した　（薬名　　　　　　　　）

5）その他、お尋ねになりたいことがありましたらお書きください。

ご協力ありがとうございました。　福岡市立こども病院　脊椎・整形外科

表1　四肢・関節痛を主訴とする疾患

部位	疾患名	好発年齢	ポイント
外傷時の四肢疼痛	骨折		不全骨折がある(toddler's fracture, 若木骨折, 竹節骨折)
股関節痛	単純性股関節炎	3〜7歳	股関節に限らず, 膝関節痛を主訴とすることも多い。股関節の屈曲・外転・内旋位をとる。跛行。超音波検査で関節液貯留がある。
	化膿性股関節炎	新生児, 乳児	敗血症や上気道炎に続発する血行性感染が多い。発熱, オムツを替えるときに激しく泣く。仮性麻痺。起炎菌は黄色ブドウ球菌が最も多いが, 最近はメチシリン耐性ブドウ球菌(methicillin-resistant *Staphylococcus*;MRS)が増えてきた。
	Perthes病	4〜8歳	小柄で活発な男児。大腿外側や膝関節の疼痛を初発症状とする例がある。股関節の外転・内旋の制限が強い。跛行。初期X線像は所見に乏しい。MRIは早期から明瞭な変化を示す。
	大腿骨頭すべり症	10〜14歳	高度肥満の男子が多い。Drehmann徴候。
膝痛	Osgood-Schlatter病	11〜15歳	バスケットボールやバレーボールなどのジャンプ競技をする活発な男児が多い。
下肢痛	「いわゆる」成長痛	2〜6歳	夜寝ていて脚が痛いといって泣く。痛みはさすったり, 抱っこしたりすると治まる。昼間は元気に跳びはねている。
肘痛	肘内障	2〜3歳	上肢をだらりと下げて動かさない。前腕は回内位。肘の腫脹はない。

家族歴

遺伝性疾患では重要であるが, 疾患の罹患原因が保護者の責任に転嫁されないように留意して質問する。

母親の妊娠歴, 周産期の状況および出生後の生育歴

母子健康手帳(**図2**)の乳児健診記録を参考にするとよい。出生時低体重, Apgarスコア, 身体の発育状況や運動・知的発達などに留意する。健常児の頚座は生後3か月ごろ, 歩行開始は1歳〜1歳6か月ごろである。

図2　母子健康手帳

妊娠歴, 出産歴, 成育歴をチェックする。

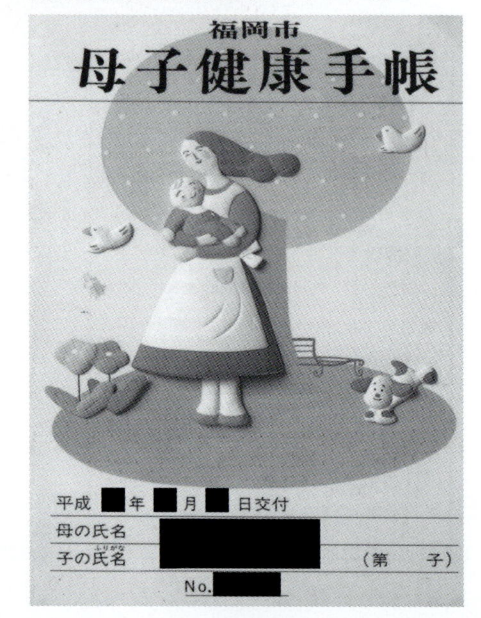

視診

小児の診察では，診察室のドアを開けて入ってきたときから視診を始める。特に歩容には注意する。幼児では保護者を椅子に座らせてこどもを抱かせたままで診察すると，こどもが怖がらないので診察しやすい(図3)。

骨系統疾患や運動発達遅延をきたす基礎疾患の有無など，保護者が必ずしも気が付いていないときがあるので，主訴にこだわらずに，まず着衣のままで顔貌をはじめとして全身をサッとみる。次に主訴に基づいて，四肢や体幹をチェックする。四肢・関節の腫脹，発赤や，関節を自分でよく動かすか，あるいは痛みが生じないようにかばって動かさないかをチェックする。

上肢の機能は玩具などをこどもに渡して，その遊び具合を注意深くみるとよい(図4)。

歩行できるこどもは，できるだけこどもを自由に歩かせて観察する。こどもに単純に「歩いて」と頼んでも，嫌がったり怖がったりして歩かないことが多いので，玩具で誘ったり(図5)，「握手」といって呼び寄せたりする。あるいは，保護者に手を引かせて一緒に歩かせる。室内では歩こうとしないときは，いったん「バイバイ」といった後，廊下へ連れ出して歩かせるとよい(図6)。

歩容は，①跛行があるか，②走れるか(図7)，

図3　こどもが怖がっているときの診察法

こどもが緊張しないように保護者にこどもを抱かせて，サッとみる。

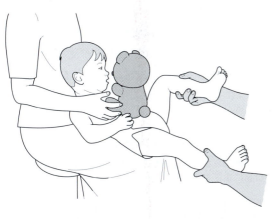

図4　上肢の機能のチェック

玩具をこどもに渡して，その遊び具合を注意深くみる。

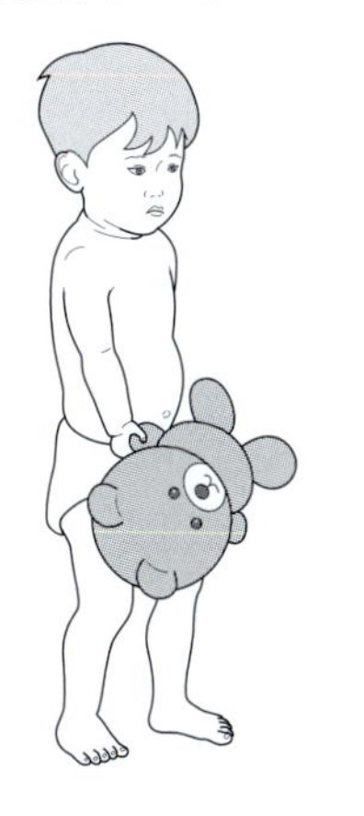

図5　幼児の歩容のみかた

ぬいぐるみや玩具で，こどもを呼び寄せながらみる。

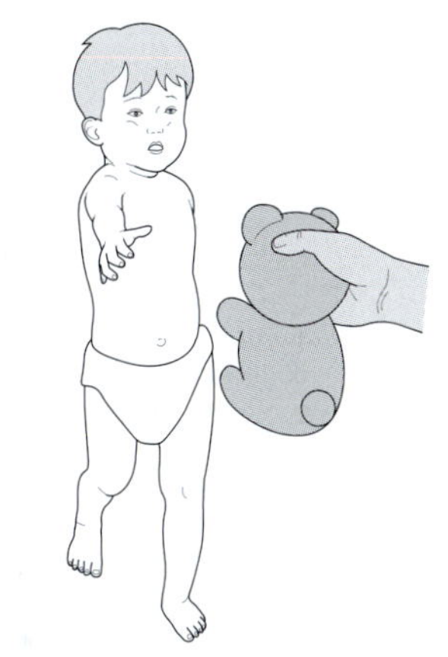

図6　廊下で歩かせる

室内で歩こうとしないときは，診察室を出て廊下で歩容を観察する。

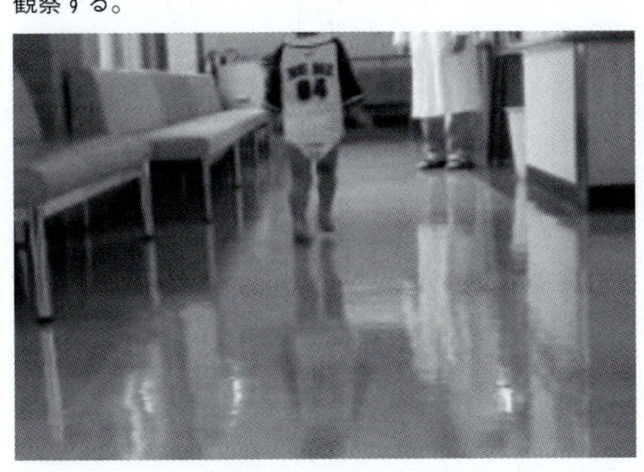

図7　走らせる

運動負荷をかけると内旋歩行などのdynamic deformityが顕著になる。

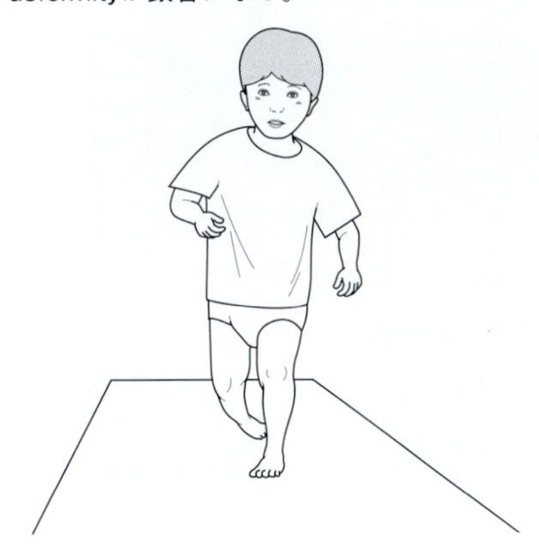

③ジャンプができるか(**図8**), ④ケンケンができるか, などをみる。運動負荷をかけると異常な点がより明確になることが多い。跛行はその原因が, ①痛みのためか, ②関節拘縮のためか, ③筋力不全のためか, を観察する。歩容を下記に注目して, 前から, 後ろから(**図9**), 繰り返し観察する。

①軟性墜下跛行(Trendelenburg gait)→中殿筋不全
②分回し歩行(circumduction gait)→関節拘縮
③痙性跛行(spastic gait)→痙性麻痺
④あひる歩行(waddling gait：体幹を動揺させて歩く)→神経筋疾患や弛緩性麻痺
⑤内旋歩行(いわゆる内股歩行)

- **Knee-in gait**：膝が内側を向いて歩いている→大腿骨の過大前捻→股関節の内・外旋角度
- **Toe-in gait**：膝は正しく正中を向いていて足尖先のみが内側を向いて歩いている→足部の内転変形→足自体の変形
- **ゆっくり歩くとないが, 早く歩くと出現する内旋歩行**：下肢軸やそれぞれの関節に変形がないときは特に病的状態ではなく, 成長とともに自然に改善するものが多い。

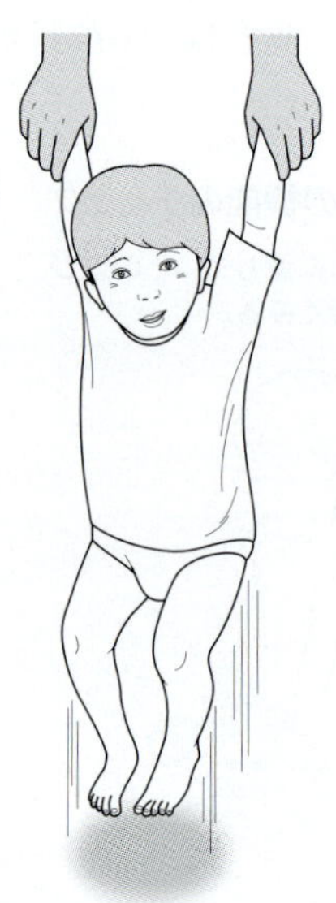

図8　保護者が両手を持ってジャンプをさせる

ジャンプやケンケンで下肢の変形や麻痺が明瞭になる。

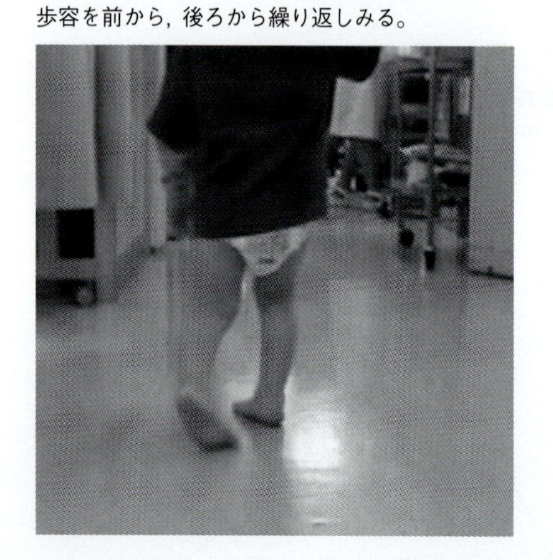

図9　後ろからも歩容を観察する

歩容を前から, 後ろから繰り返しみる。

触診

冬は冷たい手でいきなり触診しない。触診中, こどもに穏やかに話しかけながら行う。健常部を先に触診し, 痛みを訴える場所は最後にしてこどもの恐怖感を少なくする。こどもが激しく泣き出して診察に抵抗すると, 診察が難しくなる。

四肢の変形があるときは, こどもが泣き出さないような程度の力で矯正を試みて(**図10**), 徒手的に容易に矯正できる軟らかい変形か, 矯正でき

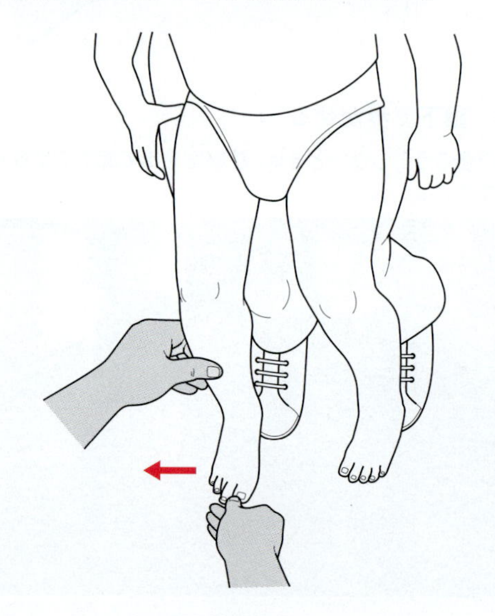

図10　内転変形の足の徒手矯正

こどもが痛がらないよう程度の弱い力で前足部を外側へ圧して容易に矯正できるなら, 病的変形ではない。

ない硬い変形かをチェックする。前者は生理的な変形で，後者は病的なものが多い。

局所の腫脹，運動痛，圧痛，熱感をみるときは，こどもの顔をみながら触診する。本当に痛ければ，こどもが顔をしかめたりして表情が変化する。主訴の疼痛部位を触診してもこどもが笑っていれば，真の疼痛ではない。

四肢の筋緊張の低下や亢進，関節可動域制限も必須の所見である。こどもが緊張して力を入れると所見がとれないので，玩具などで気をそらせながらチェックする。

筋力の計測は，「力比べをしよう」といって医師の指で抵抗を与えながらチェックする。遊戯の要素を加えて診察するとよい。握力は医師の指2本を握らせてみる。脳性麻痺や二分脊椎などでは当該筋の収縮を中枢の筋腹部分を触診したり，末梢の腱走行の輪郭が皮膚から浮き上がってくる状態を確認しながら，筋力をチェックする。

全身の関節弛緩(**図11〜15**)を，こどもが痛がらない程度の軽い力を加えながらチェックする。5項目のうち，3項目以上が(＋)ならば関節弛緩陽性(Carter index)とする。全身の関節弛緩をもつこどもは，診察台上では下肢に変形(static deformity)がなくとも，立位歩行時に外反偏平足などの変形(dynamic deformity)や内旋歩行を示すことが多い。

触診するときに，保護者にも局所を触ってもらいながら所見を説明すると，保護者が病態を具体

図11　足関節の過度背屈

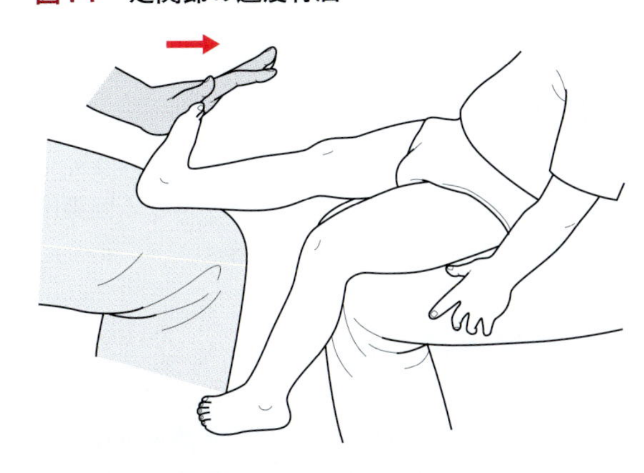

図12　膝の過伸展

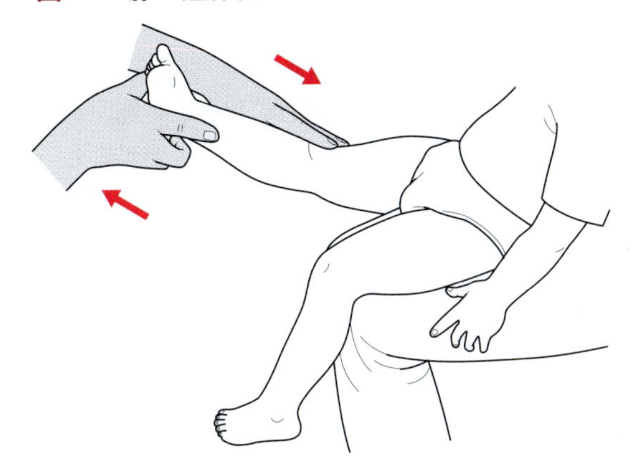

図13　肘の過伸展

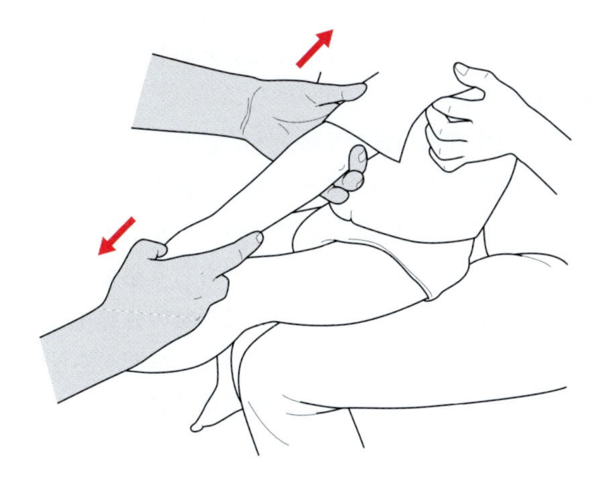

図14　母指の前腕屈側への接触

手関節を掌屈させて，母指を軽くおさえると母指が前腕屈側へ接触する。

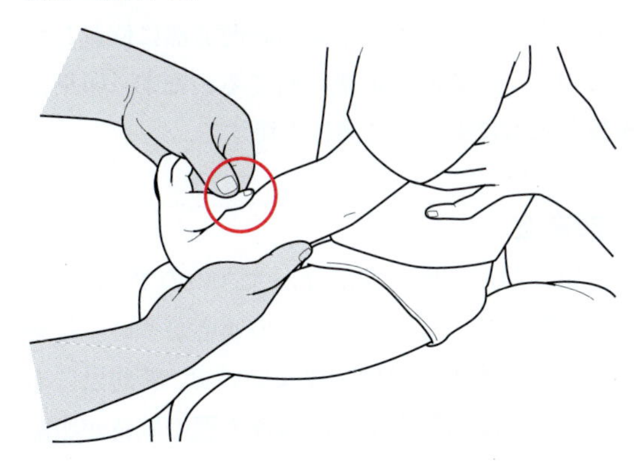

図15　手指の過伸展

中手指節間（metacarpophalangeal；MP）関節が過伸展し，前腕背側と平行になる。こどもの顔をみても，痛がってはいない。

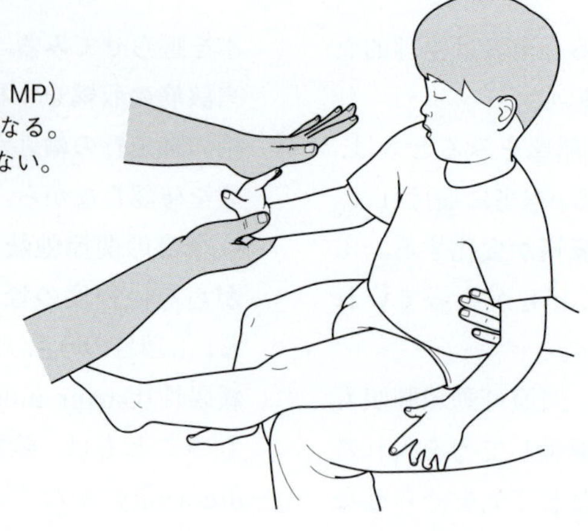

的に把握できて，治療への理解度が高くなる。

画像検査

単純X線撮影

正面，側面の2方向撮影が基本である。四肢は両側を必ず撮影し，左右を比較する。

小児では成長や骨化の進行に伴う正常範囲が広いので（normal variant），異常との鑑別が難しいことがある。骨端線は成長に伴って変化する。

画像を骨だけでなく軟部陰影も含めて注意深く読影する。例えば，幼児の骨折は骨折線が不明瞭なことがあるが，そのときも軟部の腫脹やfat pad signなどは重要な所見である。

O脚，X脚など下肢軸の変形の評価は，立位が安定してくる年齢になれば（2歳前後），立位で下肢に荷重して全下肢を長尺撮影する。扁平足も立位で荷重して足内側アーチの高さをみる。

股関節撮影は，小児では生殖腺の被ばく防御が重要である。幼児の卵巣は仙腸関節部に位置しているので，防御板を正確に当てる。なお，卵巣は成長とともにダグラス窩に下降する。

超音波

小児は関節の軟骨性部分が大きいので，軟骨の描写に優れている超音波検査の適応が多い。侵襲が少なく高度の沈静は必要ないので，乳幼児にも適している。関節炎では関節液や膿の貯留が明瞭に示される。

CT

CTは撮影時間が短くなり小児も応用しやすくなったが，被ばく線量が大きいので，慎重に適応を選ぶ。

MRI

高度の沈静が必要だが，軟骨性部分が大きい小児の画像検査に有用で，特にガドリニウム強調像は骨髄炎の早期鑑別に適している。

保護者への説明

病態をできるだけ専門的な医学用語を少なくして，国語辞典に掲載されている一般的な平易な言葉で説明する。家族に説明するとき，テキストの図に付せんを付けておき，示すのもよい。小学生の上級生からは，こども本人にもわかりやすく説明するのがよい。

幼児の生理的O脚やX脚，外反扁平足など成長に伴い自然改善が多いものでは，直接の治療は特に必要としないが，経過観察そのものが治療として重要なことを保護者に理解してもらう必要がある。逆に骨端線周囲の骨髄炎や骨折後の骨端線部分閉鎖など成長に伴い進行するので，早期から治療が必要などと，小児期の特性を保護者に説明し協力を得る。また，乳児の股関節脱臼をはじめとして，治療後も成長終了まで経過観察を必要とする疾患は，定期的な診察が必須であることも説明する。

著しい先天異常に対しては，最近の整形外科治療法の進歩に伴い四肢機能が改善する可能性が増えてきたことを丁寧に説明し，保護者が将来に希望をもてるように話すことも重要である。一方，重篤な予後のときは，特に慎重に，かつpositiveな点も説明し，保護者がこどもの将来をいたずらに悲観的に考えないようにすることも重要である。

成長途上のこどもはそれぞれの身体発育や運動発達に個体差がある。そのため，同じ疾患でも年齢によって病状が違うときがあったり，あるいは幼児では正常と異常の間の境界範囲が成人に比べ大きいため，その愁訴が病的なものかどうか判断に悩まされたりすることも多いが，その謎解きに小児の診察の醍醐味がある。

（藤井敏男）

文献

1）篠原寛休. 集団の性腺被曝を考慮した新しい乳児先天股脱検診の在り方について. 臨整外 1974；9：203-11.
2）古森元章，ほか. 集団検診における幼児下肢軸の検討. 整外と災外 1986；35：684-7.
3）和田　研，ほか. 幼児外反扁平足に対するcontrol study. 日足外科会誌 1989；10：103-6.
4）高嶋明彦，ほか. 小児における生理的O脚の検討. 日小児整外会誌 1996；5：411-6.
5）藤井敏男編. 小児の診察. 小児整形外科の実際. 東京：南山堂；2008. p1-6.
6）藤井敏男編. 小児の診察のコツ. 整形外科Knack & Pitfalls 小児整形外科の要点と盲点. 東京：文光堂；2009. p2-13.
7）藤井敏男，ほか編. 小児における疼痛・運動障害のみかた. 小児運動器疾患のプライマリケア 愁訴・症状からのアプローチ. 東京：南江堂；2015. p2-7.
8）川浪　喬. X線上異常にみえやすいnormal variants. 小児運動器疾患のプライマリケア 愁訴・症状からのアプローチ. 藤井敏男，ほか編. 東京：南江堂；2015. p59-72

うちわ歩行・そとわ歩行

Key words

- うちわ歩行(toe-in gait)
- そとわ歩行(toe-out gait)
- Thigh-foot angle (TFA)
- 大腿骨前捻角症候群(excessive femoral anteversion)
- 内転足(pes adductus)

概念

「うちわ歩行」と「そとわ歩行」は，種々の原因で起きる歩容異常である。脳性麻痺や二分脊椎などの麻痺性疾患に伴うものと，大腿骨・脛骨・足部の変形に起因するものがある。

うちわ歩行の原因としては，大腿骨頚部の前捻角の増大による前捻角症候群，O脚変形に伴う脛骨内捻，先天性内転足などがある。そとわ歩行の原因は，大腿骨頚部の前捻角の減少や外反足などがある。特発性の脛骨内捻や外捻もみられる。また成長過程での生理的範囲内のものも多い。

Point

乳幼児期にうちわ歩行を主訴に来院する患児が多い。たいていは生理的範囲内で自然に軽快するが，保護者は機能障害が永続的に残ることを心配する。病的な原因がないことを確認できたら，心配ないことをよく説明する。不安が続く場合には半年後や1年後に再度受診するように指示する。

臨床所見

素足で歩行させてみて，下肢全体か足部のみの内向き(または外向き)なのかを観察する。Foot progression angle(FPA)は進行方向と足の長軸とのなす角度である[1]。Staheliら[1]の原法では，片側3つずつfootprintを採って測定している。次に仰臥位で股・膝・足関節の可動域を測定する。股関節の内・外旋は腹臥位で測定する。大腿骨頚部の前捻角の増大による前捻角症候群では，内旋が70°以上となる(**図1**)。腹臥位のまま，thigh-foot angle (TFA)をみる。これは膝を90°屈曲させ，足関節を中間位として，大腿の軸と足部の軸とのなす角度である(**図2**)。また内転足では，足底からみると前足部の内転がわかりやすい(**図3a, b**)。

検査所見

臥位(3歳以上では立位)での両下肢X線正面像を撮影し，発育性股関節形成不全(developmental dysplasia of the hip；DDH)，下肢アライメント異常(O脚，X脚)，その他の骨の異常所見の有無をチェックする。

骨端線の拡大，骨幹端部の盃状陥凹や毛羽立ちを認める場合にはくる病を疑い，カルシウム，リン，アルカリホスファターゼなどの血液検査を行う[2]。

臨床所見で内転足を疑う例では，足部立位X線正面像（3歳以下では軽度外転矯正位正面像）を撮影し，前足部の内転を確認する（**図3c**）。先天性内反足では距骨と踵骨の過度の重なりがあるが，内転足ではみられない[3]。また背屈矯正位の足部X線側面像を撮影し，背屈制限がないのを確かめる。

大腿骨頚部の前捻は，股関節屈曲90°，開排30°または45°のX線像で推測する。しかし，下肢の捻転を正確に把握するにはCTが必要である[4]。仰臥位で膝蓋骨を前方に位置させて，股・膝・足関節周囲を5mmスライスで撮影する。ただし膝蓋骨脱臼がある場合には，大腿骨遠位の後顆部が水平となるようにする。大腿骨前捻角は大腿骨顆部後接線を基準として大腿骨頚部軸のなす角度で，脛骨外捻角は脛骨顆部後接線を基準として足関節軸のなす角度である[5]。足関節軸は腓骨と脛骨骨幹部の

図1　前捻角症候群

両股関節とも内旋が70°以上である。

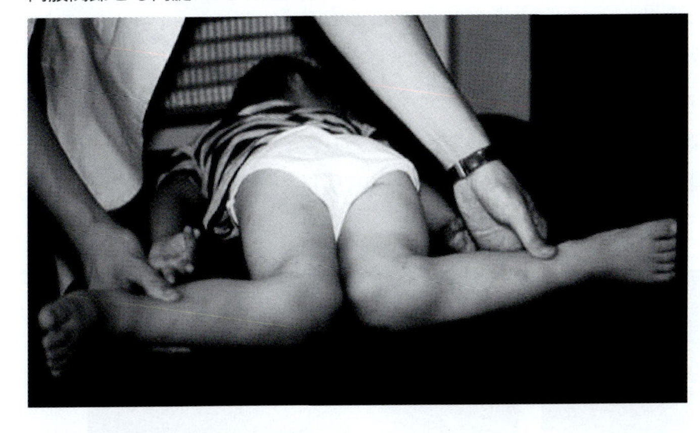

図2　Thigh-foot angle（TFA）

腹臥位で膝を90°屈曲させ，足関節を中間位として，大腿の軸と足部の軸とのなす角度を測定する。右は35°内向き，左は30°内向きである。

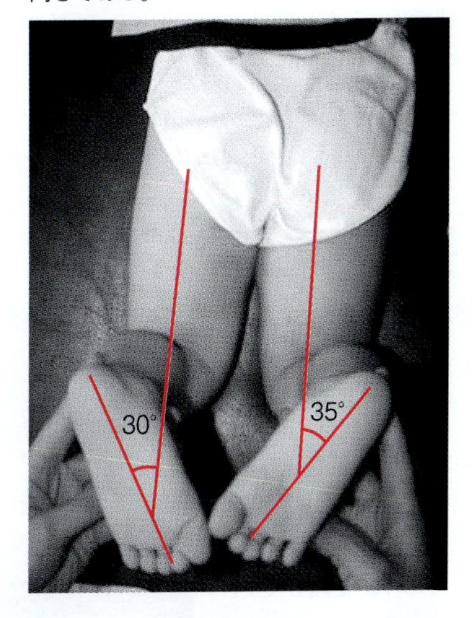

図3　内転足

a：立位正面で前足部の内転がみられる。
b：足底からみると前足部の内転がわかりやすい。
c：足部立位X線正面像で前足部の内転を認める。

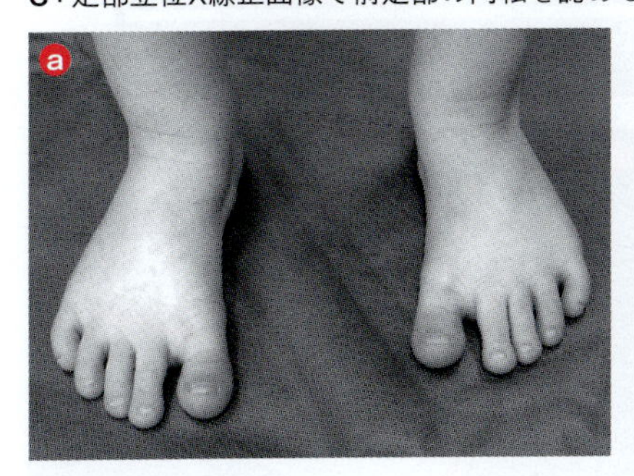

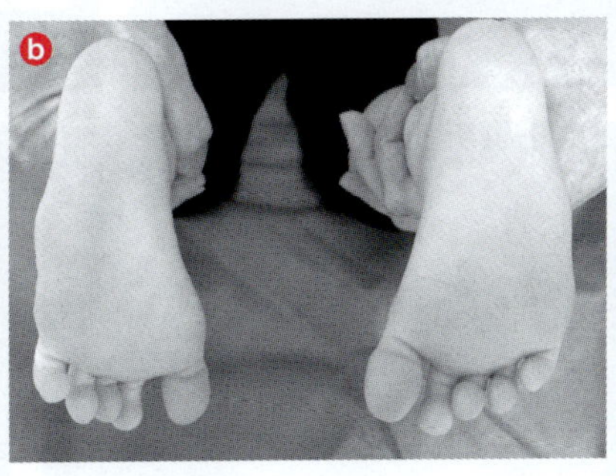

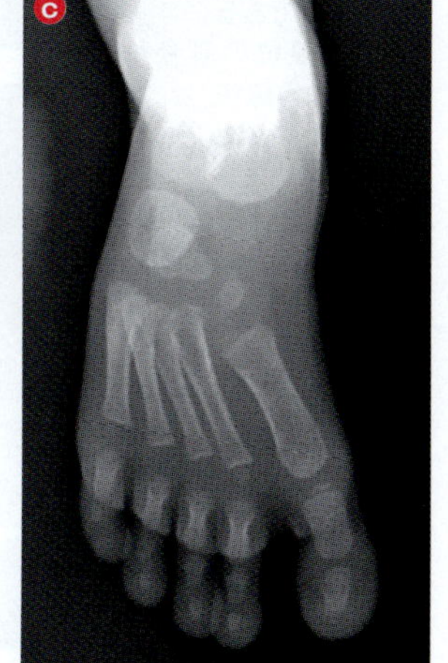

中央をとるのが一般的だが，再現性の観点から脛骨遠位の腓骨結節の垂線にしたほうがよいとの報告もある[6]（**図4**）。成人での正常値は，大腿骨前捻角が11.55±9.18°，脛骨外捻角が24.54±6.89°と報告されている[7]。

保存療法

保存療法に関してのエビデンスはない。経験的にうちわ歩行のある患児では，正座やいわゆるとんび座りをする癖がある場合が多いので，幼児期にはなるべくさせないようにする。

装具療法も効果の証明は難しい。くる病に伴うO脚変形では下腿内捻も強いことが多く，長下肢装具療法が有効と思われる。しかしコンプライアンスがやや悪い傾向があり，程度が軽い場合には短下肢装具療法も考慮する[8]。日本では単なるうちわ歩行やそとわ歩行で装具を使用する施設はまれである。

先天性内転足は生後3か月以内くらいであれば，アルフェンス®（アルケア社）シーネ固定により治療する。1〜2か月の使用で軽快する。

歩行開始後に内転足が残存している症例では，夜間に使用する短下肢装具や足底挿板で治療する[3]。

手術療法

手術を考慮する場合には，前述したように両下肢CTを撮影し，原因となっている部位を特定する。原疾患としての麻痺性疾患を否定することも大事である。神経内科やリハビリテーション科での評価が必要なこともある。

脳性麻痺に伴ううちわ歩行では，大腿骨骨切り術を行うこともあるが，股関節や膝関節の選択的周囲筋解離術を優先して行う[9]。

二分脊椎では，内反足や外反足によるうちわ歩

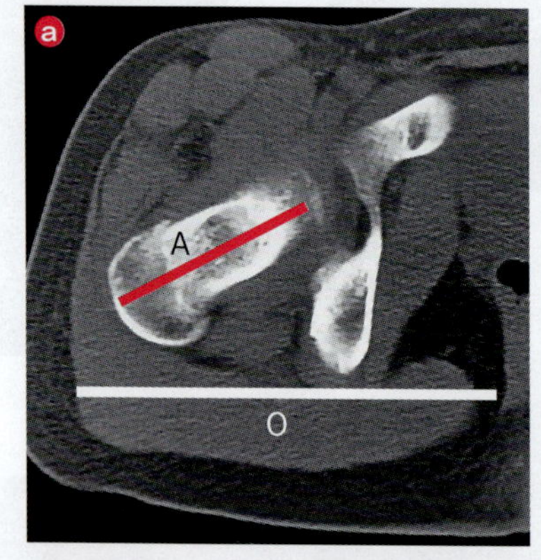

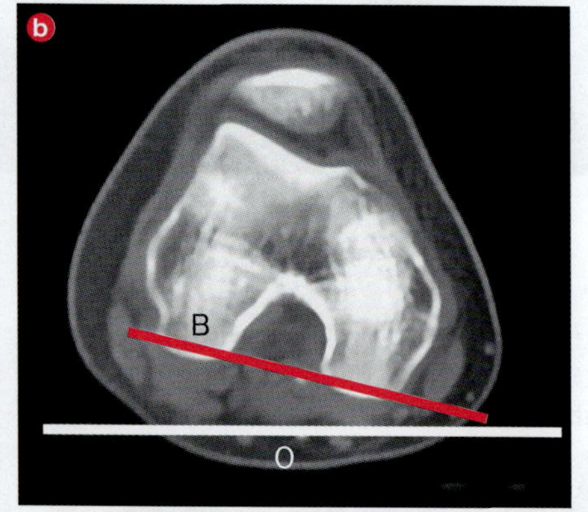

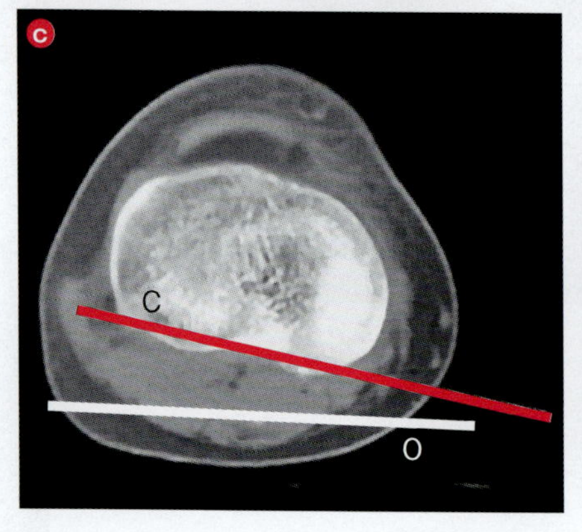

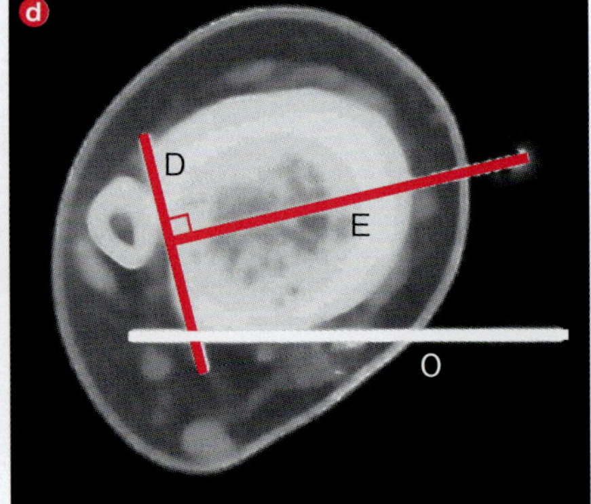

図4　下肢のCT

a：大腿骨頚部軸（A）は水平線（O）に対して27°である。
b：大腿骨顆部後接線（B）は水平線（O）に対して16°内向きである。よって大腿骨前捻角は27°から16°を減じて11°となる。
c：脛骨顆部後接線（C）は水平線（O）に対して10°内向きである。
d：脛骨遠位の腓骨結節（D）の垂線（E）は，水平線（O）に対して14°外向きである。よって脛骨外捻角は10°に14°を加えて24°となる。

行やそとわ歩行を呈することがあり，足部の正確な矯正手術が必要である[10]。しかし，歩行不能例では極端な下腿内捻変形をきたすことがある。長下肢装具でコントロールすることが多いが，車椅子の使用などに支障をきたす場合には，下腿外捻骨切りが必要な場合もある。

先天性内転足で手術が必要なことはまれであるが，多発奇形症候群に伴う重度のskew footでは，足根骨の骨切り術の適応となる場合もある。

脛骨のねじれに対する手術は，8歳以上で内捻はFPA 15°以上，外捻はFPA 30°以上で，機能障害がある場合に限られる。下腿の内捻または外捻に対する矯正骨切り術は，コンパートメント症候群や腓骨神経麻痺を回避するために下腿遠位の顆上部で行うほうがよいとされている(**図5**)[11]。しかし症例によっては脛骨近位や骨幹部での骨切りでも可能である。

大腿骨前捻によるうちわ歩行は，成長するに従って自分で歩容を矯正して転倒せずに歩けるようになることが多い。10歳以上になっても転倒を繰り返すような大腿骨前捻角症候群に対しては，大腿骨減捻骨切り術を行うこともある[12]。

(町田治郎)

図5 下腿遠位の顆上部での内捻骨切り術

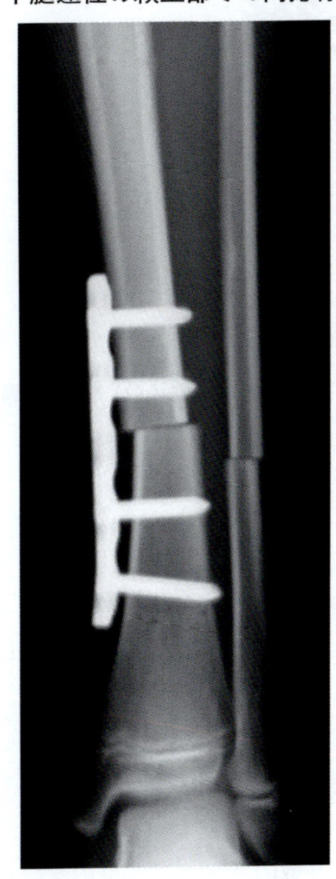

文献

1) Staheli LT, et al. Lower-extremity rotational problems in children. Normal values to guide management. J Bone Joint Surg Am 1985；67：39-47.
2) 町田治郎. 低リン血症性くる病. 今日の整形外科治療指針. 第7版. 土屋弘行，ほか編. 東京：医学書院；2016. p259-60.
3) 町田治郎. 先天性内転足. 最新整形外科学大系 18 下腿・足関節・足部. 越智光夫，ほか編. 東京：中山書店；2007. p130-4.
4) Jakob RP, et al. Tibial torsion calculated by computerized tomography and compared to other methods of measurement. J Bone Joint Surg Br 1980；62：238-42.
5) 小林秀男. CTによる下肢アライメント計測. 運動器の計測線・計測値ハンドブック. 紺野愼一編. 東京：南江堂；2012. p367-9.
6) Madadi F, et al. A new method for tibial torsion measurement by computerized tomography. J Orthop 2016；13：43-7.
7) 田中邦彦，ほか. 膝蓋大腿関節障害の検討 下肢回旋アライメントからみた新しい分類. 東京膝関節会誌 1989；10：44-51.
8) 稲葉　裕，ほか. O脚② 保存療法. 整形外科Knack & Pitfalls 小児整形外科の要点と盲点. 藤井敏男編. 東京：文光堂；2009. p182-3.
9) 松尾　隆. 脳性麻痺の下肢変形の治療. 日整会誌 1989；63：1426-35.
10) 町田治郎. 二分脊椎による足部変形に対する治療. 整形外科Knack & Pitfalls 足の外科の要点と盲点. 山本晴康編. 東京：文光堂；2006. p307-13.
11) Herring JA, author. Tibial torsion. Tachdjian's Pediatric Orthopaedics. 5th ed. Philadelphia：Elsevier Saunders；2014. p739-41.
12) 松田蓉子，ほか. 大腿骨前捻角症候群における大腿骨減捻骨切り術に対する髄内釘の使用経験. 日小児整外会誌 2014；23：322-7.

成長痛

Key words

● 成長痛 (growing pains) ● 下肢痛 (leg pains) ● 鑑別診断 (differential diagnosis)

Point

成長痛という呼称は，10歳以下では一過性の下肢痛として，10歳以上では骨端症や運動による疲労性の疼痛に対する呼称として使用される傾向がある。骨の成長に伴って痛みが生じることはないことから，成長痛という呼称は病名として用いないほうがよい。

小児の一過性の下肢痛は頻度の高い症候であり，過剰な放射線検査や臨床検査を避けることと，十分な説明を行って保護者の不安を軽減することが大切である。

概念

典型的な成長痛

以下のような特徴がみられる。

- 幼稚園から小学校低学年の小児で，夕方から夜間に下肢（膝周囲が多い）の疼痛を訴える。痛みの程度はさまざまで泣くほど痛がることもある。
- さすってやったり抱っこしたりしていると痛みは改善し，翌朝にはまったく痛みは訴えない。
- 痛みは不定期に繰り返し起こる。
- 保育所や幼稚園，学校などでの生活に支障はなく，痛みのために早退したり休んだりすることはあまりみられない。
- 保護者は上記の疼痛を繰り返すことを心配して来院するが，来院時には患児が疼痛を訴えることはなく，診察所見でも明らかな異常所見は認められない。

成長痛という呼称について

成長痛という用語は一般的にもよく用いられている呼称である。ウェブサイトで成長痛をキーワードとして検索すると，典型的な幼少児の下肢痛の意味で使用しているウェブサイトは45%にすぎず，骨端症（Osgood-Schlatter病やSever病）やスポーツ障害に対して「成長痛」という呼称を用いているウェブサイトが35%にみられる[1]（図1）。成長期にある小児期特有の四肢の痛みという意味で，病態の異なる種々の疾患に対して成長痛という呼称が広く使用されているのが現状である。

生物学的骨成長に伴う痛みは存在しないことから，成長痛という呼称を病名として用いることは不適切であるとする意見は多い[2,3]。しかし，成長痛に代わる適切な名称がないため，「いわゆる成長痛」として記載されているのが現状である。今後，病名としては「下肢痛」などのように症候名を使用するのが適切ではないかと思われる。

病因

医学的に成長痛という用語が初めて用いられたのは，1823年フランスのMarcel Duchampの論

図1 ウェブサイトにおける「成長痛」という呼称の意味

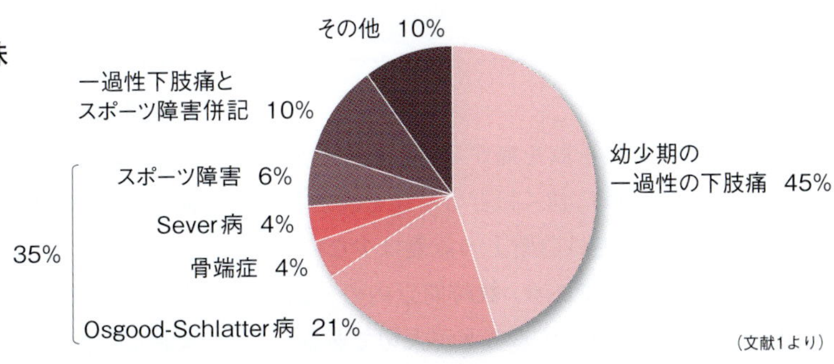

（文献1より）

図2 成長痛の発生時刻と疼痛部位

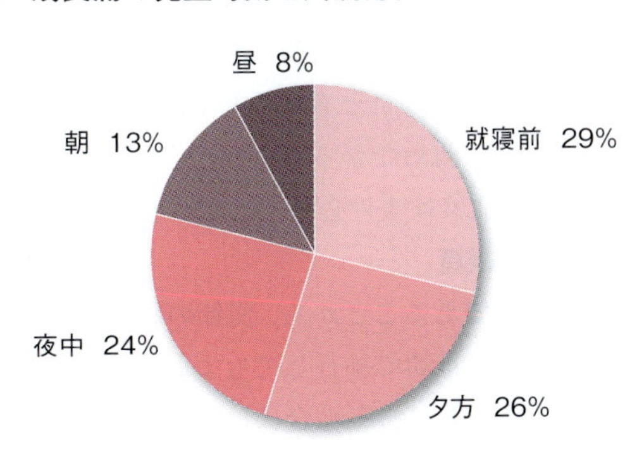

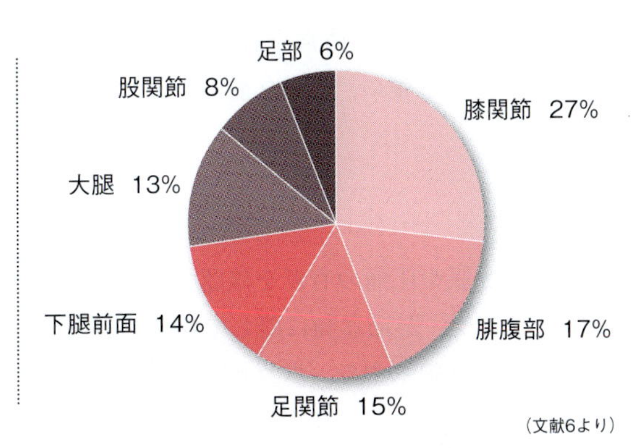

（文献6より）

文においてである[3, 4]。当初はリウマチ性疾患と関連する疼痛と考えられていた。しかし1930年代にHawksleyやShapiroらによりリウマチ性疾患との関連は否定的とされ，以後は器質的疾患の明らかでない疼痛とみなされるようになった。1950〜1970年代にかけては，Naish，Brenning，Osterらにより家族背景や心因との関連を示唆する報告がなされるようになった。その後，以下に示すさまざまな要因の関与が検討されてきたが，疼痛をきたす原因はいまだに不明である[4]。

◇解剖学的要因

脊柱変形，外反膝，扁平足などの足部の形態と成長痛との関連はないとする報告があり，解剖学的要因は最近では否定的となっている。

◇疲労性要因

身体的活動性が高い児に本症が多いことや，超音波検査において骨伝導速度の減衰を認めることから，骨への過重負荷が要因と推測する報告があるが確証には至っていない。

◇精神的要因

①患児は甘えん坊で，他人に依存する性格である，②保護者に過保護の傾向がある，③母親の妊娠や転居など環境変化がきっかけとなる，などの特徴があるとされている。また患児は疼痛閾値が低いとの報告もある。

疫学

これまでの報告では有病率は2.6〜49.4%とさまざまである[4]。最近のオーストラリアでの調査では，4〜6歳児の37%で認められたと報告されており[5]，このようにきわめて頻度の高い症候である。

年齢は2〜14歳にみられるが，好発年齢は3〜5歳の幼児である[6]。疼痛部位は膝から足部に多くみられる。疼痛発生時刻は夕方から夜半にかけてが多い（**図2**）。

診断

問診

夕方から夜間に突然下肢を痛がる，といって来院した場合に本症を疑う。泣くほどの疼痛を訴える児もあるが，疼痛の強さは診断上の意義は少ない。痛みの持続時間が問題であり，数時間以内の一過性のものであることを確認することが大切である。また疼痛部位に関しては，左右両側である場合や，膝周囲の疼痛である場合が多いことに注意する。

次いで，来院時には患児に疼痛の訴えがないことを確認する。来院時にも疼痛を訴える場合には，器質的疾患の関与を疑い，診断を進めたほうがよい[7]（**図3**）。

身体所見

疼痛部位の腫脹や圧痛の有無を確認する。次いで関節を屈伸させ，関節運動に際して疼痛の誘発がないかどうかを確認する。歩行状態の確認も必要である。また発熱など全身症状がないことを確認する。これらの診察で明らかな異常所見を認めなければ成長痛を考える[7]（**図3**）。

補助検査

◇単純X線検査

単純X線検査は簡便で迅速に施行できるので，骨折，腫瘍，くる病などの代謝性疾患，Perthes病，大腿骨頭すべり症，離断性骨軟骨炎（osteochondritis dissecans；OCD）などの除外のためにも必要である。症状は例えば膝だけであっても，両大腿正面像および両下腿正面像を撮影して下肢全体の異常を検討することが望ましい。

◇血液検査

本症候を疑う場合，除外診断のために血液検査を行うべきかどうかに関して，症例対照研究の報告[8]がある。対照群と有病群とで血液検査の結果に有意な差は認めなかったことから，成長痛の診断に際して血液検査の必要性はないとされている。

◇超音波検査

無侵襲であることから，関節の腫脹がないことを確認する目的で施行してもよいと思われる。しかし，関節炎がある場合には当該関節の疼痛，圧痛，運動痛などの所見を認めるはずであり，成長痛の診断に際しての診断的価値は低いと思われる。

図3　診断の流れ

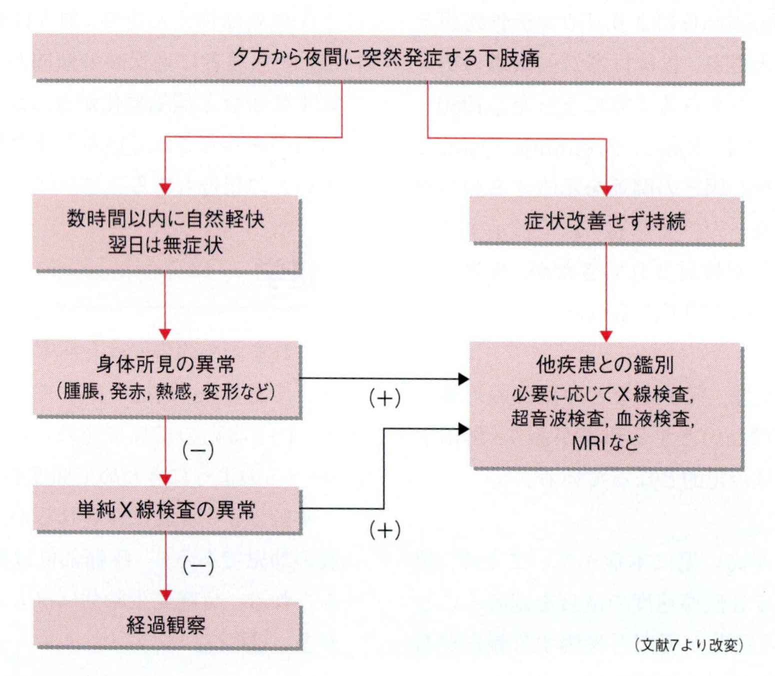

（文献7より改変）

診断基準

一般的に用いられる診断基準はなく，あくまで器質的・形態学的異常の除外診断ということになる。Evans[4]の基準では，両側性・筋性・一過性の疼痛を成長痛としている（**表1**）。簡便な基準として，①疼痛は8時間以内，②来院時には無症状，③診察上異常所見なし，④単純X線検査で異常なしの4項目を満たす場合に成長痛と診断してよいとする報告[9]もある。

注意すべき鑑別診断

鑑別診断はすべての疼痛性疾患ということになるが，疼痛の部位や持続時間および単純X線検査により，骨端症や外傷，腫瘍など，かなりの整形外科的疾患は鑑別可能と思われる。整形外科的疾患以外のいくつかの注意すべき疾患について述べる。

◇白血病[10]

急性白血病の初発症状として，骨関節痛は34.4％に認められる。症状の部位は64.5％が四肢であり，17.7％が脊椎，6.5％が骨盤，11.3％が全身性である。疼痛部位は移動性で，疼痛の程度は一般に強い。40％の症例で，初診時に単純X線検査で異常が認められるという。常に念頭に置くべき疾患の1つであるが，白血病の初期には血液検査で異常を示さない症例もある。よって成長痛の診断に際しては，少なくとも初診時には血液検査を行う必要性はない[8]と思われる。

◇若年性線維筋痛症[11]

全身に疼痛を引き起こす原因不明の身体疾患であり，アメリカの小児リウマチ外来では頻度の高い疾患といわれている。わが国でも概念が普及しつつある疾患であり，診断基準が示されている（**表2**）。本症の好発年齢は10歳前後とやや年長であり，女児に多い傾向がある。倦怠感・不安感・不眠を伴うこともあり，疼痛部位の多い患児においては考慮すべき鑑別診断の1つである。

◇レストレスレッグス症候群[12]

脚を中心に不快な感覚が起こり，これとともに脚を動かしたいという強い欲求が生じる慢性疾患である。症状は夕方から夜間にかけて強まることが多く，不眠症の原因になるといわれている。小児に対する詳細な診断基準も提唱されている（**表3**）。原因はドパミン機能障害が推測されており，治療にはドパミン受容体刺激薬などが用いられている。成長痛では，夜間に疼痛を訴えても睡眠障害をきたすことはない。夜間の疼痛を訴える場合には，睡眠障害の有無について問診する必要がある。

表1　Evansによる成長痛の基準

	組み入れ基準	除外基準
疼痛の持続	間欠的，痛みのない日もある	持続的
片側/両側	両側性	片側性
疼痛部位	大腿前面，腓腹部，膝後面の筋痛	関節痛
発症時間	夕方から夜間	翌朝まで持続
身体所見	異常なし	腫脹，発赤，圧痛，関節可動域制限，跛行
臨床検査	異常なし	血液検査異常，単純X線異常像
日常生活	支障なし	支障あり

（文献4より）

表2　原発性若年性線維筋痛症の診断の手引き

必須項目		1. 広範囲［右・左半身，上・下半身，体軸部（頚椎，前胸部，胸椎，腰椎）］に及ぶ疼痛が3か月以上持続する
		2. 全身18箇所の圧痛点のうち11箇所以上の圧痛点の存在
		3. 検査所見：白血球数，赤沈，CRP・血清アミロイドAなどの急性相反応蛋白は正常域にある。抗核抗体，リウマトイド因子，抗SS-A/Ro抗体の存在の有無は問わない
		4. 基礎疾患の否定：若年性特発性関節炎，若年性皮膚筋炎，Sjögren症候群，全身性エリテマトーデス，混合性結合組織病などの小児リウマチ性疾患
参考所見	Ⅰ. 臨床症状	1. 低体温（平熱として36℃未満），2. 慢性疲労感，3. 睡眠障害（入眠困難または中途覚醒），4. 慢性頭痛・腰痛，5. 過敏性腸症候群，6. 登校障害，7. 自律神経障害（発汗異常，低血圧，車酔い），8. allodynia，9. 天候・環境因子などによる諸症状の変動，10. 慢性的な不安や緊張
	Ⅱ. 特徴的性格傾向	・いわゆる"良い子"・完全主義・固執傾向・非妥協的・コミュニケーション障害・他人への過剰な気遣い

原発性若年性線維筋痛症の診断は，上記の4つの必須項目を基本とする。加えて特徴的な臨床所見や性格傾向が認められる場合は本症の診断を強く疑う。

（文献11より）

表3　小児におけるレストレスレッグス症候群確診例の診断基準

1. 下肢の不快感を伴い，またはそれに起因して下肢を動かしたいとの強い欲求に駆られる（ときに不快感なしに下肢を動かしたいとの強い欲求に駆られることがあり，下肢に加えて上肢または他の身体部位が含まれる場合もある）
2. 横になっている，座っているなど，安静時や身体を動かしていないときに，下肢を動かしたいとの強い欲求や不快感が生じたり，増悪したりする
3. ウォーキングまたはストレッチなどの運動により，少なくともその活動を続けている間は下肢を動かしたいとの強い欲求や不快感が部分的にまたは完全に改善する
4. 下肢を動かしたいとの強い欲求や不快感は日中に比べて夕方ないし夜に増悪するか，または夕方ないし夜にのみ認められる（症状がきわめて重症である場合，夜間の増悪に気がつかない場合があるが，すでに増悪は起こっていたはずである）
上記の4項目をすべて満たし，かつ下記のいずれかの項目に該当する
1. 小児が自分自身の言葉で，下肢の不快感を一貫して表現する（小児は症状を表現するために「痛い」「くすぐったい」「クモ（虫）が歩いているみたい」「小さな傷」「走りたい」「足が元気すぎる」などの言葉を用いるかもしれない）
2. 以下の3つの補助基準中2項目が存在する a. 年齢に応じた睡眠障害 b. 実の両親または同胞がレストレスレッグス症候群確診例である c. 終夜睡眠ポリグラフ検査で，睡眠1時間当たり5以上の周期性四肢運動指数が記録された

（文献12より）

◇心因性の疼痛

器質的疾患の可能性は低いが，疼痛のために学校生活などの社会生活に支障をきたしている場合には，精神的・心理的要因へのアプローチが必要である。このような場合には，精密検査の目的で一般病棟に短期間入院してもらい，四肢痛に対する系統的な検査を進めると同時に，精神科医の診察を予定するのも1つの方法である[1]。入院することにより精神科医が十分な時間をかけて診察することが可能となり，ときには保護者と離れた状態で患児の話を聴くことで，心因が明らかとなってくることもある。

治療

患児に対する治療は特別なものは不要であり，経過観察のみでよい。疼痛部位をさすったり，外用薬を貼付するなど，スキンシップが大切であることを説明する。消炎鎮痛薬の内服あるいは坐薬使用の必要はない。ランダム化比較試験として，1回10分×1日2回の下肢筋のストレッチ運動が疼痛の軽減に有効との報告[13]もあるが，理学療法や運動療法の適応は低い。

保護者は，患児が夜間にとても強い痛みを訴えたことを心配して来院する。その不安を軽減するためには，外来での十分な説明が必要である。一般向けのパンフレットとしてウェブ上に公開されているものを文献に掲載した[14]ので参考にされたい。

予後

自然経過を5年間追跡調査した報告[15]では，51%で疼痛は消失し，40%では症状は残るが軽減していたとのことであり，予後は良好といえる。症状残存例では疼痛閾値が低かったとのことである。後遺障害についての報告はみられない。

（横井広道）

文献

1) 横井広道. 一過性下肢痛（いわゆる成長痛）. 小児科臨床 2013；66：2439-44.
2) 村上寶久. 不定期に反復する一過性下肢痛. 小児科 1991；32：1553-60.
3) 廣島和夫. 成長痛. 関節外科 1987；6：365-70.
4) Evans AM. Growing pains：contemporary knowledge and recommended practice. J Foot Ankle Res 2008；1：4-8.
5) Evans AM, et al. Prevalence of “growing pains” in young children. J Pediatr 2004；145：255-8.
6) 杉本義久，ほか. いわゆる成長痛について. 日小児整外会誌 1996；6：95-9.
7) 赤木龍一郎. 成長痛. こどもの整形外科疾患の診かた 診断・治療から患者家族への説明まで. 亀ヶ谷真琴編. 東京：医学書院；2011. p179-82.
8) Asadi-Pooya AA, et al. Are laboratory tests necessary in making the diagnosis of limb pains typical for growing pains in children？ Pediatr Int 2007；49：833-5.
9) 横井広道. いわゆる成長痛（小児の一過性下肢痛）の診断基準作成の試み. 中四整外会誌 2014；26：65-8.
10) Sinigaglia R, et al. Musculoskeletal manifestations in pediatric acute leukemia. J Pediatr Orthop 2008；28：20-8.
11) 宮前多佳子. 小児の線維筋痛症. 臨床リウマチ 2014；26：266-74.
12) 井上雄一. レストレスレッグス症候群の臨床症状と診断. レストレスレッグス症候群（RLS）だからどうしても脚を動かしたい. 井上雄一，ほか編. 東京：アルタ出版；2009. p65-97.
13) Baxter MP, et al. “Growing pains” in childhood -a proposal for treatment. J Pediatr Orthop 1988；8：402-6.
14) 長野県立こども病院. みんな成長痛って知ってる？［http://nagano-child.jp/wp-content/themes/iryou_d2_tw/documents/iryou/seikeigeka/seichotuu.pdf］.
15) Uziel Y, et al. Five-year outcome of children with “growing pains”：correlations with pain threshold. J Pediatr 2010；156：838-40.

骨端症

Key words

- 骨端症(osteochondrosis)
- 無腐性壊死(aseptic necrosis)
- 骨端核(epiphyseal nucleus)
- オーバーユース(overuse)
- 保存療法(conservative treatment)

骨端症とは，主として成長期に起こる長管骨の骨端核(第二次骨核)，短骨の第一次核あるいは骨突起に発生する阻血性骨壊死である。原因としては，血液供給の遮断によるものや，繰り返される小外傷によるものなどと考えられており一様ではない。骨端症の発生する部位によって，最初の報告者の名前が付けられており，今日まで多くの整形外科医や外科医によって種々の骨端症が報告されている(**図1**)が，本項では日常診療で比較的よく遭遇する，①Osgood-Schlatter病(脛骨粗面部)，②Sinding Larsen-Johansson病(膝蓋骨)，③Köhler病(足舟状骨)，④Sever病(踵骨)，⑤Panner病(上腕骨小頭)について解説する。なお，骨端症のなかで最も有名なLegg-Calvé-Perthes病(大腿骨頭)やBlount病(脛骨近位内側)に関しては，各論で詳述されるため本項では割愛する。

Point

骨端症は，過度な運動により誘発されることが多く，治療は基本的には安静のみで軽快することが多い。原因がある程度わかっているということは，発症の予防が可能ということである。予防するためには，過度の運動を減らし，overuseを防ぐことや，運動前のストレッチ，運動後のクールダウンなどを適切に行うことが推奨される。また運動中のアイシングも有効である。また同じ動作の繰り返しを行うのではなく，筋肉のバランスを考慮して，ときどき普段は使わない筋肉を鍛えることも，骨端症の予防には効果がある。

単純X線像では，①硬化陰影，②濃淡不整，③扁平化，④石灰化，⑤分節化などが認められることが多く，臨床症状が伴っていれば骨端症である可能性が高い。単純X線像の異常像は，成長期は組織修復力が高いので自然経過で骨組織は再生し修復され，機能的な予後は良好の場合が多いが，症状の悪化が進んだ場合は後遺症をもたらす場合もある。

図1　人名が付いた骨端症

報告者（報告年）	部位
1. Freidrich（1924）	鎖骨
2. Hass（1930）	上腕骨頭
3. Panner（1927）	上腕骨小頭
4. Burns（1911）	尺骨遠位骨端
5. Preiser（1911）	手舟状骨
6. Kienböck（1910）	手月状骨
7. Dietrich（1932）	中手骨頭
8. Calvé（1925）	脊椎椎体
9. Kümmell-Verneuil（1891）	脊椎椎体
10. Scheuermann（1921）	脊椎椎体骨端部
11. van Neck（1924）	恥骨-坐骨結合部
12. Legg-Calvé-Perthes（1909）	大腿骨近位骨端
13. Sinding Larsen-Johansson（1921）	膝蓋骨（主に下極）
14. Osgood-Schlatter（1903）	脛骨粗面部
15. Blount（1937）	脛骨近位内側骨端
16. Diaz（1928）	距骨
17. Sever（1912）	踵骨
18. Köhler（1908）	足舟状骨
19. Siefverskiöld（1926）	立方骨
20. Freiberg（1914）	中足骨頭（主に第2，第3）
21. Iselin（1912）	第5中足骨粗面部

など

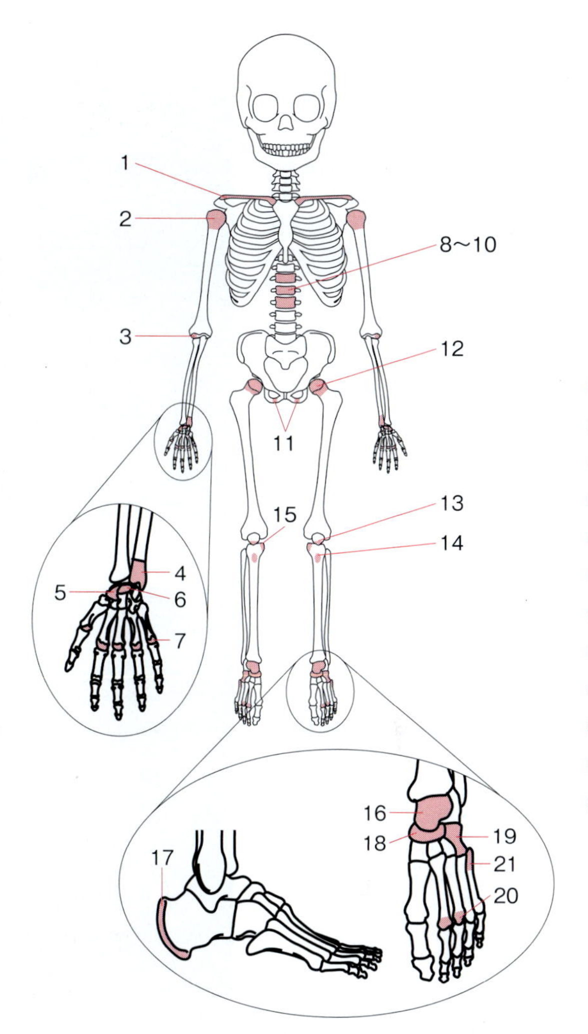

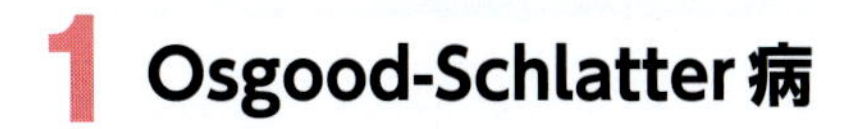

1 Osgood-Schlatter病

概念

脛骨粗面部の骨端症で，1903年にOsgoodとSchlatterにより報告され，代表的な成長期のスポーツ障害の1つである[1)]。10〜15歳の成長期に好発する。力学的に脛骨粗面部骨軟骨に大腿四頭筋の収縮による牽引力が繰り返しかかり，発症することが病因と考えられている。

症状および診断

脛骨粗面部に腫脹・疼痛が生じ，運動時の疼痛が強い。サッカーの軸脚やジャンプの踏み切り足に多い。ときに大腿四頭筋の柔軟性の低下により，腹臥位での膝屈曲で尻上がり現象がみられる。X線側面像では脛骨粗面部の分節状の硬化，骨透亮像や不整遊離骨片などがみられることがある（**図2**）。

治療

脛骨粗面にかかる牽引ストレスを減少させる目的で，局所安静，サポーターやOsgood用バンドによる固定が効果的で，再発予防も含め大腿四頭筋のストレッチ，および指導者が適切な運動量を指示することはそれぞれ重要である。基本的には安静で軽快するが，疼痛が強い場合は運動制限も必要である。機能障害を残すことは少なく，予後は良好であるが，遊離骨片が局所症状を残すことがあり，摘出手術に至ることもまれにある。

図2　Osgood-Schlatter病の左膝X線側面像

13歳，男子。
a：初診時X線側面像。脛骨粗面部に骨透亮像を認める（矢印）。
b：初診後1年6か月X線側面像。脛骨粗面部の骨透亮像は縮小し，ほぼ正常になっている（矢印）。

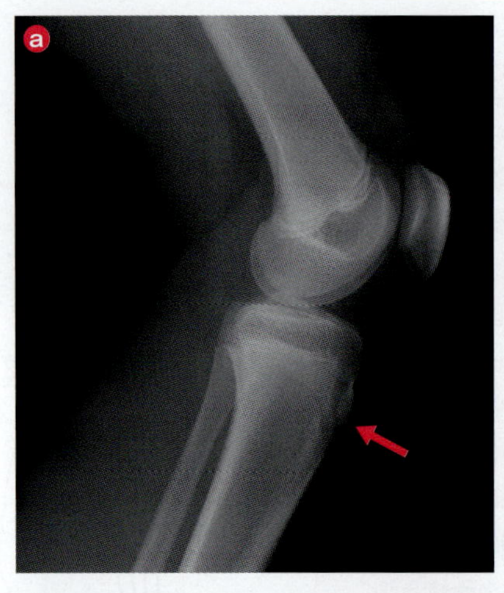

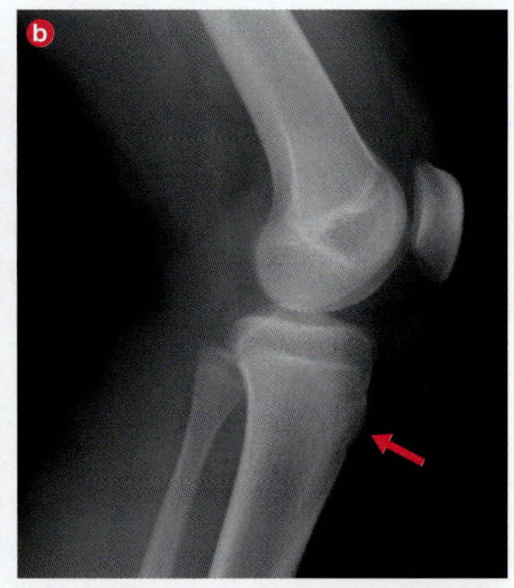

図3　Sinding Larsen-Johansson病の左膝X線側面像

11歳，男子。
a：初診時X線側面像。膝蓋骨下極に石灰化を認める（矢印）。
b：初診後4か月X線側面像。膝蓋骨下極の石灰化は増大傾向だが症状は安静によって消失している（矢印）。

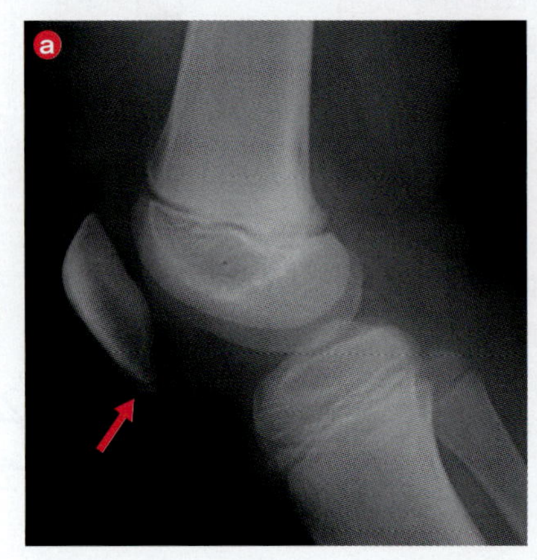

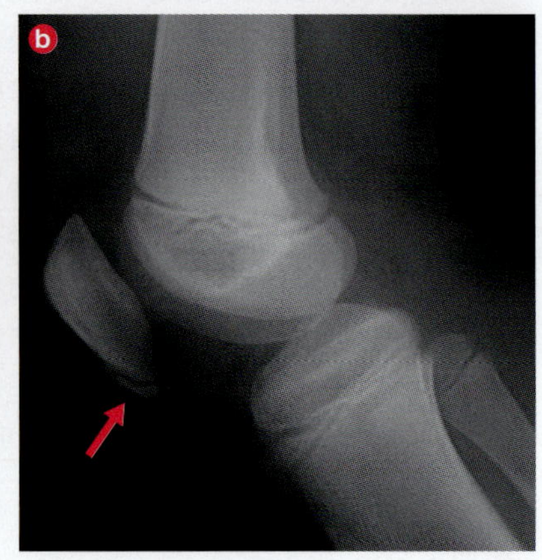

2 Sinding Larsen-Johansson病

概念

膝蓋骨の骨端症で，1921年にSinding Larsenが，また1922年にJohanssonが報告し，双方の名前を採りSinding Larsen-Johansson病とよばれる。青年期，特に10～14歳のスポーツ活動が盛んな男子に起こりやすく，膝蓋骨の上下極に腫脹と疼痛を認めるが，一般的には下極が侵されやすい[2)]。原因不明で発症することもまれにあるが，ほとんどはスポーツによるoveruseであり，膝蓋骨にかかる繰り返される牽引ストレスで発症するとされている。

症状および診断

膝蓋骨下極または上極，もしくはその双方に腫脹や圧痛を認め，大腿四頭筋を強く屈曲させると疼痛が増強する。安静時痛というよりも，むしろ運動中や運動後の痛みが主である。X線側面像で，膝蓋骨下極（上極）に石灰化や骨化，骨片を伴っている所見が認められる（**図3**）。本疾患は，同様の発生機序である前述のOsgood-Schlatter病も合併することがあるので，その存在に留意することも重要である。

治療

軽症例ではスポーツ活動の禁止と安静で軽快することがほとんどであるが，疼痛の強い症例に対しては，安静のうえ大腿四頭筋のストレッチ指導や，大腿四頭筋の牽引力を減弱させる目的でパテラサポーターの装着を指示することもある。また難治例に対してはギプス固定を施行することもあるが，予後は非常に良好である。

3 Köhler病

概念

足舟状骨の骨端症で，1908年にKöhlerにより初めて報告された疾患であり，3～7歳の男児に好発する。他の骨端症に比べ発生頻度は少ない。舟状骨は他の足根骨に比べ骨化が遅いので，発育障害説を唱えるものや，足の縦アーチのストレスがかかることが病因とされる機械的圧迫説，また多くの骨端症でいわれている血流障害説など，さまざまな説がある[3)]。

症状および診断

足内側の歩行時痛，跛行，舟状骨上の圧痛・腫脹・熱感，がみられる。また，臨床症状を欠き，X線像からのみ報告されることもある。X線像で，舟状骨の硬化・扁平化・縮小・辺縁不規則化，ときに分裂がみられる（図4）。

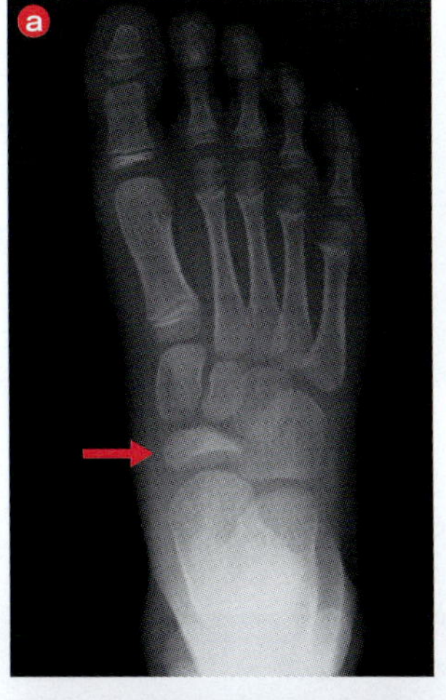

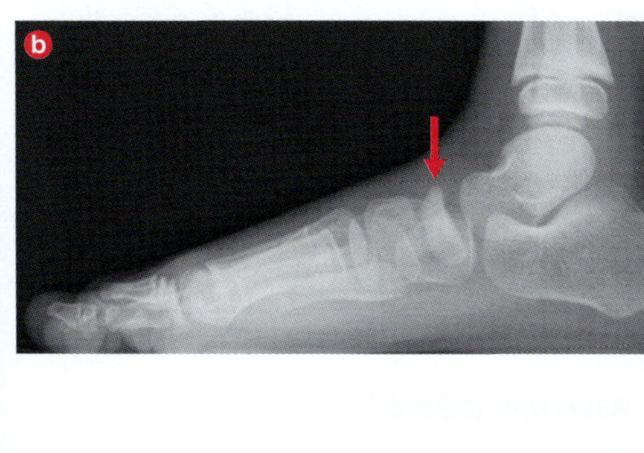

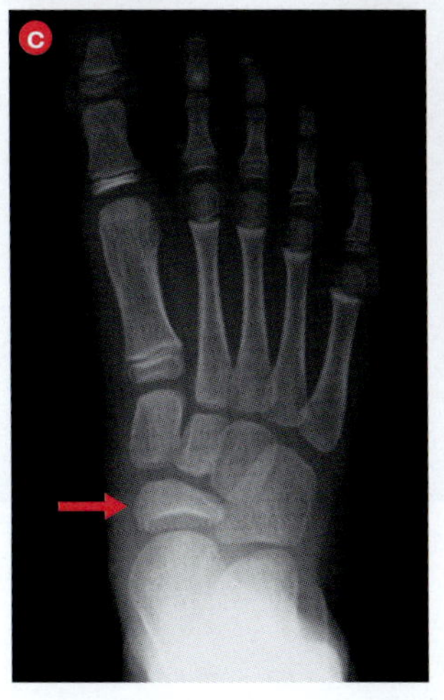

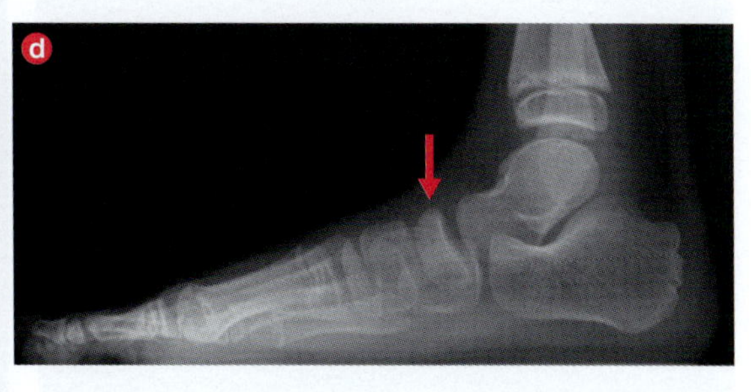

図4　Köhler病の右足X線像

7歳，男子。
a：初診時X線正面像。舟状骨の硬化像を認める（矢印）。
b：初診時X線側面像。舟状骨の扁平化を認める（矢印）。
c：初診後1年X線正面像。硬化像はほぼ正常になっている（矢印）。
d：初診後1年X線側面像。扁平化は改善し，ほぼ正常になっている（矢印）。

治療

症状は局所の安静で1か月以内に消失することが多いが，数か月持続することもあり，症状の強い場合はギプス固定をすることもある。修復像がみられるまでアーチサポートを処方することもあり，1年半～3年でX線像の正常化が認められ，予後は良好である。

4 Sever病

概念

踵骨の骨端症で，1912年Severによって初めて報告された疾患であり，8～12歳のスポーツ活動が盛んな男児に好発する。スポーツのなかでも，ランニング（特にダッシュ系）やジャンプ動作の多い陸上競技，サッカー，野球などを行っている児に多い[4)]。アキレス腱への繰り返される牽引力や，スポーツ中の着地衝撃などが原因とされている。スパイクによる同部位への繰り返される刺激も原因の1つであるといわれている。

症状および診断

症状は踵骨底側やアキレス腱付着部に圧痛や腫脹を認め，背屈制限が認められることもある。X線側面像で，踵骨骨端部に硬化・扁平化・分節化や，不規則な侵食像などがみられる（**図5**）が，まったく無症状の足にも同様な所見がみられることもあり，X線像だけでの診断が困難なこともある。画像所見に臨床症状を伴う症例を本症と診断すべきである。

治療

他の骨端症と同様に，スポーツ活動の禁止と安静で軽快することがほとんどであるが，疼痛の強い症例に対しては，足底腱膜やアキレス腱のストレッチ指導や，踵骨への負担を減ずるべくアーチサポート装着などを指示することもある。またスパイクによる慢性的な刺激によるものと考えられる症例に対しては，スパイク使用禁止にすることもある。予後は非常に良好であり機能障害を残すことはない。

図5　Sever病の右足X線側面像

11歳，男子。
a：初診時X線側面像。踵骨骨端核の硬化像と扁平化を認める。下部がやや分節状でもある（矢印）。
b：初診後1年X線側面像。硬化はやや改善してきている（矢印）。

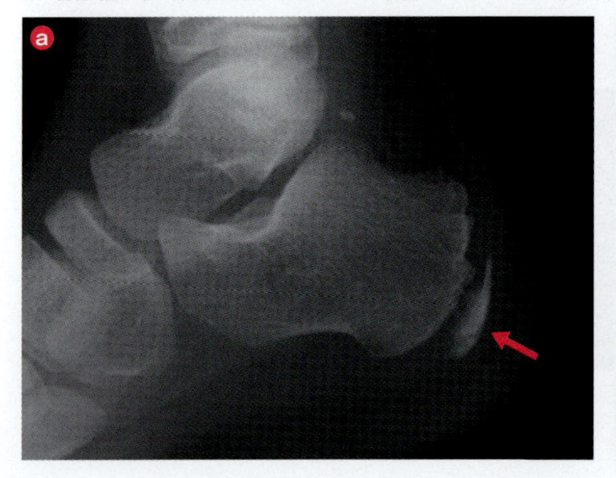

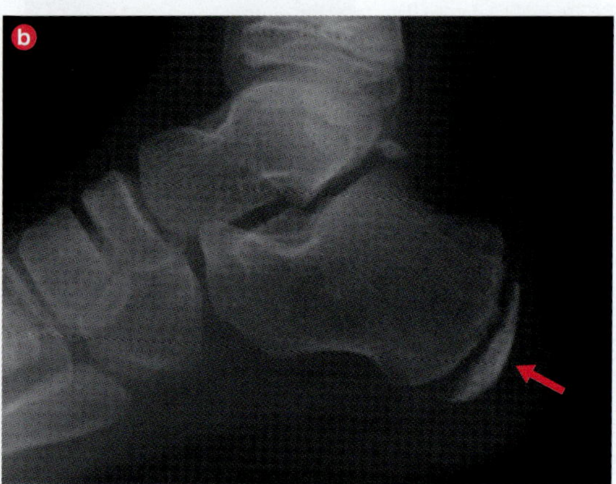

5 Panner 病

概念

上腕骨小頭の骨端症で，1927年Panner[5]によって股関節のPerthes病に類似した上腕骨小頭の特異な病変として初めて報告された疾患であり，10歳以下，特に7～9歳のスポーツ活動が盛んな男児に好発する。スポーツのなかでも，肘関節に負担のかかる野球などを行っている児の利き手に多い。上腕骨小頭の骨端核に対する繰り返される刺激やoveruseによる血行障害が病因とされているが，特に誘因なく発症する場合も多い。

症状および診断

症状は上腕骨外顆部の圧痛や腫脹を認め，屈曲・伸展とも制限されるが軽度であることが多い。X線像では，上腕骨小頭骨端核に硬化，その内部の骨透亮像や扁平化，分節化などがみられる（図6）。年少期では肘内障との，年長期以降は離断性骨軟骨炎（osteochondritis dissecans；OCD）との鑑別がそれぞれ重要である。

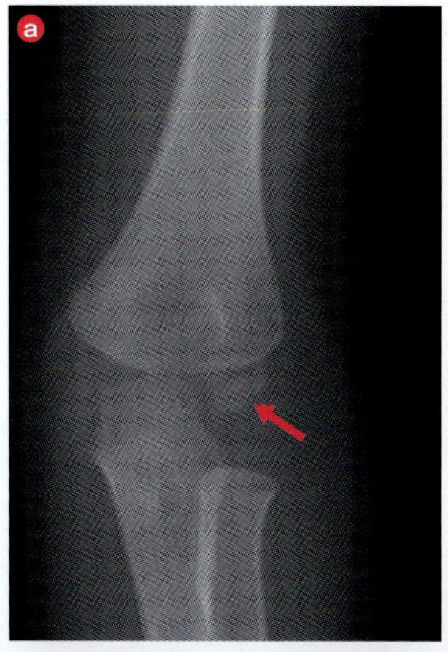

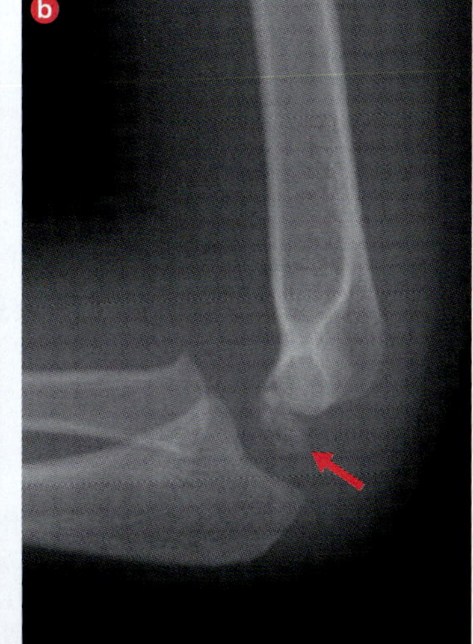

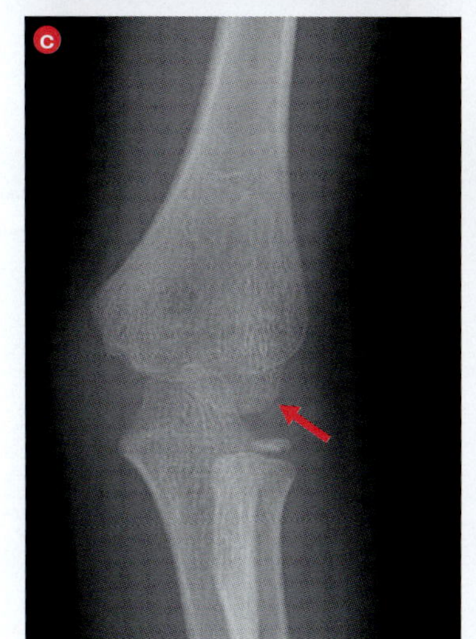

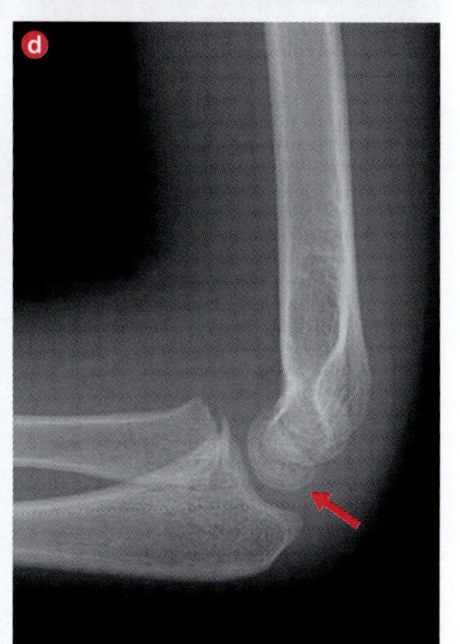

図6　Panner病の左肘X線像

3歳，男児。

a：初診時X線正面像。上腕骨小頭骨端核の不整像と骨透亮像を認める（矢印）。
b：初診時X線側面像。上腕骨小頭骨端核の分節化を認める（矢印）。
c：初診後4年X線正面像。上腕骨小頭骨端核は修復され，関節の適合性も良好である（矢印）。
d：初診後4年X線側面像。上腕骨小頭骨端核は修復され，関節の適合性も良好である（矢印）。

（あいち小児保健医療総合センター 服部　義先生のご厚意による）

治療

軽症例においては，運動制限を中心に安静のみで軽快することもあるが，症状が強い症例においてはシーネ固定を1か月くらい追加する。治療終了の目安は骨端核の修復像がみられるまでである。症状は数か月で消失するが，X線像上の修復は数年と長期間を要することがある。機能障害を残すことはほとんどなく，予後は良好である。症状が長期に及ぶ場合にはOCDの可能性は否定できないため，鑑別のため手術が必要な場合もある[6]。

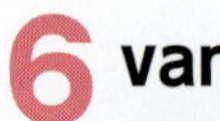

6 van Neck病

(骨端症とも，正常骨化過程でのnormal variantともいわれている疾患)

概念

坐骨-恥骨結合部の骨端症で，1923年にOdelbergが，1924年にvan Neckが報告した疾患であるが，現在ではvan Neck病として認知されている。4～12歳に好発し，漠然とした鼡径部痛や殿部痛，また股関節から大腿部痛，跛行などを主訴に受診することが多い。恥骨下枝疲労骨折と部位がまったく同じであることから，発生機序も同様に筋肉の緊張など力学的ストレスによって引き起こされると考えられている[7]。

症状および診断

坐骨-恥骨結合部に限局した圧痛や腫脹，また疼痛のわりに軽い股関節の可動域制限を認めることもある。X線正面像では同部位の骨膨隆や骨透亮像が認められる（**図7**）。無症状でも約30%に同様のX線所見を認めることもあり，正常の骨化過程におけるnormal variantとしても存在しうることを認識すべきである[8]。また前述の恥骨下枝疲労骨折のほかに，鑑別診断として単純性股関節炎，骨腫瘍，骨髄炎などが挙げられる。

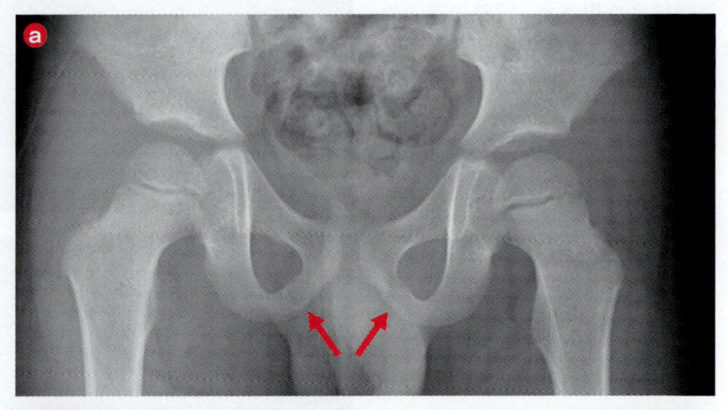

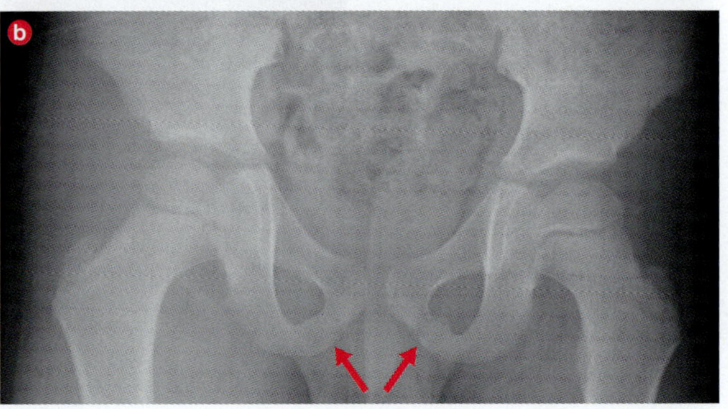

図7　van Neck病の骨盤X線正面像

5歳，男児。

a：初診時X線正面像。坐骨-恥骨結合部に骨膨隆像と骨透亮像を認める。症状は右側のみにある。左側は数か月後に痛み出した（矢印）。

b：初診後1年X線正面像。右側の坐骨-恥骨結合部はほぼ正常化したが，左側は残存している。症状は両側とも消失している（矢印）。

治療

必ずしもスポーツ活動後に発生するわけでもない(いわゆる原因不明)が，安静のみで良好な経過をたどることがほとんどであり，予後は良好である。しかし，なかには長期の経過をたどる例もあり，上記鑑別診断は常に念頭に置くべきである。

(関原　力，扇谷浩文)

文献

1) Osgood RB. Lesions of the tibial tubercle occurring during adolescence. Boston Med Surg J 1903；148：114-7.
2) 大井淑雄. 骨端症. 整形外科および外傷学. 第1版. 森崎直木編. 東京：文光堂；1975. p203.
3) 芳賀信彦. 骨端症. Med Pract 2002；19：1068-70.
4) 熊澤雅樹, ほか. 当施設における踵骨骨端症の競技種目別特性. スポーツ医・科 2014；24：1-4.
5) Panner HJ. A peculiar affection of the capitulum humeri, resembling Calve-Perthes' disease of the hip. Acta Radiol 1929；10：234-42.
6) Herring JA, author. Tachdjian's Pediatric Orthopedics. 3rd ed. Philadelphia：Saunders；2002. p2207-8.
7) 鈴江直人, ほか. スポーツ選手における骨盤傷害. MB Orthop 2010；23(9)：12-9.
8) 内田　理, ほか. ヴァン・ネック病. MB Orthop 1994；7(3)：83-9.

小児医療制度の歴史と今後

Key words

- 小児医療制度(pediatric care system)
- 小児総合医療施設(children's hospital and related institution)
- 乳児死亡率(infant mortality rate)
- 合計特殊出生率(total fertility rate)

広い意味で医療制度という場合，

①医療を与える医療機関その他の質や量に関する医療供給制度や体制の問題

②医療を受ける(利用する)患者に対する医療保険制度や各種助成制度の問題

という2つの側面がある。

本項では，主に①について述べることにし，以後，単に「医療制度(体制)」という場合は「医療供給制度(体制)」のこととする。

日本の小児医療制度(体制)の歴史をみるうえで，明治期以来の大学を中心とした小児科学の発展と，昭和40年以後の小児総合医療施設の設立・充実が大きな役割を果たした。本項では，このような小児医療体制の歴史を振り返り，小児医療全体の歴史や小児整形外科の現状について述べる。

小児医療の歴史

明治期から戦前の小児医療の進歩

明治22年の旧東京帝国大学小児科学教室の開設以後，近代の小児医療の歴史をみると，明治29年に小児科学会の前身である小児科研究会の発足と，同31年の学校医制度の発足は，日本の小児医療の草分けといえる。

その後の日本の医療全体にかかわることとして，明治39年に医師法の制定，大正11年の健康保険法の制定が特筆される。また，昭和13年には旧内務省より分離独立して旧厚生省が設立されている。

この間，小児医療の現状を表す1つの指標として乳児死亡率に注目してみると，明治30～40年代では出生1,000対150～160であった乳児死亡率が，大正7年には188.6と史上最高を記録した。以後は著明に減少していったが，これには旧東京帝国大学を中心とした小児科学の進歩が大きく貢献したと思われる。

昭和20年以後の小児医療の発展，特に小児総合医療施設の開設・充実

戦後の医療，特に小児医療にかかわる重要な歴史を**表1**に掲げる。

このなかでも特に，昭和40年以後の小児総合医療施設の開設・充実は，日本の小児医療の歴史のなかでも最大のものであったといっても過言ではない。その後，乳児検診の公費負担制度や新生児マス・スクリーニングが開始されている。

日本の小児総合医療施設の開設には，欧米の制度が刺激を与えたようである。アメリカでは小児病院の歴史は古く，最も古いフィラデルフィア小児病院の設立は1855年(明治維新の13年前)であったという。その後ヨーロッパでも主要都市に次々と特徴的な小児病院が造られていったようである。

国立小児病院はわが国で最初に設立された小児

表1 昭和20年以後の小児医療の歩み

昭和23(1948)年	母子手帳配布
昭和24(1949)年	日本小児保健協会設立
昭和26(1951)年	児童憲章発布
昭和40(1965)年	国立小児病院開設
昭和44(1969)年	乳児検診公費負担制度開始
昭和45(1970)年	兵庫県，神奈川県に小児総合医療施設開設
昭和49(1974)年	小児慢性特定疾患調査研究事業開始
昭和52(1977)年	新生児マス・スクリーニング開始
昭和56(1981)年	感染症サーベイランス事業開始
昭和59(1984)年	日本小児科医会発会
平成元(1989)年	国連児童権利条約採択
平成6(1994)年	エンジェルプラン策定
平成15(2003)年	少子化対策基本法制定

病院であるが，昭和40年4月に世田谷区に開設され，昭和41年11月，小児専門医療機関として整備拡充が行われ，新病棟が建設された。そして平成14年3月には国立成育医療センター(現・国立成育医療研究センター)として再出発したが，名実ともに日本の小児医療を支えてきている。

一方，国立小児病院開設から5年後の昭和45年に兵庫県立こども病院と神奈川県立こども医療センターが開設され，これらは以後の小児総合医療施設の中心的存在となっている。

現在，日本小児総合医療施設協議会に加盟するのは全国で34施設である。これらが地域の，あるいは日本の小児医療の大きな部分を支えている。これら34施設のうち，特に小児病院あるいは小児医療センターとして独立している15施設(**表2**)が，今後とも日本の小児医療の中核を担っていく存在といえよう。

表2 小児独立病院型15施設(開設年順)

施設名	設立母体	所在地	開設年月
国立成育医療研究センター	※1	東京都世田谷区	昭和40(1965)年
神奈川県立こども医療センター	※2	神奈川県横浜市	昭和45(1970)年4月
兵庫県立こども病院		兵庫県神戸市	昭和45(1970)年4月
静岡県立こども病院	※2	静岡県静岡市	昭和52(1977)年4月
福岡市立こども病院	※2	福岡県福岡市	昭和55(1980)年9月
大阪府立母子保健総合医療センター	※2	大阪府和泉市	昭和56(1981)年10月
群馬県立小児医療センター		群馬県渋川市	昭和57(1982)年4月
埼玉県立小児医療センター		埼玉県さいたま市	昭和58(1983)年4月
茨城県立こども病院		茨城県水戸市	昭和60(1985)年7月
滋賀県立小児保健医療センター		滋賀県守山市	昭和63(1988)年
千葉県こども病院		千葉県千葉市	昭和63(1988)年10月
長野県立こども病院	※2	長野県安曇野市	平成5(1993)年4月
あいち小児保健医療総合センター		愛知県大府市	平成13(2001)年11月
宮城県立こども病院		宮城県仙台市	平成15(2003)年11月
東京都立小児総合医療センター		東京都府中市	平成22(2010)年3月

※1：独立研究開発法人　※2：地方独立行政法人

わが国における小児医療の功績

以上のような小児医療体制の発展のなかで，小児疾患や小児死亡率はどのように変化したのか。

明治期から大正期では乳児死亡率はきわめて高く，前述のように，大正7年には，出生1,000対188.6と史上最高を記録し，その後は乳児死亡が著明に減少を続けた。

戦後の幼児の死因別死亡率をみてみると(**表3**)，昭和25年ごろの主な死因は，呼吸器や消化器系の感染症が多くを占めたが，その後，現在に至るまでに，これら感染症の減少は著明であり，小児医療の先人が精力的に取り組んだ成果である。

表4の乳児死亡率(出生1,000対)をみると，昭和25年の60.1から，ほぼ10年ごとに半減し，平成25年には2.1と著減した。一方，幼児(1〜4歳)の死亡率(10万対)でも，900を超えていた昭和25年から著減し，平成24年には18.6となっている。これも小児医療の進歩と保健環境の改善に負うところが大きい。

こうした小児医療制度の充実と並行して，小児医療に関係した各種の助成制度も拡充されてきた。

表3　主な死因別幼児(1〜4歳)死亡率(年齢階級人口10万対)

年次 死因	昭和(年)								平成(年)		
	25	30	35	40	45	50	55	60	3	17	26
全死因	926.8	405.9	245.7	138.2	108.5	84.4	64.8	48.8	41.4	25.4	19.3
不慮の事故	83.4	76.1	69.1	54.4	45.7	34.4	24.5	16.7	13.5	5.2	2.7
先天異常	7.4	6.4	7.3	8.2	11.6	10.8	10.2	8.3	7.5	4.1	3.5
肺炎および気管支炎	144.1	61.1	39.3	18.2	11.5	8.1	4.4	2.9	2.3	2.0	1.5
悪性新生物	5.1	6.4	7.9	8.2	7.8	7.3	6	4	3	2.8	2.1
胃腸炎	229.7	65.5	26.7	8.4	3.9	1.6	0.9	0.4	0.4	0.4	0.4

(厚生労働省「人口動態統計」平成26年より改変)

表4　主たる小児の人口動態統計

	年								
	1899	1950	1960	1970	1980	1990	2000	2010	2013
	明治32	昭和25	昭和35	昭和45	昭和55	平成2	平成12	平成22	平成25
総人口(千人)	43,404	84,115	94,302	104,665	117,060	122,721	125,612	126,381	125,704
0〜14歳人口(千人)		29,786	28,434	25,153	27,507	22,486	18,352	16,689	16,251
割合(%)		34.5	30.2	24	23.5	18.2	14.6	13.2	12.9
年間出生数(万人)	138	233	160	193	157	122	119	107	103
合計特殊出生率	…	3.65	2	2.13	1.75	1.54	1.36	1.39	1.43
乳児死亡率(出生千対)	153.8	60.1	30.7	13.1	7.5	4.6	3.2	2.3	2.1
幼児死亡率(10万対)	…	926.8	245.7	108.5	64.8	45	30.6	22.1	18.6

[(株)母子保健事業団「母子保健の主なる統計 平成26年度版」より転載(一部改変)]

小児医療の現状と今後の課題

全体として目覚ましく発展した日本の小児医療であるが，一方で小児人口の減少，医師数の問題など，難問にどう対処していくのか。

出生数の減少と小児医療への影響

日本の総人口は，明治30年代の4千万人台から増加し，昭和45年には1億人を超えた。一方，出生数は昭和22〜24年の第一次ベビーブームには年間200万人を超えていたが，以後は減少し平成25年には約100万人程度となっている。これに伴って，0〜14歳の小児人口も著明に減少している（**図1**）。

出生率に注目すると，人口統計調査が開始された大正14年には合計特殊出生率は5.11，終戦直後の昭和22年の第一次ベビーブームには4.54で，出生数は約270万人であった。その後は減少し，第二次ベビーブームでいったんは増加したものの，さらに減少を続けている。

この間，昭和49年には人口を維持するのに必要な出生率2.08を初めて下回り，平成26年（2014年）には出生数100万4千人，合計特殊出生率1.42となっている。今後1億の人口を維持していくためには，「出生数250万人以上，出生率4.0が必要」という計算もなされている。

小児人口の減少地域では，小児保健・医療の充実に伴う患者数の減少とともに，地域にある小児科の経営基盤が危うくなるという現象が起き，さらに小児科医の減少をも生じる可能性がある。小児科医の減少はいくつかの原因で生じているようだが，その1つが地域の小児人口の減少自体にあるともいわれる。

図1　人口動態総覧の年次推移

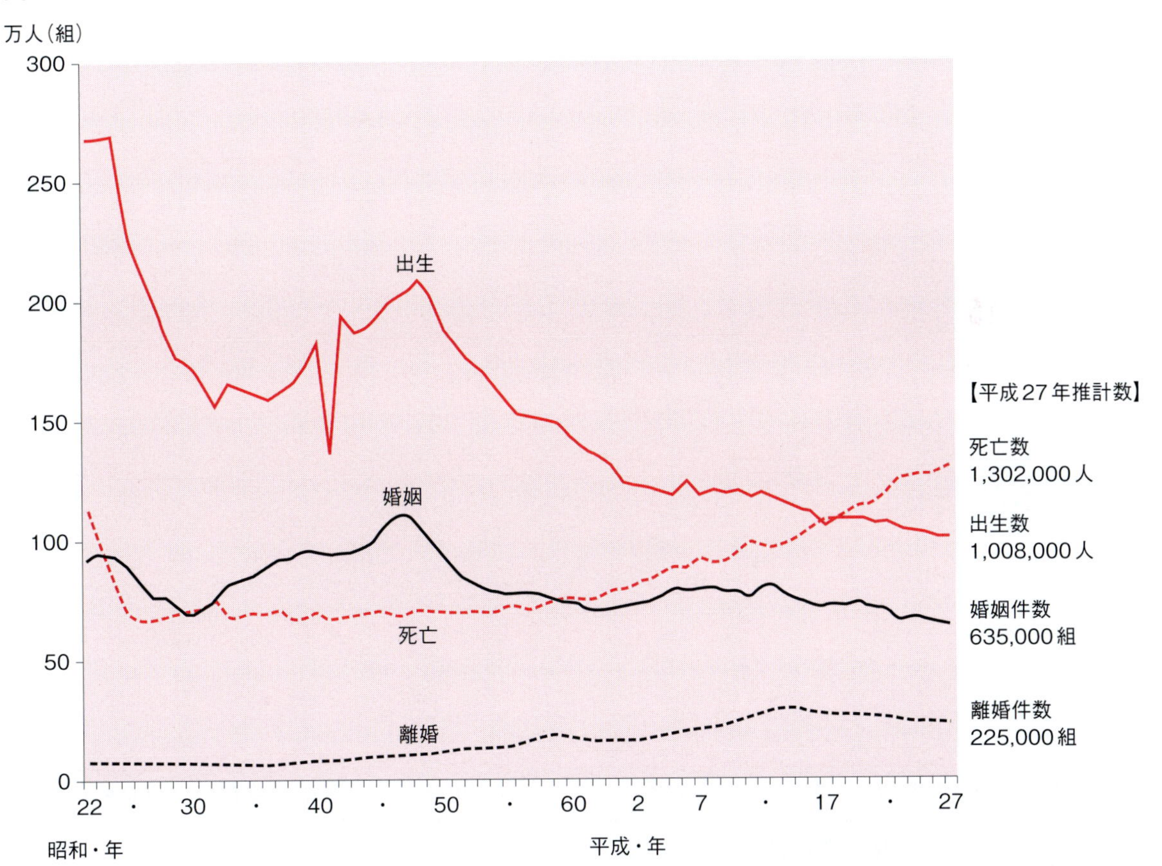

［（株）母子保健事業団「母子保健の主なる統計 平成27年度版」より転載］

専門医制度と小児医療を担う医師の確保

各診療科を担う医師数の確保にとって，研修制度は重要な位置を占める。

各学会では，それぞれの専門医制度や研修制度を独自に行ってきたが，これを日本専門医機構が統合する流れにある。

具体的には，研修プログラムの評価・認定や専門医の認定が，内科，外科，小児科，産婦人科，整形外科をはじめとする基本領域（現在19領域）について統一的に行われるようになる計画であり，早ければ平成29年度から開始されるという。

専門医制度を統合して行うことの利点として，制度の標準化が図れることなどを挙げている。また，基本領域専門医を取得した後に「サブスペシャルティ」の専門医としての資格も視野に入れた「2階建て構造」をとることも特徴である。

こうした流れのなかで研修体制を含めた制度の充実がなされ，これまで敬遠されがちだった小児科医や小児を扱う外科系医師など，一部の専門領域の医師数が確保されるようになることを期待したい。

日本小児整形外科学会と医師の育成

わが国の小児整形外科の歴史のなかで，日本小児整形外科学会の発足は平成2年であった。これには，昭和40年の国立小児病院の開設，さらに昭和45年以後の小児総合医療施設群の開設という歴史が大いに関与している[1]。日本小児整形外科学会では，教育研修委員会を中心に毎年全国研修会を開催し，若手医師の教育に努め，また，各地方でも中央と連携をとる形で独自の研修会が開催され，小児整形外科医師数の維持にも貢献している。

（奥住成晴）

文献

1） 藤井敏男. 小児整形外科の歴史. 臨整外 2015；50：1118-23.
2） 公益財団法人母子衛生研究会編集協力. 母子保健の主なる統計 平成27年度刊行. 東京：母子保健事業団；2016.
3） 公益財団法人母子衛生研究会編集協力. 母子保健の主なる統計 平成26年度刊行. 東京：母子保健事業団；2015.

学校検診の歴史と新たな運動器検診

Key words

- 学校検診(school physical examination)
- 学校保健(school health care)
- 運動器検診(physical examination for locomotorium)
- 側弯検診(physical examination for scoliosis)

わが国に初めて文部省(現・文部科学省)が設置されたのは明治4年で，これによって教育制度の枠組みができたとされる。そのころから健康診断も行われるようになり，その後，たびたびの見直しが行われ，現在に至っている。

学校での健康診断の歴史

本項では，明治4年の旧文部省設置以来の学校検診，特に脊柱を含めた検診体制について概略を述べる。

明治11年，学校における健康診断が開始され，その内容は，①身長，②体重，③胸囲，④殿囲，⑤指極，⑥肺活量，⑦力量，⑧握力などであった。明治30年に「学生生徒身体検査規程」が公布され，検査項目として，①脊柱，②視力，③聴力，④歯牙などが追加された。

「学校医制度」が創設されたのは明治31年であった。

昭和12年，「学校身体検査規程」が制定された。このころ，海外からの教育思想を積極的に導入した時期でもあった。

結核集団検診が全国的に実施され，ツベルクリン反応陰性者に対しBCG接種が行われるようになったのは昭和16年であった。

昭和22年，GHQによって戦後教育改革の基本方向が明示され，学校検診にも助言・指導が行われたようである。昭和24年，「文部省設置法」が制定され，そのなかで「学校身体検査規定」も制定された。

昭和33年，「学校保健法」が制定された。

平成20～21年，学校保健法が根本的に改正され，「学校保健安全法」となった。このなかで養護教諭の位置付けの明確化などがなされた。

側弯・運動器検診の歴史

側弯が検診項目に含められてきたのは，前述のように，明治30年の学生生徒身体検査規程のなかであった。運動器のうち脊柱がこの時代に項目に含められたことは注目に値する。

明治44年の旧文部省の記録のなかに，「脊柱彎曲者が40％を超え，姿勢教育が重視され矯正体操が取り上げられた」という部分がある。

昭和12年に制定された学校身体検査規程では，「その他の疾病・異常」として「骨及び関節の異常，四肢運動障害」が加えられた。運動器検診の歴史のなかでは注目すべき事項である。

昭和24年に定められた学校身体検査規定のなかで，脊柱については「カリエスに注意し，形態については，平背，円背，亀背，側弯を別個記載し，胸郭は，扁平胸，鳩胸，漏斗胸を記入する」とされた。

昭和33年に制定された学校保健法の施行規則では,「三」に「脊柱及び胸郭の疾病及び異常の有無」が挙げられている。

一方,日本整形外科学会を中心とした学会活動のなかで,脊柱をはじめとする検診のあり方が検討された。側弯症関係では,昭和43年に,第1回側弯症研究会が開催され,その後,昭和54年度から全国の公立小中学校で,学校定期健康診断時に脊柱側弯症検診を行うことが義務付けられた。**図1**は当時発行された日本側弯症学会編による側弯症パンフレットである。

これによって,国内で側弯検診が推進されたが,実際行われたのは全国でも千葉県など一部の地域に限られていた。著者の住む神奈川県でも藤沢市が当時から現在まで一貫して取り組んでいるが,県全体に検診体制が普及するには至らなかった。

平成28年度からの運動器検診体制

前述したように,昭和54年度から脊柱側弯症検診をすることが義務付けられたが,普及は一部の地域に止まった。

今回の検診開始の経緯と趣旨

文部科学省では,学校における健康診断の実施体制の実態を検証するとともに,今後の在り方などについて検討するため,平成23年度に公益財団法人日本学校保健会に調査を委託,平成25年度に「今後の健康診断の在り方等に関する検討会」を設置した。

これを受けて,平成26年4月に「学校保健安全法施行規則」が改正され,学校健康診断の検査項目の見直しが行われた。その1つとして,運動器疾患を早期発見するための検査項目が学校健診の必須

図1　『知っておきたい脊柱側弯症』（初版）表紙

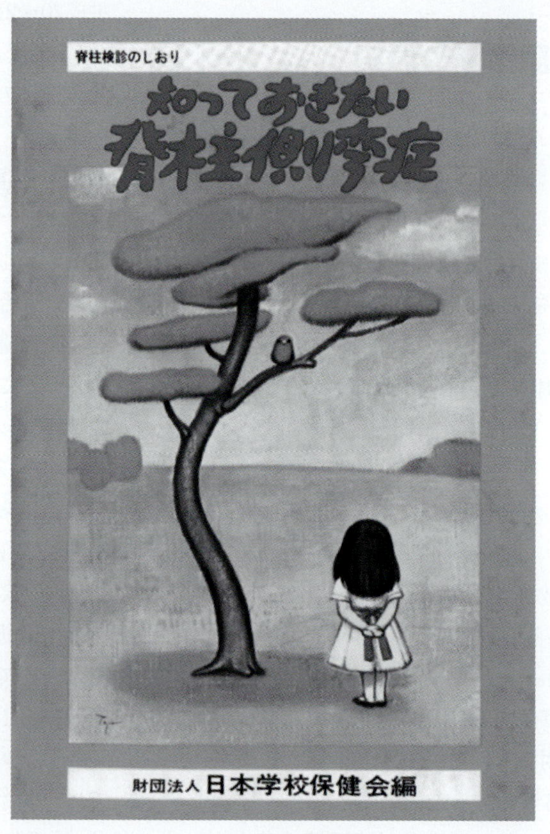

（日本側弯症学会編 インテルナ出版 1979年）

項目に加えられ，平成28年度から施行されることになった[1)]。

今回の運動器検診の方法について

今回の検診の手順としては，検診に先立って「運動器問診票」を配布し，①「運動器疾患の既往とその後の問題点」，②「運動器の痛み」，③「上下肢の動作に関する問題点」に加えて，④「スポーツ活動歴」に関して事前調査を実施する。

この運動器問診票は，世界保健機関（WHO）が運動器疾患の予防などを目的に行っている「運動器の10年」世界運動の日本委員会が提唱する試案を基本に，3年間試行されたものに改訂を加えたものとされる。

今回の検診体制については，現行の学校健康診断のなかで，運動器に関する問診調査や学校医による運動器診察を実施することが現実的な方法であるとされる[1)]。

運動器検診の内容

運動器問診票による事前調査の内容は，
①運動器疾患の既往とその後の問題点
②1か月以上続く運動器の痛み
③上肢（肩）の挙上動作の可否
④肘の曲げ伸ばし動作の可否
⑤しゃがみこみ動作の可否
⑥スポーツ活動状況
が挙げられている。

また，運動器診察として行われるのは，
①胸郭の視診
②脊柱の診察
の2項とされる。

これら運動器診察は基本的に小児科医を中心とした学校医が行う方針とされており，今後とも運動器検診を維持し，充実させていくうえで，行政からの援助や整形外科医の協力が重要である。

（奥住成晴）

文献

1） 德村光昭．学校健康診断における運動器検診マニュアル（2016年度実施案）整形外科を専門としない学校医による実施方法．慶應義塾大学保健管理センター；2016．[http://www.hcc.keio.ac.jp/japanese/education/locomotorium/2016.pdf]．

学童期のスポーツ検診

Key words

- 検診(medical screening)
- メディカルチェック(medical check)
- スポーツ(sports)
- 学童期(elementary school period)

学童期のスポーツ選手では，しばしば運動器の外傷・障害(傷害)を生じる。運動器の傷害を未然に防ぐことや，傷害を早期に発見・治療できれば健常な心身の成長とともに，青年期・成人期へのスポーツ活動の継続につながる。そのため定期的にスポーツ選手の運動器機能を評価していく必要がある。

「健診(メディカルチェック)」と「検診(メディカルスクリーニング)」の違い

「健診(メディカルチェック)」とは，傷害の危険因子に関連するさまざまな項目(可動域，筋力，柔軟性など)について検査を行うことである。傷害の危険因子がみつかり，傷害へつながると判明した場合には，運動器の機能異常を改善しなければならない。選手の身体状況から今後予想される傷害を予測することができれば，傷害の発生そのものを予防する「第一次予防」が可能となる。

「検診(メディカルスクリーニング)」とは，特定の傷害を早期に発見し，早期に治療することである。予防医学における「第二次予防」であり，メディカルチェックとは異なる。

現在の肘傷害の有無を検出する「野球肘検診」が，運動器障害に対する検診の代表例として挙げられる。

治療医学と予防医学

医学では，病気に対する「治療医学」と発症を予防する「予防医学」がある。

第一次予防：心身の健康増進と傷害予防＝メディカルチェック

生活習慣・運動環境の改善，健康教育による心身の育成を図り，トレーニングや柔軟性改善によって傷害の発生を予防する。

第二次予防：早期発見・治療＝検診

現在の傷害を検診によって早期に発見し，早期に治療や保健指導を行い，傷害の重症化を防ぐ。

第三次予防：リハビリテーション

治療の過程において保健指導やリハビリテーションによる機能回復によって競技復帰させ，同時に再発も予防する。

望ましいスクリーニングとは(WHOの勧告から)[1,2]

検診として望ましいスクリーニングとは，
①患者のQOL改善に役立つ
②異常が発見された場合に有効な治療手段がある

③無症状期に異常を検出できる
④発症後に治療するよりも無症状期に治療したほうが優れた結果が得られる
⑤実用的な検査法がある
⑥異常の発生頻度からみてスクリーニング検査の費用負担を正当化できる
以上を満たすことが必要である。

学童期(小学生)の運動器傷害の特徴

骨の成長と各筋の機能の発達に伴い，運動能力が著しく発達する時期である。さまざまなスポーツ活動を開始する時期で，骨の成長部である骨端軟骨に負荷を生じ，損傷をきたす可能性が高い。

メディカルチェックや検診では，スポーツの種目別に運動器の傷害しやすい部位を考慮し，検査内容を決定する。投球動作が必要な上肢中心のスポーツや，走行や蹴る動作が必要な下肢中心のスポーツに生じる傷害の特徴を理解することが重要である。

野球，バレーボール，テニスなど

肩･肘関節の傷害が多い。検診では，肩･肘関節可動域の評価，ストレステスト，および超音波検査を行う。メディカルチェックでは上記に加えて，上肢，体幹，および下肢の関節可動域や筋力を評価し，その病態を明らかにする。肩･肘のスポーツ傷害では，ストレス部位と原因箇所が一致しにくいことが多く，病態を明らかにするためにはメディカルチェックが有用である。

サッカー，タグラグビー，バスケットボール，陸上など

体幹，膝･足関節の傷害が多い。検診では膝･足関節の圧痛と関節可動域の評価，および超音波検査を行う。扁平足や凹足などの評価も重要となる。メディカルチェックでは，体幹下肢を含めた柔軟性と，筋力評価を追加する。

検診とメディカルチェック開催に必要な事項

体制

医療スタッフとして，①医師，②理学療法士，③看護師，④トレーナー，現場スタッフとして，①選手，②保護者，③指導者とともに，競技連盟による連携開催が基本となる。そのため医療スタッフと現場スタッフは相互理解を含めて事前協議が必要となる。公的な市町村の支援や理解を獲得することも有効となる。

主催

競技連盟主催が基本となる。医療スタッフ主導の開催では，選手，保護者，指導者の理解が得られていない場合が多い。

開催場所

野球教室に併設するタイプとメディカルチェックを目的に行う方法がある。併設型ではハード面での準備や参加者の募集の必要はなく，メディカルチェックや検診の内容を中心に検討する。主催は競技連盟となるため，開催の意義が事前に理解されやすい。一方，メディカルチェックが主体となる開催方法の場合，メディカルチェックの内容だけではなく，その開催場所と募集を含めた準備が必要である。

受益者負担

これまで選手に対する無償ボランティアによる無料開催が多い。しかし選手自身が傷害の早期発見･治療を享受できること，予防法を習得できる意味で，選手と保護者，競技連盟が費用を一部負担(受益者負担)する必要がある。

メディカルチェックと検診の実際

上肢中心のスポーツである学童期野球選手の場合[3~6)]

◇開催前

保護者，指導者，選手向けの講義：各競技における傷害の種類や，評価法について説明し，開催の必要性について理解を得ることが重要である。予防法としてセルフチェックを習得させる。競技連盟が中心となり，傷害予防の啓発活動を行うことが大切である。

メディカルチェックと検診における二次検診受診選手の選定：投球動作を行う選手において，肩関節では上腕骨近位骨端軟骨への過度のねじれと張力によって，骨端軟骨が離開するリトルリーガーズショルダーがある。肘関節では，投球動作における肘外反ストレスによって肘内側上顆障害をきたす。上腕骨小頭の軟骨下骨と骨髄に壊死を生じる上腕骨小頭障害も検出する必要がある。

問診票の作成と事前配布（図1）：現在の障害の有無を簡便に検出する情報を得るために行う。リトルリーガーズショルダーでは投球時の肩痛を生じる。肘内側上顆障害では，ボールリリース時に肘痛を生じることが多い。

◇開催当日

肩・肘関節可動域とストレステスト：肩・肘に関する各種ストレステスト（図2, 3）を行い，ポータブル超音波検査による運動器形態異常を評価する。

二次検診対象選手の選定①肩関節（リトルリーガーズショルダー，図4）：以下の3項目を満たすと二次検診の対象者となる。

①投球時の肩痛を認める（問診票から）。

②上腕骨近位骨端線の外側に圧痛を認める（図5a）。

③Hyper external rotation test（HERT）陽性（図5b）。

図1　野球検診の問診票

問　診　票

二次検診　　　診断

ID:

201×年×月×日　野球検診

ふりがな		電話番号		生年月日	
氏名				西暦　　年　　月　　日	
学校名				学年	年
年齢	歳	身長	cm	体重	kg
野球開始	歳	投球側	1.右 2.左 3.両	打撃側	1.右 2.左 3.両
ポジション（複数回答可）	1.投手　2.捕手　3.内野手　4.外野手				
球種（複数回答可）	1.カーブ 2.スライダー 3.シュート 4.シンカー 5.フォーク 6.チェンジアップ 7.その他				
野球歴（複数回答可）	小学生	1.投手　2.捕手　3.内野手　4.外野手　5.経験なし			
	中学生	1.投手　2.捕手　3.内野手　4.外野手　5.経験なし			
痛み	肩（現在）	1.なし　2.あり	肩（過去）	1.なし　2.あり	
	肘（現在）	1.なし　2.あり	肘（過去）	1.なし　2.あり	

● 過去にどのようなけがをしましたか？

年齢（　　）歳　　診断名（　　　　　　　）　　病院/先生（　　　　　　）
年齢（　　）歳　　診断名（　　　　　　　）　　病院/先生（　　　　　　）
年齢（　　）歳　　診断名（　　　　　　　）　　病院/先生（　　　　　　）

● 他に困っていることはありますか？

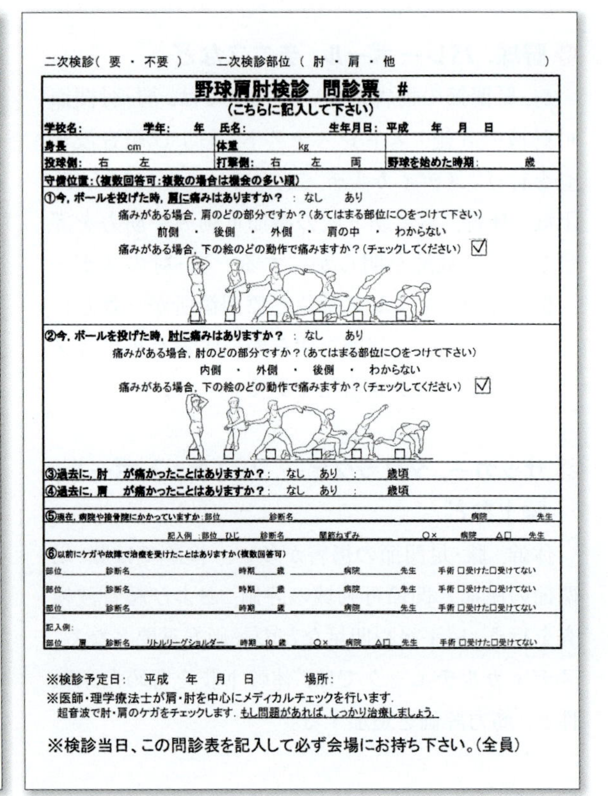

二次検診（ 要 ・ 不要 ）　二次検診部位（ 肘 ・ 肩 ・ 他　　　　　　）

野球肩肘検診　問診票　#

（こちらに記入して下さい）

学校名：　　　学年：　　年　氏名：　　　　生年月日：平成　　年　月　日

身長　　cm　体重　　kg

投球側：　右　　左　打撃側：　右　　左　　両　野球を始めた時期：　　歳

守備位置：（複数回答可：複数の場合は機会の多い順）

①今，ボールを投げた時，肩に痛みはありますか？：なし　　あり

痛みがある場合，肩のどの部分ですか？（あてはまる部位に○をつけて下さい）

前側 ・ 後側 ・ 外側 ・ 肩の中 ・ わからない

痛みがある場合，下の絵のどの動作で痛みますか？（チェックしてください）☑

②今，ボールを投げた時，肘に痛みはありますか？：なし　　あり

痛みがある場合，肘のどの部分ですか？（あてはまる部位に○をつけて下さい）

内側 ・ 外側 ・ 後側 ・ わからない

痛みがある場合，下の絵のどの動作で痛みますか？（チェックしてください）☑

③過去に，肘　が痛かったことはありますか？：　なし　あり　：　　歳頃

④過去に，肩　が痛かったことはありますか？：　なし　あり　：　　歳頃

⑤現在，病院や接骨院にかかっていますか：部位＿＿　診断名＿＿＿＿　＿＿＿病院＿＿先生

記入例：部位　ひじ　診断名　関節ねずみ　○×　病院　△□　先生

⑥以前にケガや故障で治療を受けたことはありますか（複数回答可）

部位＿＿診断名＿＿＿＿時期＿＿歳　＿＿＿病院＿＿先生　手術 □受けた□受けてない
部位＿＿診断名＿＿＿＿時期＿＿歳　＿＿＿病院＿＿先生　手術 □受けた□受けてない
部位＿＿診断名＿＿＿＿時期＿＿歳　＿＿＿病院＿＿先生　手術 □受けた□受けてない

記入例：
部位　肩　診断名　リトルリーグショルダー　時期　10　歳　○×　病院　△□　先生　手術 □受けた□受けてない

※検診予定日：　平成　年　月　日　　場所：

※医師・理学療法士が肩・肘を中心にメディカルチェックを行います．
超音波で肘・肩のケガをチェックします．もし問題があれば，しっかり治療しましょう．

※検診当日、この問診表を記入して必ず会場にお持ち下さい。（全員）

図2 肩評価のチェック表

チェック表　肩

ID：

	利き手	右	・	左
肩	骨端線圧痛	−		＋
	Impinge(Hawkins)	−		＋
	Impinge(Neer)	−		＋
	HERT(過外旋テスト)	−		＋
	CAT	−		＋
	HFT	−		＋
	ET(Elbow extension test)	−		＋
	EPT(Elbow push test)	−		＋
	外転筋力低下	−		＋
	内旋筋力低下	−		＋
	外旋筋力低下	−		＋
	Loose	−		＋
《評価》肩		A　B　C		A　B　C

図3 肘評価のチェック表

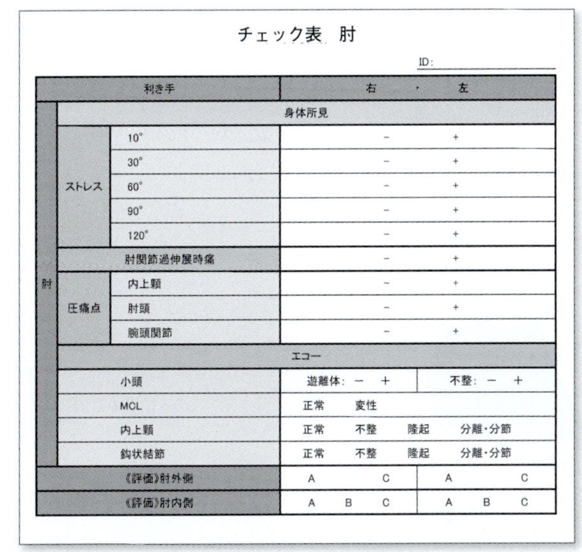

チェック表　肘

ID：

		利き手	右	・	左
肘	身体所見				
	ストレス	10°	−		＋
		30°	−		＋
		60°	−		＋
		90°	−		＋
		120°	−		＋
	肘関節過伸展時痛		−		＋
	圧痛点	内上顆	−		＋
		肘頭	−		＋
		腕頭関節	−		＋
	エコー				
	小頭		遊離体：−　＋		不整：−　＋
	MCL		正常　変性		
	内上顆		正常　不整　隆起　分離・分節		
	鉤状結節		正常　不整　隆起　分離・分節		
《評価》肘外側			A　C		A　C
《評価》肘内側			A　B　C		A　B　C

図4 リトルリーガーズショルダー

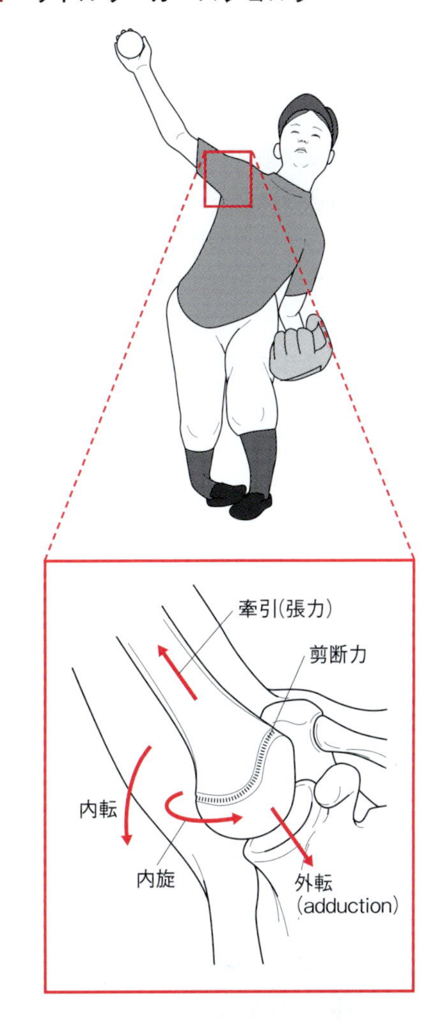

図5 リトルリーガーズショルダーの検査

a：上腕骨近位骨端線の外側に圧痛を認める。

b：Hyper external rotation test(HERT)陽性。

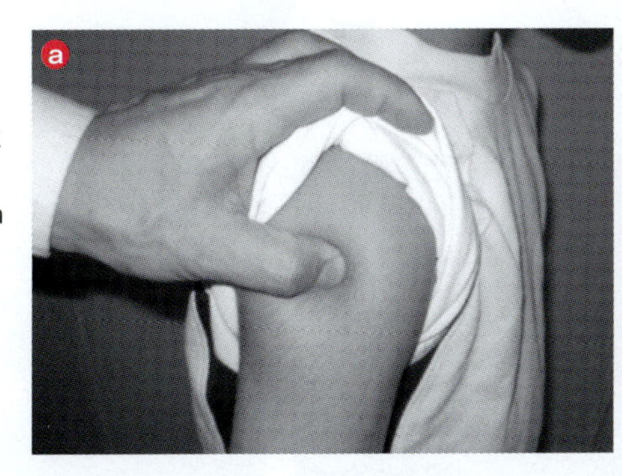

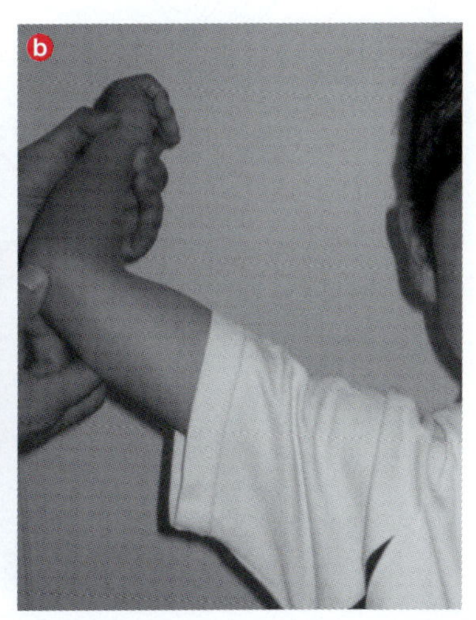

二次検診対象選手の選定②肘関節（内側上顆障害，図6a）：下記の症状を認め，2週間の投球制限を行っても疼痛が持続する場合，二次検診の対象者となる。

①肘関節可動域の制限，ならびに内側上顆に圧痛を認める（**図6b**）。

②外反ストレステスト陽性（**図6c**）。

③超音波検査で上記の骨片や内側上顆の不整像がある（**図7**）。

二次検診対象選手の選定③肘関節（上腕骨小頭障害，図8）：超音波検査で異常があれば二次検診の対象者となる。

①超音波検査で軟骨下骨の損傷による不整像を認める（**図8**）。

②初期では，投球時にも肘痛はないことが多い。

③通常，肘関節の伸展制限を認めない。

傷害のポスター掲示とセルフチェック法の紹介

肩や肘の傷害を理解し，自分で発見できれば，より早期の段階で局所安静や病院受診などの対応が可能になる。早期治療につながるよう，投球障害のセルフチェックの方法も選手に紹介している（**図9**）。

フィードバックによる二次検診受診率の改善

測定結果を説明する。異常がなければ，今後もコンディショニングを継続することを説明する。二次検診が必要な選手には，病院への受診予約を

図6　内側上顆障害

a：内側側副靱帯の牽引ストレス。
b：肘関節可動域の制限，ならびに内側上顆に圧痛を認める。
c：外反ストレステスト陽性。

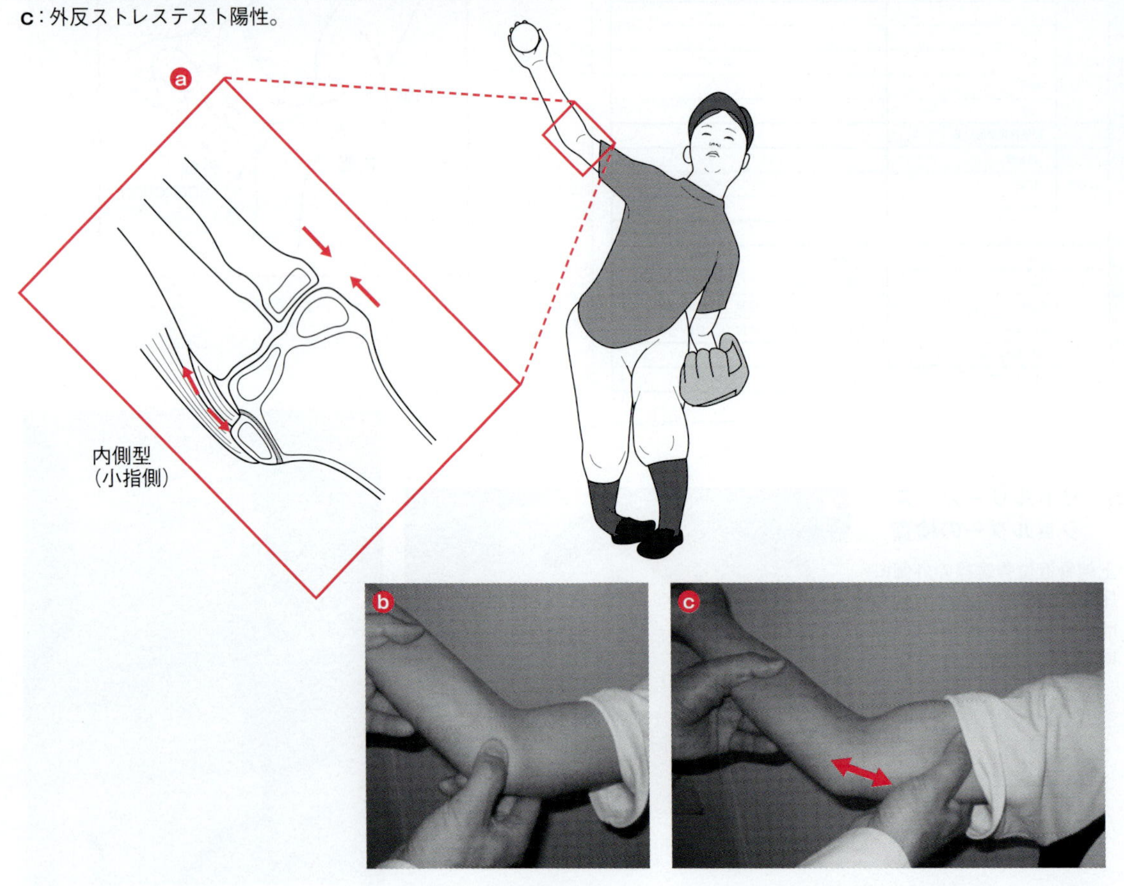

行い，スムーズに病院受診が可能になるように配慮している。二次検診の受診先は，参加した医師が所属する関連病院で，理学療法士によるスポーツ復帰を目指したリハビリテーションが可能な病院を選択している。

◇開催後

病院体制の整備：傷害が早期発見された場合，治療として保存療法や手術療法が行われる。

保存療法では，内服や外用薬だけではなく，リハビリテーションによる運動療法によって競

図7　内側上顆障害の画像所見

a：患側（左：単純X線像，右：超音波像）
b：健側（左：超音波像，右：単純X線像）

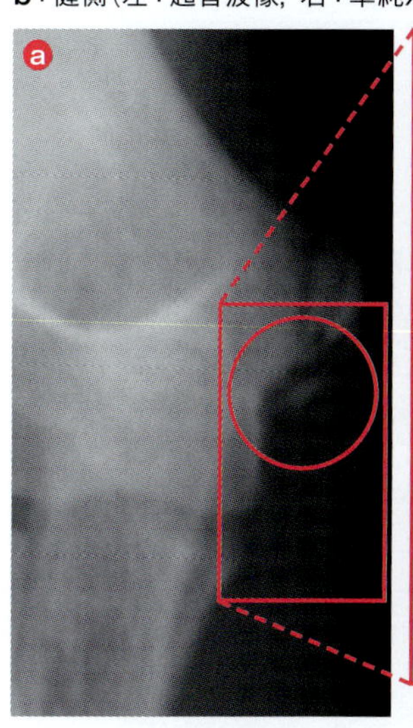
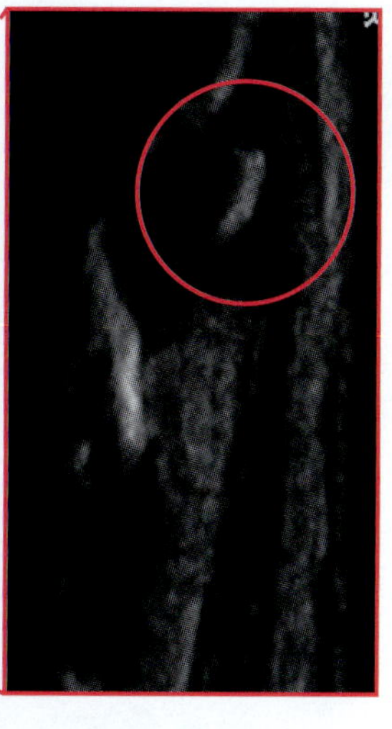
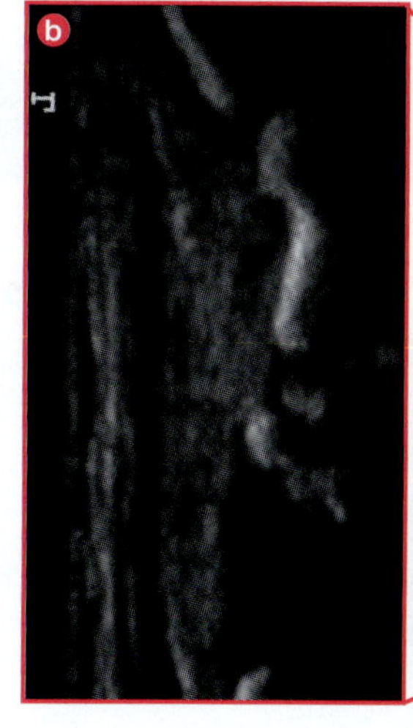
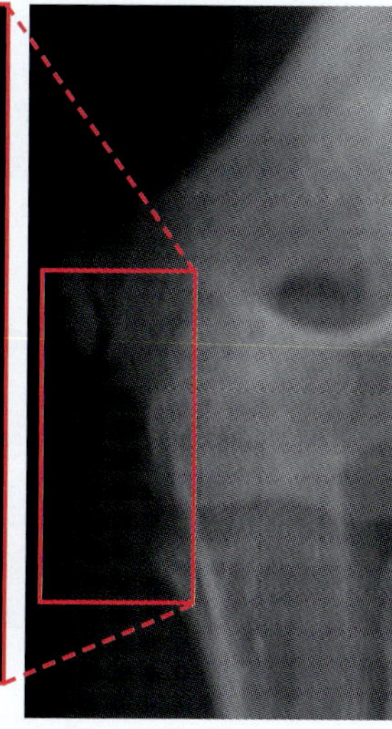

図8　上腕骨小頭障害

a：患側（左：単純X線像，右：超音波像）
b：健側（左：単純X線像，右：超音波像）
c：野球検診での超音波検査

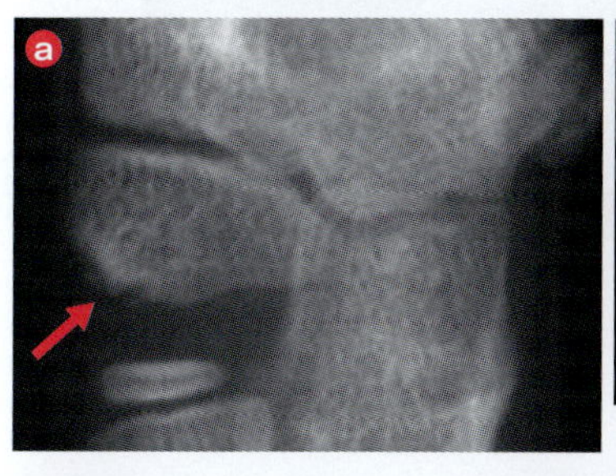
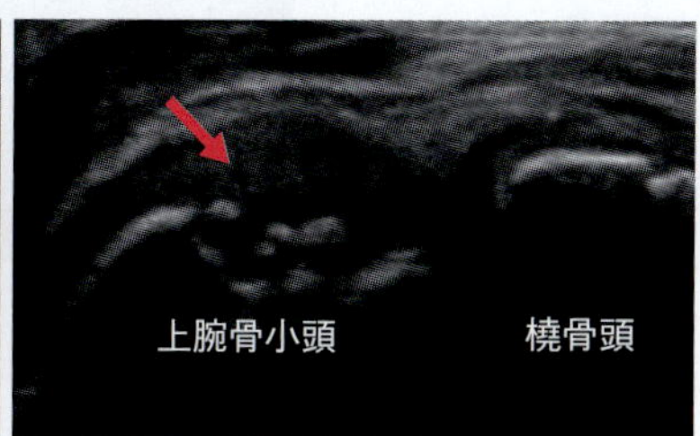

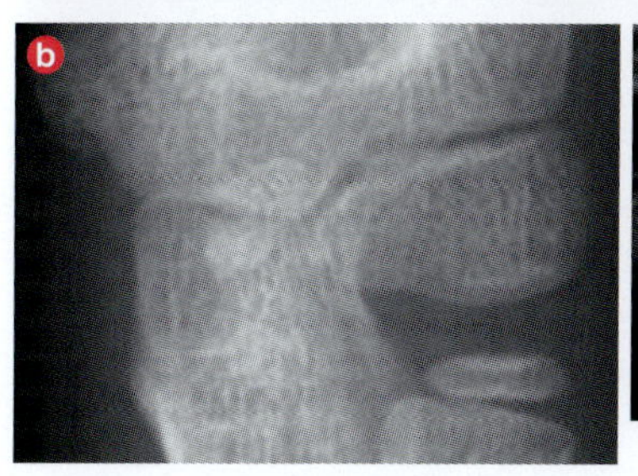
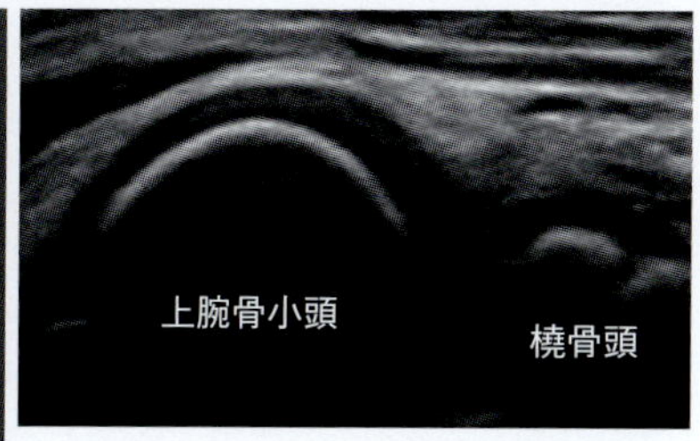

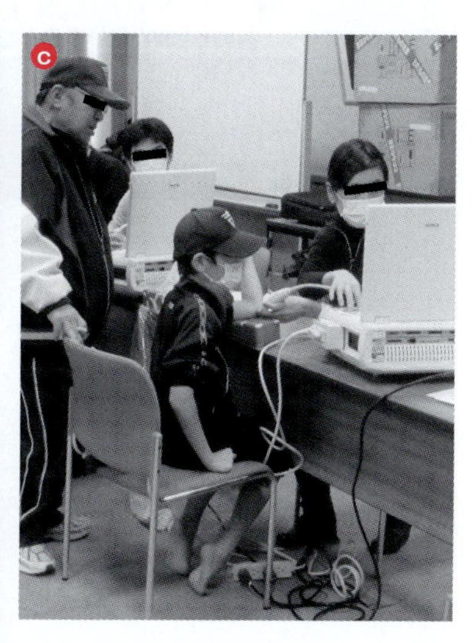

技復帰させなければならない。そのためには，理学療法士を含めた教育指導体制を整備する必要がある。

手術療法後もアスレティックリハビリテーションによって，現場の競技に復帰させることが重要となる。病院体制の不備によって競技復帰が困難であれば，開催する意義は薄れる可能性が高い。

図9　投球障害のセルフチェック法の啓発

a：野球肘のセルフチェック法
b：啓発リーフレット（投球制限，超音波所見）
c：ポスターの掲示

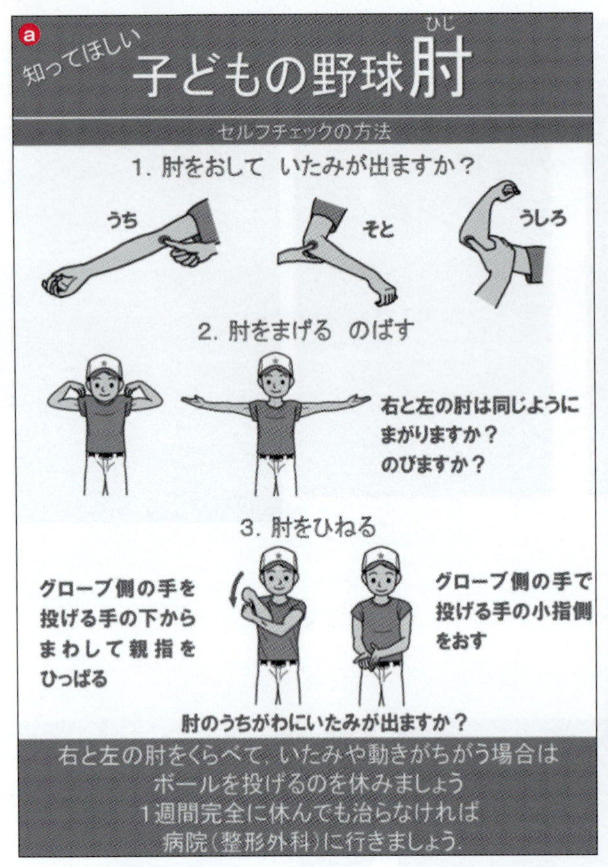

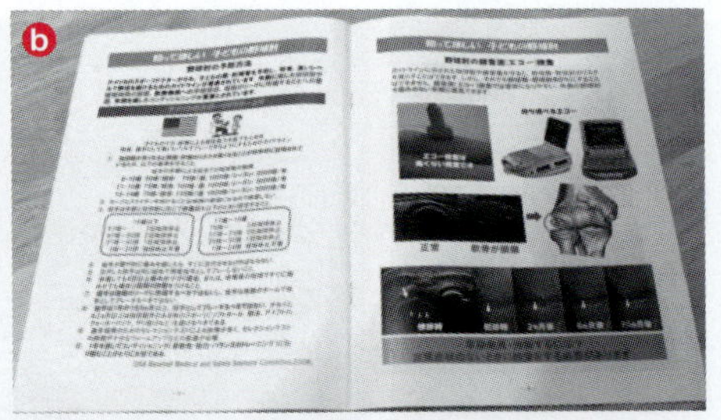

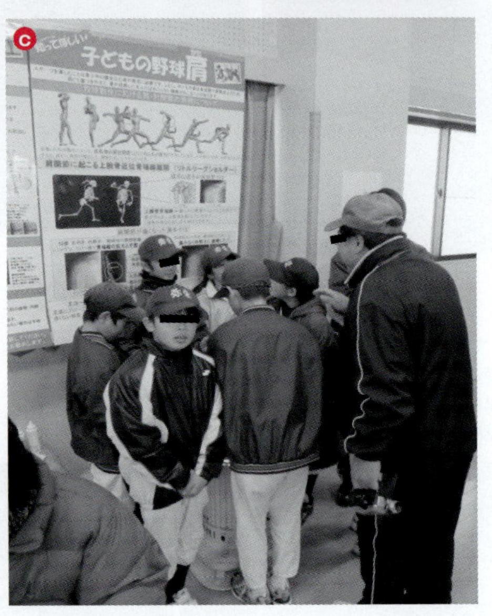

下肢中心のスポーツの場合

◇中距離陸上選手(図10)[7,8]

小中学生の陸上選手では，下肢中心の傷害をきたすことが多い。症状と局所所見から指導区分を指導者に説明する必要がある。

◇バドミントン選手(図11)

バドミントン選手では，①膝のOsgood-Schlatter病，②シンスプリント，③踵骨骨端症(Sever病)，④扁平足，⑤凹足などを検出する必要がある(図12)。

図10　陸上選手の大会事前検診

a：問診票
b：検診の実際

a

小学校名：＿＿＿＿＿＿＿　＿＿年生

1 氏名：＿＿＿＿＿＿＿＿(男・女)　年齢：　才　身長：　cm　体重：　Kg

2 状況　1.　病院・医院・診療所・接骨院に通っている。(病院・医院・診療所・接骨院)
　　　　2.　現在は通っていないが、過去に通っていた。(病院・医院・診療所・接骨院)

3 腕上げ・おじぎ・しゃがみこみテスト　1.　異常なし
　　2.　異常あり(腕上げ・おじぎ・しゃがみこみ)

4 下肢アライメント異常　1.　異常なし
　　2.　異常あり(O脚・X脚)

5 足部のアライメント異常　1.　異常なし
　　2.　異常あり(扁平足・凹足)

足底検診結果　1. 異常なし　2.　異常あり(扁平足・凹足)

6 異常部位のチェック(異常のあるカッコ内の部位を○で囲み、図にも●印を付けてください)

1.　頸肩腕部　(頸部・肩関節・上腕・肘・前腕・手関節・手指)
2.　背腰殿部　(背部・腰部・殿部・股関節部・胸部・腹部)
3.　大腿部　(内側・外側・前面・後面)
4.　膝関節部　(内側・外側・前面・後面)
5.　下腿部　(内側・外側・前面・腓腹部)
6.　足関節部　(内側・外側・前面・アキレス腱部・踵部)
7.　足部　(内側・外側・足背・足底・足趾)
8.　その他　(　　　　　)

7 推定される疾患(可能であれば記入)＿＿＿＿＿＿＿＿

8 指導区分

1.　今までどおりでよい
2.　ストレッチなどを指導
3.　練習量を少し減らした方がよい
4.　練習を一時中止した方がよい
5.　駅伝後に整形外科を受診した方がよい
6.　直ぐに整形外科を受診した方がよい
7.　受診中の整形外科で治療を続ける
8.　その他(　　　　　)

9 医師のコメント

10 PTのコメント(指導の内容等)

検診医署名：＿＿＿＿＿＿＿＿　PT署名：＿＿＿＿＿＿＿＿

b

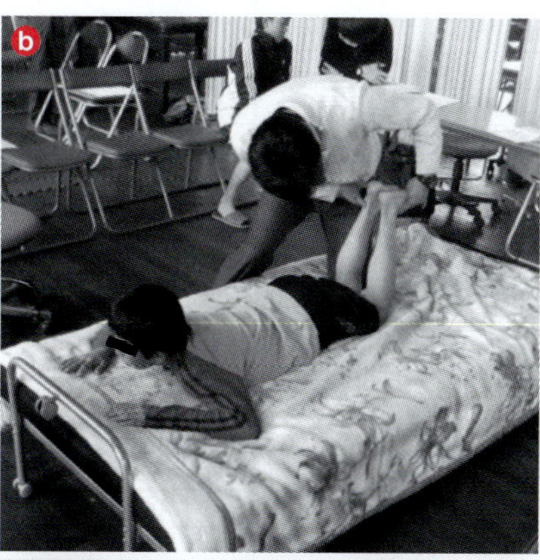

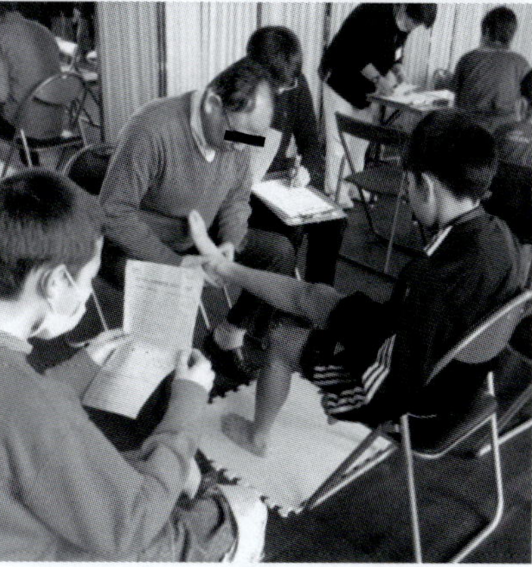

図11　下肢評価のチェック表

チェック表　足膝

ID:

		右	左
足	圧痛点　下腿遠位内側	－　＋	－　＋
	長母趾屈筋腱	－　＋	－　＋
	後脛骨筋腱（外脛骨）	－　＋（－　＋）	－　＋（－　＋）
	足底腱膜	－　＋	－　＋
	足根管	－　＋	－　＋
	腓骨筋腱	－　＋	－　＋
	足根洞	－　＋	－　＋
	外側靱帯部	－　＋（部位：　）	－　＋（部位：　）
	足関節不安定性	－　＋	－　＋
	扁平足（too many toes sign）	－　＋	－　＋
	（single heel rise test）	－　＋	－　＋
	足底写真　扁平足	－　＋	－　＋
	凹足	－　＋	－　＋
	しゃがみ込み	（腕の位置）　前　－　＋　クロス　－　＋　後　－　＋	
《評価》足		A　B　C	A　B　C
全身弛緩性	母指（前腕掌側につく）	－　＋	－　＋
	手指（手関節背屈で前腕と平行）	－　＋	－　＋
	肘伸展（10度以上）	－　＋	－　＋
	膝反張（10度以上）	－　＋	－　＋
	足関節背屈（45度以上）	－　＋	－　＋
	FFD	（　cm）	
《評価》全身弛緩性		点	点
膝		右	左
	膝関節部圧痛　med/lat	－/－　＋/＋	－/－　＋/＋
	膝蓋骨圧痛　prox/dist	－/－　＋/＋	－/－　＋/＋
	膝蓋腱圧痛	－　＋	－　＋
	脛骨粗面圧痛	－　＋	－　＋
	Patellar ballottement	－　＋	－　＋
	McMurray test med/lat	－/－　＋/＋	－/－　＋/＋
	Lachman test	－　＋	－　＋
	下肢アライメント	O脚（　横指）	X脚（　横指）

図12　足の障害

a：健常
b：扁平足
c：凹足
d：外脛骨
e：検出装置

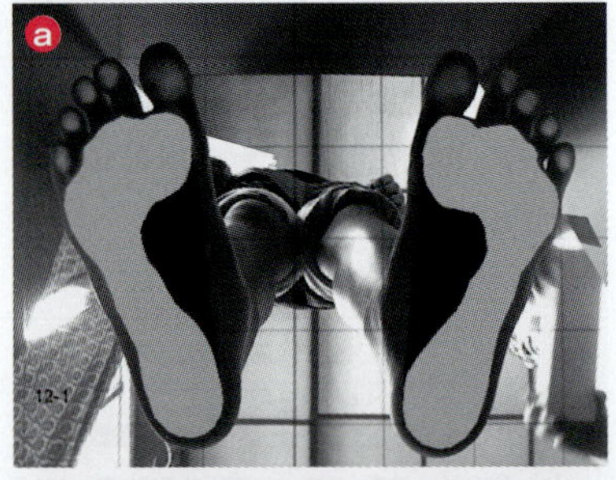

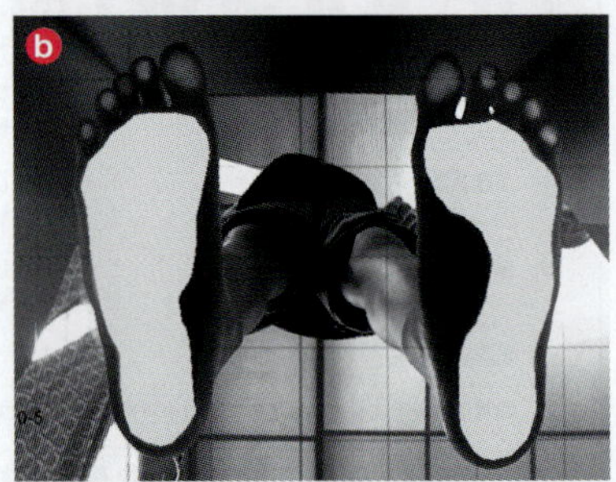

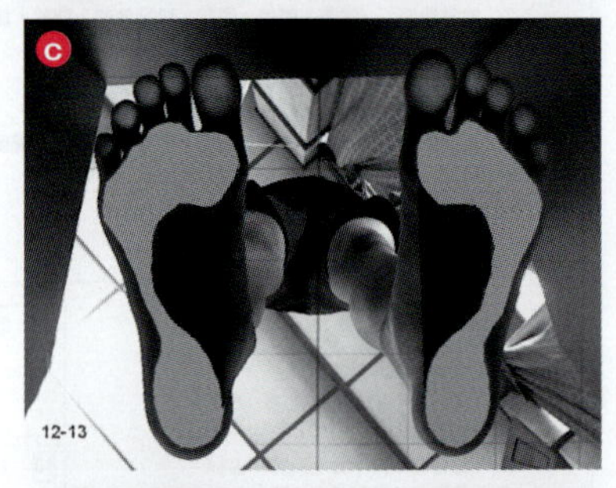

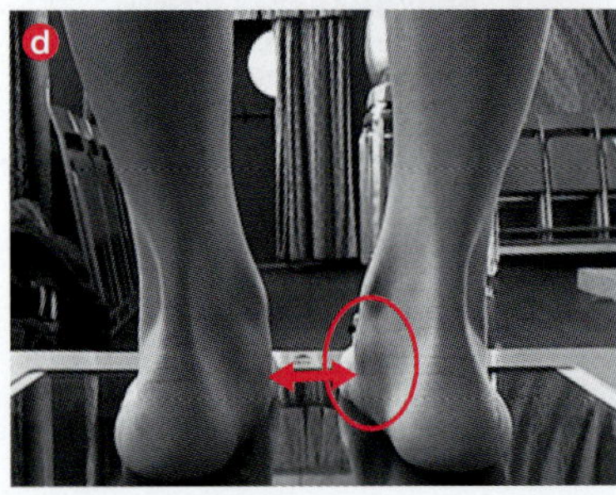

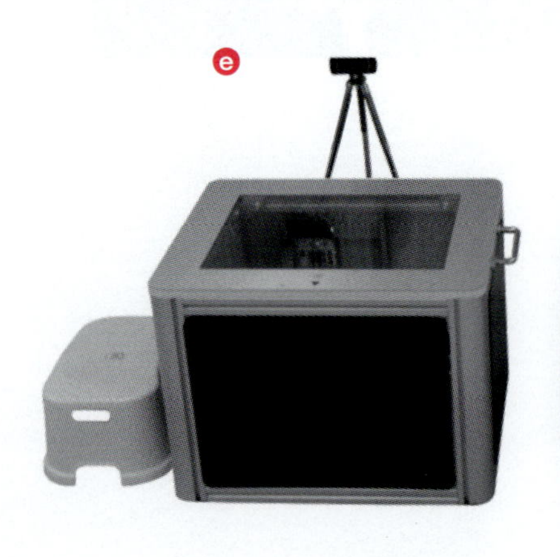

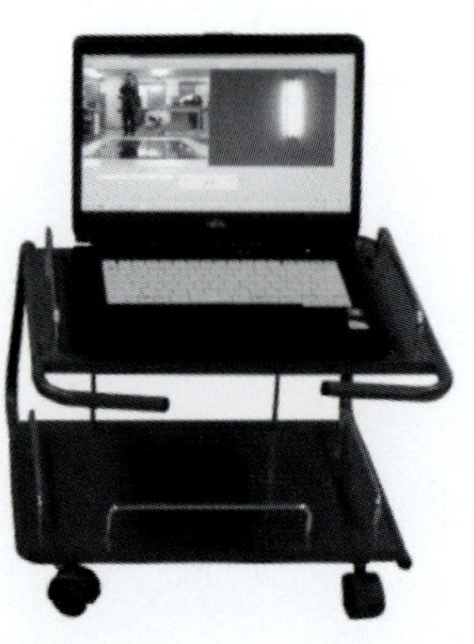

メディカルチェックと検診の意義

始まりであって，終わりではない

二次検診を病院で受診してから，競技復帰までのプロセスが最も重要である。競技復帰を目指したアスレティックリハビリテーションを，競技復帰時期を逆算して進めることが重要である。選手自身にリハビリテーション期間を自覚させ，早期復帰できることも必要である。

全参加者が開催の意義を共有できる[9)]

病院での治療が必要な二次検診が必要な選手は，早期治療により早期競技復帰を目指す。ストレステストのみ陽性の選手では，体のケアを心がけ，所見や症状が増悪しないように注意する。健常な選手では，継続的に体のケアを心がける。

メディカルチェックでは，さまざまな検討項目を測定しているため，チェック後に傷害をきたした選手と傷害をきたさなかった選手の身体特性の相違点を知ることができる。抽出された検討項目は，傷害を生じる重要な危険因子の可能性がある。

（森原　徹，久保俊一）

文献

1) Whitby LG. Screening for disease：definitions and criteria. Lancet 1974；2：819-22.
2) 木下訓光，ほか. アスリートのメディカルチェックおよびその結果としての競技参加制限・中止勧告における社会的・法的・倫理的問題. 慶應義塾大学スポーツ医学研究センター紀要 1999；15-23.
3) 森原　徹，ほか. 京都府における小学生の投球障害肩・肘に対する早期発見・治療の取り組み. 日整外スポーツ医会誌 2013；33：19-26.
4) 松浦哲也，ほか. 少年野球肘検診－障害の早期発見・早期治療と予防を目指して. 関節外科 2008；27：1089-95.
5) 船越忠直，ほか. 超音波を用いた少年野球肘検診－病院受診率向上の工夫. JOSKAS 2012；37：8-9.
6) 森原　徹，ほか. 高校野球選手における肩関節のHyper External Rotation Test陽性率とそのセルフチェック法の有用性. 日臨スポーツ医会誌 2015；23：20-4.
7) 森原　徹，ほか. 京都における青少年に対するスポーツ検診の現状と課題. 日臨スポーツ医会誌 2014；22：395-401.
8) 立入克敏，ほか. 地域における取り組みの現状－京都市小学校「大文字駅伝」大会事前運動器検診を中心に. 運動器リハ 2013；24：26-32.
9) 松浦哲也，ほか. 少年野球選手の肘関節痛発症に関する前向き調査－危険因子の検討とガイドラインの検証. 日整外スポーツ医会誌 2012；32：242-7.

Ⅱ　検査

超音波検査

Key words

- 超音波検査(ultrasonography)
- 発育性股関節形成不全(developmental dysplasia of the hip；DDH)
- 単純性股関節炎(transient synovitis of the hip)

超音波検査(ultrasonography；US)は，被ばくがないこと，簡便に利用できること，リアルタイムに画像が得られることなどの利点を有し，非侵襲的検査法として，整形外科領域で広く利用されるようになってきている。小児整形外科領域でも，スポーツ傷害，腫瘍，神経ブロックなどさまざまな疾患の診断・治療に使用されてきているが，ここでは最も古くから行われている発育性股関節形成不全(developmental dysplasia of the hip；DDH)と，小児股関節炎の超音波診断について記載する。

1 DDHの超音波診断

DDHを超音波で診断しようとする試みは，海外では1980年ごろから始まっていたが，Graf[1]は1984年に再現性の高い側方からの撮像法を報告し，その分類とともに現在世界のDDH超音波診断のスタンダード法になっている。

超音波診断は被ばくがなく，新生児・乳児でも安心して何度でも検査できることはきわめて大きな利点である。また軟骨成分が多いほど超音波は透過しやすく，X線診断と異なりむしろ新生児や低月齢乳児のDDH診断によい適応がある。

一方，骨は透過しないため，骨頭の骨性成分が大きい1歳以上では診断不能となる。

診断法

機器

高周波(5〜7.5 MHz)リニア型プローブを備えた超音波診断装置と，瞬時に画像をフリーズできるフットスイッチは必需品である。モニター画像を90°反時計回りに回転させる(最近の機器はスイッチで切り替えが可能なものも多い)。軟骨部(骨頭)が無エコーとなるように，エコーゲインを調整する。フォーカスの深さは腸骨下端部に合わせる。児を側臥位にして撮像するため，側臥位保持台があると容易に撮像ができる。基本的に検者は立位で行う(**図1**)。

撮像法

児を完全な側臥位とし，プローブを水平面に対して直角に当てて股関節の前額面断層像を撮像する。まずプローブを前後に動かし，腸骨下端像を描出する。この腸骨下端部はY軟骨に接する部分で，画像上高輝度像として描出される。腸骨外縁像が前や後ろに傾かないように，画像上フレームと水平，すなわち骨頭直上で直線となるように，プローブの回旋を調節する。腸骨下端がはっきり描出され，腸骨外縁が前後に傾斜せず直線になるスライスは，ほぼ1つの断層面しかなく，素早くフットスイッチで画像をフリーズさせ記録する(**図2**)。

Graf法では，必ず右股関節から始め，2画像ずつ計4画像を撮像し記録する。超音波機器が他科と共用の場合は，プリセット機能を使って機器に記録しておけば，すぐにDDH用の設定に変えることが可能となる。

Graf分類

Graf法が理解しにくいといわれる理由の1つとして，分類の複雑さがある。それはこの分類が，①骨頭求心性，②骨性臼蓋形態，③月齢，④関節包・軟骨性臼蓋形態などさまざまな要素を混在させた分類のためと思われる。本項では，この複雑な分類を行う際のポイントを記載する。

◇骨頭の位置は正常か

Graf法は，基本的には軟骨性骨頭中心の断層面を撮像する方法である。まずは骨頭がしっかり描出される断層面を確認する。骨頭中心が臼蓋中心の断層面に一致すれば，骨頭中心の断層面をとれば，臼蓋中心の断層面が得られ，腸骨下端像が確認できる。このように骨頭と臼蓋の中心が一致すれば，骨頭の位置異常はなく，Type ⅠかⅡである。骨頭中心の断層面で腸骨下端像を撮像できなければ，骨頭は求心位になく，Type ⅢかⅣである。その場合は骨頭中心の断層面で軟骨性臼蓋，関節包を描出する。関節包が骨頭の上方に存在すればType Ⅲで，水平あるいは骨頭より下降していればType Ⅳ（**図3**）となる。

◇臼蓋形態はどうか

骨頭の位置異常がなければ骨性臼蓋の被覆，骨性臼蓋嘴の形態を確認する。骨性臼蓋が骨頭を十

図1　撮像肢位

児を側臥位にして撮像するため，側臥位保持台があると容易に撮像ができる。基本的に検者は立位で行う。

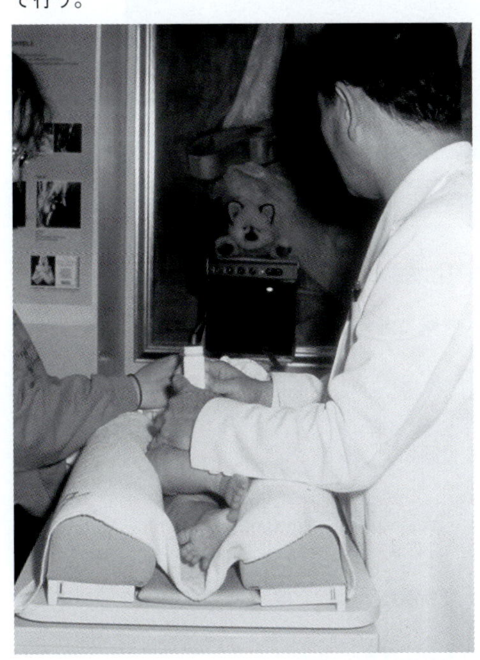

（乳児股関節エコーセミナーより）

図2　撮像法（正常股関節）

最近の超音波機器は，頭側を上方とするよう画像を90°回転調整できる機能が付いている。乳児は安静にできないため，素早い撮像のためにフットスイッチが必要である。高い再現性を得るための撮像ポイントは，腸骨外縁像を画面上直線にする（①），腸骨下端像（Y軟骨移行部）（②）を描出する（高輝度像として描出）ことである。①と②を意識すれば，関節唇像（③）は意識しなくても描出される。

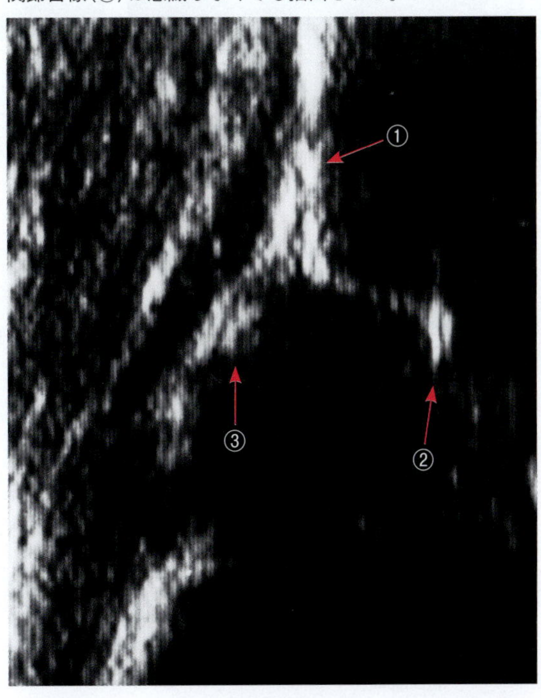

Ⅰ
Ⅱ
Ⅲ
Ⅳ
Ⅴ
Ⅵ
Ⅶ
Ⅷ
Ⅸ
Ⅹ
Ⅺ
Ⅻ
検査

分被覆しており，臼蓋嘴が角張っていれば，形態をみるだけでType Ⅰの正常と診断可能である。骨性臼蓋の被覆が悪い，臼蓋嘴が丸いなどの所見があれば，α角を測定し，Type Ⅱa，Ⅱb，Ⅱc，Dを決定する。β角の計測はType ⅡcとDの鑑別にのみ使用する。Type ⅡaとⅡbの違いは月齢である。実際の臨床の場でα角の計測が必要となるのは10％程度で，ほとんどの症例では形態のみで診断が可能である。分類に必要な部分のみ抜粋した簡略型Graf分類を提示する（**表1**）。

図3　Graf分類Type ⅢとⅣ

a：Type Ⅲ。骨性臼蓋嘴は平坦で骨頭は求心位にないが，軟骨性臼蓋関節包（①）は骨頭の内上方にある。
b：Type Ⅳ。骨頭は明らかに臼蓋から逸脱し，関節包は骨頭から下降し，軟骨性臼蓋は骨頭の内下方にある（②）。

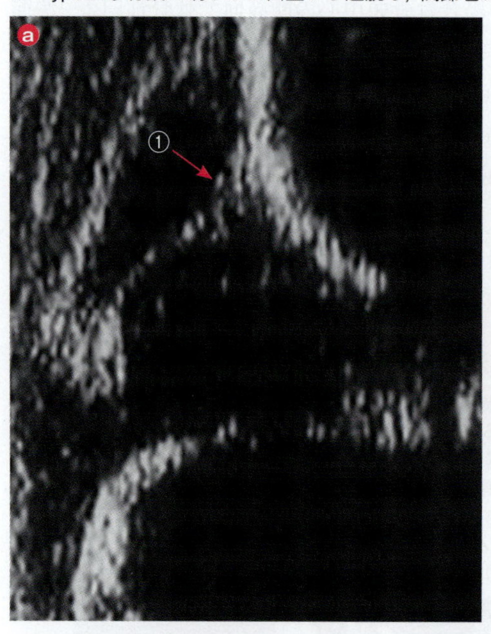

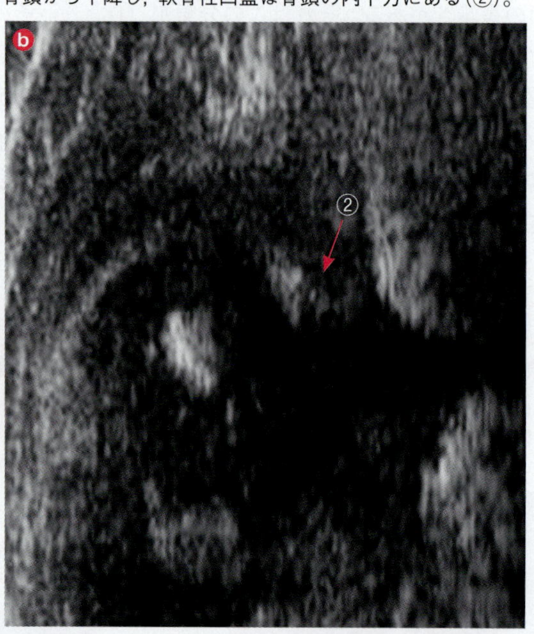

（昭和大学藤が丘病院　関原 力先生のご厚意による）

表1　簡略型Graf分類

Type			骨性臼蓋嘴	軟骨性臼蓋形態	α角	β角
Ⅰ		正常股関節	角張っている	幅が狭く骨頭をよく覆う	α≧60	
Ⅱ	a	骨性臼蓋骨化遅延（生後3か月未満）	丸みを帯びる	幅が広く骨頭をよく覆う	50≦α＜60	
	b	骨性臼蓋骨化遅延（生後3か月以上）				
	c	脱臼危険状態（高度臼蓋形成不全）			43≦α＜50	β≦77
D		骨頭が求心性を失いつつある状態	やや平坦化	骨頭をあまり覆わない	43≦α＜50	β＞77
Ⅲ	a	脱臼	平坦	骨頭の内上方に存在（エコー像なし）		
	b			骨頭の内上方に存在（エコー像あり）		
Ⅳ		高位脱臼	平坦	骨頭の内下方に転位		

重症度診断

リーメンビューゲル(Riemenbügel；Rb)法での整復の可否がある程度予測可能である。すなわちType Ⅱc，Dはほぼ整復可能，Type Ⅲでは約70%が整復可能，Type Ⅳでは整復されることは少なく，また整復されても骨頭壊死が生じる危惧があり，牽引療法など他の整復法を考慮するのがよいと考えている。

2 小児股関節炎(単純性，化膿性，Perthes病など)の超音波診断

股関節炎を超音波にて診断しようとする試みは，1979年Krampsら[2)]により始められ，1984年Wilsonら[3)]は小児股関節疾患に対して使用し，関節炎診断に有用であると報告している。Kallioら[4)]は大腿骨頚部の陥凹部から，関節包までの距離をultrasonic joint space(UJS)として，関節炎を定量的に計測した(図4)。特に単純X線像で異常を認めることが少ない単純性股関節炎では最も簡便で，定量的な評価ができる有用な画像診断として広く使用されている。

診断法

小児股関節炎の超音波診断は前方からの縦走査で行う。

大腿骨骨頭形態の描出

大腿骨頚部に沿った縦走査にて，Perthes病では骨頭変形を，すべり症では骨頭の後方転位を，骨端線部での段差によってそれぞれ診断できる。

股関節炎の描出

次にプローブを大腿骨頚部軸から大腿骨軸に近付けるように回旋し，大腿骨頚部と関節包をしっかり描出できるようにする。経験的には，大腿骨頚部が画面上水平になるように調節すると関節包も鮮明に描出される。使用するプローブは，DDHと同じ5～7.5MHzリニア型を用いる。骨頭と頚部を同時に撮像するためには，ある程度の長さが必要となる。エコーゲインは骨頭軟骨が無エコーになるように調節する。画像はできるだけ大きいほうがみやすいため，モニター上の画面いっぱいに骨頭と頚部を撮像できるよう調節する(図4)。

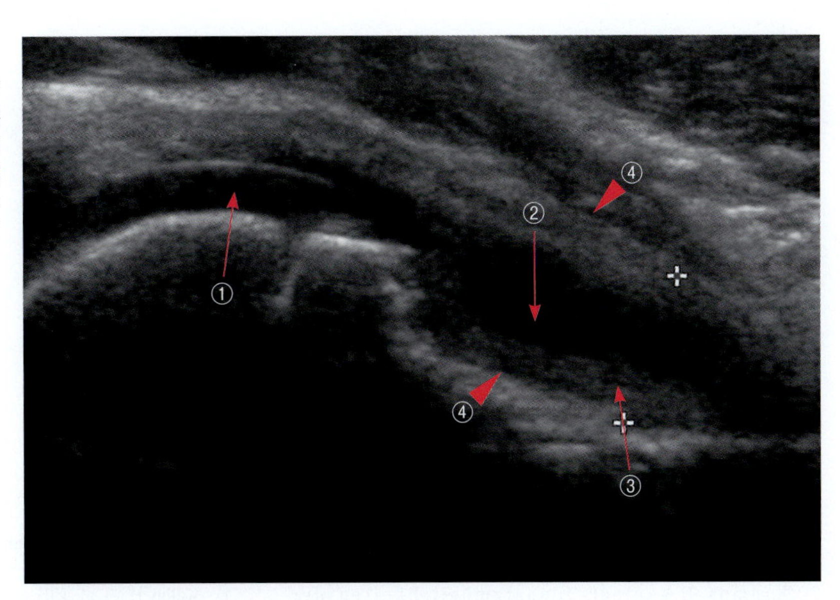

図4　単純性股関節炎

エコーゲインの調整は骨頭軟骨が無エコー(①)となるように調整する。関節内水腫は(②)のように無エコーに描出され，関節内滑膜(③)と区別できる。関節包の厚みを加えた矢頭(④)間をUJSとして測定する。

◇股関節炎定量的評価

関節炎が生じると水腫や滑膜の肥厚が関節内に生じ，関節包が膨隆する。この状況を定量的に診断する計測値として，大腿骨頚部の陥凹部から，関節包の上縁までの最短距離をUJSとして計測している。健側のUJSの平均値は年齢によってほとんど変化せず，3～13歳までのすべての年齢層において6～7 mmである。関節炎が生じれば，関節包が膨隆しUJSが拡大する（**図4**）。

◇疾患別関節炎の特徴

単純性股関節炎は，関節包内に無エコースペースとして描出される水腫を伴っており，症状の改善とともにほとんどが2週以内に消失し，UJSも正常化する。また鑑別が必要な初期Perthes病は，UJSが拡大し，関節腫脹を認めるが，水腫は認めず，滑膜の肥厚が中心の関節炎で，短期に改善することはない。化膿性股関節炎では膿の貯留が無エコースペースとして描出されるが，超音波像のみでは単純性股関節炎との鑑別は困難であり，臨床所見，血液検査などを含め総合的に判断する必要がある。

（服部　義）

文献

1）Graf R. Classification of hip joint dysplasia by means of sonography. Arch Orthop Trauma Surg 1984；102：248-55.
2）Kramps HA, et al. Einsatzmöglichkeiten der Ultraschalldiagnostik am Bewegungsapparat. Z Orthop 1979；118：355-64.
3）Wilson DJ, et al. Arthro sonography of the painful hip. Clin Radiol 1984；35：17-9.
4）Kallio P, et al. Ultrasonography in hip disease in children. Acta Orthop Scand 1985；56：367-71.

関節穿刺・造影

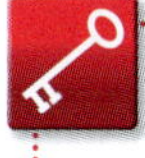

Key words

- 関節穿刺(joint puncture)
- 関節造影(arthrography)
- 関節適合性(joint congruity)
- 術前評価(pre-operative assessment)

1 関節穿刺

小児においては，原則的に全身麻酔下での穿刺が安全である。中学生以上であれば局所麻酔での施行は可能だが，局所麻酔自体に痛みを伴うため，著者は患者本人(中学生以上)にその点をよく説明して無麻酔で行う。

> **Point** 関節穿刺の手技中は常に清潔に留意することが重要である。不潔操作により関節内への医原性感染を起こせば，重大な後遺症を残す可能性がある。

用途としては，化膿性関節炎時の膿の証明(確定診断となる)と吸引および洗浄，外傷(関節内骨折)時の血腫の証明と吸引および関節造影(乳幼児での成長軟骨帯離開の確認)がある。外傷例では，関節包が破れている可能性があり，血腫を除去した後に透視下で少量ずつ注入し，過度の注入による関節外への漏れを極力避ける必要がある。

刺入部は，各関節の関節裂隙か解剖学的な陥凹部(recess)をねらって透視下に行う。幼少児では骨端核が未出現のため解剖学的位置の把握が困難なことが多い。穿刺のコツとしては，穿刺前に触診で関節裂隙あるいは陥凹部(recess)をできるだけ確認して穿刺位置にあらかじめマーキングをしておき，その後に穿刺位置を中心に広範囲に消毒を行う。穿刺は，皮膚を貫いた後はゆっくりと針先を進め，関節包を貫くときの抵抗が重要である。その後，抵抗なく1～2cm程度刺入できればほぼ確実に関節内に刺入されている。関節包を穿破後も抵抗があれば，骨端関節軟骨部や靱帯・関節包内に刺入されている可能性があり，再度方向を変えて刺入する。膿や血腫が貯留している場合には，関節内圧が高く適切に穿刺されれば，注射筒自体が押し上げられる。

炎症性関節炎では，ときに関節周囲の炎症が原因の場合があり，その場合不用意な穿刺により関節外の炎症を関節内に誘導する可能性がある。特に，股関節炎では最近関節外の炎症が関節内のものと間違われて診断される報告がみられる[1, 2]。可能であれば，穿刺前にMRIにて関節外の状態を把握するほうがよい。MRIによる鑑別ができない場合には，穿刺はできるだけ炎症部位(発赤，腫脹，圧痛部位)を避けて行うよう心がける。

> 関節周囲の化膿性筋炎に注意する！

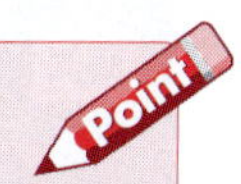

2 関節造影

小児における関節造影は，MRIの普及により以前と比べその適応範囲は狭くなっている。しかし，関節内の軟骨や軟部組織(靱帯，半月板，関節唇，関節包など)の微細な解剖学的変化や術前の動的な関節の状態，特に適合性の有無を観察して術式を選択する過程においては重要な情報を与えてくれる。MRIの解像度の進歩に伴い，補助的な意味合いは強くなっているものの，外来で簡便に行うことができる利便性(年長児において)と合わせ，いまだに有用な検査である。

本項では，小児股関節造影を中心にその手技，読影法，臨床的意義について説明する。

関節造影の準備と手技

造影剤

水溶性造影剤(60% amidotrizoate sodium meglumine，ウログラフィン®注60%［バイエル薬品］)を用いる。①空気関節造影(空気または窒素を注入)，②陽性関節造影(水溶性ヨード造影剤を注入)，③二重造影(水溶性ヨード造影剤と空気を混注)に大別される。造影剤を注入した後，透視下にて動的な観察を行い，その後X線撮影を行う。現在は造影剤のみにて行うことが多い。

造影手技(小児股関節)

関節造影セットはあらかじめ消毒済みとしておく。著者の使用しているセットには2～3mLと5mLの注射筒がそれぞれ1本ずつ，消毒用綿球とガーゼ，摂子が含まれている。2～3mLの注射筒には造影剤を，5mLの注射筒には生理食塩水をそれぞれ用意する。常に清潔には留意し，22～23Gカテラン針を用いて原則的には全身麻酔下で行う。

X線室の透視台(over tubeのほうがよい)の上で仰臥位とし，性腺はプロテクターにて保護する。透視下に針の刺入部をマーキングした後，その周囲を広範に消毒する。有窓の覆布などを用い(著者は全体的な位置関係を把握するため使用しないことが多い)，透視下に針の刺入を行う。

各関節でrecessなど解剖学的に空間のある部をねらうが，小児股関節では内側か外側のrecessをねらって行うことが多い。著者は前方より遠位から約45°の角度で前方骨頭下陥凹部(anterior joint recess)に向かって穿刺する(図1)。この方法の利点は，①針先が関節包を貫き直接大腿骨頚部に当たるため，確実に針先を関節内に刺入できる，②針の

図1　カテラン針の刺入(右股関節造影)

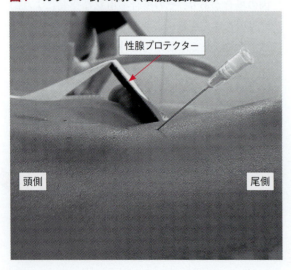

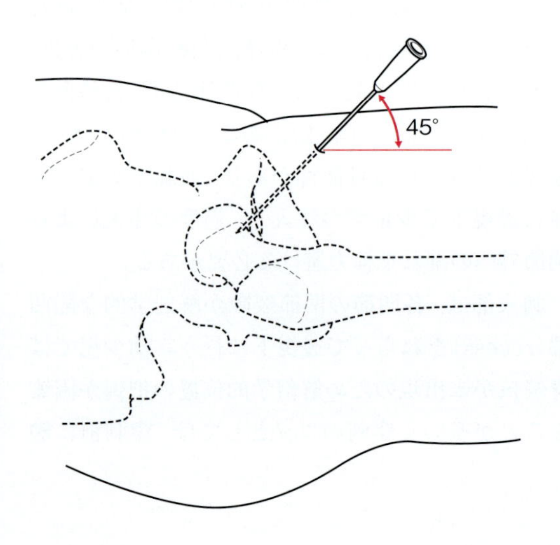

刺入により，神経，血管，軟骨や臼蓋唇などを傷付ける心配がない，ことである。この際，同側の膝関節を丸めたタオルなどを用いて軽度屈曲位にすることで，前方の関節包と骨頭-頚部間（骨頭下陥凹部）をより広げることができる（**図2**）。

造影剤を注入する前には必ず生理食塩水を用いて，針先を頚部に押し付けた状態から少しずつ力を抜きながら，loss of resistanceの要領で抵抗なく注入できる点をみつける。2～3mLの生理食塩水を注入した時点で，注射筒をいったん針からはずして生理食塩水のバックフローがあるかを確認する。もし，バックフローがみられれば確実に関節内に注入されているため，次に造影剤を注入する。この際，針を保持する検者の手は，注入中に針先が動かないように患者の一部にアンカーとして固定しておくほうがよい。概して，検者の手は針を抜く方向に動きやすいため，針先が頚部に当たっている状態から先に述べたようにloss of resistanceの要領で注入することを心がける。造影剤量は2～3mLが適量であるが，透視下に造影の状態をみながら決めるほうがよい。

過度の造影剤は読影を困難とする。

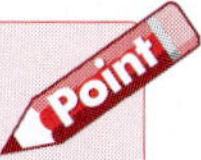

造影剤の注入は，透視下にゆっくり行う。関節内に確実に入っている場合には，造影剤は関節内に広がるように分散していく（**図3**）。針の周囲に同心円状に広がる場合（**図4**）には，関節内ではなく周囲の軟部組織に漏れていることになるので，再度針先を確かめる必要がある。この場合，針はそのままとして股関節をゆっくり内・外旋することで，造影剤が動けば確実に関節内に注入されていることがわかる。また，ときに針先が静脈内に入り造影剤が静脈内に拡散する場合や，腸骨大腿靱帯（iliofemoral ligament）などの腱鞘内に入り腱鞘の造影となることもあるので，注入開始時に注意を要する。

撮影法（小児股関節）

透視下に患肢を屈曲，内・外旋させ，造影剤を関節腔内に行き渡らせた後に，まず動的に下肢を内・外転，内・外旋させ骨頭と臼蓋との適合性を観察する。

Point

外転させるときには患側に拘縮があり骨盤傾斜を生じることがあるので，必ず反対側下肢も外転させ骨盤傾斜が起こらないようにして評価することが重要である。

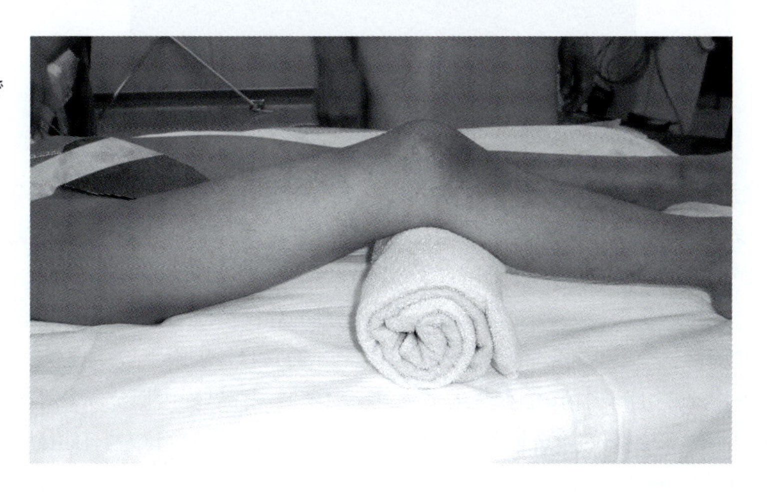

図2　肢位

膝関節をタオルなどで軽度屈曲位とする。

図3　造影剤の状態①

右股関節内に造影剤が拡散している。

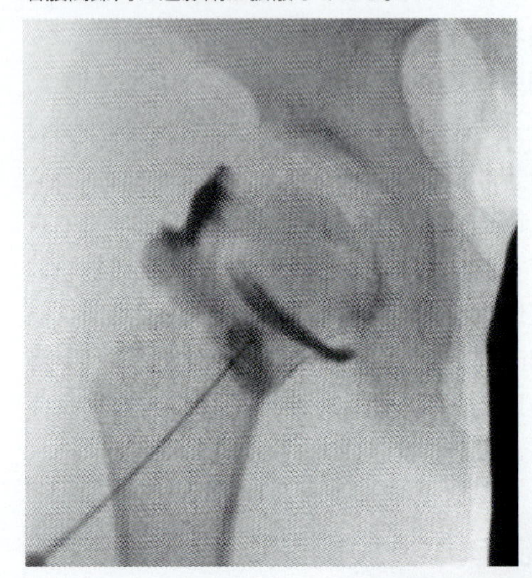

図4　造影剤の状態②

一部造影剤の漏れ（○）が確認できる。

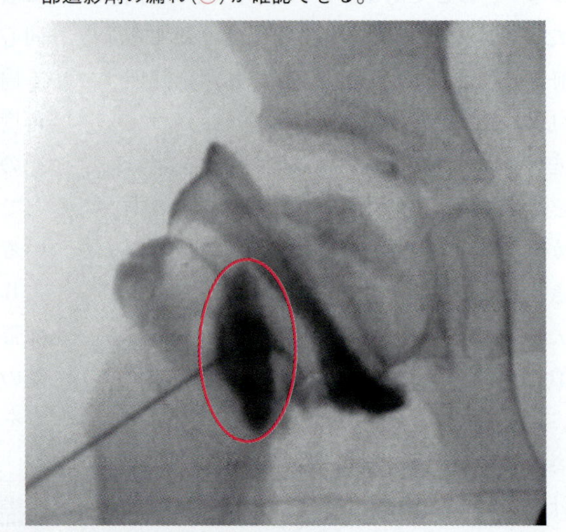

図5　Hinge abduction例

外転時内側関節裂隙の拡大（造影剤の貯留）。

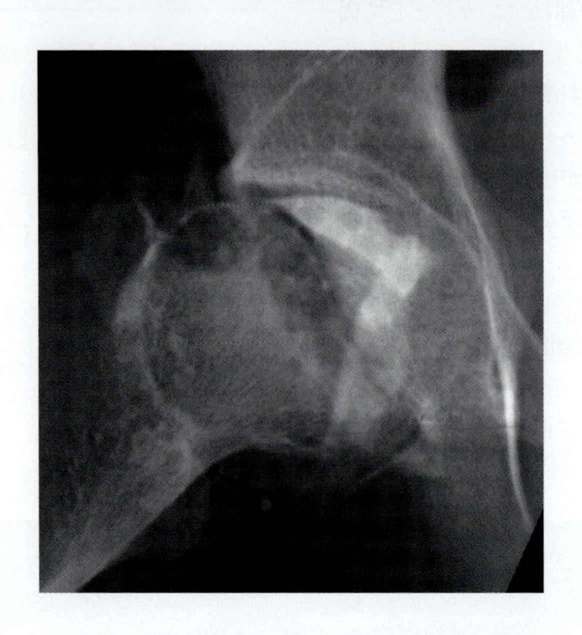

Perthes病や発育性股関節形成不全（developmental dysplasia of the hip；DDH）後の骨頭壊死例では骨頭変形が強い場合があり，外転時に骨頭外側が臼蓋内に滑り込まないいわゆる“hinge abduction”（**図5**）の有無について判定する[3]。手術（大腿骨骨切り術や骨盤骨切り術）前の評価として，どの位置において臼蓋-骨頭間の適合性と臼蓋被覆が改善するかを動的に確かめることは，手術計画において重要である。特に，大腿骨側の骨切り術を予定している場合には，予定矯正角度が関節適合性を改善するかについて，実際に下肢を内・外転させて術後の状態をシミュレーションしてみる[4]。動的評価後は，通常のX線撮影を行う。

通常は，①両下肢中間位，②両下肢外転（30〜40°），内・外旋中間位，③両下肢外転外旋位（frog position）あるいは左右Lauenstein肢位，④両下肢引き下げ，⑤両下肢突き上げの順に撮影する。これらの造影像からは，臼蓋軟骨（臼蓋側と骨頭側）

図6　骨頭の求心性が改善するかどうかの評価

中間位の内側造影剤貯留（矢印）は，引き下げにより消失している。
a：中間位
b：引き下げ（求心性の改善）

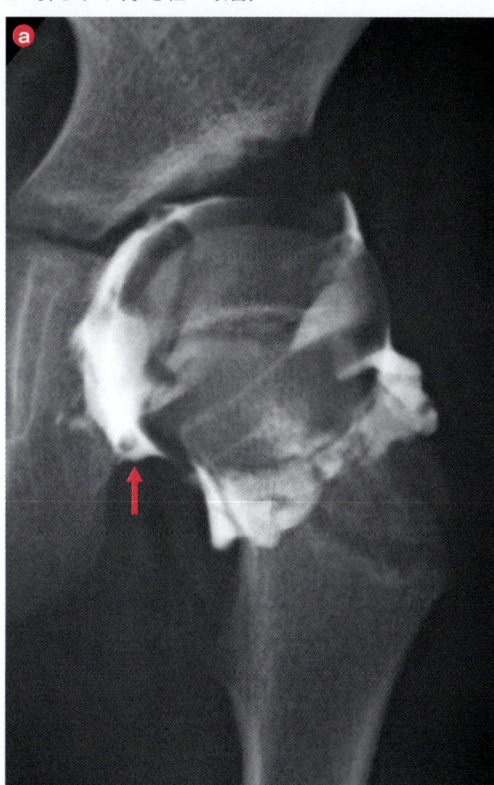

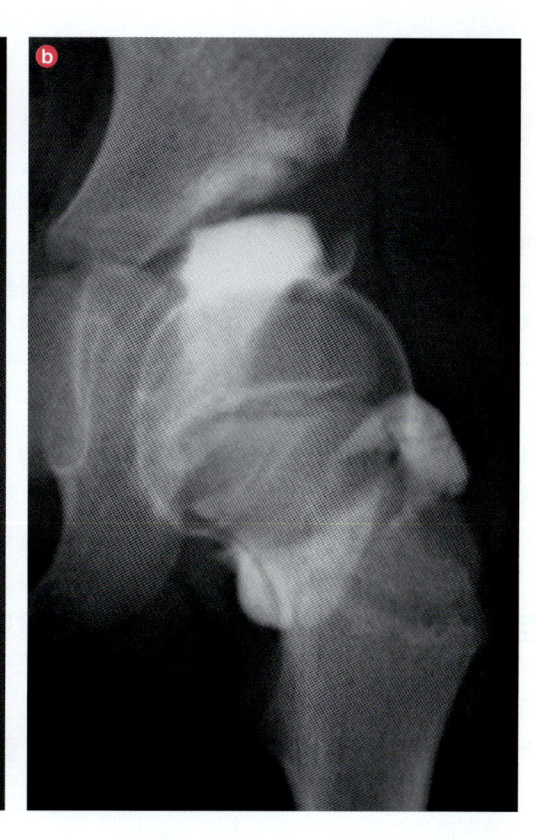

の厚さや表面の状態，骨頭全体（関節軟骨も含めた）の形状，臼蓋唇の形状，内側関節裂隙の存在（関節不安定性や亜脱臼の証明），臼蓋と骨頭との適合性（関節面の造影像が均一か不均一か）などを評価する。両下肢突き上げ像では，荷重時の状態を想定し，両下肢引き下げ像では，臼蓋骨切り術後の骨頭の引き下げを想定した臼蓋-骨頭間の適合性を評価する。特に，両下肢引き下げ像では，骨頭の下方への移動に伴い同時に内方化が生じ，骨頭の求心性が改善するかどうかを評価し（**図6**），術式の選択に役立てる。

（亀ヶ谷真琴）

文献

1）Kan JH, et al. Value of MRI after recent diagnostic or surgical intervention in children with suspected osteomyelitis. AJR Am J Roentgenol 2008；191：1595-600.
2）Mignemi ME, et al. Epidemiology, diagnosis, and treatment of pericapsular pyomyositis of the hip in children. J Pediatr Orthop 2014；34：316-25.
3）Nakamura J, et al. Hip arthrography under general anesthesia to refine the definition of hinge abduction in Legg-Calvé-Perthes disease. J Pediatr Orthop 2008；28：614-8.
4）Kamegaya M, et al. Arthrographic indicators for decision making about femoral varus osteotomy in Legg-Calvé-Perthes disease. J Child Orthop 2008；2：261-7.

画像診断のピットフォール

Key words

- 骨硬化(osteosclerosis)
- 骨萎縮(bone atrophy)
- 軟骨下骨折線(subchondral fracture line)
- 後方傾斜角(posterior tilting angle)

小児整形外科疾患における画像診断，特に単純X線像の読影における注意点を述べた後，X線検査で診断すべき代表的な小児整形外科疾患を概略する。

撮影姿位

正しい姿位で撮影されたX線像を読影するのが原則である。開排制限を有する児では向き癖が強く，しばしば**図1a**のように撮影される(Shenton線は乱れ，左股関節は亜脱臼位にみえる)。しかし，この画像では左右の閉鎖孔の大きさや腸骨の幅などが異なり，骨盤がねじれて撮影されている。同じ児を正しい姿位で撮影すると**図1b**となり，亜脱臼がないことがわかる。乳幼児に限らず，年長児でも疼痛を伴う場合などは正確な撮影姿位がとれないことがあり，場合に応じて医師付き添いで撮影する。

骨端核の出現時期

主な骨の骨端核出現時期を覚えておくと，骨化遅延の診断に有用である。

距骨，踵骨

胎生24～28週。新生児期にこれら足根骨の骨化がない，あるいは小さい場合には骨化遅延と判断する。

大腿骨遠位，脛骨近位

胎生36～40週。大腿骨頭は生後4か月。正期産出生児では膝周囲に小さな骨化を認めることが多い。1歳を過ぎても大腿骨頭の骨化を認めない場合には骨化遅延が明らかであり(**図2**)，骨系統疾患やホルモン異常症などを疑う。

軟骨成分の評価

小児では軟骨成分の多さがX線診断をしばしば困難にさせる。著明な内反股を呈する疾患では股関節脱臼との鑑別に注意する(**図3**)。誤診を回避するには関節可動域など理学的所見が重要となるが，場合によっては超音波・MRI・関節造影検査などを追加して軟骨成分を評価する。

読影のポイント

小児長管骨では骨端線の存在によりX線像上，①骨幹，②骨幹端，③骨端と分かれるのが特徴で，それぞれの形態，骨密度(骨硬化，骨萎縮)を観察する。骨端線では幅や不整像の有無に注意する。片側性疾患の場合には健側と比較する。特に訴えがはっきりしない小児では，患側の廃用性骨萎縮(**図4a**)は「なんらかの病態」を示唆するきわめて重要な所見である。

図1　左開排制限の乳児

a：診療放射線技師による撮影では，閉鎖孔の大きさと腸骨幅に左右差があり，左下肢は体幹に対して内転位をとり，左股関節は亜脱臼位にみえる。
b：医師付き添いでの撮影では，左股関節の位置異常がないことがわかる。

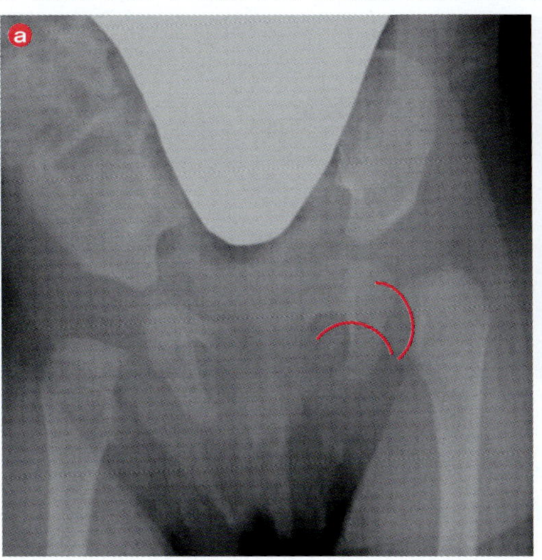

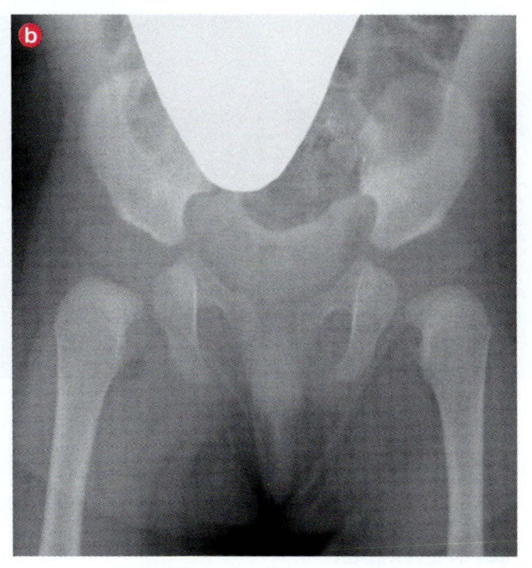

図2　先天性脊椎骨端異形成症

2歳10か月，女児。大腿骨近位骨端核が未出現で，膝周囲の骨端核も小さく，著しい骨化遅延を認める。

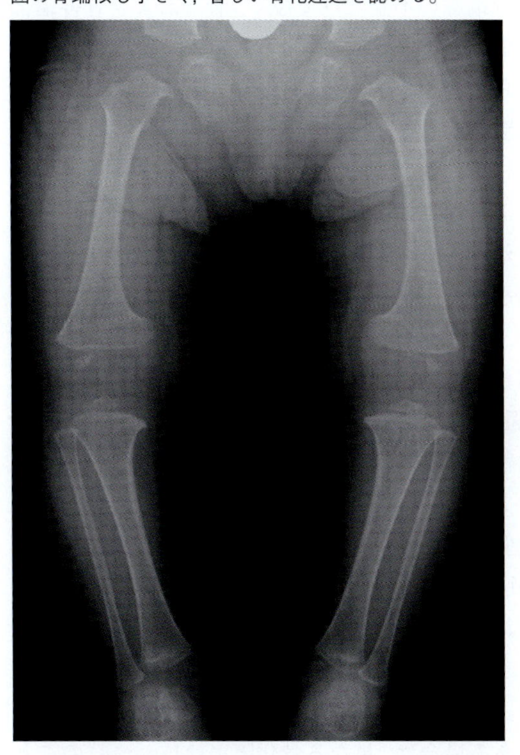

図3　著明な内反股を呈する疾患

a：7か月，女児。Proximal focal femoral deficiencyでは右腸骨および大腿骨の低形成を認める。
b：5歳，女児。先天性脊椎骨端異形成症では，大腿骨近位骨端核が未出現であり，いずれも著しい内反を呈している。

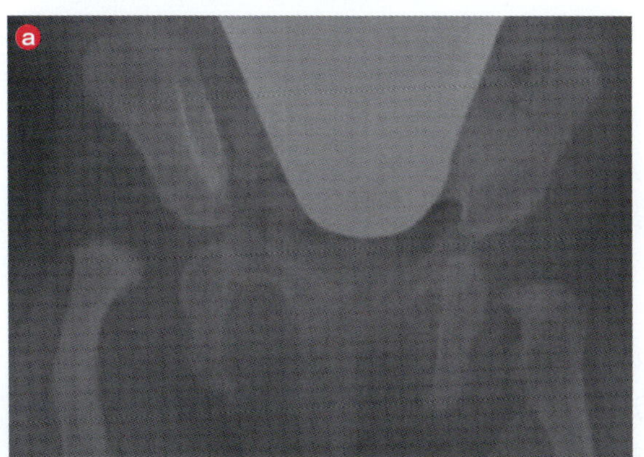

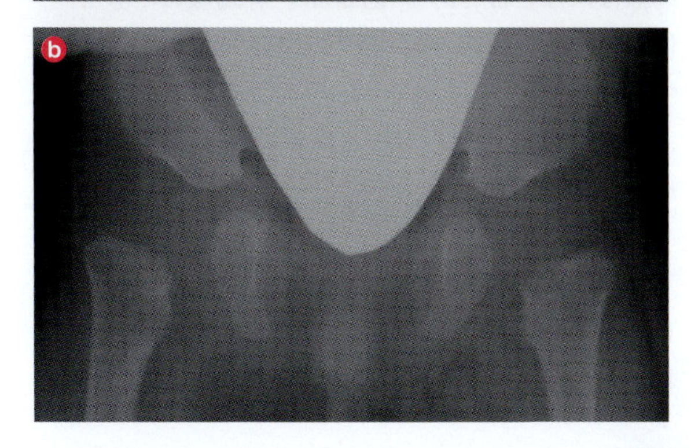

図4　腫瘍に伴う廃用性骨萎縮

13歳，女子。
a：6か月間継続する左下肢痛により，左大腿骨のびまん性骨萎縮を認める。
b：MRI STIR像で周囲に炎症像を伴った左大腿骨頚部の腫瘍（軟骨芽細胞腫）を認める。

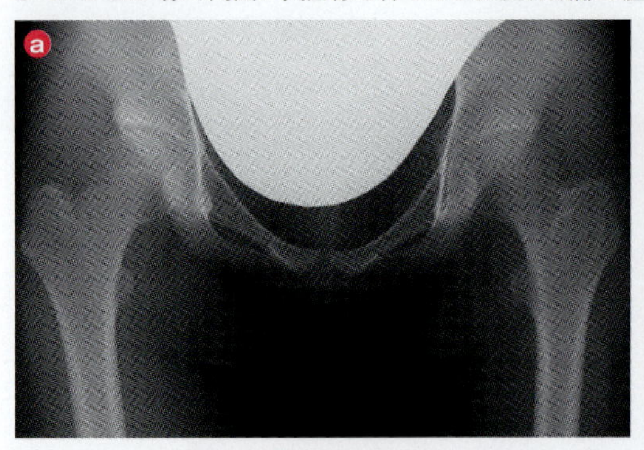

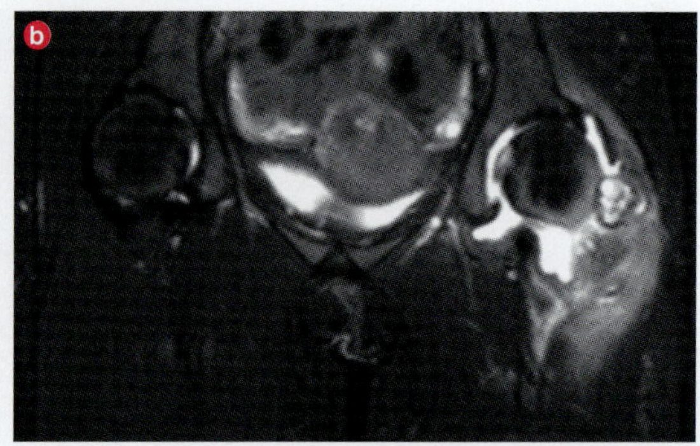

代表的小児整形外科疾患のX線像読影

内反膝（O脚）の画像診断

歩行開始から2歳未満で受診することが多い。多くは2歳以降に自然軽快する生理的なものであるが，Blount病，くる病，骨系統疾患など病的疾患を鑑別する必要がある。重度な生理的O脚もあれば，病的疾患でも軽度なO脚を呈することがあり，重症度での鑑別は困難である。

Blount病の一部を除けば通常，両側性である。病的疾患は骨端線障害に起因するため，多くの骨端線が評価可能な「両下肢正面」のX線像で各骨端線に注目する。

◇ Blount病

内反だけでなく内旋（toe-in）しやすい。片側性のものでは患側の脚短縮を伴うことがある。脛骨近位内側の骨端線障害であるため，他の部位の骨端線はほぼ正常である（**図5a**）。骨端線の不整を伴う脛骨近位内側の嘴状突出（tibia beak）が特徴であるが，生理的O脚でもメカニカルストレスによりtibia beakを認めることがあり，軽症のBlount病との鑑別は難しい。

◇ くる病

近年，母乳育児や児のアレルギー体質などにより，ビタミンD欠乏性くる病（D欠くる病）が増加しつつある。骨端線における石灰化障害が本質であるため，X線所見としては骨端線の幅の拡大が特徴であり，骨脆弱性のためしばしば骨萎縮と弯曲を伴う（**図5b**）。低リン血性くる病も同様のX線所見であり，血液検査で鑑別する。D欠くる病の自然治癒過程では骨幹端に硬化像を認める。

◇ 骨系統疾患

骨端線の不整だけでなく，骨端および骨幹端部の形態異常などさまざまな所見を伴うことがあるが（**図2**），骨幹端異形成症はくる病とのX線学的鑑別が困難なことがある（**図5c**）。

Perthes病の画像診断

幼児期から学童期にかけて跛行や股関節～膝部痛を訴え，単純性股関節炎との鑑別が問題となるが，症状，理学的所見が類似するためX線所見が鍵となる。Perthes病のX線所見として，①骨硬化（**図6a, c**），②骨端の高さ減少（**図6a**），③骨端の曲率不正（**図6c**），④軟骨下骨折線（**図7b**）がポイントである。骨端部の壊死により，骨硬化（①）し，脆弱化した骨端への荷重負荷により荷重部（前方）の圧壊（②，③）や骨折（④）が生じる。前方から侵されるため病初期には正面像では異常をとらえにくく（**図7a**），Lauenstein像で前方に特に注目する。前方の曲率に乱れがなく，骨端の変形（陥凹）がある場合は，単なる骨化障害（Meyer病）のことが多い（**図8**）。

図5　内反膝（O脚）の画像診断

a：右Blount病では右脛骨近位骨端線内側の不整と，内下方に向かうtibia beakを認める。
b：くる病では各骨端線の幅が拡大し，骨密度の低下と弯曲を認める。
c：Schmid型骨幹端異形成症では，骨硬化を伴った骨端線の不整像がくる病に類似するが，骨密度は正常である。

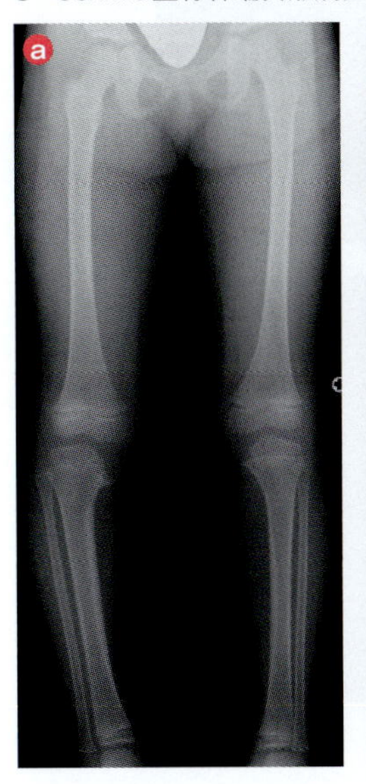

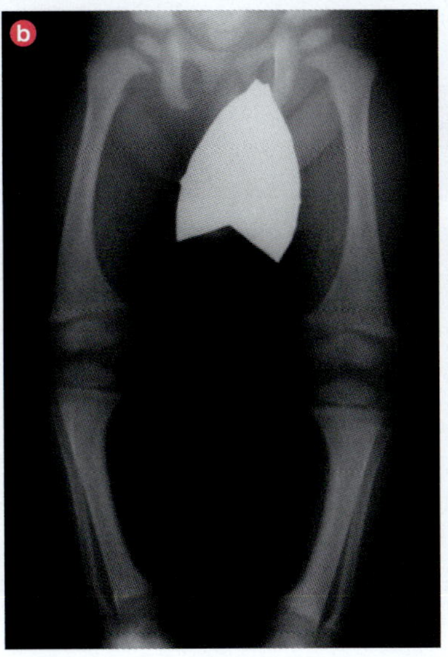

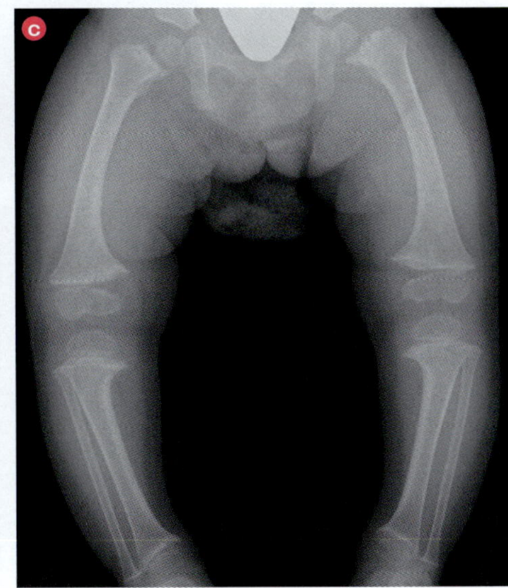

図6　左Perthes病

a：正面像で左大腿骨近位骨端の骨硬化，高さの減少，およびmetaphyseal cystを認める。
b, c：Lauenstein像では骨端の骨硬化と前方の曲率不正がある（○）。

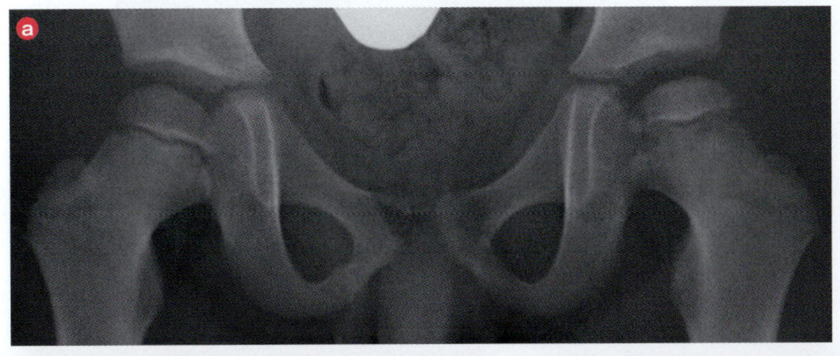

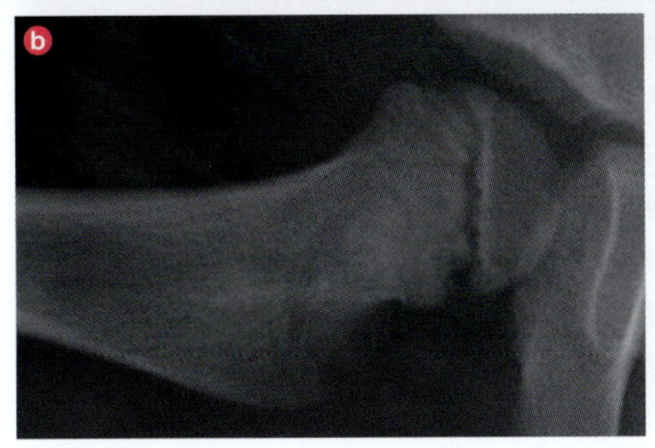

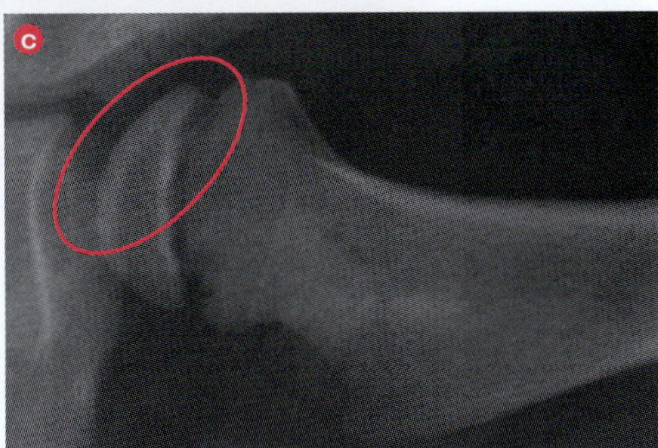

図7　右Perthes病

a：正面像では明らかな異常はない。

b, c：Lauenstein像で右骨端前方に軟骨下骨折線（矢印）を認める。

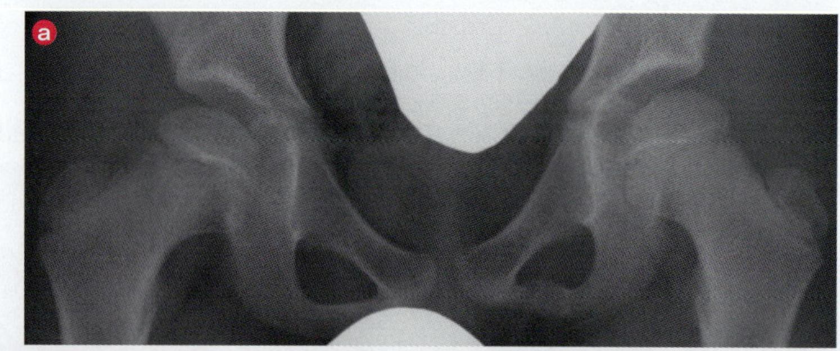

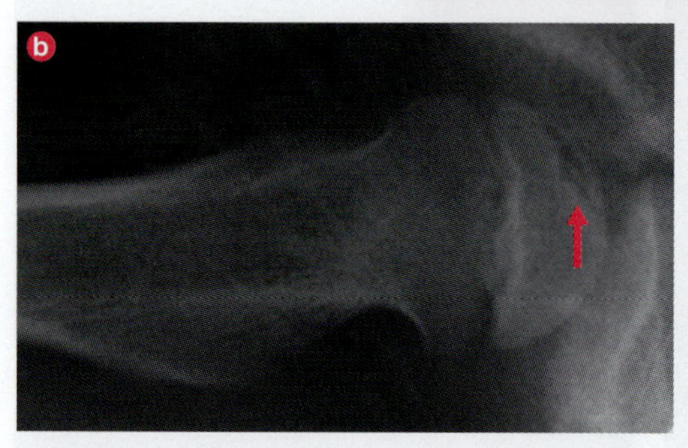

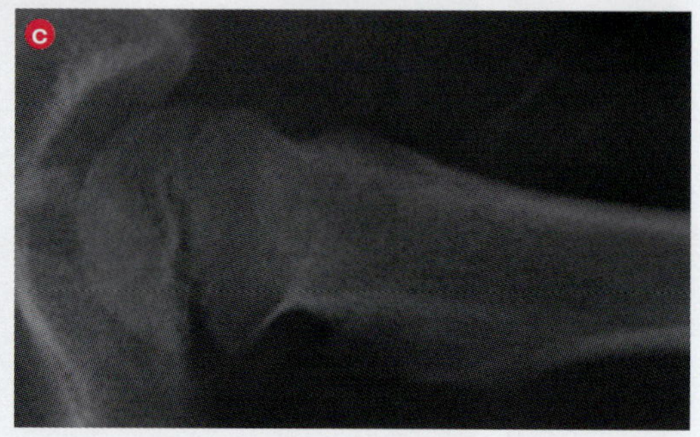

図8　Meyer病

正面像（a），Lauenstein像（b）で周囲に骨硬化を伴った骨端の陥凹を認めるが，前方の骨端の曲率は保たれている。

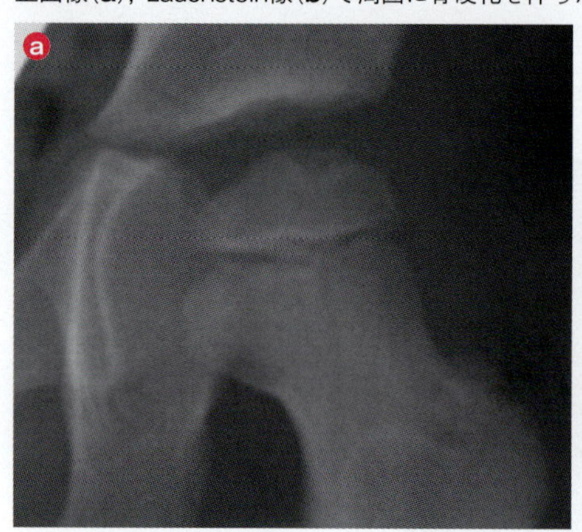

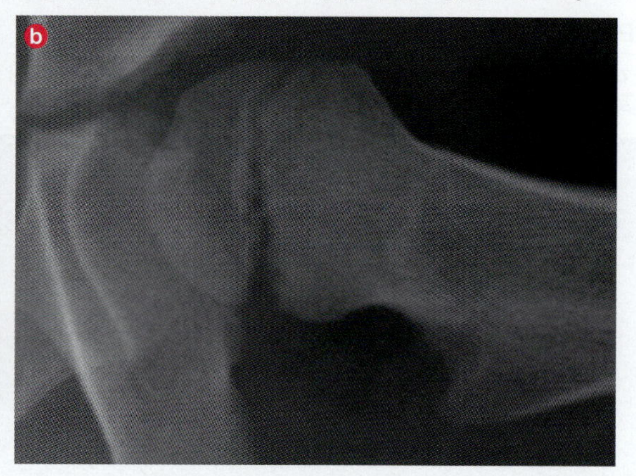

大腿骨頭すべり症の画像診断

大腿骨近位骨端が成長軟骨部で後方に転位する。思春期における外旋歩行（Drehmann徴候）や股関節～膝部痛では本症を念頭に置くが，急性すべりや重度の慢性すべりでは，骨頭壊死や軟骨溶解などの合併症の発生率が増加するため早期診断が重要となる。

正面像でのTrethowan徴候（**図9a**の右側）は，中等度以上のすべりでないとはっきりしないため，骨端の後方転位を反映する骨端線の不整像（**図9a**の左側）がより有用であると著者は考える。しかし，軽微なすべりに対してはLauenstein像での評価が有用で，後方傾斜角（骨軸と骨端線とを結ぶ線とのなす角，**図9b**）を計測し，前方の骨幹端部と骨端部のずれ（**図9c**）に注目する。また，すべりに先立って骨端線の幅が拡大することがあり（pre-slip），早期診断には有用な所見である（**図10**）。

図9　両大腿骨頭すべり症

a：正面像で右側はTrethowan徴候陽性，左側は陰性であるが骨端線のもやもやした不整像を認める(矢印)。
b, c：Lauenstein像で後方傾斜角(αの補角)の異常と前方の骨幹端部と骨端部とのずれ(○)が確認できる。

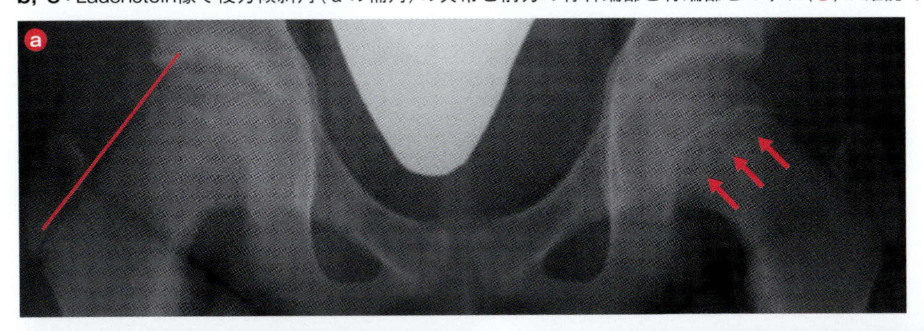

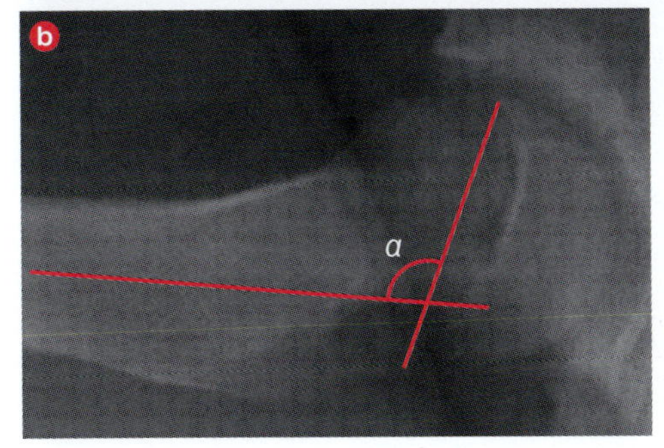

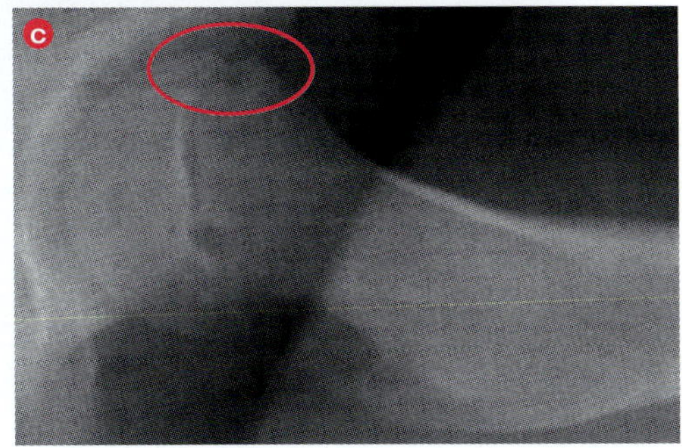

I
II
III
IV
V
VI
VII
VIII
IX
X
XI
XII
検査

図10　左大腿骨頭すべり症(pre-slip)

a：単純X線像で左大腿骨近位骨端線の拡大を認める。
b：MRI STIR像で同部位は周囲に骨髄浮腫を伴っている。

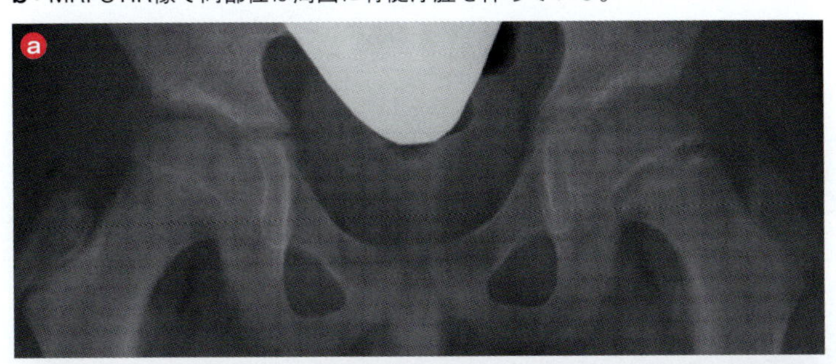

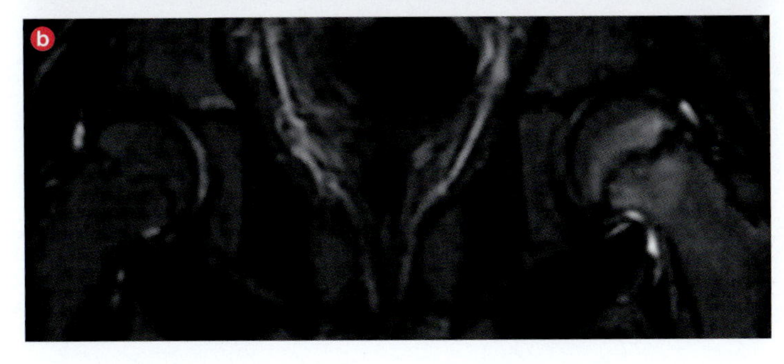

小児X線読影のポイント

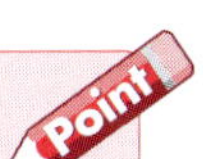

正しい姿位で撮影されたX線像で評価する。廃用性の骨萎縮はなんらかの異常を示唆するきわめて重要なX線所見である。O脚では「両下肢正面」のX線像で，特に骨端線(幅や不整など)に注目する。前方から罹患されるPerthes病，後方に骨端が転位する大腿骨頭すべり症では，正面像よりも「Lauenstein像」から得られる情報が多く，正確な読影は早期診断に有用である。

(鬼頭浩史)

Ⅲ　外傷

小児の骨折

Key words

- 急性塑性変形(acute plastic deformity)
- 若木骨折(greenstick fracture)
- 隆起骨折(torus fracture)
- 骨端線損傷(epiphyseal injury)

小児の骨折(15歳以下)では成人と比較して骨の粘性が高く，塑性変形や若木骨折(greenstick fracture)，隆起骨折(torus fracture)が生じやすい。また関節近傍では骨端核周囲の軟骨成分が多く，転位の有無・程度が把握できないことが多い。さらに幼児では安静保持が困難なため，単純X線撮影やCT撮影，MRI検査に難渋することが多く，治療に当たっては全身麻酔が必要となる。

本項では小児骨折の特徴と診断および治療法について述べる。

小児長管骨骨折の特徴

特徴的X線像

小児の長管骨は，成人と比べて粘性が高く多孔性で骨膜が厚いため，あたかも若木が折れたような不全骨折(incomplete fracture，**図1**)や塑性弯曲骨折(plastic bowing fracture，**図2a**)を生じやすい。単純X線像で若木骨折，隆起骨折とよばれている。

過成長

長管骨の骨幹部骨折では，過成長(overgrowth)(**図2b**)をきたすことがある。大腿骨に多い。

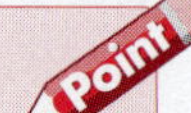

X線画像診断の難しさ

幼児期は骨端核の出現が少なく，関節軟骨成分が多いため，骨折線を単純X線像で確認することが困難であり，上腕骨外側顆骨折や上腕骨遠位骨端離開では診断に難渋する。そのため，上腕骨外側顆骨折では肘関節の斜位像や肘関節20°屈曲位撮影法が有用である(**図3**)。また，上腕骨遠位骨端離開では超音波診断法や関節造影検査が必要である。

骨端線損傷

損傷後に早期閉鎖や部分早期閉鎖が生じるため，長管骨の場合には変形や成長障害を生じることがあり，骨端線の閉鎖の有無と変形の出現に関して少なくとも2年間は定期的診察が必要である。

自家矯正能

長管骨の骨幹部骨折では自家矯正能が高く，良好に再造形(リモデリング；remodeling，**図4**)される。しかし，自家矯正能には限界があり，長管骨の変形・短縮の許容範囲は2〜6歳未満で内・外反15°，前・後方凸20°，短縮は15mm以内である[1]。

図1　不全骨折

5歳，男児。姉の背中から転落して右肘痛が出現した。外側部の圧痛（＋），肘軽度屈曲・回内位保持，骨折線（－）。

a：受傷時X線像

b：受傷後5週時X線像。橈骨頚部骨折と判明した。

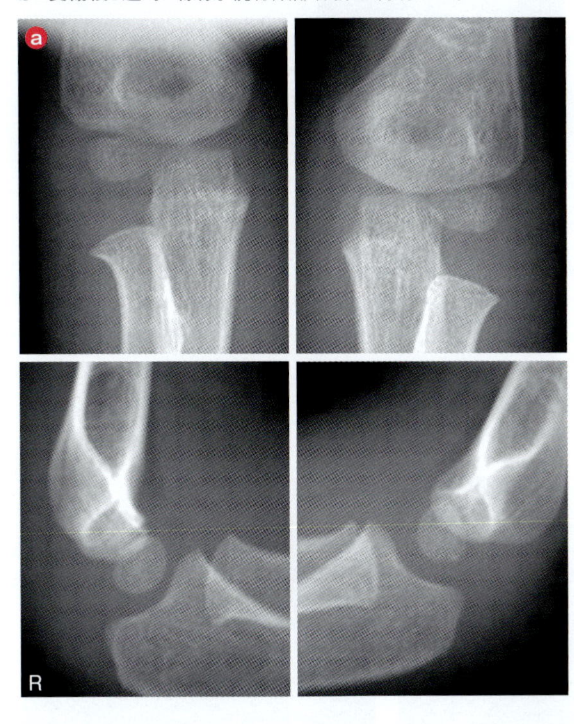

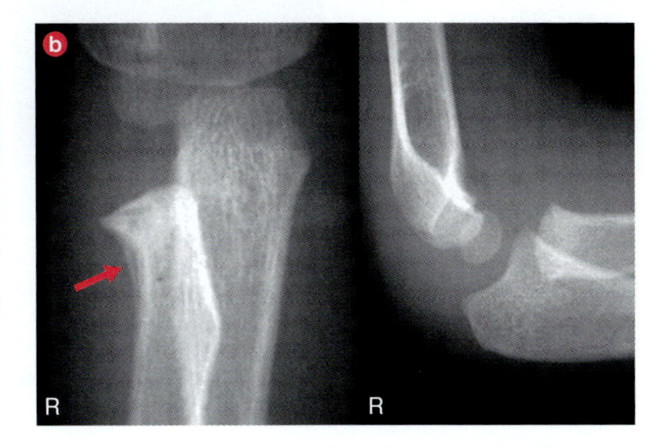

図2　塑性弯曲骨折および過成長

a：急性塑性弯曲骨折（acute plastic bowing fracture）

b：過成長（overgrowth）（左脛腓骨骨折後）

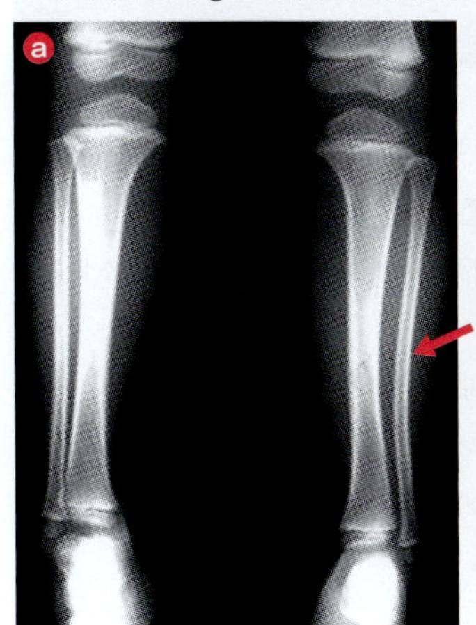

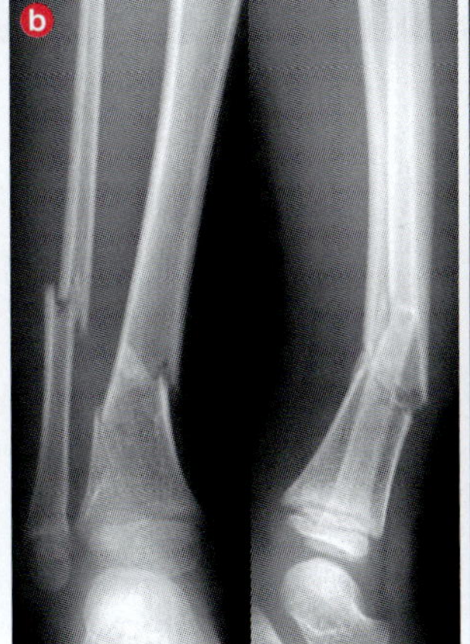

受傷時（4歳11か月）

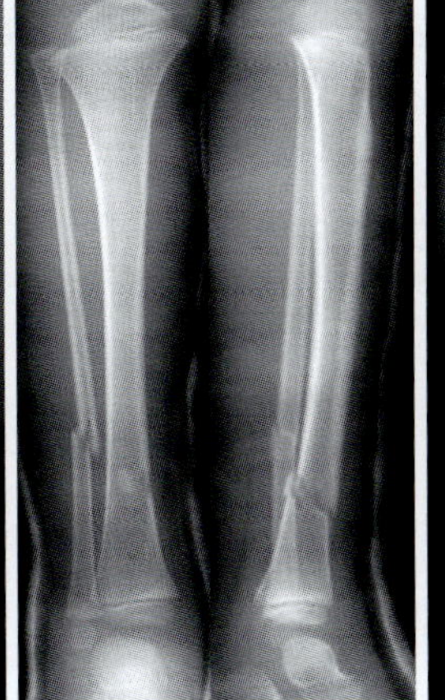

ギプス固定

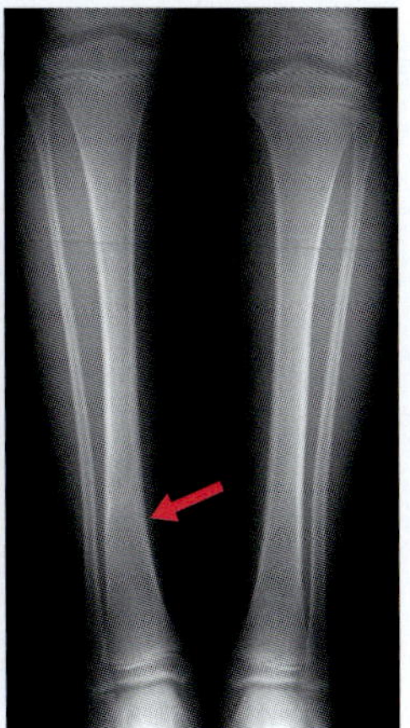

9歳3か月

図3　上腕骨外側顆骨折

a：不正確な撮影像で骨折線は認められない。
b：斜位像により骨折線が明瞭に判定できる。

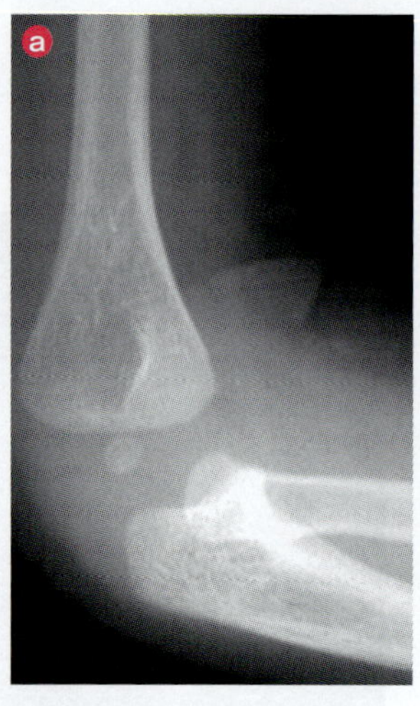
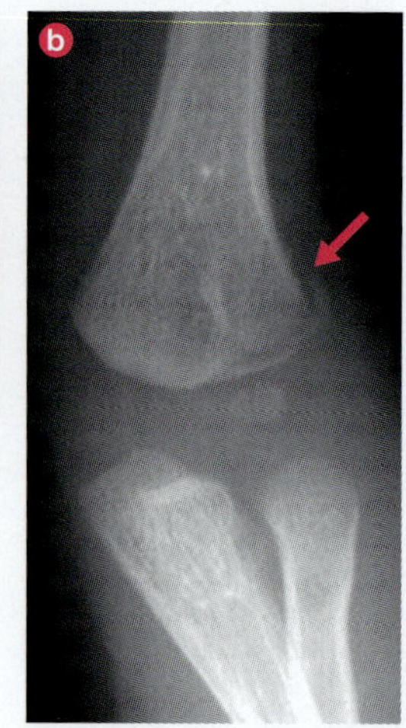

図4　再造形（remodeling）

a：受傷時（生後5か月），b：Hip spica cast中，c：2歳1か月

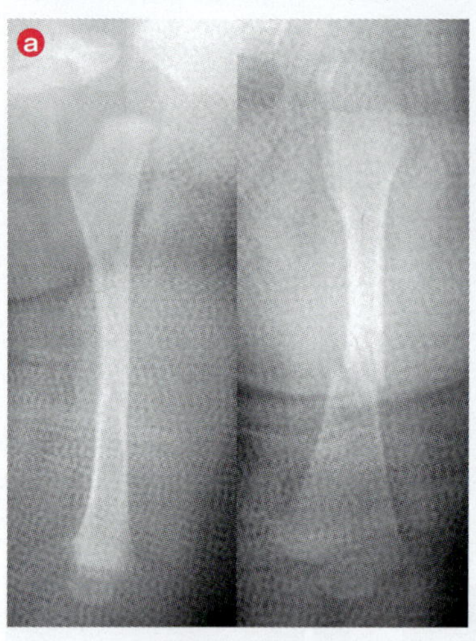
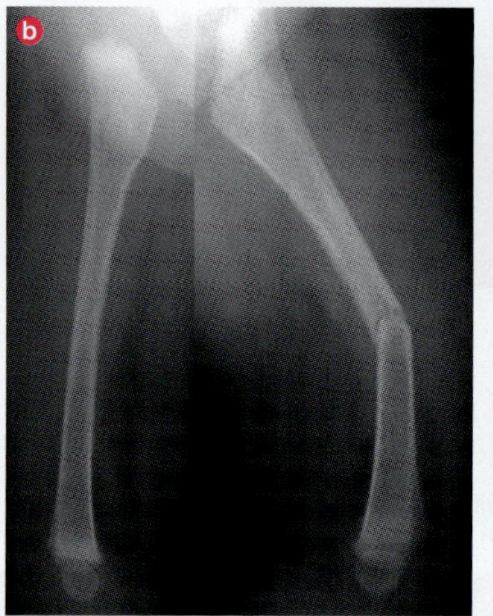
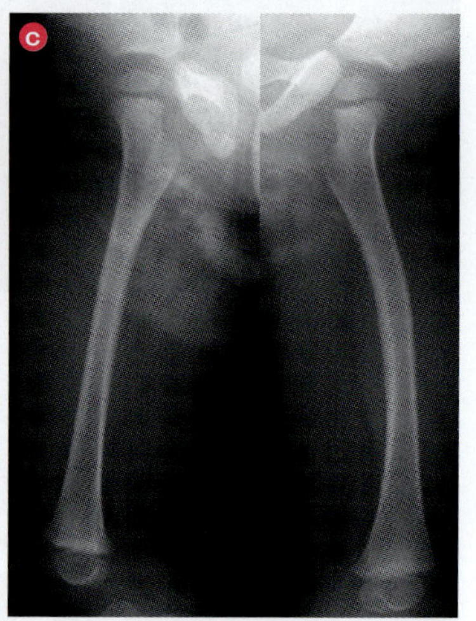

長管骨骨折の分類

部位による分類

骨端部骨折，骨幹端部骨折，骨幹部骨折，骨端線損傷。

骨折型による分類

開放骨折，閉鎖骨折。

骨折形態による分類

裂離骨折，横骨折，斜骨折，螺旋骨折，粉砕骨折，分節骨折。

幼児期は骨が脆弱なため，靱帯や腱によって牽引されて生じる裂離骨折や骨端線損傷が多い。

転倒やスポーツ外傷による骨幹部骨折では螺旋骨折や斜骨折が多い。

骨端線損傷の分類

Salter-Harris（SH）分類（**図5**）が一般的で予後と相関する。

Type Ⅵ はRang[2]によりSH分類に追加されたもので，骨端軟骨板周囲組織の損傷である。

疫学[3, 4]

部位別発生数（図6）

上肢では橈骨，手指骨，上腕骨，尺骨の順に多い。

下肢では腓骨，脛骨，大腿骨の順に多い。

上肢では肘周辺，下肢では膝や足関節周辺の骨折が多い。

年齢別・男女別発生数

男子の骨折発生数は11歳以降に急激に増加し，15歳まで増加している。

女子は男子の半数以下の骨折発生数で13〜14歳にピークがある。

骨端線損傷の疫学

発生頻度は，全骨折の約18%である。

SH分類別頻度：Type Ⅰ 28.6%，Type Ⅱ 60.9%，Type Ⅲ 6.8%，Type Ⅳ 3.7%，Type Ⅴ 0%で，Type Ⅰ・Ⅱで約90%を占めている。

図5　骨端線損傷の分類（Salter-Harris分類とRang Type Ⅵ）

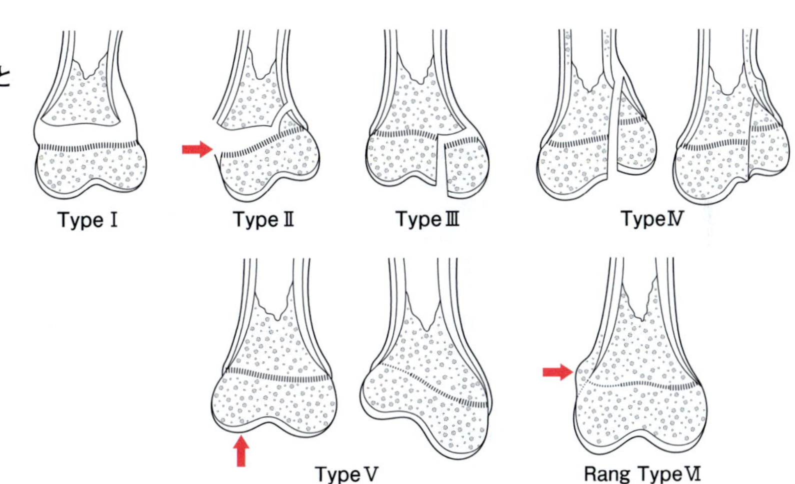

図6　小児骨折の部位別発生数（1,359例）

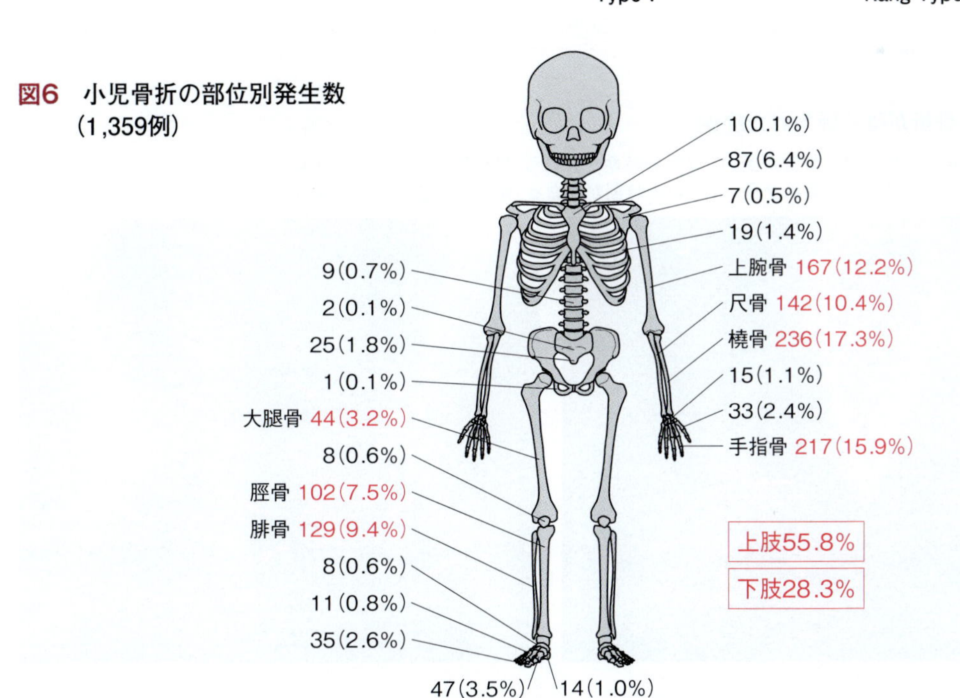

損傷部位別・SH分類別発生数(表1)

上肢では手指骨，上腕骨外顆，橈骨遠位，上腕骨内上顆の順に骨端線損傷が多い。

下肢では腓骨遠位，足趾骨，脛骨遠位の順に骨端線損傷が多い。

SH分類TypeⅢやTypeⅣの発生数では上肢の骨端線損傷が半数以上を占め，次に脛骨遠位，上腕骨外顆の順に多い。

診断

問診

幼児期では，自分でうまく受傷機転を説明できないため，周囲にいた保護者や大人の説明が重要である。問診に当たっては児童虐待による骨折[5]も念頭に置く必要がある(図7)。

表1　骨端線損傷部位別・SH分類別発生数(297例/1,656骨折例)

	Type Ⅰ	Type Ⅱ	Type Ⅲ	Type Ⅳ	合計
手指骨	5	48	8	4	65
上腕骨外顆		48		4	52
橈骨遠位	2	33	1	1	37
腓骨遠位	25	8			33
上腕骨内上顆	26				26
足趾骨	4	12	4		20
脛骨遠位	2	11	4	2	19
上腕骨近位	9	5			14
中手骨	1	4			5
大腿骨遠位	1	3	1		5
橈骨近位	3	1			4
中足骨	1	1	1		3
尺骨近位	1	1	1		3
尺骨遠位	1	2			3
骨盤骨	3				3
上腕骨遠位		2			2
鎖骨遠位		2			2
鎖骨近位	1				1
合計	85例	181例	20例	11例	297例

図7　虐待による骨折が強く疑われた症例

a：両上腕骨・両尺骨骨折で肘近傍の骨折が多い。骨折の時期が異なる(修復線の違いから)(矢印)。
b：両大腿骨・両脛骨骨折で膝近傍の骨折が多い。骨折の時期が異なる(修復線の違いから)(矢印)。

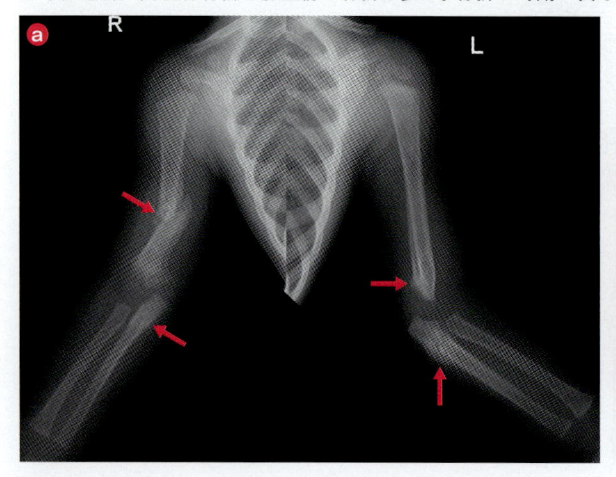

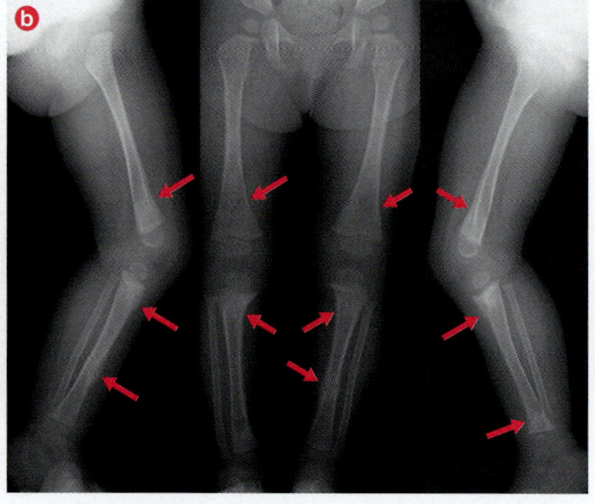

視診

局所の腫脹，変形，皮膚の色調，隣接関節の動きを観察し，血行障害や神経麻痺の有無を推察する。

触診

腫脹している局所や変形部分の触診は最後とし，運動麻痺や知覚障害の有無を受傷部周辺で確かめるように心がける必要がある。最後に画像から骨折が疑われる部位は，触診で圧痛の有無を確認することが誤診を防ぐ方法である。

画像診断

幼児骨折では軟骨成分が多く，成長過程での骨端部骨化核の大きさや骨端線の形状が変化するため，両側の単純X線像が必要である。診断が困難な場合や，関節近傍骨折では超音波検査，関節造影・CT・MRI検査が必要である。児童虐待による骨折では関節をまたいだ関節近傍の骨折が多く，新旧の骨折が混在しているのが特徴である(**図7**)。

治療

保存療法

- 小児骨折の治療の90%前後が徒手整復後の外固定で治癒する。
- 幼児では骨癒合が早く，受傷後3～4週間で骨癒合が獲得できる。
- 保存療法による外固定除去後の関節拘縮予防やリハビリテーションの必要はない。
- 固定を除去した後に再骨折を起こさないよう管理することが重要である。
- 転位が高度な場合には，全身麻酔下での整復が必要である。
- 骨折の整復において幼児では骨膜が厚いため，骨膜の全周にわたる断裂や骨折部の介在組織がなければ比較的容易に整復できる。
- 骨端線損傷のSH分類Type ⅤやRangのType Ⅵでは初診時に診断できないことが多く，後に変形や成長障害をきたす可能性を保護者に説明する必要がある。

手術療法

- 開放骨折では当然ながら緊急手術を必要とし，可及的早期に骨折部の洗浄・デブリドマン・創閉鎖・固定が要求される。
- 閉鎖骨折では，骨片の整復が困難な症例や，SH分類Type ⅢやType Ⅳの骨端線損傷で，正確な解剖学的整復が必要とされる症例で手術療法が選択される。
- 整復後骨折部が不安定な場合には，経皮的ピンニング(**図8**)や外固定または髄内釘固定や創外固定を行う。
- 幼児の髄内釘では，弾力性のあるelastic nailが有用との報告がある[6]。
- 多発外傷や内固定が困難な症例では，早期に創外固定を必要とする。

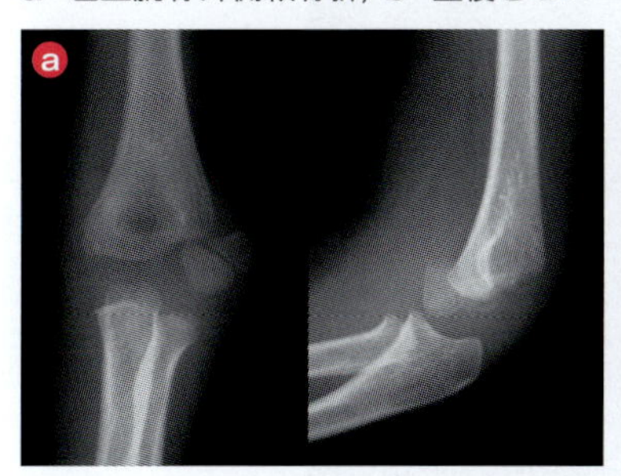
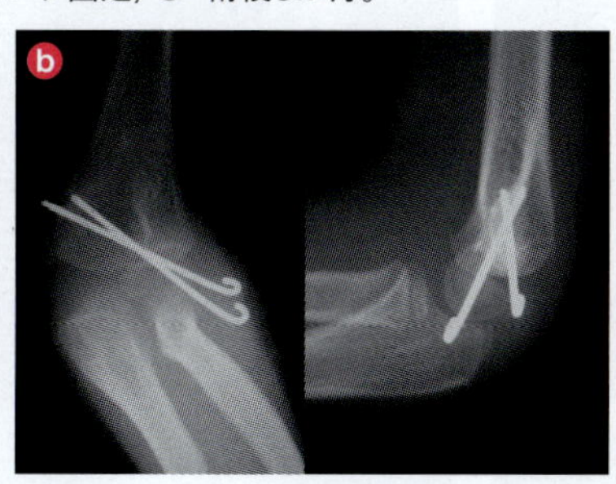
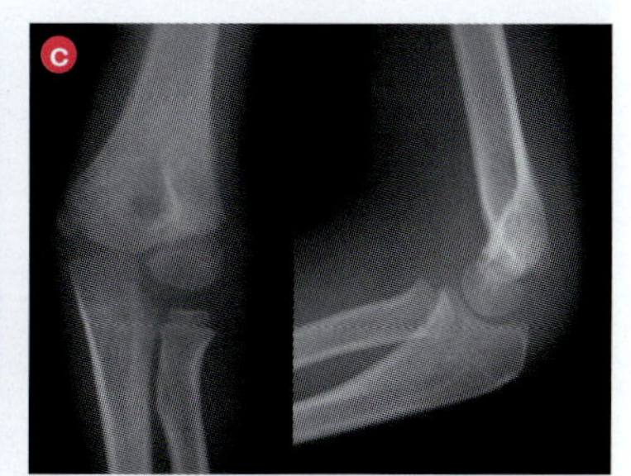

図8　経皮的ピンニング固定

a：左上腕骨外側顆骨折，**b**：整復とピンニング固定，**c**：術後3か月。

小児骨折の合併症と対策

- 骨端線損傷では後に変形や成長障害をきたしやすい。
- 上腕骨遠位部骨折では内反肘(**図9**)となることがある。
- 顆上骨折の整復では末梢骨片の内旋・内転・内反を正確に整復する必要がある。
- 内反肘の治療では受傷後2年以上経過観察した後，10歳までに矯正骨切り術を行うとremodelingも良好となる。
- 成人となった内反肘の治療では，矯正骨切り術と強固な内固定が必要となる(**図10**)。
- 上腕骨外側顆骨折後の偽関節では外反肘(**図11**)を生じ，遅発性尺骨神経麻痺の原因となる。
- 幼児期の骨端線損傷後の部分早期閉鎖(**図12**)では，その後の成長の期間が長く，高度な変形や成長障害をきたすため，早期の架橋切除術(**図13**)が必要である。
- 成長が終了した長管骨の高度な変形には，Illizarov法による仮骨延長術や矯正骨切り術が有用である。
- 脛骨近位骨幹端骨折では，後に外反変形をきたすことがある。

図9　内反肘

a：顆上骨折後，b：遠位骨端離開後，c：外側顆骨折後。

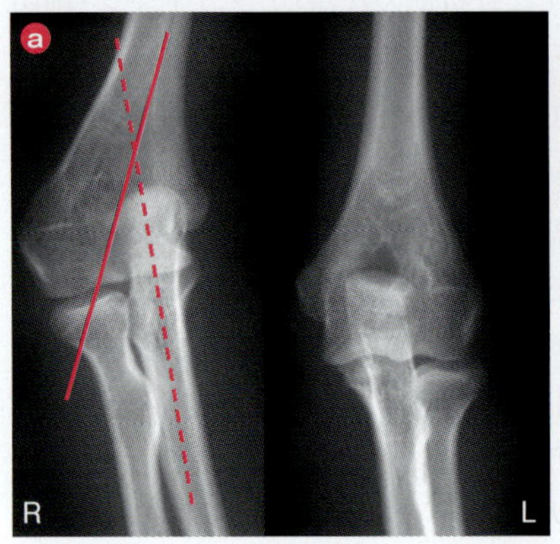

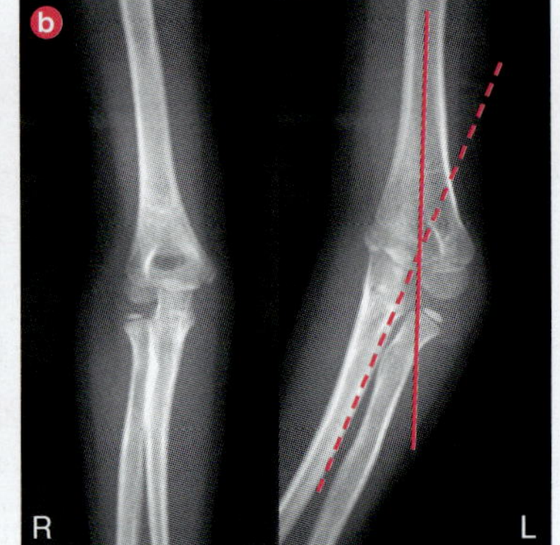

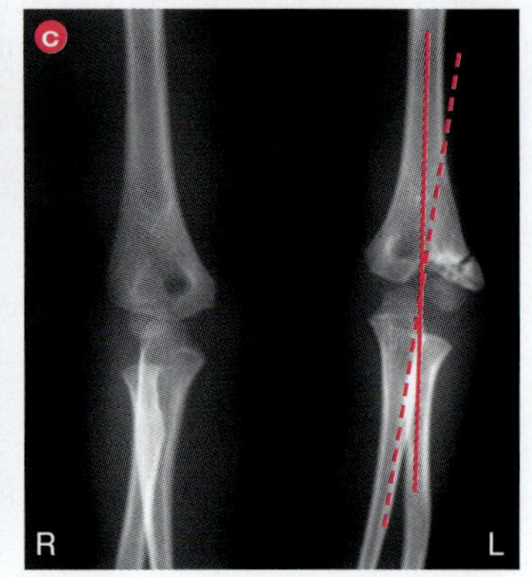

図10　左内反肘(左上腕骨遠位矯正骨切り術)

a：術前，b：術後。

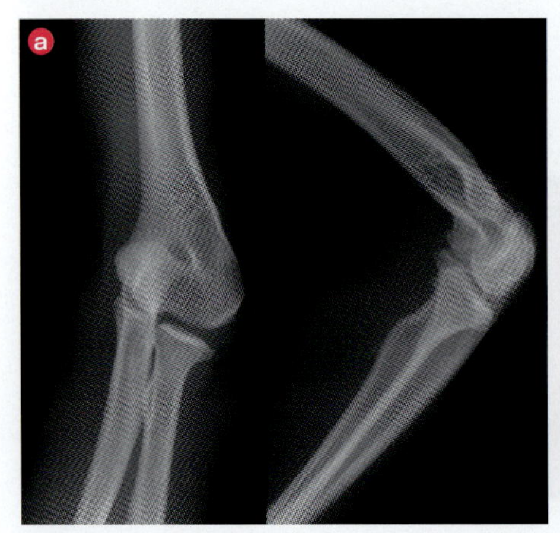

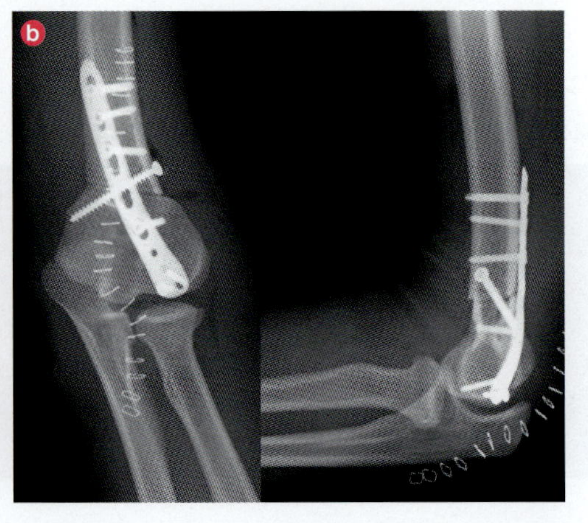

図11　外反肘と遅発性尺骨神経麻痺

46歳，男性。受傷後43年。
a：左外反肘変形と遅発性尺骨神経麻痺が発症。
b：左外反肘で外側顆骨片の偽関節を認める。

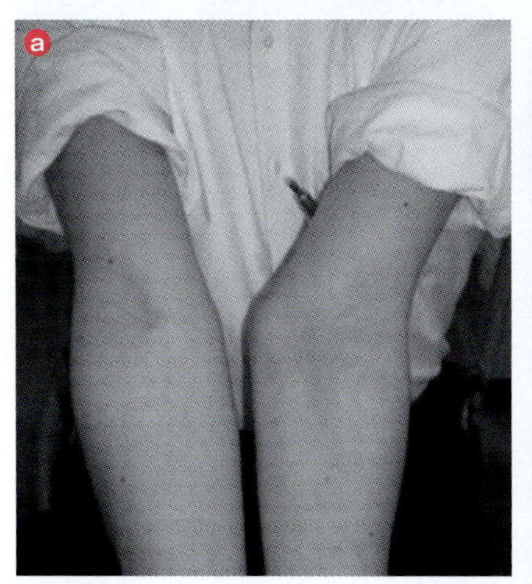

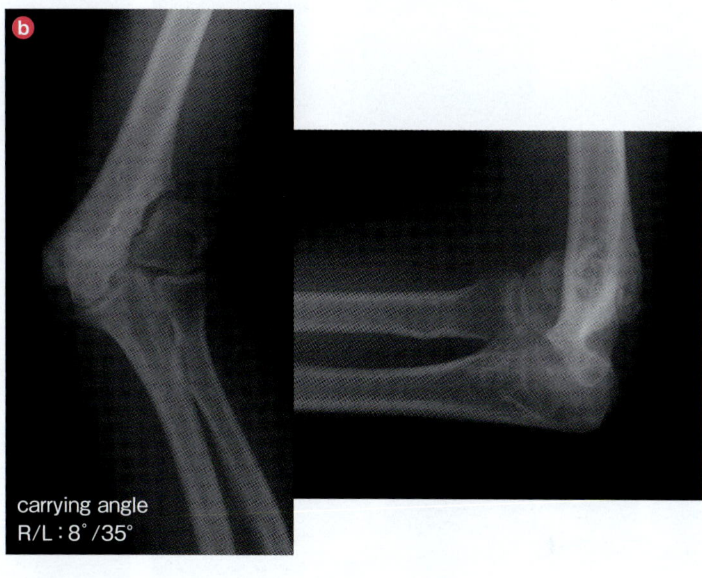

図12　骨端線損傷後の部分早期閉鎖

交通事故にて受傷した。**a**：受傷時単純X線像，**b**：近医術後単純X線像，**c**：受傷後10か月。骨性架橋形成がみられる。

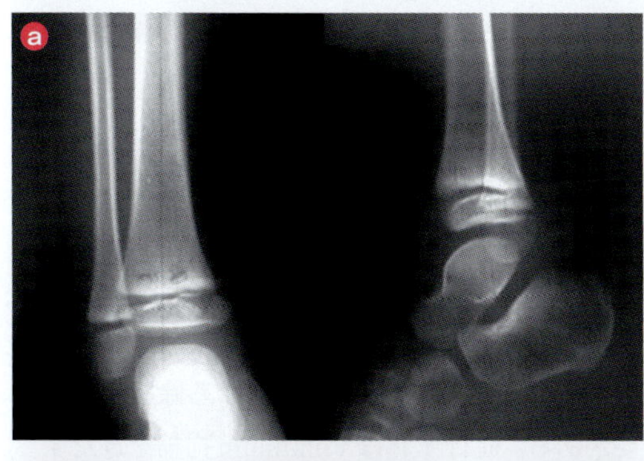

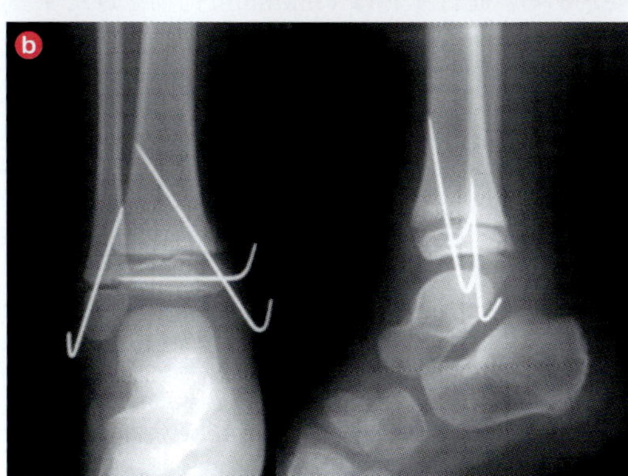

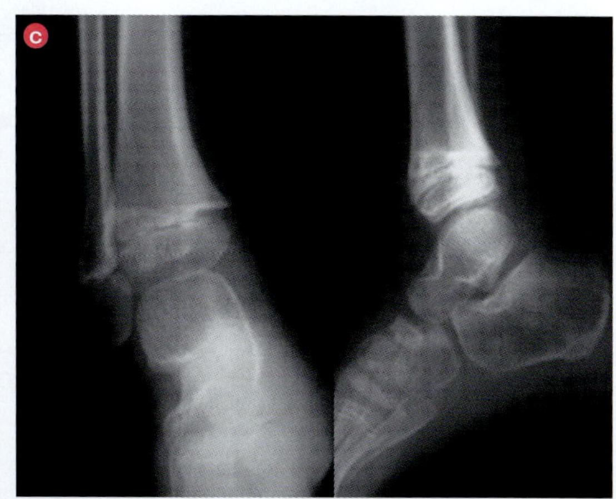

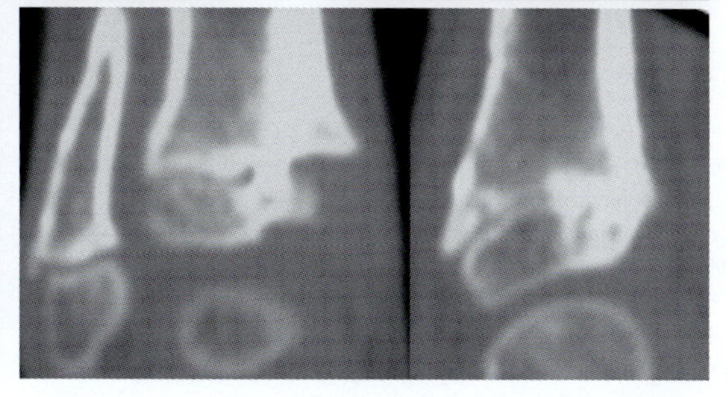

図13　骨性架橋切除術および骨ろう充填術

a：6歳時（上：術直後，下：術後CT），**b**：17歳時（最終調査時）。

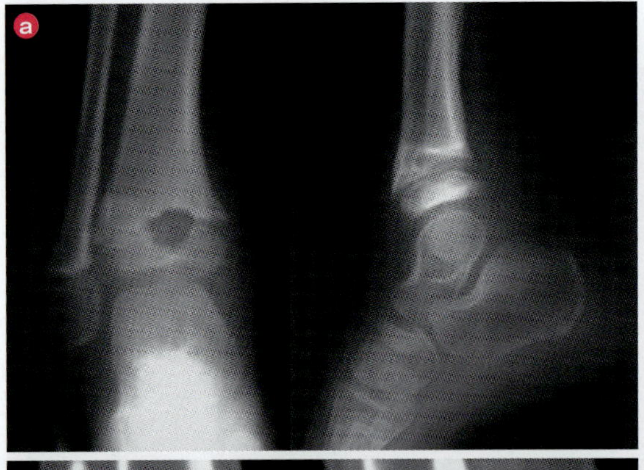
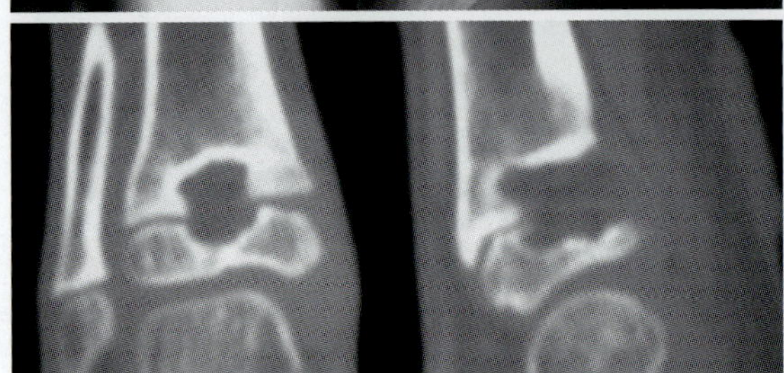
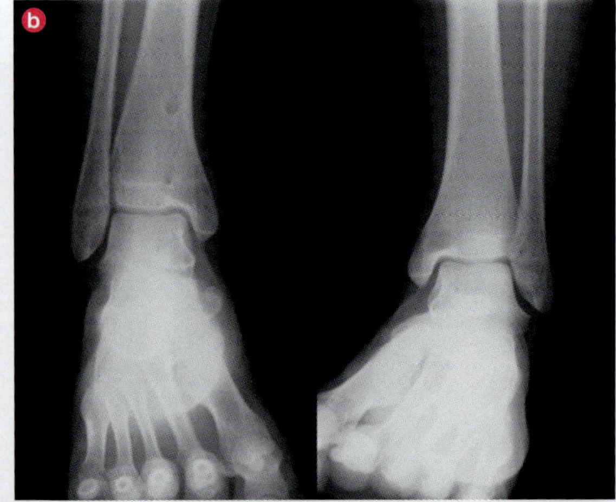
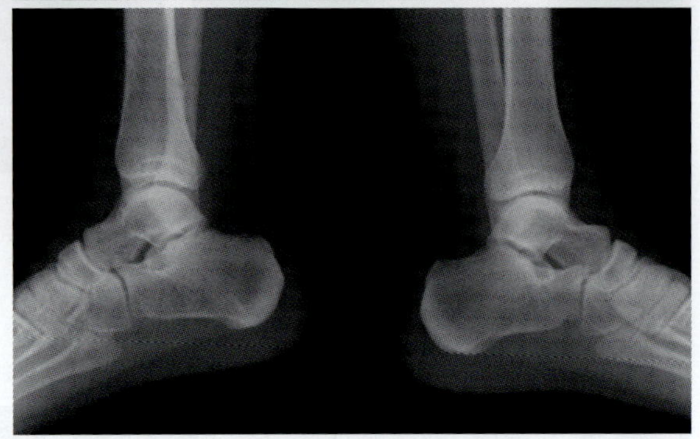

- 関節近傍の骨折で骨片の転位が大きい場合には，神経麻痺が合併する。骨片により神経が断裂する症例はほとんどなく，麻痺は一過性で徐々に回復することが多い。3か月を経過しても回復傾向がない場合には，神経剥離術や神経移植術を行う必要がある。
- コンパートメント症候群は前腕部の骨折や下腿の骨折にまれに発症する。筋区画内圧測定，血行障害による皮膚色や知覚障害，また運動麻痺の有無が診断に重要であるが，最も早期に疑う症状は激しい疼痛の出現である。麻痺や壊死が進行する前に，早期に筋膜切開による除圧を図る必要がある。進行すればVolkmann拘縮をきたす。

（金　郁喆）

文献

1）Rockwood CA, et al, editors. Fractures in children. New York：Lippincott-Raven Press；1996.
2）Rang M. Children's fracture. 2nd ed. Philadelphia：Lippincott；1984.
3）河本浩栄，ほか. 小児骨折に対する骨端線損傷の疫学的検討. 日小児整外会誌 1999；8：196-200.
4）河本浩栄，ほか. 開業医院での小児骨端線損傷の疫学調査. 日小児整外会誌 2000；9：259-63.
5）廣島和夫. 整形外科からみた児童虐待. 医療 2012；66：305-10.
6）Heffernan MJ, et al. Treatment of Femur Fractures in Young Children: A Multicenter Comparison of Flexible Intramedullary Nails to Spica Casting in Young Children Aged 2 to 6 Years. J Pediatr Orthop 2015；35：126-9.

肘内障，上腕骨外側顆骨折

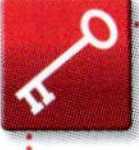

Key words

- 肘内障(pulled elbow)
- 上腕骨外側顆骨折(lateral condyle fracture of the humerus)
- Fishtail変形(fishtail deformity)
- 外反肘(cubitus valgus)

1 肘内障

疾患概念と診断

小児が手を引っ張られたときに，輪状靱帯が橈骨頭に乗り上げ腕橈関節に嵌頓したようになり疼痛を発症する。学童期前の幼児に好発する。患児は，麻痺したように上肢を下垂し，腕を触ると非常に嫌がる。

受傷機転が明らかでなく，「なんとなく腕を動かさない，痛がる」という訴えのある場合は，慎重に診断することが必要である。上肢を動かさず，疼痛も大きいが，腫脹はない。わずかでも骨傷の可能性が考えられた場合は，整復操作を行う前に，単純X線像を撮影して評価する[1)]。

最近では，超音波検査により，滑膜ひだと回内筋が橈骨頭に乗り上げる像が確認でき，診断価値が高いといわれている[2)]。

治療および予後

肘をゆっくり屈曲させて，前腕を回内・外すると，整復音とともに整復されることが多い。患児はしばらくすると上肢の自動運動を開始する。

受傷から時間が経過していたり，整復感がないため繰り返し整復操作を施行した後などは，自動運動の開始が遅れる場合もある。超音波検査にて橈骨頭の整復状態を確認したり，翌日再度診察を必要とする場合もある。

一度肘内障になると，しばらくは軽微な牽引によっても容易に発症するようになるが，成長に伴い頻度は減り，一般的には後遺症に関する報告はみられない。

2 上腕骨外側顆骨折

概念

小児の肘関節周囲の骨折としては，上腕骨顆上骨折に次いで高頻度にみられる外傷である。しかし，顆上骨折と異なり，Salter-Harris分類Type Ⅳの関節内骨折であり，治療法および予後は異なるので，慎重に診断を行い，長期にわたり成長障害の有無についての経過観察が必要である。

診断

基本的には単純X線2方向撮影で診断が可能である場合が多い。治療方針を決定するに当たっては，転位の程度および骨片の安定性を評価することが必要である。上腕骨遠位骨端離開と鑑別が困難な場合もある。

分類

一般的にはWadsworth分類に準じて，転位の程度によって，①Type 1：転位なし，②Type 2：軽度の転位，③Type 3：骨片の回旋転位，と分類する。

Jakobら[3]は，関節面の軟骨が残存すれば骨片が安定しているのでStage Ⅰ，軟骨損傷があれば不安定であるのでStage ⅡというStage分類をした。こちらのほうがより現実的ではあるが，関節軟骨の損傷は単純X線像だけでは評価は困難である(**図1**)。

単純X線像で転位が2mm以上の場合は不安定であることが多いが，厳密なものではない。転位を評価するために，斜位像や，上腕骨20°挙上位法でのAP像での評価[4]を追加する。補助診断として，超音波[5]・MRI[6]・関節造影検査などが有効であるという報告もあるが，鎮静を必要とする侵襲性の検査であり，超音波検査は術者の習熟が必要である。著者は評価が困難な症例に対してはギプス固定を行い，単純X線像で慎重に転位の経過をみて治療法を決定している(**図2**)。

図1　Jakob分類

Stage Ⅰは関節軟骨の損傷は軽度で骨片は安定している。Stage Ⅱでは，骨折線は関節軟骨に至り，骨片は不安定である。

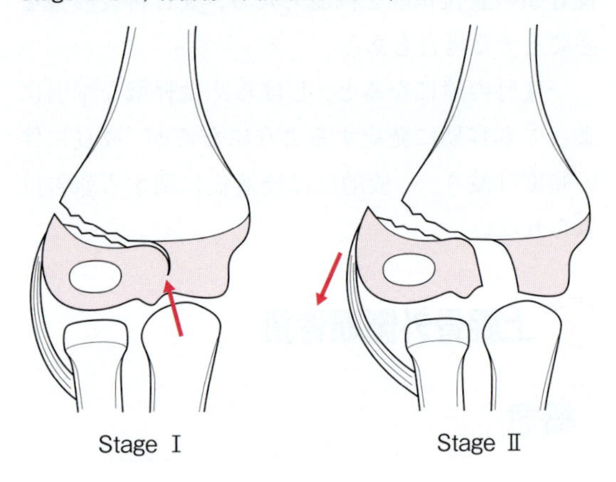

治療

保存療法

初期転位が2mm以下の症例に対しては，ギプス固定を4～6週行う。骨片には伸筋群が停止しており，容易に外方へ転位するので，慎重にX線評価を続けることが必要である。ギプス固定に関しては，肘関節90°屈曲位で，手関節を背屈させる。回内・外旋位に関しては，どちらがよいかさまざまな意見がある。保存療法が適応となる骨折では，腫脹も比較的軽度であること，低年齢でギプス固定をしっかりしにくいことなどから，著者は，循環障

図2　観血的鋼線固定のX線像

8歳。Jakob分類Stage Ⅱ。

a：術前。**b**：術直後。観血的鋼線固定を施行した。**c**：術後1年。可動域制限なくX線像上異常は認められない。

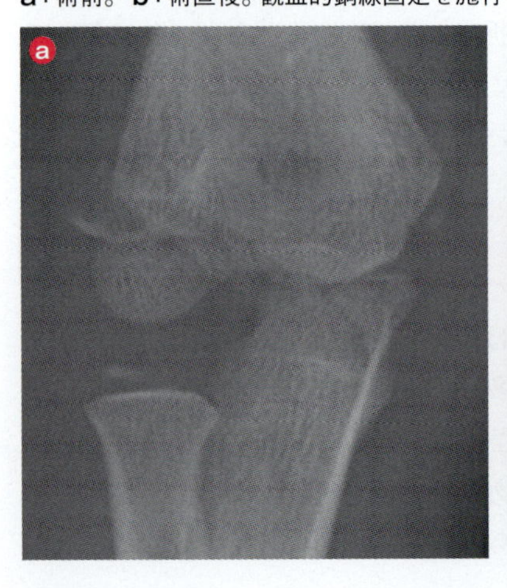

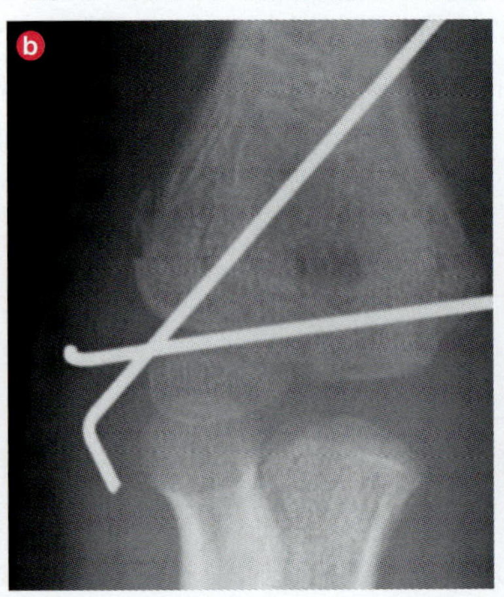

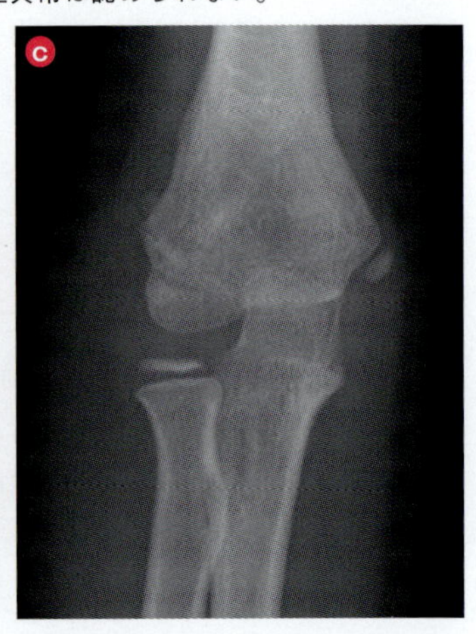

害に注意しながら，鋭角・軽度回内位で初期固定を行い，2週間後に90°屈曲・中間位に変更して，6週程度はギプス固定を行うようにしている。Jakob分類Stage Ⅰであれば，4週固定で十分である。

手術療法

◇ 経皮的鋼線固定

骨片が不安定となりやすいことから，初期より積極的に経皮的鋼線固定を推奨する報告もある[7]。しかし，経皮とはいえ，全身麻酔を要する手術であることから，適応は慎重に決めるべきである。さらに，転位のある症例にまで経皮手術を拡大する報告もあるが，骨癒合は得られても関節面の整復が不十分となり，内反変形やfishtail変形などの発症が危惧される[7,8]。

◇ 観血的手術

アプローチ：側方皮切では伸筋群をスプリットして展開し，しっかりと滑車部掌側の整復を行う。後側方皮切は，伸筋群を避けて展開でき，骨片の整復を行いやすいが，外側顆部への血行障害も懸念される。

固定法：新鮮例に対しては，鋼線固定を行うのが一般的で，骨癒合率も良好である。鋼線刺入に際しては，骨端核を貫通しても特に障害は生じない。骨片は小さくかつ牽引力が作用して転位しやすいことを念頭に，鋼線の刺入方向を決定する（**図2**）。鋼線のみで圧着力が不十分な場合は，tension band wiringの追加が推奨されるが，両者に術後成績に差はなかったとの報告もある[9,10]。

刺入した鋼線を皮下に埋没するか，抜釘しやすいように外に出しておくかに関しても意見の統一はみられない。抜釘手術が必要となることと，突出した鋼線による皮膚障害（感染）の可能性を考慮して，症例ごとに検討を要する。著者は一般的には，鋼線固定のみで軟部組織をしっかり縫合し，鋼線は基本的には外に出して外来抜去を行っている。

後療法：手術を行っても，術後4週はギプス固定を行っている。Tension band wiringを追加すれば，早期のギプス除去も可能かもしれない。リハビリテーションは不要で，可動域の回復は順調である。成長障害の有無に関しては，骨端核の血行障害に注意して，数年の経過観察が必要である。

合併症

偽関節

依然として初期治療の不備から偽関節症例がみられる。現在では，小児期でも積極的に偽関節手術を行うことが推奨されている[11]。

外反肘変形と遅発性尺骨神経麻痺

外側顆骨折の初期治療の失敗から偽関節が生じ，遅発性尺骨神経麻痺が生じることはよく知られている。遅発性尺骨神経麻痺は，一般的に肘部管症候群よりも予後は不良で，治療に難渋するので，早期の治療が必要である。

Fishtail変形（図3）

上腕骨顆部の血行が障害されると，滑車部の骨化障害が生じ，fishtail変形をきたすことがある。特に初期転位の大きい症例，手術療法を要した症例では，慎重な経過観察が必要である。一般的には骨化が始まらないと最終的な変形の程度の評価はできないので，必然的に症例によっては長期の経過観察が必要である。変形が生じても軽度の場合は問題ないが，関節応力の変化をきたし，まれな骨折を生じたりすることも報告されている[12]。

内反肘変形，外側顆膨隆

骨片の整復不良や不安定な骨接合術後に，外側顆部が肥大して突出したり（**図4**），回旋変形が遺残すると，内反肘変形が生じることがある[8]。顆部の突出の成因として，骨折後の過成長ともいわれるが，著者は転位の遺残・骨膜などの軟部組織の処置が不十分であったのではないかと考えている。突出自体は，小児期は目立つ場合もあるが，成長するにつれ目立たなくなることが多い。

一方，内反肘変形では，上腕骨顆上骨折後の内

図3　肘関節外傷後のfishtail変形

5歳時に受傷した。

a：10歳時のX線像。可動域制限はあるが疼痛はない。

b：13歳時のX線像。運動後の疼痛がみられる。

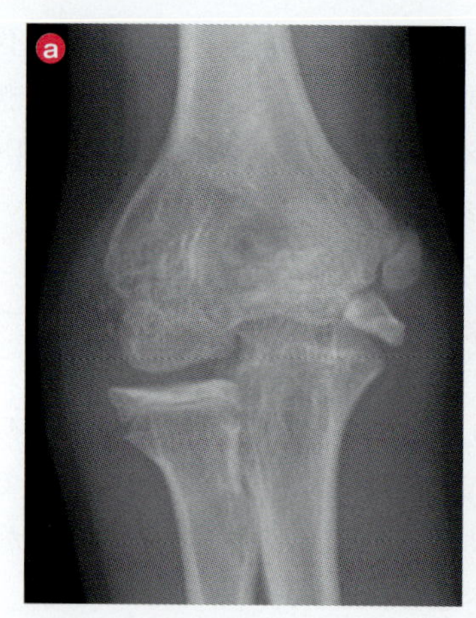

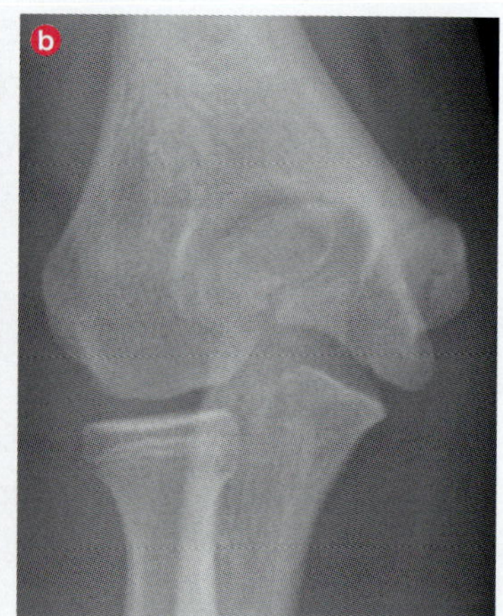

図4　外側顆膨隆

4歳時に受傷した。

a, b：Jakob分類Stage Ⅱの症例に対し，観血的整復骨接合術を施行した。

c：鋼線固定が不十分で，早期に側方転位を生じた。

d：術後2年。可動域は正常であるが，外側顆部の膨隆がみられ，健側と比較すると軽度の内反がある(矢印)。

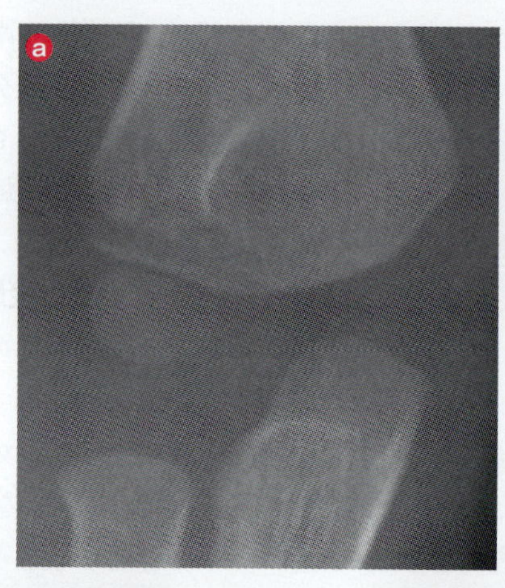

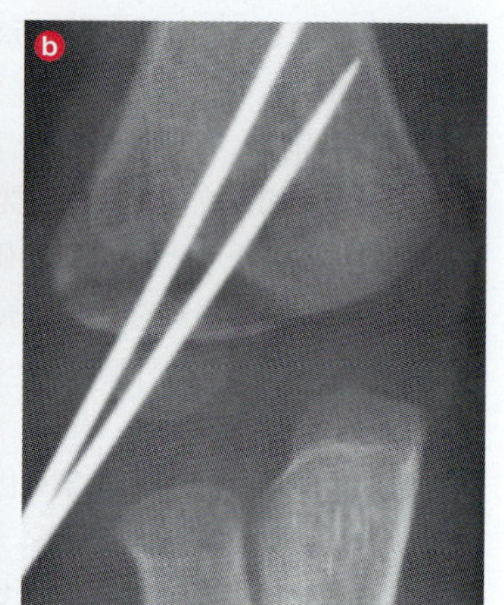

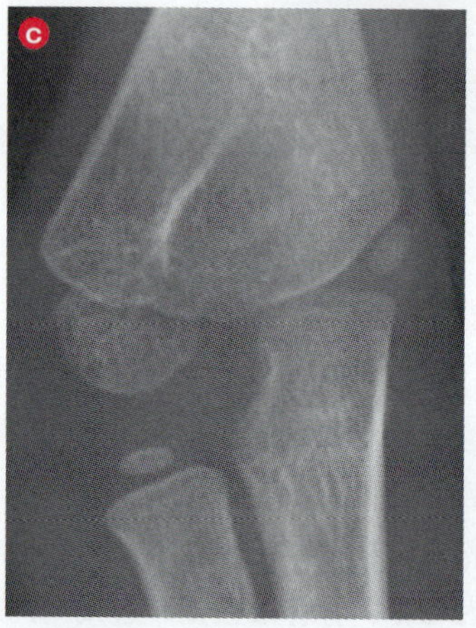

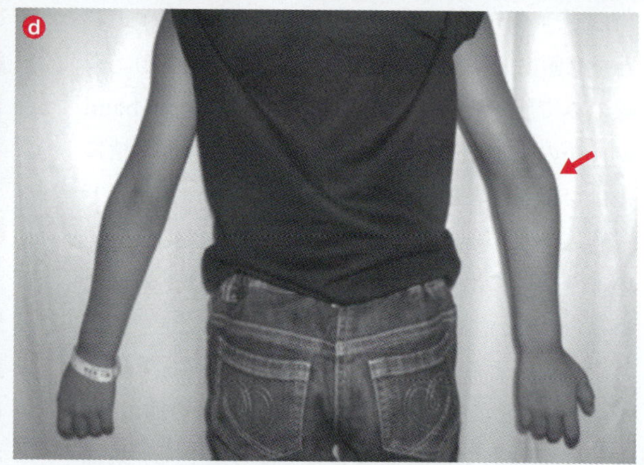

図5　内反肘変形

3歳時に受傷した。初期転位は軽微な骨折であった。
a：術前
b：観血的整復固定術後。上腕骨小頭骨端核の回旋変形が遺残してしている。
c，d：7歳時。健側と比較すると約20°の内反を認め，矯正骨切り術を希望した。肘の変形は後方から観察するとよくわかる。

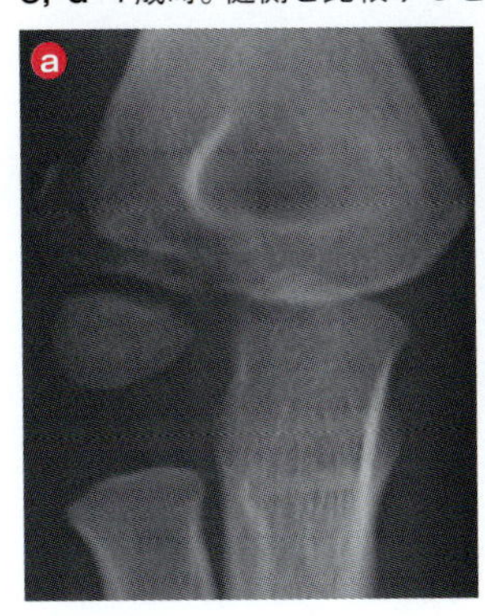

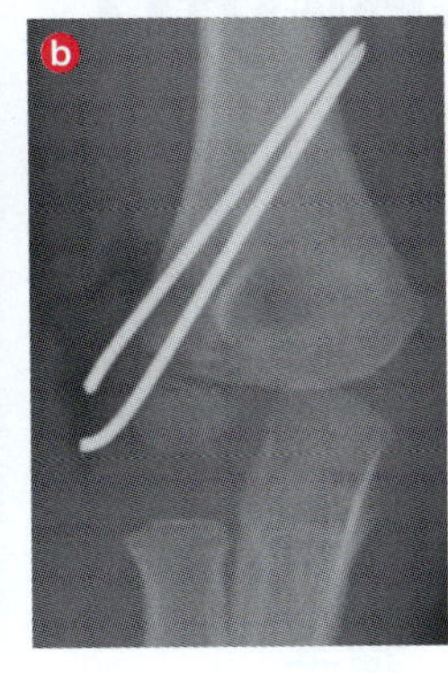

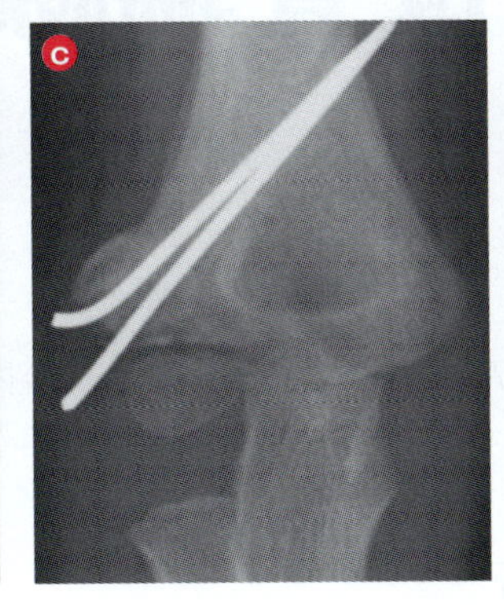

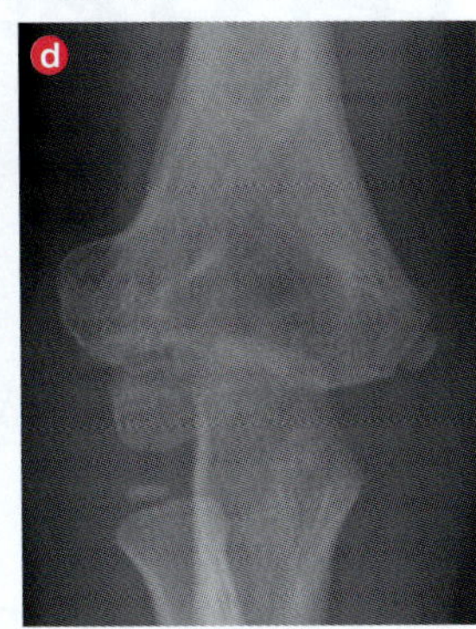

反肘変形と異なり，関節内病変を合併しているので，骨切り術後も予後不良の場合もあり（**図5**）[8)]，観血的治療を行う場合は，整復位の獲得に細心の注意を払わなくてはならない。

Point

上腕骨外側顆骨折では，骨折部の不安定性の評価が重要である。治療に当たっては関節内骨折で，かつ骨端線損傷であることを念頭に，正確な整復・固定を行い，骨癒合が得られても，数年は合併症の発症に注意が必要である。

（堀井恵美子）

文献

1）麻生邦一．肘内障の臨床的研究－とくに受傷機転と治療法の検討－．日小児整外会誌 2008；17：122-6.
2）今村恵一郎，ほか．小児肘内障の超音波診断．関節外科 2012；31：404-11.
3）Jakob R, et al. Observations concerning fractures of the lateral humeral condyle in children. J Bone Joint Surg Br 1975；57：430-6.
4）今田英明，ほか．小児上腕骨外顆骨折の3次元的形態および上腕骨20°挙上位撮影法の有用性に関する検討．骨折 2010；32：5-11.
5）Zhang JD, et al. Ultrasonography for non-displaced and mini-displaced humeral lateral condyle fractures in children. Chin J Traumatol 2008；11：297-300.
6）Kamegaya M, et al. Assessment of stability in children's minimally displaced lateral humeral condyle fracture by magnetic resonance imaging. J Pediatr Orthop 1999；19：570-2.
7）Song KS, et al. Closed reduction and internal fixation of displaced unstable lateral condylar fractures of the humerus in children. J Bone Joint Surg Am 2008；90：2673-81.
8）洪　淑貴，ほか．小児上腕骨外側顆骨折後内反肘変形の治療経験．日肘関節会誌 2013；20：197-9.
9）大島　明，ほか．小児肘関節外側顆骨折の治療成績．日肘関節会誌 2016；22：S107.
10）川崎恵吉，ほか．小児上腕骨外側顆骨折に対する手術成績の比較－Kirschner鋼線固定法とTension Band Wiring法－．日肘関節会誌 2013；20：163-6.
11）Shimada K, et al. Osteosynthesis for the treatment of non-union of the lateral humeral condyle in children. J Bone Joint Surg Am 1997；79：234-40.
12）Otsuka J, et al. Unusual humeral medial condyle fracture in an adolescent because of a previous post-traumatic fishtail deformity：a case report. J Pediatr Orthop B 2015；24：408-11.

上腕骨顆上骨折（含む遠位骨端線離開）

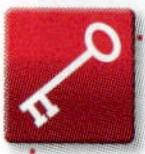

Key words

- Volkmann拘縮(Volkmann contracture)
- 内反肘(cubitus varus)

1 上腕骨顆上骨折

概念

小児の上腕骨顆上骨折は，小児の上肢の外傷のなかでも頻度の高い骨折であり，日常診療でよく遭遇する。転位が大きいと，ときに血行障害や神経障害から緊急性を要することもあり，また不適当な治療により変形や重大な機能障害を引き起こすので注意を要する。上腕骨遠位部の長径成長は総長の20%であるため(**図1**)，変形治癒に対する自家矯正能力は乏しく，初期治療時の正確な整復が重要である。

疫学

小児の上肢の骨折のなかで，橈骨遠位端骨折に次いで頻度が高く，小児肘関節周辺骨折のなかで最も頻度が高い(約60%)。好発年齢は2～13歳(ピークは6～7歳)。男女比は男子＞女子(以前は約2倍であったが，最近は男女差が少ないとも報告されている)。左右での発生頻度は左側＞右側(約2倍)。開放骨折は約1%，神経損傷は約8～15%，血管損傷は約1%(当科では神経損傷合併例18/144例中，1992～2008年)である。

図1 上肢の成長

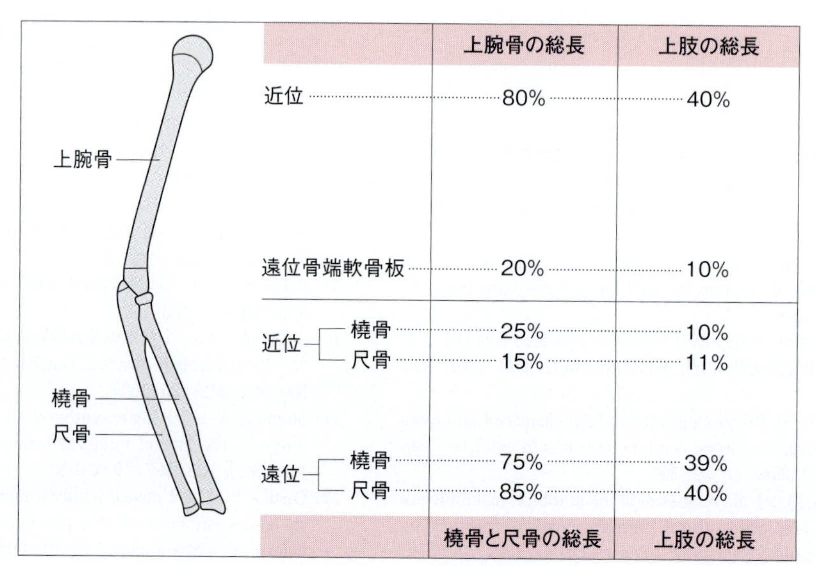

上腕骨
橈骨
尺骨
上腕骨の総長
上肢の総長
近位 80% 40%
遠位骨端軟骨板 20% 10%
近位 橈骨 25% 10%
尺骨 15% 11%
遠位 橈骨 75% 39%
尺骨 85% 40%
橈骨と尺骨の総長
上肢の総長

転位方向と神経血管系の損傷の関係

遠位骨片が後内側であれば橈骨神経，遠位骨片が後外側であれば正中神経，上腕動脈，屈曲型の転位であれば尺骨神経に注意する。

分類

骨折の高位による分類

- 上位型(骨幹端部)
- 下位型
- 遠位骨端線離開

転位の方向による分類(図2)

◇伸展型

遠位骨片が背側の伸展方向に転位(前方凸)⇒98％。

◇屈曲型

遠位骨片が掌側の屈曲方向に転位(後方凸)⇒2％。

転位の程度による分類

◇Holmberg分類

Ⅰ：転位なし，ごく軽度の転位

Ⅱ：回旋転位がない軽い側方転位

Ⅲ：回旋転位を含む若干の転位

Ⅳ：骨片間に接触のない完全転位

◇阿部の分類(図3)

Ⅰ型：転位がほとんどないもの

Ⅱ型：矢状面における屈曲転位が主体のもの

Ⅲ型：正・側面像で中等度の転位があるが，骨片間に接触があるもの

Ⅳ型：転位が著しく，骨片間に接触がないもの

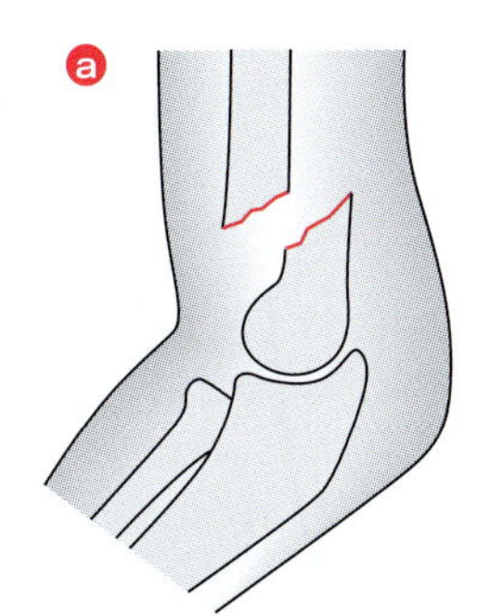

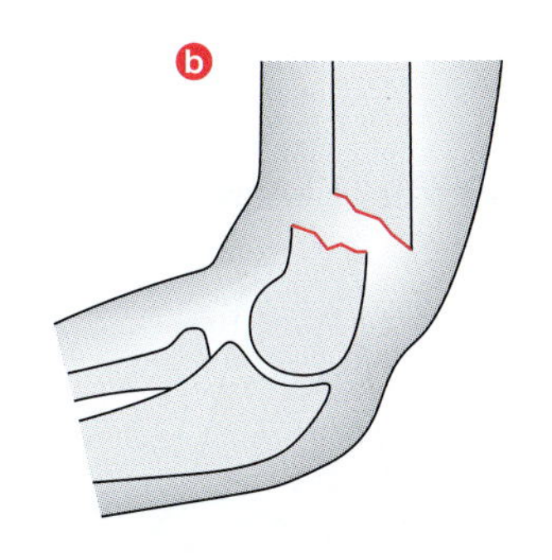

図2　上腕骨顆上骨折の転位方向による分類
a：伸展型
b：屈曲型

図3　上腕骨顆上骨折の分類①阿部の分類

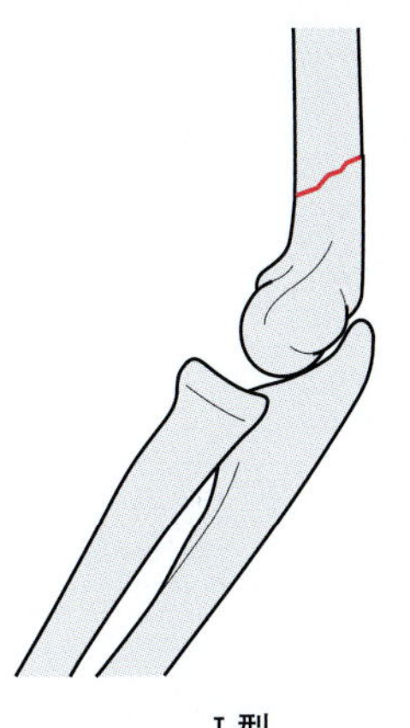

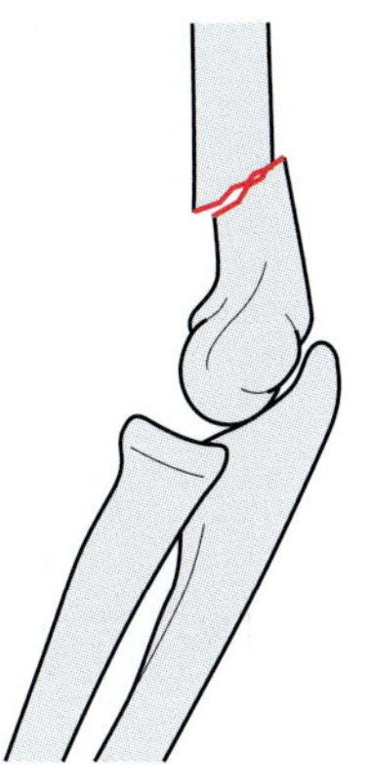

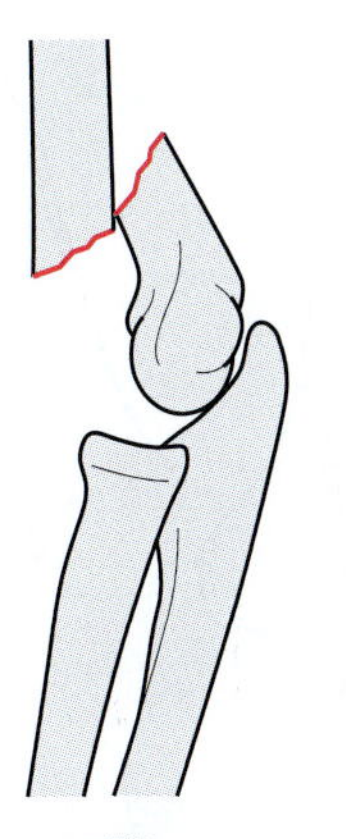

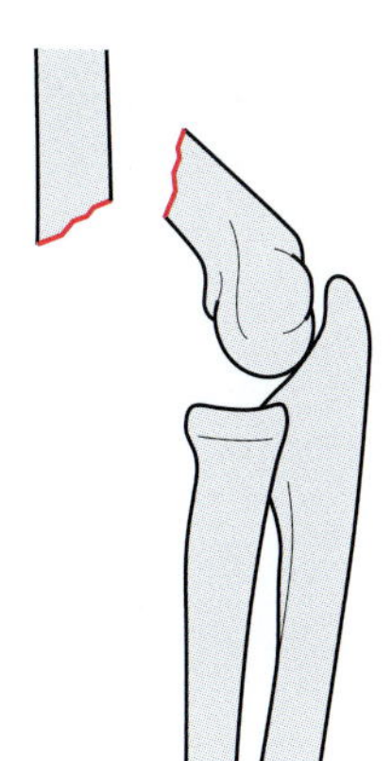

◇Gartland-Wilkins 分類

Ⅰ：転位のないもの

Ⅱ：転位あり（後方皮質の連続性がある）

Ⅲ：転位あり（骨皮質の接触なし）

Ⅲ-A：遠位骨片が後内方へ転位⇒内反肘になりやすい

Ⅲ-B：遠位骨片が後外方へ転位

Ⅳ：多方向の不安定性があるもの

骨折線の走行と合併症の頻度からみた分類

◇El-Ahwany 分類（図4）

1型：high transverse fracture

2型：short oblique fracture

3型：pro-varus steep transverse fracture⇒内反肘になりやすい

4型：pro-valgus steep oblique fracture⇒血管神経損傷になりやすい

> **Point**
> ●Gartland-Wilkins 分類Ⅲ-A，El-Ahwany 分類3型では，内反肘になりやすい。
> ●El-Ahwany 分類4型では，血管神経損傷になりやすい。

診断（鑑別診断）

多くは外観上肘関節部の腫脹と変形を伴い，X線検査で診断を確定する。X線評価のパラメータには，①肘外偏角［carrying angle（5～15°）］，②Baumann angle（10～20°），③tilting angle（35～45°）を用いて評価する（図5）。腫脹も軽度で，X線像上明らかな骨折線はないものの，脂肪体徴候（fat pad sign，図6）が存在するときには，シーネ固定を行い，後日再度画像検査を行う。

図4　上腕骨顆上骨折の分類②El-Ahwany分類

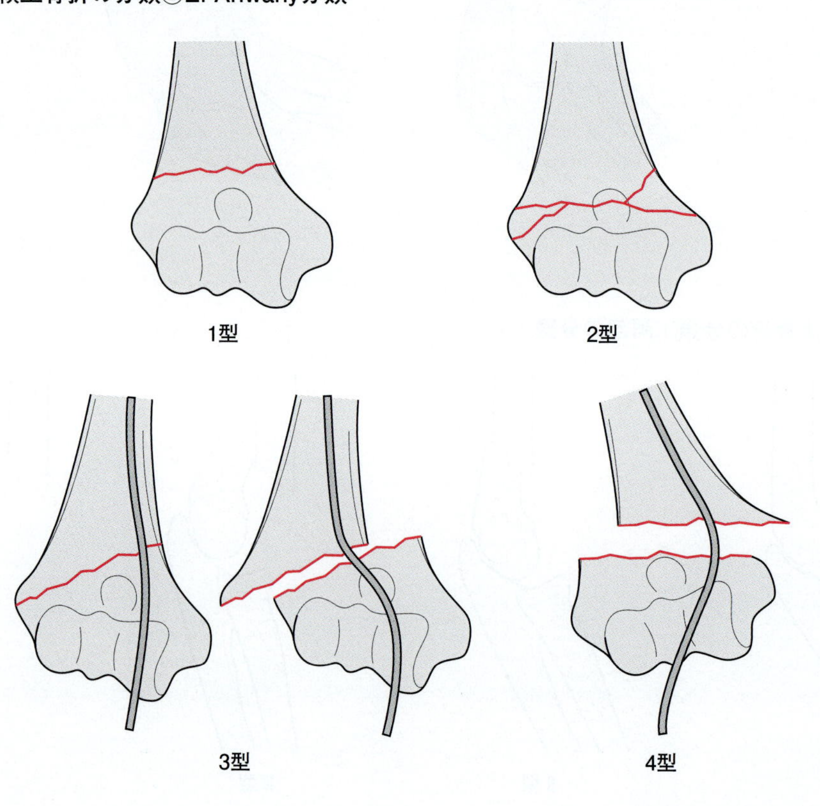

転位が大きい場合には，神経麻痺と血行障害の確認は重要であり，たとえ小児であってもしっかりと確認する。①橈骨動脈の拍動，②母指の屈曲と伸展，③小指の屈曲を必ずチェックする。血行障害が疑われるときには，血管造影や造影CTによる骨折部の周囲の血管の確認（血管の巻き込みなど）は有用である。

治療

ギプス，シーネ固定

90° 以上の屈曲位で骨折部は安定する。ただし，腫脹が強く，屈曲位を強めることで循環障害が引き起こされそうなときは屈曲を弱める。前腕の固定肢位に関しては，回内位がよいか回外位とすべき

図5　X線像の読影法

BA：Baumann angle（正常10～20°）
CA：carrying angle（正常5～15°）
TA：tilting angle（正常35～45°）

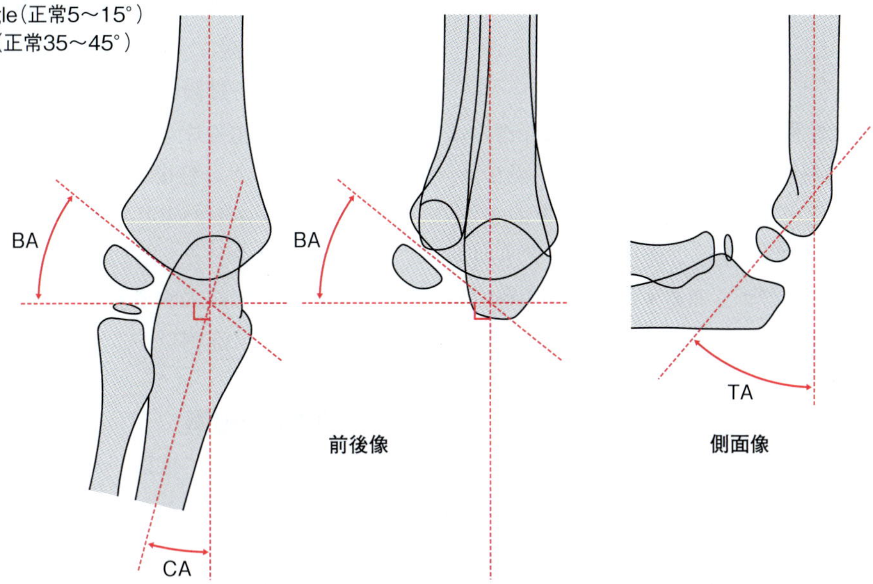

図6　肘fat pad sign

a：正常
b：fat pad sign（＋）
c：fat pad sign（－）

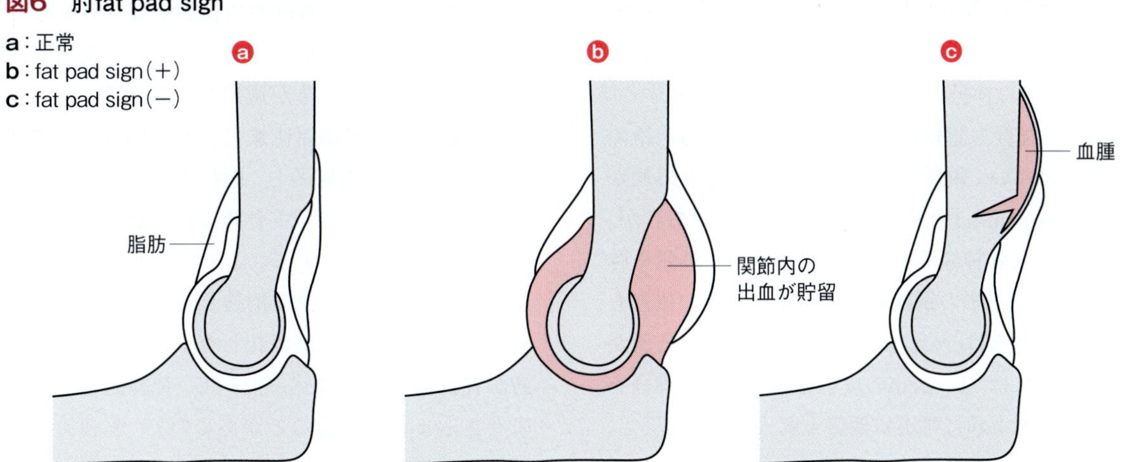

かは結論は出ていないが，以下の意見も存在する。

前腕回内位安定型：内側転位があり，内側骨膜が残存しているとき。

前腕回外位安定型：外側転位があり，外側骨膜が残存しているとき。

現在，転位の軽い症例に使用されることが多く，整復位がとれない場合や再転位する症例では手術に移行することが多い。外固定期間に関しては3～5週程度の報告が多いが，小児の肘外傷の場合は関節拘縮になることはほとんどないため，外固定期間を延長してもかまわない。

牽引療法

以前は上記の保存療法では整復困難な症例のほとんどは牽引療法が選択されていたが，現在は，①牽引療法により解剖学的整復は困難である点，②長期の入院を要する点，③牽引を行ってもコンパートメント症候群から回避することが困難である点，④鋼線固定法の良好な成績から，その使用は限定的である。

垂直牽引法：上腕50°内旋位，前腕回旋中間位とした垂直牽引法。

90°屈曲位牽引法：Kirschner鋼線（K-wire）使用，蝶螺子使用などがある。

経皮的鋼線固定法

経皮的と観血的手術の選択には，①整復の可否，②術中に神経血管の嵌入を疑わせるほどの転位度，③術前の神経血管損傷の有無などを考慮する。ただし，神経血管損傷の有無が全例観血的手術の適応ではない。鋼線固定法に関しては，内・外側からのcross pinningが最も固定性が良好であるが，医原性の尺骨神経障害の危険性もあり，外側や肘頭からの2～3本の鋼線刺入で問題ないとの報告もある。著者らはcross pinningを基本とし，内側からの刺入には，1～2cmの皮切を行い，尺骨神経を避けて内側上顆に確実に鋼線を刺入している。

手術体位に関しては，仰臥位と腹臥位（もしくは側臥位）があるが，どちらも一長一短がある。

仰臥位：神経血管損傷が疑われる際の確認に，前方進入への移行が容易である点が最も有用な点であるが，整復位保持に技術と人手が必要なこともある。

腹臥位：整復台の利用による整復とその保持が容易であり，Kapandji法の追加手技も可能などのメリットもあるが，神経血管の確認が困難，緊急手術時のfull stomachに伴う誤嚥性肺炎の危険性が増大するデメリットも存在する。

整復法は，末梢骨片が内旋していることが多いため，前腕を外旋して，前方に遺残したanterior spikeを最小限にする。また，先に外側から1本鋼線を刺入し，対側の骨皮質を抜かずに置き，これを中心に末梢骨片を外旋させて整復させる方法もある。それでも整復が困難であれば，骨折部後方から鋼線やエレバトリウムを挿入してKapandji法の追加手技を行う。K-wireは1.8mm径程度を使用し，4～5週で抜去するため，皮膚から出して曲げておく（**図7**，症例1）。

観血的整復術

進入路に関しては以下の方法がある。

- 後方進入
- 外側進入
- 内側進入
- 前方進入

適応の1つである神経血管損傷が疑われる際には，正中神経と上腕動脈を確認でき，筋膜切開の可能な前方アプローチが選択される（**図8**）[1]。

手術法は，肘関節屈側皺に合わせHenryのアプローチに準じて横切開し，脂肪組織直下に上腕筋を突き破った上腕骨顆上骨折部近位断端が存在するため，鈍的に進入する。この際駆血帯をいったんはずして，上腕動脈の拍動を確認すると安全である。ときに分厚く瘢痕化した小児の骨膜と上腕筋が骨折部に捲くれ込んでいて，神経血管も一緒に巻き込まれていることがあるので，愛護的に確認して剥離する。牽引して整復できなければ，エレバトリウムなどを梃子にして遠位骨片を屈側に誘導するが，骨膜を引っ張り出さないと整復ができないことがある。いったん近位と遠位の骨折部断端の整復を指で確認しながら，透視も併用して，ピンニングを行う。

図7　症例1

5歳，男児。
a：受傷時，**b**：緊急手術後，**c**：最終診察時(1年1か月後)。

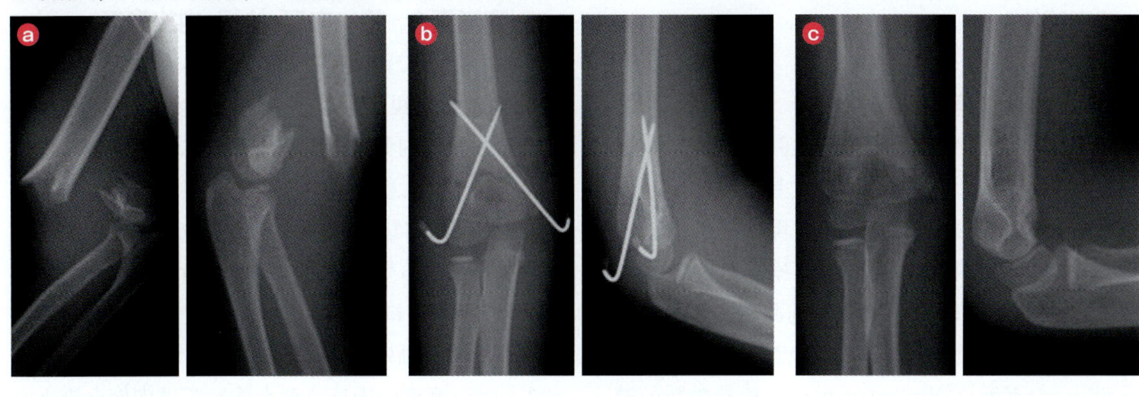

図8　前方進入法

a：浅層，**b**：深層，**c**：エレバトリウムによる整復。

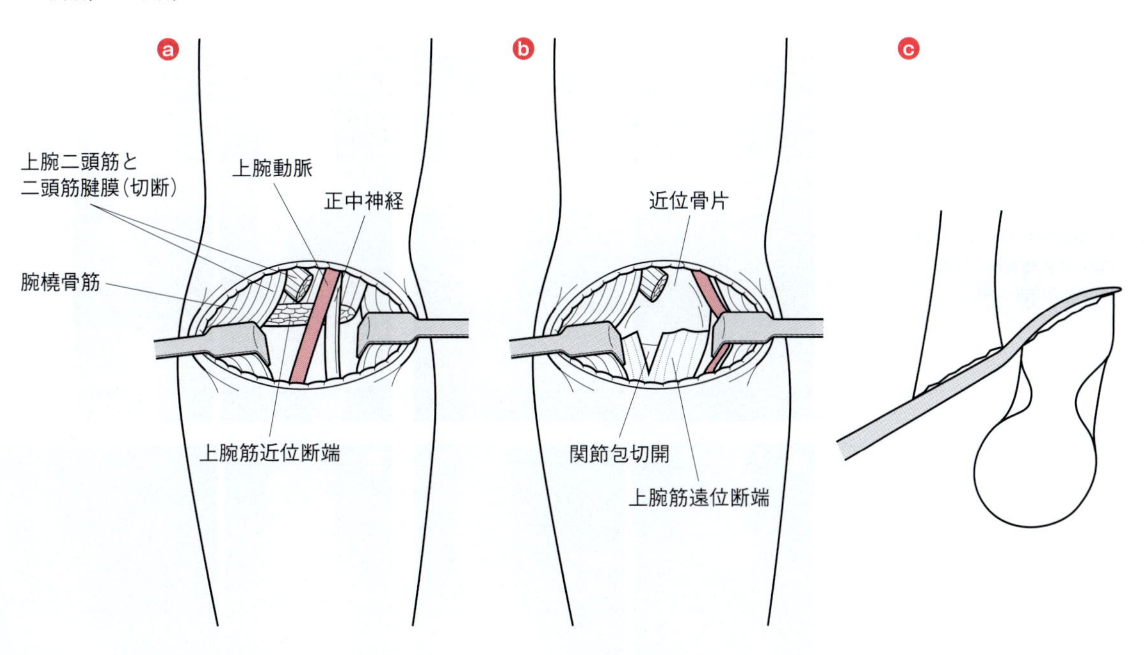

(文献1より改変)

予後

合併症

- 循環障害(Volkmann拘縮)
- 内反肘
- 神経損傷
- 異所性骨化

Volkmann拘縮

著者らは他院で3日間介達牽引後に血管障害が疑われ転院してきたものの，上記拘縮が完成していた症例を経験しており，現在は受傷後早期，できれば受傷当日に緊急治療を行うことが多い。診断には"5P"(①Pain：前腕屈側での異常な痛み，②Pallor：手指末梢での蒼白やcapillary refillingの遅延，③Pulselessness：橈骨動脈の触知不可，減弱，④Paresthesia：手指全体の異常知覚，⑤Paralysis：手指の運動障害)に加え，Passive stretching test(手指の他動伸展による異常な放散痛)を考慮する。

いったん不可逆的変性を引き起こしてしまうと，筋開離術や遊離筋移植術を行っても，元の機能には戻れないのはいうまでもない。

変形癒合，特に内反・伸展・内旋変形

保存療法で治療困難と考えたならば，早期にピンニングや観血的整復固定術に移行するべきである。特に内側粉砕型が内反肘に移行することが多いので，注意を要する(**図9**，症例2)。Anterior spikeの遺残は，その後の内反転位や内旋変形遺残をきたしうる[2](**図10**)。そのため，anterior spikeは2mm以内に整復しなければならない。遺残内旋変形の評価には，山元の計測法が行われる[3](**図11**)が，高度の内旋変形を除いては内旋を矯正する必要性は少ない。ピンニングを行っても，整復位が不良であると変形をきたすので，Baumann

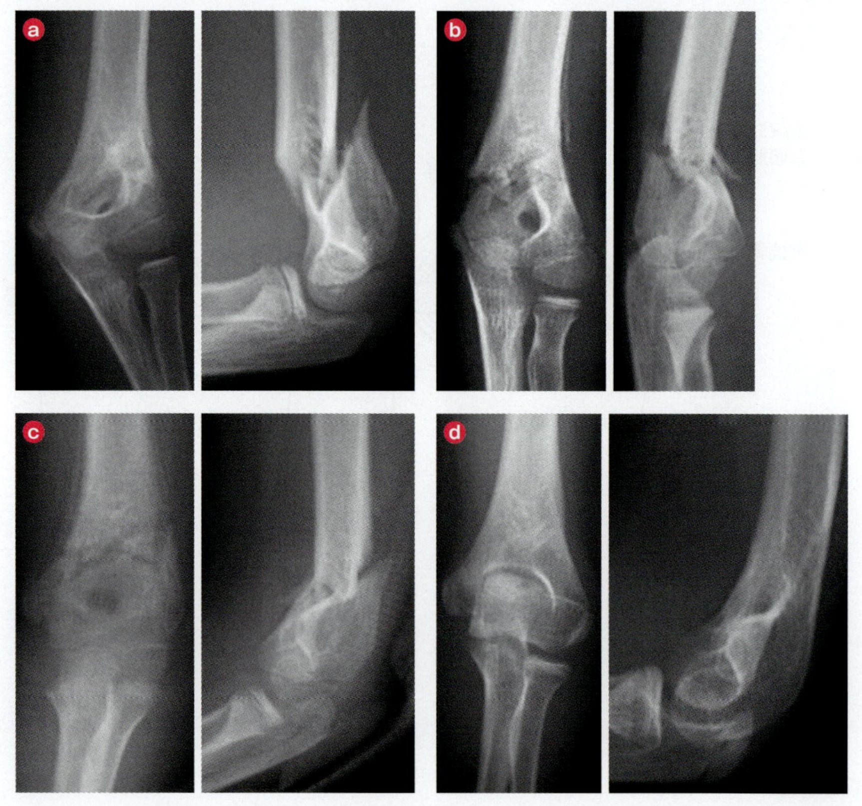

図9　症例2

9歳，女子。
介達牽引療法施行後の内反肘変形。
a：受傷時
b：入院介達牽引後1週(内側が粉砕)
c：シーネ固定(内側が短縮)
d：最終診察時(2年3か月後)
carrying angle：180°，
tilting angle：40°

angleで10°，tilting angleで40°程度を目標に手術を行う。顆上骨折後の内反肘変形に対して，保存療法でも，牽引療法でも，ピンニング固定でも発生しており，注意が必要である[4]（**表1**）。

当科における各年代の内反肘の発生率を比較すると，徒手整復ギプス固定による治療が主体であった1970年代では24%，徒手整復と牽引療法がほぼ同数であった1980年代では9.8%，経皮的ピンニングを導入した1990年以降は5.4%と，年代による治療法の推移と発生率の減少が理解できる[5]。当科では，1970年代から教室の藤巻らが考案した三次元矯正骨切り術を100例近くに行ってきたが，本法は単純で侵襲も少なく良好な成績が得られているため，現在も術式の変更は行っていない[6]。

第三に内側からのピンニング時の尺骨神経障害と受傷時の神経損傷や整復後の神経の嵌入である。大口ら[7]は，この医原性尺骨神経障害が整形外科勤務年数に関係なく起こりうる，と報告している。特に肘関節過屈曲位では，尺骨神経が内側上顆に乗り上げることが多く，その刺入時には注意が必要である。

受傷時の神経麻痺は，教室の富田の調査では12.5%（正中神経11例，橈骨神経3例，尺骨神経2例，正中・橈骨神経2例）に生じていた（**表2**）。全例観血的に神経を確認する必要はなく，3か月間は経過を観察し，それでも改善傾向がなければ，神経剥離や縫合，移植などを考慮すればよい。

一方，経皮的鋼線固定術後に生じた完全麻痺は，神経嵌入の危険性もあり，特に正中神経麻痺は上腕動脈が並走している点から，注意が必要である。

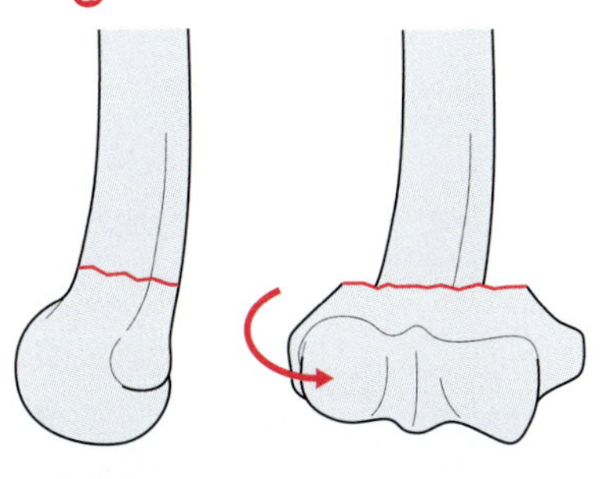

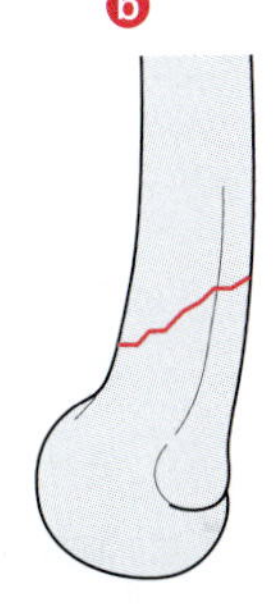

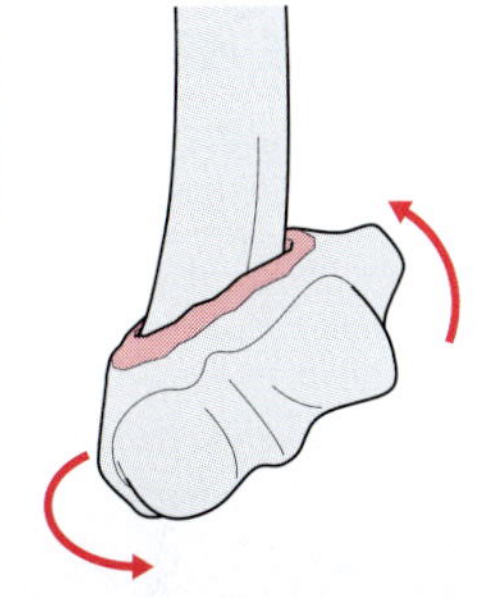

図10　骨折線の走行-内旋変形と内反変形の関係

a：骨折線が水平⇒内反変形なし。
b：骨折線が後上方から前下方への斜骨折⇒遠位骨片の内旋が遠位骨片の内反につながる。

（文献2より改変）

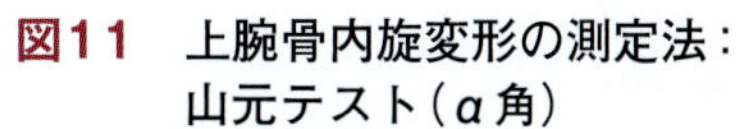

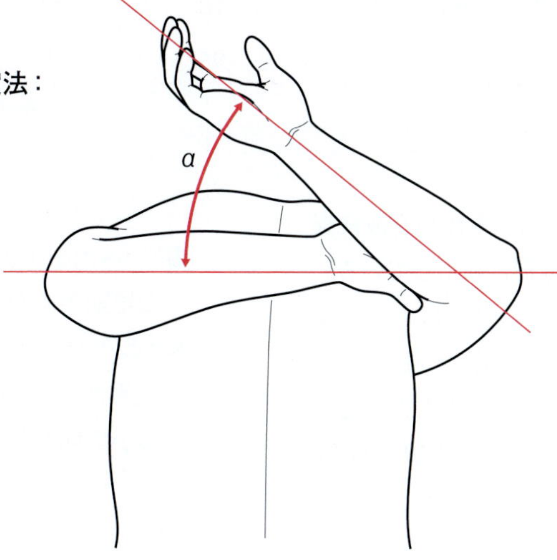

図11　上腕骨内旋変形の測定法：山元テスト（α角）

表1　内反肘の発生頻度と治療法との関係

治療法	報告者（年）	症例数	発生頻度（%）
頭上方向牽引 Dunlop牽引	Smith（1960）	10	10
	Smith（1967）	62	0
	Dodge（1972）	48	27
	Mitchell（1961）	16	18
羽根付きスクリュー＋装具 徒手整復・外固定	松崎（1993）	108	2
	Madsen（1955）	30	20
	Mitchell（1961）	42	60
	田島（1992）	188	11
徒手整復・経皮的鋼線固定	Fowles（1974）	80	36
	Flynn（1974）	52	6
	服部（1991）	157	12
観血整復・内固定	Gruber（1964）	23	0
	Sandegart（1943）	79	53
	Alonso-Llames（1972）	31	10
	Ramsay（1973）	15	20
	Holmberg（1945）	54	32
	Weiland（1978）	52	25
	井上（1991）	68	10
	梶原（1992）	45	29
	佐々木（1993）	26	0
徒手整復・垂直牽引	池田（1954）	21	25
	鴇田（1968）	40	25
	関口（1993）	18	11
	岡（1993）	94	1

（文献6より）

著者らはこのような症例に対して，術後超音波検査を行い，神経と血管の嵌入の鑑別に利用している。

最後に，小児では拘縮になることはほとんどなく，逆に拘縮を除去しようと他動的かつ強力なリハビリテーションを行うと，異所性骨化を誘発するため禁忌である。保護者への説明は必須である。

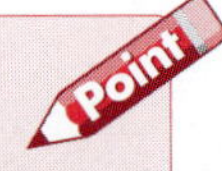

- Volkmann拘縮では，前方進入での早期手術を行う。
- 内反肘変形では，内側粉砕型の確認をする。
- 医原性尺骨神経障害の予防のため，内側の小切開を行う。

表2　神経損傷発生の諸家の報告

計2,003例中249例(12.4%), 橈骨神経:117例, 正中神経:115例, 尺骨神経:24例。

報告者	期間(年)	症例数	発生数	発生率(%)	各神経の損傷発生数					
					橈骨神経	正中神経	尺骨神経	正橈神経	橈尺神経	正尺神経
阿部	1964～1981	223	39	17.5	20	19				
藤巻	1964～1984	369	14	6.5	14	7	3			
佐々木	1981～1991	212	19	9.0	7	10	1		1	
田島	1974～1991	189	36	19.0	15	19	1		1	
草野	1979～1991	116	17	14.7	6	10				1
松崎	1980～1991	108	15	16.7	9	5	2	1	1	
高橋	1987～1991	89	18	20.2	10	5	1		1	1
長谷川	1967～1992	392	52	13.3	23	22	4			3
鈴木	1994～2003	61	4	6.6	1	3				
藤岡	1995～2006	68	7	10.3	5	1	1			
福田	2004～2007	32	7	21.9	4	3				
富田	1992～2009	144	18	12.5	3	11	2	2		

2 上腕骨遠位骨端離開

概念

上腕骨遠位の骨端が成長軟骨板(骨端線)の高位で離開する。顆上部の骨折ではなく，成人における通顆骨折に相当する。小児上腕骨顆上骨折とは大いに異なり，診断も治療も非常に難しい骨折である。

疫学

発生年齢は，1～5歳が多い。上腕骨顆上骨折より発生年齢が低い。まれに分娩外傷にて起こる。

分類

神中の分類(図12)

- 横走型(SH-Ⅰ型)
- 外側斜走型(SH-Ⅱ型)
- 内側斜走型(SH-Ⅱ型)

DeLeeらの分類

◇A～C群

年齢とX線像(上腕骨小頭の骨化，骨幹端部骨折：Thurston Holland sign)で分類する。

診断(鑑別診断)

5歳以下の脱臼骨折はまれである。外側顆脱臼骨折との鑑別は特に難しく，関節造影検査なしには診断は不可能である。関節造影検査により，新鮮例の外側顆の骨折部は鑑別が可能であるが，陳旧例ではきわめて困難である(図13)。MRIが有効と思われるが，幼少児に多い外傷であり，20分近くの安静を要する本検査が必須とはいえない。最近は超音波検査も利用可能である。

図12　神中の分類

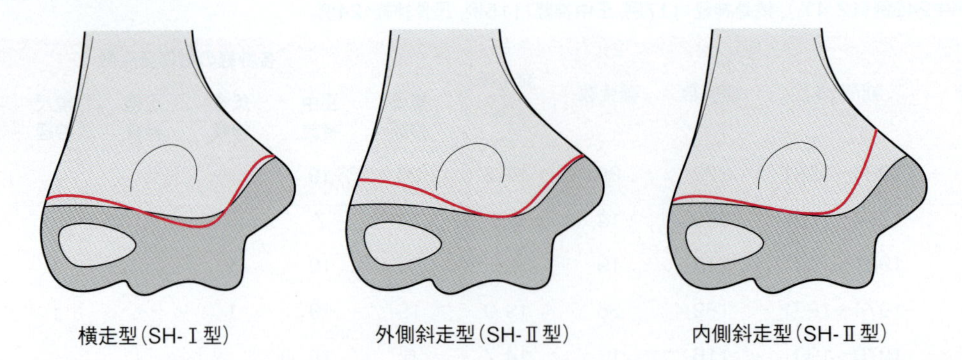

図13　X線像による鑑別診断

a：正常
b：骨端線離開
c：肘関節脱臼（内上顆骨折を伴うこともある）
d：外側顆骨折
e：腕尺関節の亜脱臼を伴う外側顆骨折
f：内側顆骨折

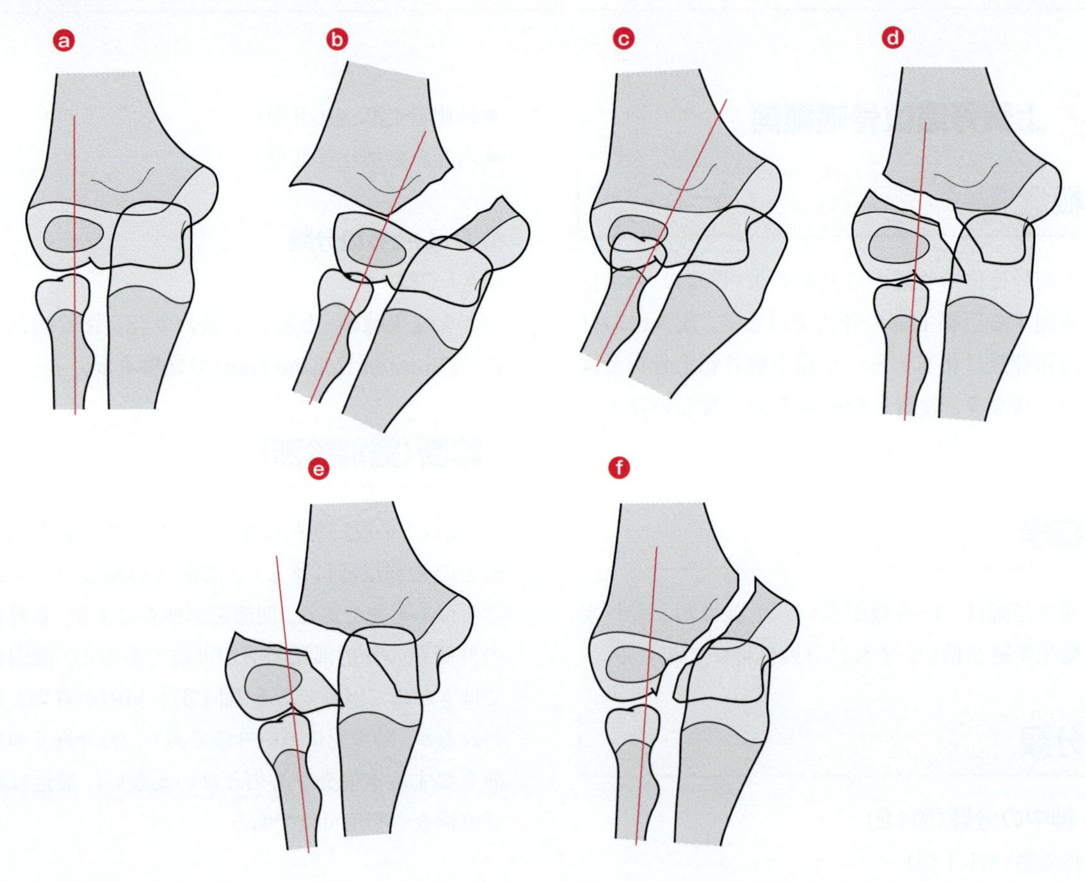

治療

外側顆骨端核が出現していない時期では，骨折線も整復位も不明である。関節造影を行い，末梢骨片を確認しながら経皮的に鋼線固定を行うことは可能であるが，容易ではない。また骨端離開では，骨端発育軟骨のためスリップしやすいので，整復位の保持も困難である。これらより，観血的に骨折部を確認して，鋼線を内･外側から刺入して固定する。皮切は，前方進入の必要はなく(神経血管系の損傷の可能性はほとんどないため)，両側からの進入で，整復位と鋼線刺入部を直視下に確認しながら治療する。正確に整復しないと，内反変形や回旋変形が遺残し，機能障害を起こしうる。超音波による骨端軟骨の撮像は，今後同部の骨端線損傷の治療に役立つ可能性がある。

予後

合併症

◇変形治癒

内反肘の二次発生説の可能性：小児上腕骨顆上骨折は一次発生説がほとんどである。

◇成長障害

変形癒合や成長障害を生じさせないためにも，直視下に手術するのが最良の策である。

Point
- 正確で安全な観血的整復固定術。
- 愛護的なピンニング固定。
- 成長に伴う変形を考慮する。

(川崎恵吉，稲垣克記)

文献

1) 佐々木　孝. 上腕骨顆上骨折に対する観血的治療法. MB Orthop 1993；6(4)：63-70.
2) Rockwood CA, et al, Authors. Fractures in Children. 2nd ed. Philadelphia：J.B.Lippincott；1984. p383.
3) Yamamoto I, et al. Cubitus varus deformity following supracondylar fracture of the humerus. A method for measuring rotational deformity. Clin Ortop Relat Res 1985；201：179-85.
4) 稲垣克記，ほか. 小児上腕骨顆上骨折－教室過去400例の検討から－. 日小児整外会誌 2005；14：159-63.
5) 藤巻悦夫，ほか. 内反肘矯正骨切術の検討. 整･災外 1983；26：1597-604.
6) 伊藤恵康. 上腕骨顆上骨折. 骨折･脱臼. 改訂2版. 富士川恭輔，ほか著. 東京：南山堂；2005. p313.
7) 大口怜央，ほか. 小児上腕骨顆上骨折に対する経皮的ピンニング後に生じた神経障害の検討. 骨折 2009；31：371-4.

Monteggia骨折

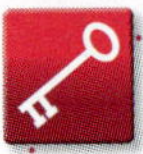

Key words

●Monteggia骨折(Monteggia fracture) ●橈骨(radius) ●尺骨(ulna) ●脱臼(dislocation)

概念

尺骨近位1/3の骨折と橈骨頭の脱臼(腕橈関節脱臼)を合併する損傷をMonteggia骨折とよぶ。1814年にMonteggiaが報告して以来，この呼称が用いられている[1,2]。この骨折のポイントは，受傷初期の正確な診断である。診断がつけば治療は容易であるが，橈骨頭の脱臼が見逃されて陳旧化したものは治療が難しい[1]。

疫学

Bado[3]は全前腕骨折中1.7%と報告している。上村ら[4]の報告では小児肘関節外傷652例中16例(2.5%)，森久[2]によれば九州大学整形外科32年間の入院加療を行った上肢骨折患者776例中20例，約2.5%であった。

分類

● Badoの分類

Badoは，古典的な尺骨近位1/3の骨折のみではなく，尺骨骨折がどの部位にあっても骨折と橈骨頭脱臼(あるいは橈骨頚部骨折)，尺骨の骨折高位と同高位か，あるいは遠位の橈骨骨折などを含めた損傷も受傷機転が同一であると考え，Monteggia類似損傷(Monteggia equivalent lesion)とし，尺骨の転位方向と橈骨頭の脱臼方向が同じであることから4型に分類した(**図1**)[3]。

◇Type Ⅰ

前方凸変形の尺骨骨幹部骨折に橈骨頭前方脱臼を伴うもの。前方脱臼を示すType Ⅳを含めて小児の本骨折の70～85%を占め，最も高頻度である。前方へ突出した橈骨頭が，Frohseのアーケード(arcade of Frohse)に進入する後骨間神経を後面から圧迫し，麻痺を生じることがある。

◇Type Ⅱ

尺骨近位の後方凸変形に橈骨頭の後方脱臼を伴う型で，屈曲位損傷とされている。小児のMonteggia骨折の5%と比較的まれである。

◇Type Ⅲ

外側凸変形の尺骨骨折に橈骨頭の外側あるいは前外側脱臼を伴う型である。尺骨骨折は近位，多くは肘頭直下の若木骨折(greenstick fracture)である場合が多い。近位橈尺関節が脱臼していないものはMonteggia骨折とはよばない。小児の本骨折の15～25%がType Ⅲであり，Type Ⅰに次いで多い。

◇Type Ⅳ

橈・尺骨の骨折に橈骨頭の前方脱臼を伴うもので，Type Ⅰを引き起こす回内力がさらに強く作用して発生すると考えられる。頻度は低く，特に小児では少ない。骨折部は近位1/3であるが，通常橈骨の骨折部位が尺骨骨折部より遠位である。

> Type Ⅳの損傷では，橈・尺骨骨折と診断されて橈骨頭の脱臼が見逃されることが多い。
> **Point**

◇Monteggia類似損傷 (Monteggia equivalent lesion)

前述したように，Badoは回内強制の結果生じると考えられた一連の損傷をこの名称の下にまとめた。すなわち橈骨頭単独脱臼，橈骨頭または頚部骨折を伴う尺骨骨折などである。しかしこれには議論があり，一般的ではないとする考えもある。橈骨頭単独脱臼と診断されているもののなかには，尺骨の急性塑性弯曲(acute plastic bowing)を見逃されたものが多く含まれていると考えられる[5, 6]。

Lettsによる小児Monteggia骨折の分類

小児の弾力性のある骨傷の特徴(急性塑性弯曲[5]や若木骨折)から，小児のMonteggia骨折の分類がLettsにより提唱されている(**図2**)[7]。

図1　Monteggia骨折に対するBadoの分類

Monteggia骨折に対するBadoの分類は4型に分けられる。
a：Type Ⅰ
b：Type Ⅱ
c：Type Ⅲ
d：Type Ⅳ

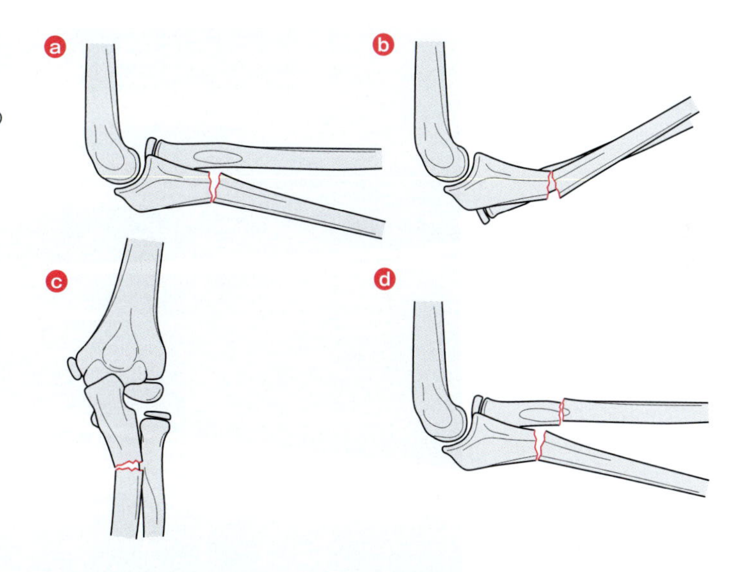

(文献3より)

図2　小児Monteggia骨折に対するLettsの分類

小児ではB型とC型が最も多い。
a：A型。尺骨の前方への塑性弯曲に伴う橈骨頭前方脱臼。
b：B型。A型に尺骨の若木骨折が加わったもの。
c：C型。尺骨の横骨折と橈骨頭前方脱臼。
d：D型。尺骨の後方凸変形と橈骨頭後方脱臼。
e：E型。尺骨近位部骨折に伴う橈骨頭側方脱臼。

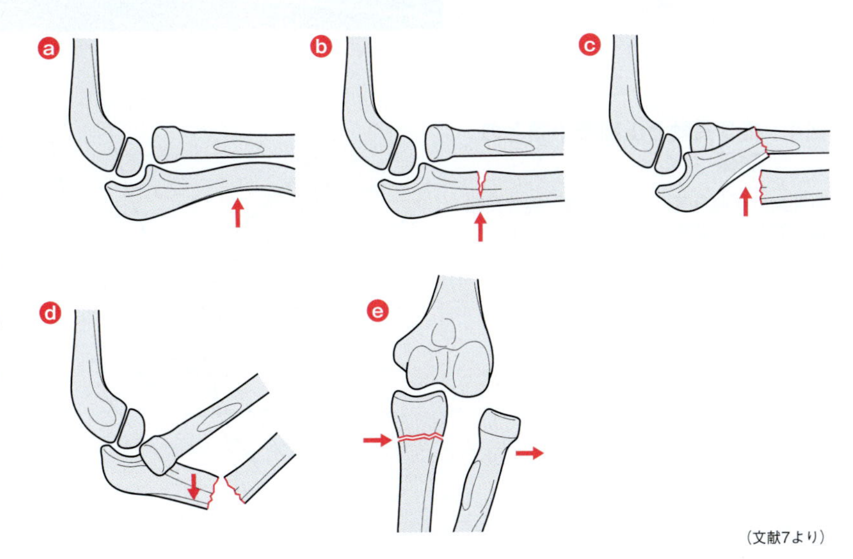

(文献7より)

診断

骨折・脱臼の診断

受傷直後では，尺骨の変形と脱臼した橈骨頭が触知できる。前腕骨骨折例では，必ず肘関節と手関節が含まれている単純X線像を撮影する必要がある（**図3**）。Altner[8]は151例の尺骨骨折を見直したところ，5%に橈骨頭の脱臼が見逃されていたことを報告している。尺骨の骨折に目を奪われて腕橈関節の脱臼を見落とされることがあるが，この原因として正確な側面X線像が撮影されていないことも多い。

橈骨頭・頚部の中心を結ぶ線は，肘関節の屈曲角度にかかわらず上腕骨小頭（外側顆骨端核）の中心を通るので，この関係が乱れていれば腕橈関節の脱臼である（**図4**）。側方脱臼を呈するBadoの分類Type Ⅲでは，正面X線像が決め手となる。後方脱臼の場合は，側面X線像では肘頭の陰影と重なり脱臼を見逃すことがある。

尺骨骨折の診断は容易なことが多いが，小児で

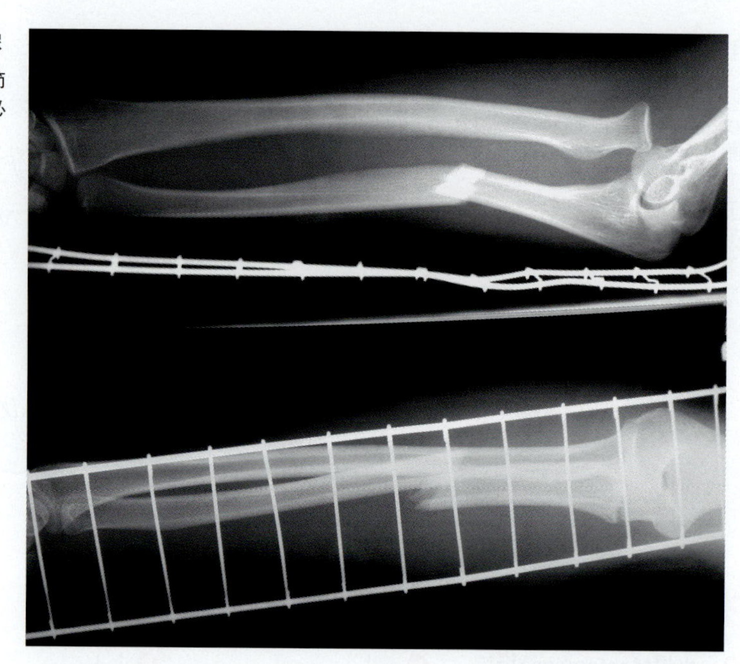

図3　Monteggia骨折の単純X線像

前腕骨骨折例では，必ず肘関節と手関節が含まれている単純X線像を撮影する必要がある。

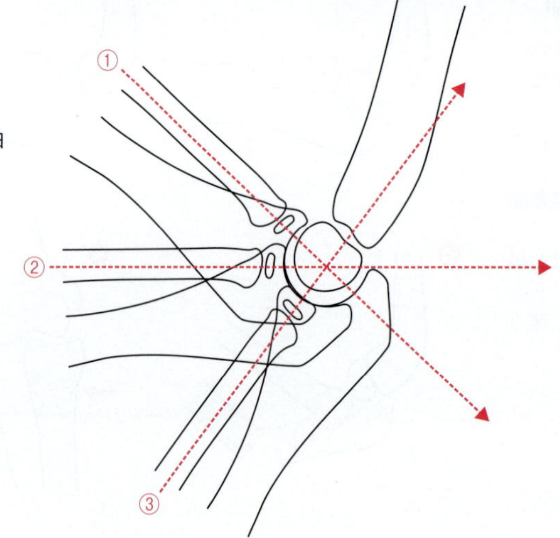

図4　橈骨長軸と上腕骨小頭との関係

肘関節の屈曲角度にかかわらず，橈骨長軸は上腕骨小頭の中心を通る（①～③）。

は肘頭骨折あるいは近位の若木骨折，急性塑性弯曲も念頭に置き，反対側の単純X線像を参考にするとよい[6]。特に急性塑性弯曲の場合は健側と比較しても，正確な側面X線像を撮影しないと橈骨頭単独脱臼として見逃されやすい[5, 6]。尺骨の近位・遠位両端を結ぶ直線から尺骨背側皮質までの最大距離（maximum ulnar bow；MUB, Lincoln[6]，**図5**）を測定すると明瞭である。急性塑性弯曲は受傷直後であれば徒手矯正が可能なこともあるが，多くの例では全身麻酔下に強力な力を要する（**図6**）。

また，合併しうる後骨間神経麻痺も見逃してはならない。Spinnerら[9]が報告した3例の後骨間神経麻痺例は，9～11歳で，脱臼整復後自然回復している。神経が腕橈関節間に嵌入していることもあるので，麻痺がある場合には徒手整復は慎重を要する[10]。

治療

第1選択肢は保存療法である（**図7**）。通常は尺骨を徒手整復すると，同時に橈骨頭も整復される。尺骨の整復位保持が良好な尺骨骨折の安定型が保存療法のよい適応であり，前腕の回内・回外で橈骨頭の脱臼傾向がないことを確認する。

尺骨の徒手整復ができずに橈骨頭の脱臼傾向が残る場合は，手術療法の適応である。受傷後2週以上の経過例，橈骨・尺骨骨折を伴うBadoの分類Type Ⅳなどが適応となりやすい。尺骨の徒手整復ができても橈骨頭が整復されない場合や，尺骨の整復位保持が不良な斜骨折・粉砕骨折なども，手術療法の適応である。

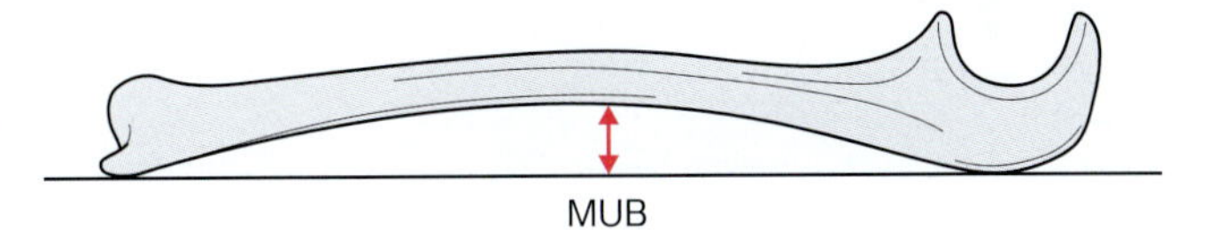

図5　Lincolnのmaximum ulnar bow（MUB）

尺骨の近位・遠位両端を結ぶ直線から尺骨背側皮質までの最大距離。

図6　尺骨の急性塑性弯曲に伴う橈骨頭前方脱臼例

10歳，男児。受傷当日に全身麻酔下に徒手整復を行った。
a：受傷時単純X線像
b：全身麻酔下での徒手整復後単純X線像

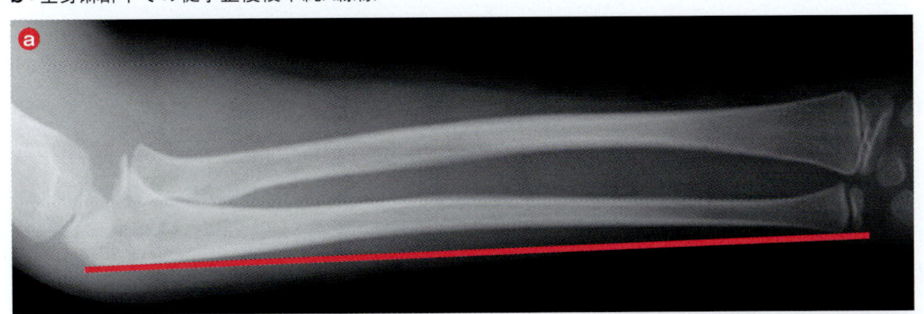

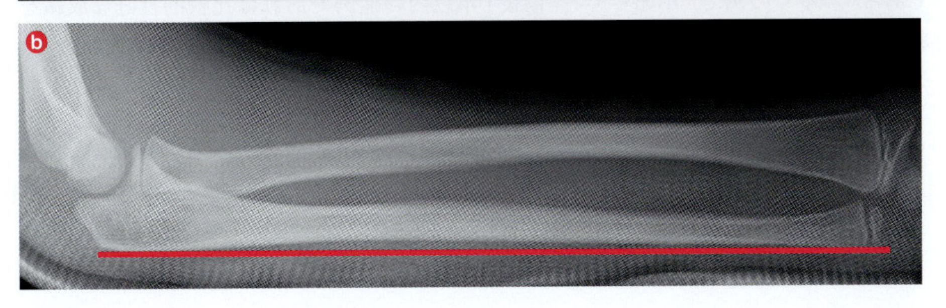

図7　Monteggia骨折保存療法例

7歳，男児。受傷当日に局所麻酔下に徒手整復後キャスト固定を行った。
a：受傷時単純X線像
b：徒手整復後単純X線像
c：受傷から3年後の単純X線像

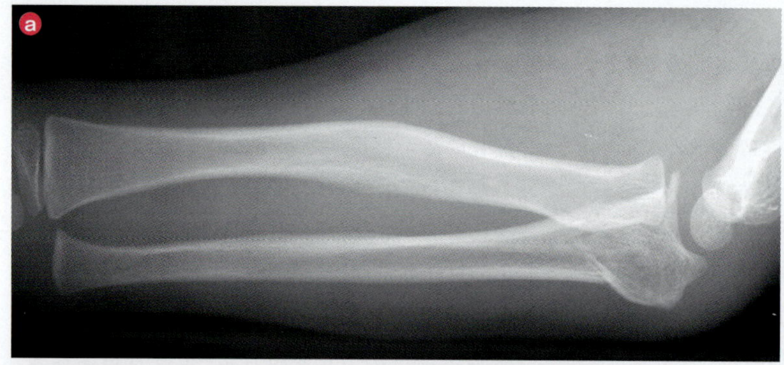

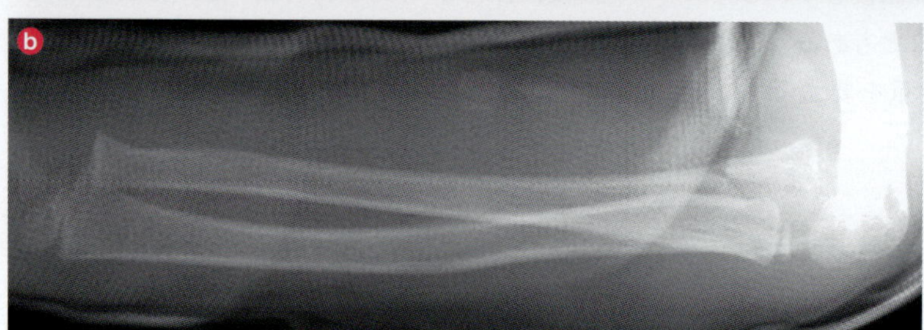

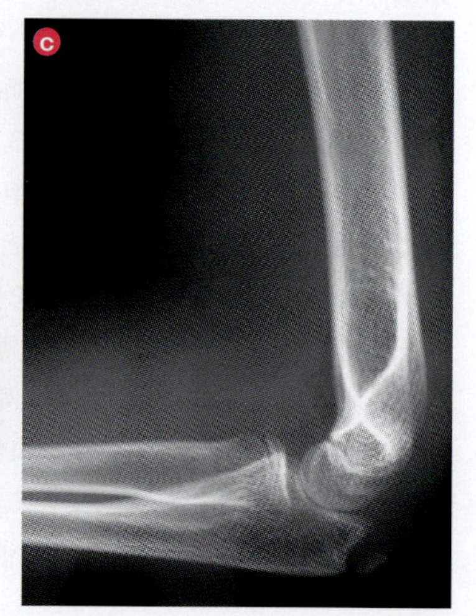

予後

小児においては多くの場合，尺骨の徒手整復に続く橈骨頭の徒手整復，キャスト固定で良好な結果が得られる。しかし，年長児例ではときに，観血的整復･固定を要することがある。年齢にかかわらず最も重要なことは，橈骨頭脱臼の整復と安定性である。

徒手整復に成功しても，指頭で圧迫したり，回外位を保持しなければ橈骨頭の整復位を保持できない場合には要注意である[1]。多くの例で，小頭･橈骨頭間に何か介在物が存在するか，尺骨の整復が不完全だからである。尺骨の整復が良好な場合には，橈骨頭の整復障害因子を観血的に取り除かなければならない。整復障害因子には，脱転した輪状靱帯あるいは橈骨神経(特に後骨間神経)の嵌頓などが挙げられる。

陳旧性Monteggia骨折では，術後成績を左右するものは，①脱臼から手術までの期間，②手術時年齢，③脱臼方向(特に後方脱臼で橈骨頭･頚部が変形しているものは治療が難しい)，④それに最も重要な因子である手術手技である。8歳以下，受傷後1年以内の症例であれば比較的良好な成績をあげることができるが，その治療は容易ではない。

Point

- 受傷初期の正確な診断が必須である。
- 診断がつけば治療は容易であるが，橈骨頭の脱臼が見逃されて陳旧化したものは治療が難しい。
- 前腕骨骨折（尺骨骨折）では肘関節と手関節が含まれている単純X線撮影を行う。
- 健側も単純X線撮影を行って両者を比較して評価を行う。
- 急性塑性弯曲の場合は健側と比較しても，正確な側面像を撮影しないと見逃されやすいので注意を要する。
- 橈骨頚部長軸が上腕骨小頭の中心を通っていなければ橈骨頭は脱臼している。
- 徒手整復操作は麻酔下でX線透視装置を用いて行うほうがよい。
- Badoの分類Type ⅢとType Ⅳは徒手整復できないことが多い。
- 新鮮例は尺骨の整復固定術のみで橈骨頭も整復されることが多いが，橈骨頭の整復状態が不十分であれば，整復障害因子が嵌入していることがあるので，観血的に整復術を行う。

（池上博泰）

文献

1) 伊藤惠康著. Monteggia骨折. 肘関節外科の実際 私のアプローチ. 東京：南江堂；2011. p172-85.
2) 森久喜八郎. モンテジア損傷. 整外MOOK 1988；54：112-27.
3) Bado JL. The Monteggia lesion. Clin Orthop Relat Res 1967；50：71-86.
4) 上村正吉，ほか. 小児の骨折・肘関節部の外傷. 整外MOOK 1980；13：110-31.
5) Borden S 4th. Traumatic bowing of the forearm in children. J Bone Joint Surg Am 1974；56：611-6.
6) Lincoln TL, et al. "Isolated" traumatic radial-head dislocation. J Pediatr Orthop 1994；14：454-7.
7) Letts M, et al. Monteggia fracture-dislocations in children. J Bone Joint Surg Br 1985；67：724-7.
8) Altner PC. Monteggia fractures. Orthop Review 1981；10：115-20.
9) Spinner M, et al. Posterior interosseous nerve palsy as a complication of Monteggia fractures in children. Clin Orthop Relat Res 1968；58：141-5.
10) 蔵本哲也，ほか. 腕橈関節に陥入していた後骨間神経を術中に確認したMonteggia骨折の1例. 日肘関節会誌 2007；14：S62.

大腿骨頚部骨折，大腿骨骨幹部骨折

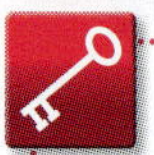

Key words

- 大腿骨頚部骨折（femoral neck fracture）
- 大腿骨骨幹部骨折（femoral shaft fracture）
- 治療（treatment）
- 合併症（complications）

1 大腿骨頚部骨折

概念

高齢者の大腿骨頚部骨折が高頻度であるのと対照的に，小児での本骨折は発生頻度が少なく治療を行う機会も少ない。しかし，小児ゆえの解剖学的特徴から，①偽関節，②変形治癒，③大腿骨頭壊死，④骨成長障害などの合併症も多く治療は困難である。治療に際しては，小児期における本骨折の特徴や注意点を十分に理解しておくことが重要である。

疫学

高齢者では軽微な外傷で生じるのに対し，小児期では転落や交通事故といった高エネルギー外傷として生じることが多い。一方，低エネルギー外傷としての報告もあり[1]，そのようなケースではさまざまな基礎疾患の合併にも注意を払う必要がある。また，受傷機転に不明瞭な部分がある場合は虐待を疑う必要もある。

発生頻度は，成人大腿骨頚部骨折の0.8％[2]，小児骨折における大腿骨近位部骨折の割合が1％以下[3]などの報告がある。

分類

一般にDelbet-Colonna分類[4, 5]（**図1**）が広く用いられ，それぞれ病態，治療法，合併症頻度が異なってくる。

Type Ⅰ（transepiphyseal fracture）

大腿骨近位骨端線損傷であり，骨頭壊死を生じやすく最も予後が不良とされる。

Type Ⅱ（transcervical fracture）

いわゆる大腿骨頚部骨折で頚部中央の最も細い部分での骨折が多い。

Type Ⅲ（cervicotrochanteric fracture）

大腿骨頚部基部での骨折。

Type Ⅳ（intertrochanteric fracture）

成人の転子部骨折に相当する骨折。

わが国の小児大腿骨頚部骨折における各骨折型の発生頻度は必ずしも明確ではないが，一般にType Ⅱ（22〜50％）とType Ⅲ（30〜50％）の頻度が高く，Type Ⅳ（10〜22％）がこれに続き，Type Ⅰは最もまれ（6〜10％以下）とされる[6〜8]。

図1　Delbet-Colonna分類

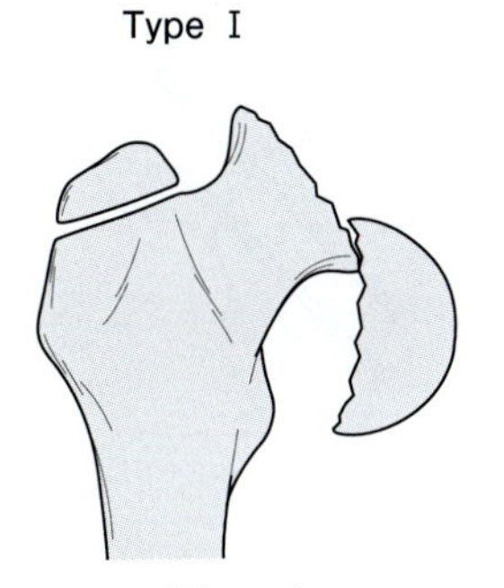

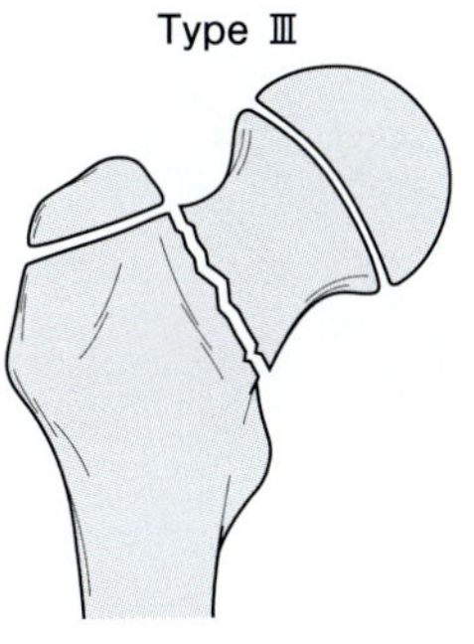

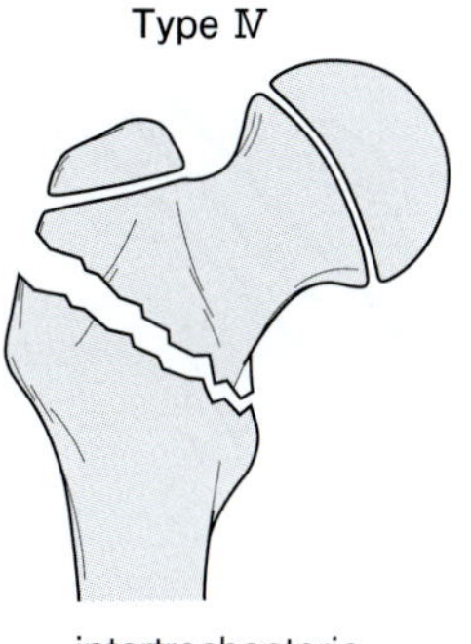

診断

荷重や運動に伴う疼痛と，単純X線像の2方向撮影で診断する。転位の少ない骨折や不顕性骨折ではMRIが有効である。骨端核が出現していない新生児～乳児では股関節脱臼との鑑別が困難であり，超音波・MRI・関節造影検査などが有用となる。

治療

● Delbet-Colonna分類Type Ⅰ（図2a）

2歳までの骨端線損傷では，垂直牽引などによる保存療法を勧める意見がある[9]。3歳以降では愛護的な徒手整復の後にKirschner鋼線（K-wire）またはスクリューにて内固定を行う。徒手整復が困難な場合は，前方または前側方からの進入で観血的に整復する。

● Delbet-Colonna分類Type Ⅱ・Ⅲ（図2b, c）

徒手整復と内固定が基本的とされる。合併症を予防するためには，できる限り解剖学的整復を得るように心がける。内固定は近位骨端線を通過せずに行えれば理想的であるが，十分な固定力が得られないときは骨端部まで挿入してもかまわないとされる[3]。近位骨端線を越えて固定するときはスムースなK-wireを使用するか，あるいはスクリューの場合は螺子山部分をすべて骨端内に収めるよう配慮するのが好ましい。

● Delbet-Colonna分類Type Ⅳ（図2d）

一般に骨癒合は良好で合併症も少ない。10歳以下では保存療法で良好な成績が得られる場合が多いが，自家矯正能が低下する10歳以上では，より良好な整復位が求められる。徒手整復あるいは観血的整復の後にヒップスクリュー，プレート，海綿骨スクリューなどによる内固定が考慮される。

予後

他の小児骨折と異なり，骨癒合や自家矯正の能力が乏しく，合併症の頻度も高い。最も重篤な合併症は大腿骨頭壊死であり，その他，偽関節や変形治癒の防止に努める必要がある。

● 大腿骨頭壊死

各骨折型の骨頭壊死発生率は，Delbet-Colonna分類Type Ⅰで91～100%，Type Ⅱで33～52%，Type Ⅲで27～36%，Type Ⅳで9～14%の報告がある[10, 11]。壊死発生は骨折転位が大きいと高頻度であり，良好な整復はリスクを軽減できるとされるが，たとえ転位が少なくても壊死は発生しうるとも報告されている[3, 9]。診断確定後はできる限り早期に解剖学的な整復を行い，十分に安定した固定を行うことが治療の基本である。

図2　各Typeごとの治療法

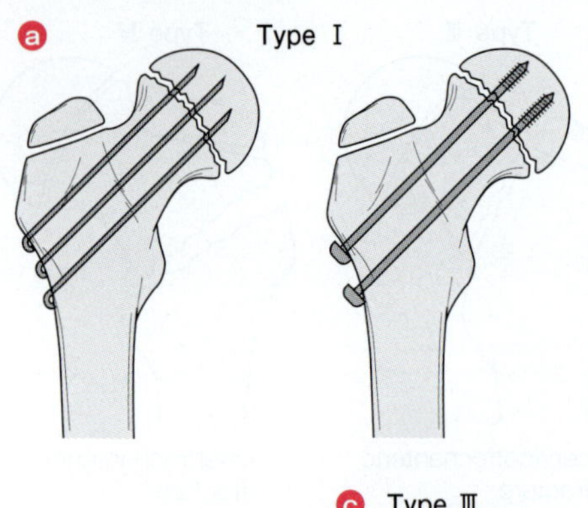

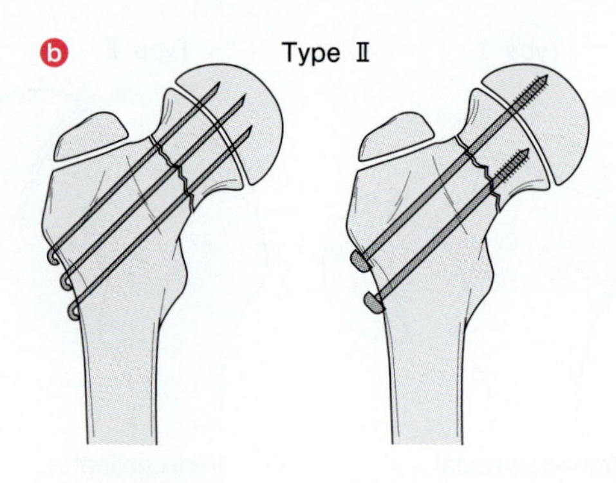

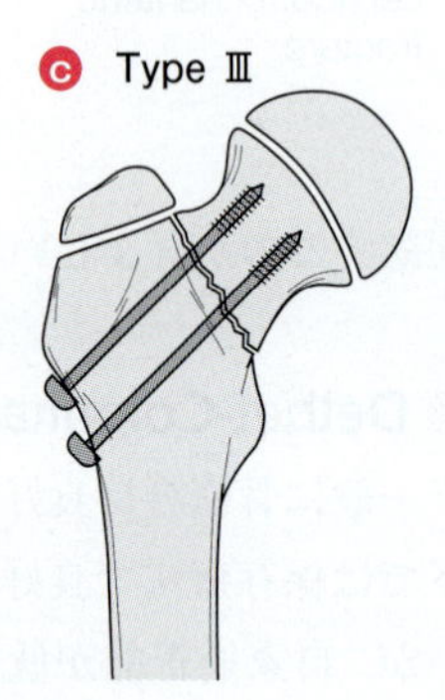

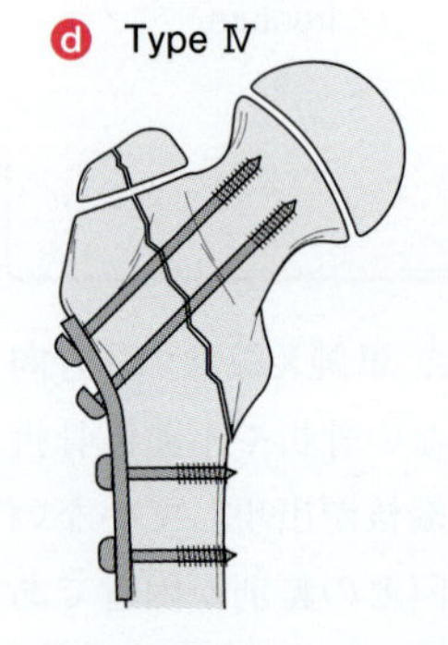

変形治癒（内反股）と偽関節

小児であっても骨折転位が高度で，整復や固定が不十分な症例では癒合遷延や変形治癒（とりわけ内反股変形），そして偽関節を生じる。やはり良好な整復と強固な固定性を得ることが重要となる。治療として外反骨切り術が検討される。

2 大腿骨骨幹部骨折

概念と受傷機転

小児の大腿骨骨幹部骨折では成人と比較して骨癒合と自家矯正能が良好で，周囲関節の拘縮を合併しにくいという利点をもつ一方で，骨癒合後の骨の過成長という成人にはない問題点を有する。受傷機転は，まれに認められる分娩骨折やスポーツによる疲労骨折を除くと強い外力によるものが多く，幼小児では転落が，また年長児では交通事故による受傷が多い[12]。歩行開始前〜幼児で受傷機転が明瞭でない場合は虐待の可能性に，また，交通事故など高エネルギー外傷では，他の骨折や他臓器損傷の合併に常に留意する。

診断と病態

診断には単純X線像の2方向撮影を行い，骨折部位と骨折型，転位の状態を評価する。通常，近位1/3での骨幹部骨折での中枢骨片は，腸腰筋，殿筋群，外旋筋群の作用により屈曲外転外旋方向に転位している。中央1/3の骨折では中枢骨片は内転傾向を示す。また，遠位1/3の骨折では末梢骨片が腓腹筋の作用により後方回転し，膝窩部を走行する神経血管の障害リスクが高いことに注意する必要がある（**図3**）。

治療

基本的には保存療法が選択され，転位がないかわずかの場合はギプス固定を行い，転位が強い場合は牽引療法で整復・保持して，仮骨形成後にギプス固定が行われる。牽引法としては，3歳未満児では両下肢を膝伸展位で上方へ牽引するBryant牽引を4～5週間行う（**図4**）。3歳以上から10～12歳までは，大腿骨遠位または脛骨近位での直達牽引による90°-90°牽引（**図5**）を4～6週間行った後にギプス固定へと移行する。

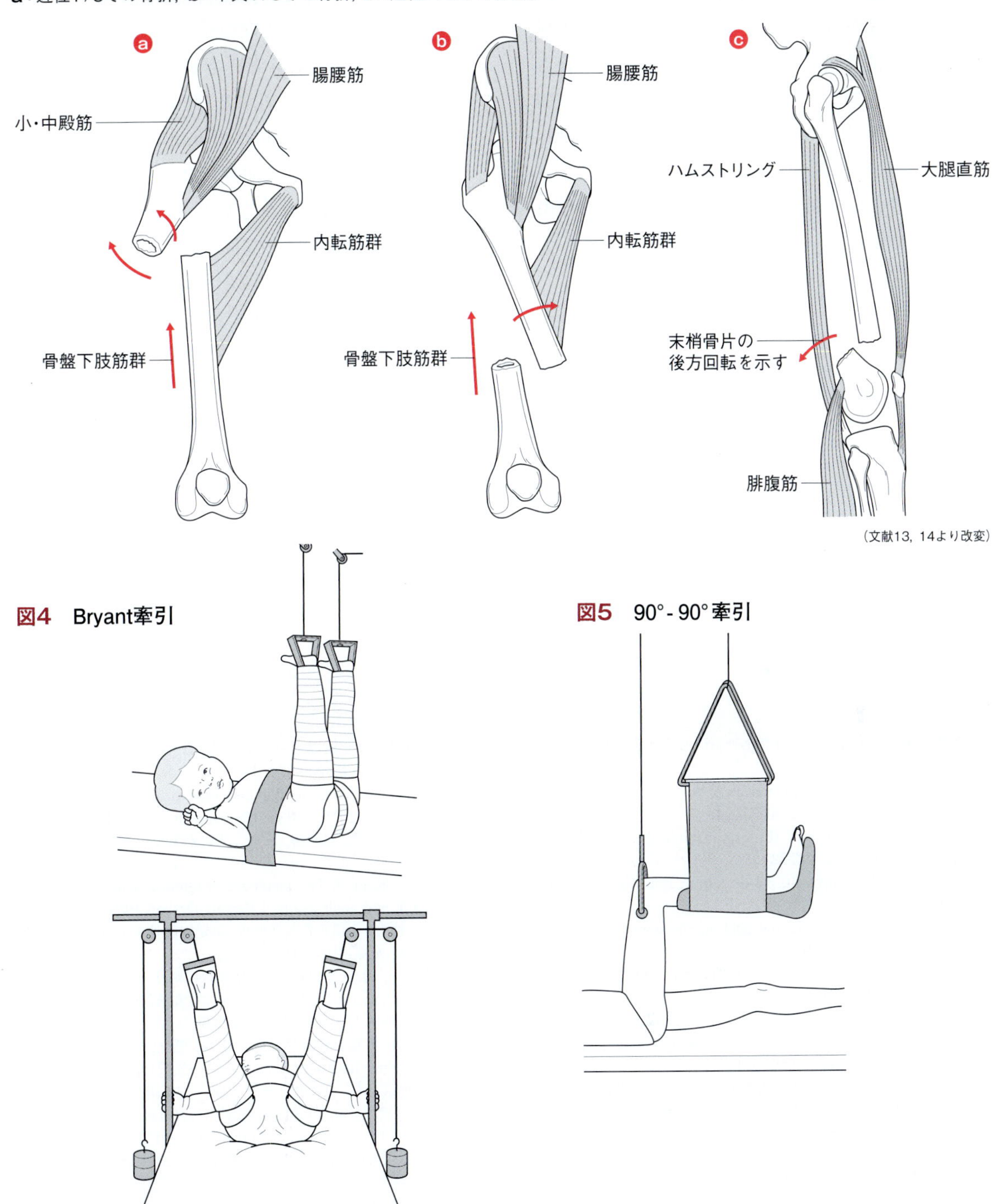

図3　骨折部位と転位の特徴

a：近位1/3での骨折，b：中央1/3での骨折，c：遠位1/3での骨折。

（文献13，14より改変）

図4　Bryant牽引

（文献13，15より）

図5　90°-90°牽引

手術療法

一般に手術療法の適応とされるのは，①多発外傷，②頭部外傷を伴う骨折，③開放骨折，④粉砕骨折，⑤高度な転位を整復できない場合などである。一方，近年では，従来保存療法の適応とされてきた5～6歳から10歳程度までの一般的な骨折症例に対する創外固定や，閉鎖性髄内釘固定の報告が増加しつつある[13~15]。これには，治療成績に関連した医学的理由のみならず，入院期間の短縮や，患児・家族の精神的負担の軽減，本人の休学ならびに保護者の休業期間の短縮といった社会的理由も関与している。

骨癒合後の自家矯正能力について

小児骨折の治療において自家矯正能力，言い換えれば残存変形の許容範囲を理解しておくことは重要である。さまざまな変形のなかで，短縮転位，側方転位，屈曲・伸展方向の屈曲転位は矯正されやすいものの，内・外反方向の屈曲転位と回旋転位は矯正されにくいという考え方が一般的である。

変形の許容範囲に関する1つの目安として，骨折後の長軸の過成長は4～25 mmで平均9 mmであり，従って短縮の許容限界は20～30 mmまで(年長児ほど許容範囲は少ない)，屈伸方向の屈曲変形の許容範囲は2歳までは30～40°と大きいものの，年長児では10°まで減少する。内反変形は10～15°以内が望ましく，外反変形の許容範囲は乳幼児で20～30°，5歳までの小児で15～20°，より年長児では10°といった報告がある[16)]。

（大谷卓也）

文献

1) 斧出絵麻，ほか. 小児大腿骨頚部骨折における受傷機転の検討. 整形外科 2014；65：153-6.
2) Ratliff AH. Fractures of the neck of the femur in children. J Bone Joint Surg Br 1962；44：528-42.
3) Beaty JH. Fractures of the hip in children. Orthop Clin North Am 2006；37：223-32.
4) Delbet MP. Fractures du col de femur. Bull Mem Soc Chir 1909；35：387-9.
5) Colonna PC. Fracture of the neck of the femur in children. Am J Surg 1929；6：793-7.
6) 井上　博著. 大腿骨頚部骨折. 小児四肢骨折治療の実際. 第2版. 東京：金原出版；2001. p314-23.
7) 松田秀一，ほか. 大腿骨頚部骨折に対する整復と内固定法. OS Now Instruction No.1 小児の骨折・外傷. 岩本幸英，ほか編. 東京：メジカルビュー社；2007. p146-57.
8) 土屋正光，ほか. 小児大腿骨頚部骨折. 新OS Now No.4 小児外傷の保存療法と手術療法. 落合直之，ほか編. 東京：メジカルビュー社；1999. p90-7.
9) 北　純，ほか. 小児の大腿骨近位部骨折. 股関節学. 久保俊一編著. 京都：金芳堂；2014. p529-39.
10) Canale ST, et al. Pelvic and hip fractures. Fractures in Children. Rockwood CA Jr, et al, editors. Philadelphia：Lippincott Williams & Wilkins：1984. p733-843.
11) 岩崎勝郎. 大腿骨頚部骨折. OS Now No.10 関節周辺骨折の治療. 林　浩一郎，ほか編. 東京：メジカルビュー社；1993. p78-87.
12) Hedlund R, et al. The incidence of femoral shaft fractures in children and adolescents. J Pediatr Orthop 1986；6：47-50.
13) 井上　博著. 大腿骨骨幹部骨折. 小児四肢骨折治療の実際. 第2版. 東京：金原出版；2001. p335-54.
14) 佐藤栄一，ほか. 大腿骨骨幹部骨折に対する創外固定法. OS Now Instruction No.1 小児の骨折・外傷. 岩本幸英，ほか編. 東京：メジカルビュー社；2007. p158-68.
15) 前　隆男. 大腿骨骨幹部骨折に対する懸垂，牽引療法と髄内釘法. OS Now Instruction No.1 小児の骨折・外傷. 岩本幸英，ほか編. 東京：メジカルビュー社；2007. p169-82.
16) Flynn JM, et al. Femoral shaft fractures. Rockwood and Wilkins' Fractures in Children. 8th ed. Flynn JM, et al, editors. Indianapolis：Wolters Kluwer；2014. p987-1026.

スポーツ外傷・障害

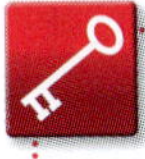

Key words

● スポーツ外傷・障害(sports injury) ● 小児(children) ● 診断(diagnosis) ● 治療(treatment)

概念

スポーツ活動において，転倒や打撲といった受傷機転が明らかな場合はスポーツ外傷とされ，過度な練習や無理のある動作の繰り返しによって生じた，いわゆる「使いすぎ症候群」がスポーツ障害とされているが，スポーツ障害は微小な外傷の繰り返しが原因になっていることが多く，その区別は厳密には困難である。

スポーツにおける外傷および障害の発生原因は，内因性因子と外因性因子に分けられ，主な内因性因子としては，年齢や性別に関連した自分の体格や技術的な自己能力の理解不足，悪コンディションによる健康状態の不良があり，主な外因性因子には，練習場所や練習時間といった環境による問題，練習内容といった指導者による問題，使用する器具や用具による問題がある。

小児の運動器は発育過程にあるので，その構造は成人とは明らかに異なる。小児の運動器は，以下の3つの特徴を有しており，小児特有のスポーツ外傷および障害をきたす。

①軟骨部分が多く，未完成の骨であるため，衝撃が反復されて1つの部位に集中して加えられると，正常な成長過程が障害されて疼痛を生じたり，将来変形をきたすことがある。
　この病態によるスポーツ障害の代表的なものに，Köhler病，Freiberg病，上腕骨小頭離断性骨軟骨炎がある。

②関節の柔軟性が大きく，靱帯が骨よりも丈夫であるため，関節捻挫による靱帯損傷は比較的少なく，骨端線の損傷や靱帯付着部での剥離骨折をきたしてしまうことが多い。
　この病態によるスポーツ外傷の代表的なものに，足関節外果剥離骨折や上腕骨内側上顆剥離骨折が，スポーツ障害の代表的なものに野球肘(内側障害)がある。

③骨に比較して筋・腱の発育・発達が緩やかであるため，相対的には筋・腱は短縮し，その付着部は常に緊張を受けやすい。
　この病態によるスポーツ外傷の代表的なものに骨盤裂離骨折が，スポーツ障害の代表的なものに，骨端症(Osgood-Schlatter病，Sever病)や有痛性外脛骨障害がある。

本項では小児におけるスポーツ外傷および障害の特徴と，診断および治療法について述べる。

疫学

スポーツの種目や活動内容によって，外傷および障害の発生頻度や部位は異なる。疫学については，スポーツ安全協会と中学および高校での正規体育授業と部活動での外傷を対象とした，日本スポーツ振興センターからの報告[1, 2]があるのでこれらを参照していただきたい。

筋ごとにおけるタイトネス(柔軟性不良)の発育変化では，最も末梢に存在する腓腹筋で最も硬くなる時期が早く，最も中枢側に位置する腸腰筋で最も硬くなる時期が遅くなっていると報告されており[3]，実際にSever病は10歳前後に，Osgood-Schlatter病は中学校入学前後にそれぞれ発生しやすく，高校入学前後には，股関節痛や腰痛で悩まされるという症例をしばしば経験する。

サッカーにおいては，下肢に外傷および障害が集中することはよく知られているが，発育期のサッカー選手の場合，全身に占める頭部の大きさ・重さの割合が大きいため重心の位置が高く，ボディバランスをとることが未熟なため，転倒時に手関節や肘関節周囲の骨折をきたす例が比較的多い[4]。

診断

外傷および障害ともに局所の圧痛や運動時痛を主訴に来院するが，外傷の場合は，外観上の変形や腫脹を伴うことが多く，X線像などの画像所見で比較的容易に診断することができる。受傷機転から重症度を推察することができるので，発生状況を詳細に聴取することが大切である。

障害の場合も同様で，運動時痛や関節機能障害を自覚した時期や，発生状況を詳細に聴取することが大切である。既往歴としても，乳児期からの成長過程において，全身関節弛緩による運動発達遅延や，非対称性肢位(いわゆる向き癖)があったかどうかを聴取しておくと，診察時に注目すべき点を絞り込みやすくなる。

また，骨折後変形治癒(下肢の場合は脚長不等，上肢では変形)が障害の原因となっていることもあるので，過去の外傷歴も聴取しておくべきである。

診察する際には，疼痛を訴えている部分のみを診察するのではなく，健側を含めて，上肢であれば肩関節から手部まで，下肢であれば股関節から足部までのメディカルチェック(①身体計測，②関節の弛緩性，③柔軟性，④アライメントの評価)を同時に行うべきである。メディカルチェックを行うことで，障害発生の原因がより明確となることもある。

画像検査をする際には，患側のみではなく健側も同条件で撮影して比較してみると，診断が容易となる。

画像検査としてはX線撮影が第1選択になることが多いが，小学生以下の場合は骨化が未熟であるために，骨端線損傷や骨端剥離骨折の診断に難渋することもある。一方，超音波検査では骨膜の損傷や微細な骨折の状態を把握することができ，外傷および障害の有無をスクリーニングするには非常に有用である(**図1**)。しかしながら，超音波検査では骨髄内での病変の状況やその範囲の把握ができないので，これらを判断するにはMRIでの精査を要する。また，骨片の転位の状態を確認するためには，CTや3D-CTが有用となることがある。

Point

例えば腰痛の場合は，姿勢異常や生理的弯曲の消失，側弯症や下肢の脚長不等が原因となっていることもある。また，下肢の筋拘縮による股関節周囲の柔軟性不足が腰部への負担を強めることもあるので，股関節から足部までの関節可動域に左右差はないか，筋バランスに左右差がないかをそれぞれみておく必要がある。

下肢痛の原因としては，大腿骨近位の過前捻や下腿の内捻により生じていることをしばしば経験する。特に左右差[配列異常(malalignment)や回旋異常(malrotation)]がある場合には，片側に障害をきたすことがある。

治療

初期治療については原則的に保存療法にて経過観察を行う。急性炎症による症状が消退するまでは運動禁止とし，局所の安静を図る。運動禁止の

図1　症例

9歳，男子。階段から転落して受傷。初診時の斜位X線像では明らかな骨折を認めないが，左足関節の不安定性と外果周囲の腫脹と圧痛を認め，超音波像では健側と比較すると，腓骨遠位骨端での骨表面の不整像と血腫形成を認め(**b**，矢印)，前距腓靱帯の腓骨側の付着部での剥離損傷をきたしていると考えられる。初診後3か月の斜位X線像では，腓骨先端に骨吸収像と仮骨形成を認め，骨折であったと判断できる(**d**，矢印)。超音波像では前距腓靱帯の修復は良好であり，連続性が保たれていることがわかる(**e**，矢印)。診察上も局所の圧痛および腫脹は消失し，左足関節の前方不安定性も認められなかった。
a：初診時のX線像
b：初診時の超音波像
c：初診時の超音波像(健側)
d：初診後3か月のX線像
e：初診後3か月の超音波像

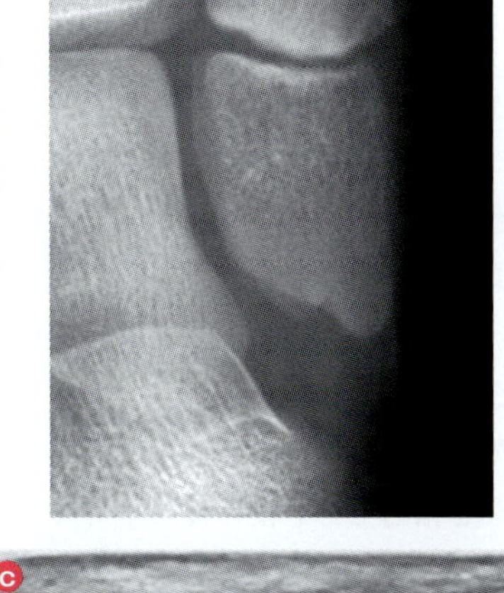

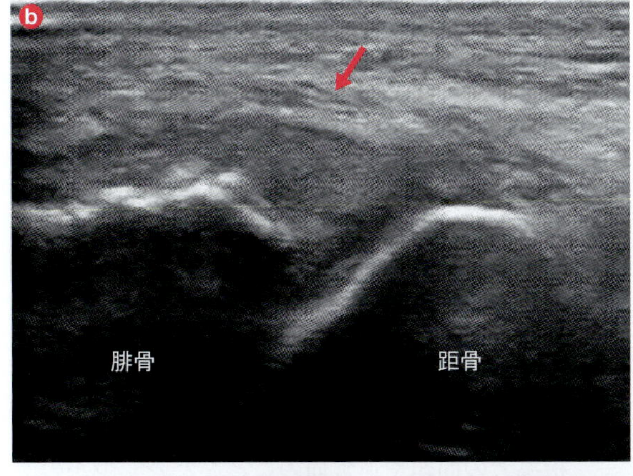

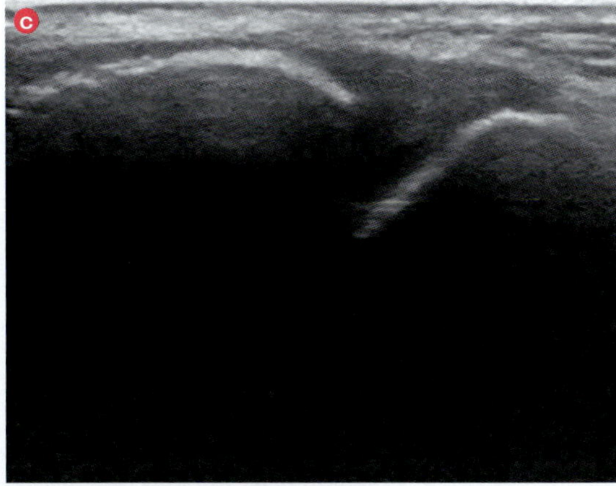

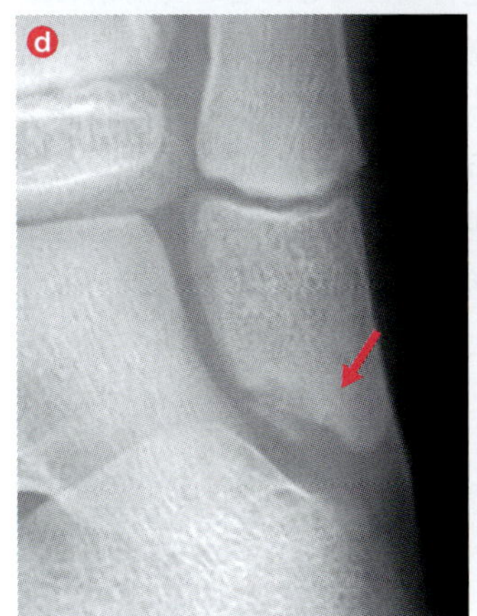

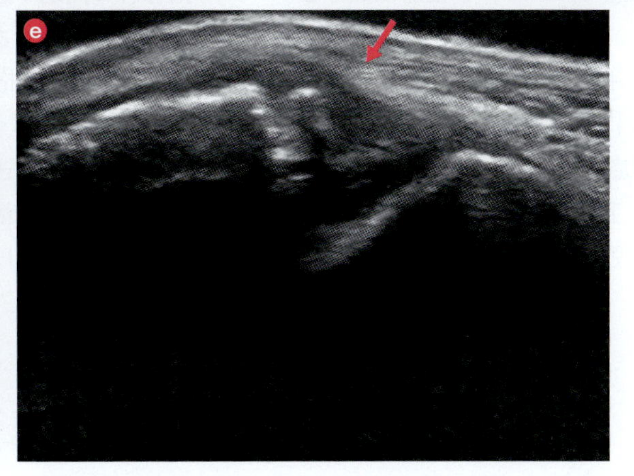

時期には，患部以外の筋ストレッチや筋力増強トレーニングなどを行うように指導し，二次的に発生する他の部位における機能損失を最小限にするのがよい。

運動復帰時期の決定に際して，骨折(疲労性骨障害を含む)や筋損傷の場合には，X線像やMRI所見で決めることが多いが，完全修復となると発症後数か月かかることが多いので，画像所見にはさほどとらわれずに局所の圧痛の消失と，外傷および障害に関連している関節可動域の改善や運動時痛の消失を，1つの目安としている。

いったんは運動時痛が消失したとしても，障害の原因を取り除かないと，繰り返し症状が引き起こされる可能性が高いので，再度メディカルチェックを行い，問題点がある場合には，症状消失後いきなり運動を開始するのではなく，筋力の増強訓練や関節柔軟性を獲得する訓練を指導しながら，さらに可能であれば運動動作の改善を図り，徐々に復帰させるようにするのがよい。

例えば，姿勢異常がある場合には，体幹保持の筋力トレーニングを指導し，下肢の脚長不等やアライメント異常がある場合には，足底挿板(補高やアーチサポートなど)を処方することで対応する。

改善策を提案し実行させるときには医療従事者が積極的に行うのではなく，本人に自分のコンディションを理解させて，自分で行わせることが重要である。

急性期にはギプスシーネ固定や装具処方を行うことがあるが，筋力や関節可動域の改善がみられれば，極力外固定ははずすようにしている。また，基本的には中学生以下の選手の場合は，装具やテーピングをした状態でのスポーツ復帰は許可しないようにしている。

装具を付けないと運動できないような状態で関節に問題がある場合には，手術療法を含めた治療を追加することも考慮する。

骨折に関しては，手術療法の適応となるのは，骨折の転位がかなり強く，合併症を伴うなど急性期の症状が著しい場合に限られている。年齢と体格が一致しないこともあるので，骨端線の残存状況をみて手術適応を決めることもある。

小児の場合は，靱帯付着部での剥離骨折をきたしてしまうことが多いが，足関節捻挫と容易に判断されて不適切な保存療法を受けた結果，陳旧性の剥離骨折を認める症例をしばしば経験する。関節周囲の腫脹や疼痛を認めた場合には，まず骨折をきたしているものと考え，ギプスもしくはギプスシーネによる固定を少なくとも2週間は行うべきと考えている。

予後

小児のスポーツ外傷および障害については，変形や関節症性変化をきたす前に適切な治療を行うことができれば，予後は良好である。

最近では，触診と可動域測定，超音波検査による運動器検診を行う地域が増えつつあり，メディカルチェックによるスポーツ障害発生予防の効果は十分に期待しうると考えられる。

指導者の問題や運営面のことなどいくつかの改善すべき問題点もあるが，スポーツ指導者には暦年齢ではなく，体格など発育状況に応じた指導をしていただけるよう，講習会などを通じて啓発活動を地道に行い，運営面では，酷暑などの過酷な環境でのスポーツ活動を避けるように依頼するなどで対応するようにしている。

(戸祭正喜)

文献

1) 福林　徹. 平成21～23年度における3年間のまとめ. 日体育協会スポーツ医科研報集 2013；2012：48-53.
2) 奥脇　透. 平成21～23年度における3年間のまとめ. 日体育協会スポーツ医科研報集 2013；2012：10-22.
3) 鳥居　俊. こどもの身体の特徴(総論). こどものスポーツ障害診療ハンドブック. 山下敏彦編. 東京：中外医学社；2013. p1-7.
4) 戸祭正喜, ほか. プロサッカークラブの下部組織におけるスポーツ外傷および障害の発生状況. 関節外科 2008；27：1693-700.

被虐待児症候群

Key words
- 身体的虐待（physical abuse）
- 骨幹端骨折（metaphyseal fracture）
- 肋骨骨折（rib fracture）
- 骨膜剥離損傷（periosteal stripping injury）

概念

保護者やそれに代わる養育者がこどもを故意に傷つけることは決して例外的なことではなく，しかもその行為はこどものその後の成長・発達にも影響を及ぼすことを，Kempeら[1]が1962年に被虐待児症候群として報告した。これが契機となって，虐待というものが単なる外傷ではなく，こどもの成長・発達に影響を及ぼす病態として把握されるようになっていった。現在では，身体への暴力のみならずこどもの権利を侵害するすべてのことが問題であるとして，これらをすべて含めて「こども虐待」と表現するのが一般的となっている。法的には，18歳未満のこどもを「児童」としているため，「児童虐待」という語もしばしば目にするが，同様の意味で用いられている。「被虐待児症候群」という用語に関しては，現在では，こども虐待の一部である身体的虐待に関して用いられることが多い。

われわれ整形外科医が遭遇する外傷のなかにも，当然，虐待によるものが含まれている。整形外科は四肢の外傷での受診が主となるため，虐待であっても生命への危険が問題となることはほとんどない。しかしながら，これが放置されると死に至る危険性があり，また，死に至らない場合であっても，虐待を受けて育つことにより，①身体的発育の遅延，②知的発達の障害，③心理・精神的発達の障害を生じ，将来的に発達障害による問題行動を起こす可能性が生じてしまう。こうなる前に虐待の診断をして，適切な対処をすることが必要であり，外傷そのものが緊急を要するものでない場合であっても，これが進行性の，生命への危険性が高い病態であることをよく認識し，緊急の対応を取らなければならないものである。法的にも，われわれ医療従事者は，虐待を受けているこどもを発見しやすい立場にあるとして，より積極的に早期発見，通告を行うべきことが義務付けられている。

疫学・分類

こども虐待の発生件数に関しては明確な数字は不明であるが，こどもの権利侵害についてのとらえ方の拡大もあり，報道などで目にする検挙件数は，増加を続けている（**図1**）。児童相談所への通告件数は，当然，桁違いに多いが，こういった事例はもともと家庭内での出来事であるため，他者がそれを十分に把握することが困難で，この数も氷山の一角にすぎない。

こども虐待は，①身体的虐待，②性的虐待，③心理的虐待，④ネグレクト（neglect；怠慢または育児拒否）の4種類に区分されるが，複数種類の虐待が重なって行われていることも多い。平成27年(2015年)の1年間のこども虐待での児童相談所への通告件数は，10万件を超えている(**図2**)。このなかで，最も多いのは，両親間の家庭内暴力の目撃などによる心理的虐待であるが，身体的虐待はこれに次いで多く，28,611件(28%)である。しかしながら，事件として表面化し検挙に至った数でみると，平成27年の1年間のこども虐待による検挙件数785件中643件(82%)が身体的虐待である(**図3**)。虐待そのものはどの年齢でも生じているが，虐待死に関しては，18歳未満の心中以外の虐待死582例中256例(44%)が0歳児であり(**図4**)，特に乳児期の虐待は死に至る可能性が高く，要注意である。

図1　身体的虐待検挙件数の推移

検挙件数は増加傾向にあるが，平成26年(2014年)以降急増している。

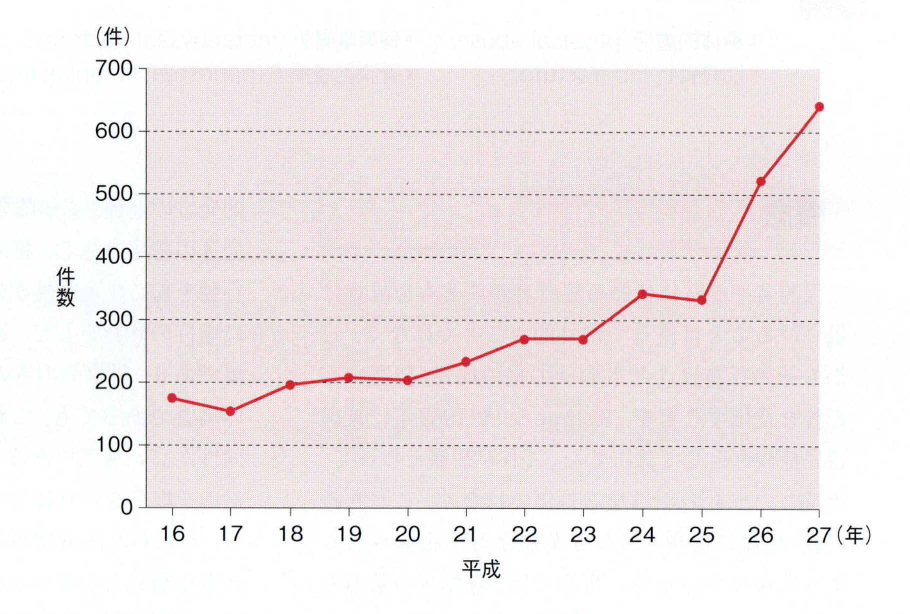

(警察庁発表『児童虐待及び福祉犯の検挙状況等』より著者作成)

図2　児童相談所対応件数の推移

児童相談所における児童虐待に関する対応件数は毎年増加しており，平成27年(2015年)には10万件を超えている(平成22年度は，東日本大震災の影響で福島県を除いた数値を，平成27年の値は速報値を使用している)。

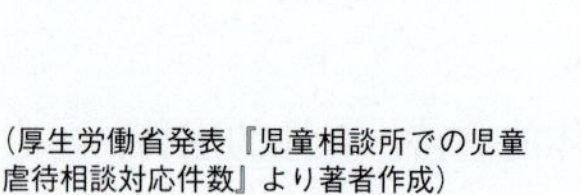
(厚生労働省発表『児童相談所での児童虐待相談対応件数』より著者作成)

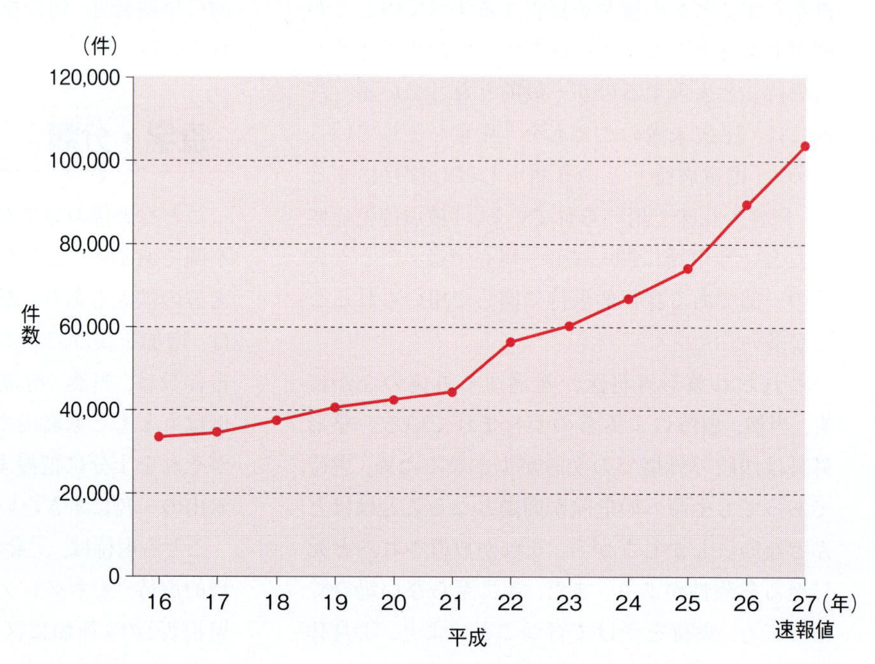

図3　平成27年虐待検挙の内訳

検挙に至る虐待事例では，身体的虐待が785件中の643件（82%）を占めている。

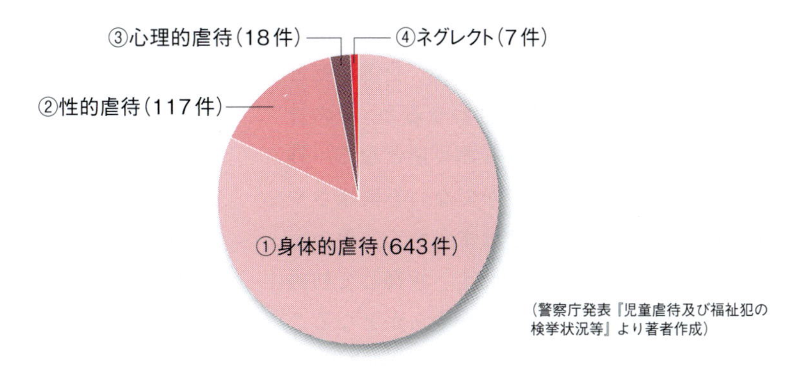

（警察庁発表『児童虐待及び福祉犯の検挙状況等』より著者作成）

図4　虐待による死亡時点でのこどもの年齢

平成15年（2003年）7月〜平成26年（2014年）3月までに，心中以外での虐待死に至った18未満の児は582例である。虐待による死亡はどの年齢でも生じているが，256例（44%）が0歳児である。

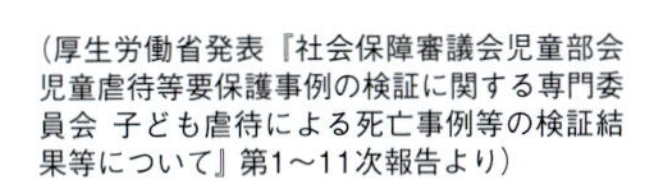
（厚生労働省発表『社会保障審議会児童部会児童虐待等要保護事例の検証に関する専門委員会 子ども虐待による死亡事例等の検証結果等について』第1〜11次報告より）

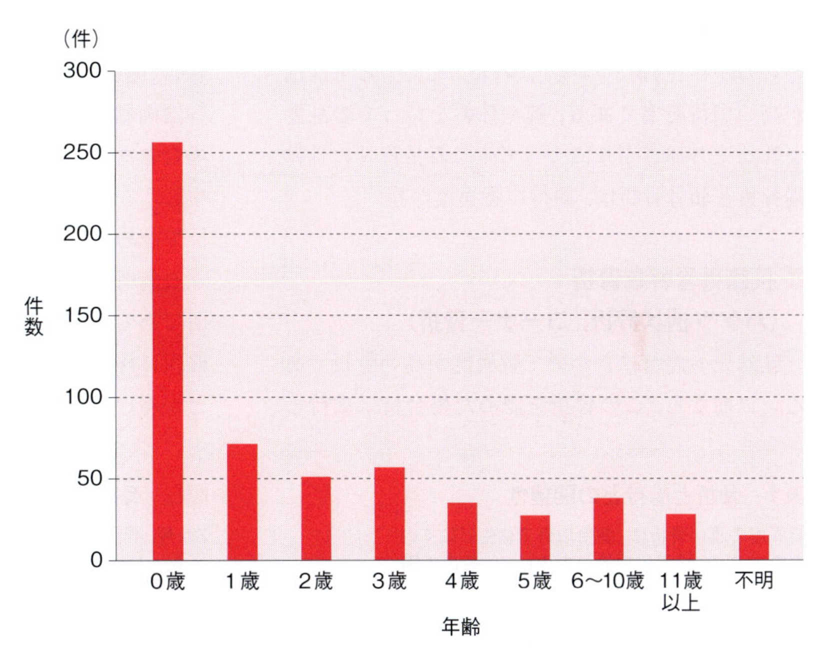

虐待による骨折

虐待による骨折の半数は，一般によくみられる長管骨骨幹部の単独骨折であり[2]，どの部位の骨折であっても，虐待によるものである可能性は存在する。従って，骨折部位や骨折型以外の部分で，虐待による外傷の可能性を感じ取れるかどうかが重要となる。この場合に，受傷時の年齢や運動発達の程度は，状況を推測するうえで欠かすことができない。通常の外傷による骨折は3歳以下ではまれであり，特に独歩がまだできない年齢では，すべてが保護者に委ねられた生活なので，骨折も交通事故や転落などの特別な状況以外では発生せず，受傷に至った経緯がはっきりしているのが一般的である。これに対して，虐待による骨折は，ほとんどが3歳までの受傷であり，1歳未満に特に多い。受傷機転に関しても，保護者の説明の範囲では，明らかな外傷が存在しない，ないしは，外傷の既往がある場合であっても，ソファーからの転落や抱っこをしていて軽くぶつけたなどの軽微なものが主で，実際の骨折像とは結びつかないのが大半である。虐待では，疼痛の訴えや不機嫌さ，機能障害などの症状を保護者が非常に軽く表現することが多く，また，受傷から来院までに不自然な遅れを伴うことが多いなど，実際の外傷の程度と保護者から聴取した様子に解離が存在することが特徴の1つである。従って，その外傷を生じるのに必要な外力の方向や大きさを考え，受傷機転として説明されている話と考え合わせると，その骨折が外傷によるものか否かが推測可能となる。外傷とは関係なく，原因の明らかでない不機嫌さや呼吸の不整，ないしは骨折とはまったく関係のない四肢の冷感や発疹などで来院し，診察して初めて四肢の疼痛や運動制限の存在が明らかとなることもあり，不定愁訴での来院も要注意である。

骨折の部位に関しては，虐待によって生じやすいものが存在(**表1**)する[4]。特に，死に至る可能性が高い虐待行為である，腕や体幹を持っての乱暴な乳幼児の揺さぶりによって生じる長管骨の骨幹端骨折と肋骨骨折は，虐待に特異度が高い。

長管骨骨幹端骨折（バケツ柄状骨折，コーナー骨折）

乳幼児の虐待にきわめて特異度が高い骨折である。以前から，この骨折を認めた場合には虐待と考えるべきものとされており，虐待の所見としてclassic metaphyseal lesion(CML)ともよばれている[3]。患児の四肢ないしは体幹をつかんで激しく揺さぶることにより，力学的弱点である四肢の長管骨骨幹端に生じる骨折である。膝関節を無理に過伸展させることも原因となりうる。骨幹端で薄い骨の層を伴って骨折しているもので，この部位では骨膜が骨に強固に付着しているため，ほとんど転位を生じることがなく，骨折線のみを認めることになる。

X線像で骨折線がみえている場合はバケツ柄状骨折(**図5**)とよばれ，骨折線がはっきりみえず，骨幹端両側に小さな骨片が存在しているようにみえる場合をコーナー骨折とよんでいる。どの長管骨でも生じうるが，大腿骨遠位，脛骨近位・遠位，上腕骨近位で認めることが多く，しばしば両側性である。

長管骨骨幹端は，骨の修復が速やかに起きる場所であるが，骨膜損傷を生じにくいこともあって，修復に際して旺盛な仮骨や骨膜反応を認めないことが多い。

表1　骨折と虐待との関連性

特異度の高い骨折は，虐待以外では生じにくいものであり，特異度の低いものは，一般の外傷でもよくみかける骨折で，単独では特に虐待と関連づけることができないものである。

特異度	
高度	・骨幹端骨折 ・肋骨後方の骨折 ・肩甲骨骨折 ・胸骨骨折 ・脊椎棘突起骨折 ・第1肋骨骨折
中等度	・多発骨折（特に両側性） ・異なる時期の骨折 ・椎体骨折 ・頭蓋の複数の骨折 ・長管骨の骨端骨折 ・指趾骨骨折
低度	・長管骨の骨幹部骨折 ・頭蓋骨の線状骨折 ・鎖骨骨折

図5　骨幹端骨折

7か月，男児。生後5か月のころに少し下肢を動かさないことがあったが，4～5日で軽快したことがあり，今回再び下肢を動かさなくなったとのことで来院。大腿骨遠位に骨幹端骨折を認める。バケツ柄状骨折であるが，外側の骨折線が不鮮明で，コーナー骨折の部分も認める。体幹の揺さぶりによる受傷である。

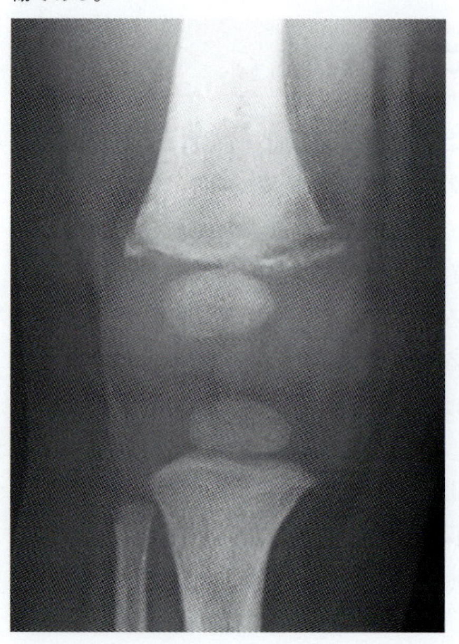

肋骨骨折

乳児期の虐待では長管骨の骨幹端骨折同様，特徴的な骨折である。乳児期の胸郭は柔軟で，通常骨折を生じることはほとんどない。しかし，胸部を強く握って激しく揺さぶると，胸郭が前後に激しく動くことになり，肋骨が椎体および脊椎横突起に固定されているため，そこが支点となって肋骨後方に左右対称性の多発骨折を生じる。殴ったり蹴ったりなどの直達打撃によって，局所に多発骨折を生じることもあるが，その場合には，胸腔や腹部臓器の損傷も考慮しなければならない。

保護者は虐待により出現した症状については訴えないことが多いので，脇を持って抱き上げたときやゲップをさせたときなどに不機嫌であるといった，非特異的な症状だけを主張することが多い。

骨膜剥離損傷

乳幼児期の骨膜は丈夫であるが，骨幹部での骨との接着は比較的緩いため，四肢を強く握って捻りを加えるなどで，骨折を生じない場合でも骨膜が広範に剥離し，骨膜下の血腫を生じることがある。こういった外傷も，局所の腫脹は軽く，圧痛も数日で消失するため，急性期には臨床的にわかりにくいことが多い。X線像でも，初期には骨周囲の不明瞭な影しか認められない。受傷後1～2週間経つと，骨膜下の著明な骨新生が明らかとなる（**図6**）。

長管骨骨折

下肢骨の螺旋骨折は軽微な外力で発生することがあり，一般にもよくみかけるものであるが，そういった場合には骨折部での転位をほとんど認めないことが多い。明らかな転位を認める場合には，受傷時の外力が大きかったことが伺われ，受傷機転が明らかでない場合には虐待を考慮すべきである。同様に，横骨折は直達での局所へのかなり大きな外力が必要で，骨折を生じるに足る明確な原因が明らかではない場合には，虐待を考えるべきものである。

鎖骨の骨幹部骨折は軽微な外傷でも発生し，一般によくみかけるものであるが，遠位端での骨折は肩への直達外力や腕を強く引っ張ることなどが原因となり，虐待による受傷の可能性がある。

手足の骨折も虐待の可能性の高い骨折である。手や足を強く握ったり，捻ったりすることによって，中手骨や中足骨の骨折を生じる。この場合も，X線像で骨幹端のわずかな変形や，骨膜下骨新生と骨髄の硬化像のみがX線所見である（**図7**）など，診断が困難なことが多い。

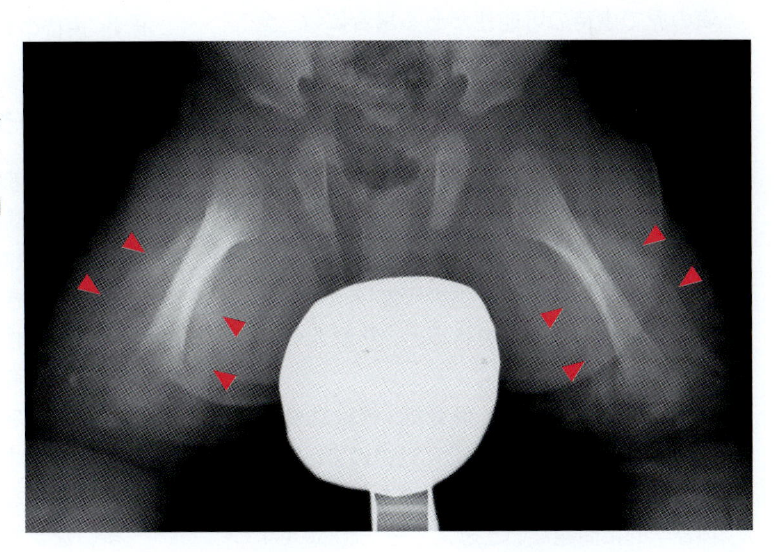

図6　骨膜剥離損傷

1か月，男児。受診2週間後X線像。下肢を動かさなくなったとのことで来院。初診時のX線像では軟部の腫脹のみが認められたが，2週間後の再撮影で，両側大腿骨周囲の著明な骨膜下骨新生像（矢頭）が明らかである。

図7　足部の多発骨折

6か月，男児。側頭部の腫脹で来院。全身骨スクリーニングで側頭骨を含めた，新旧入り交じった多発性の骨折像を認めている。足部X線像では，足部を捻ったことによると思われる中足骨基部の陳旧性の骨折を多数認める（矢印）。右第5中足骨基部にも陳旧性の骨折像が存在する。

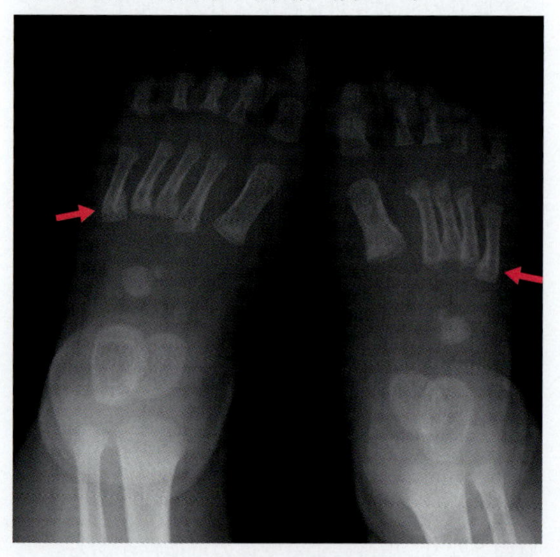

診断の難しさ

特に乳幼児では，症状の訴えがはっきりせず，疼痛や腫脹も軽いうえに早期に軽快してしまうことが多いため，臨床的には骨折を疑えないことも多い。このため，3歳未満の児で虐待の可能性がある場合には，全身骨のスクリーニング（**表2**）を行うべきである。これにより，虐待に特有な多発性の骨折，受傷時期の異なる骨折，虐待の可能性の高い部位の骨折などが認められれば，診断に至る可能性が高くなる。さらに，受傷早期で，X線像でまだ骨折がはっきりとしない可能性がある場合には，2週間程度待ってから再度スクリーニングを行うと，新鮮な骨折の有無も明らかとなる。

乳幼児の虐待での肋骨骨折，骨幹端骨折と頭部外傷との合併は70%近いので，虐待によると思われる外傷を認めた場合には，神経学的に問題ないと思えても，頭部のCT検査を行っておくべきである。

表2　スクリーニングとしての全身骨単純X線検査

東京都立小児総合医療センターで，虐待の可能性のある乳幼児に行っている単純X線検査セット。撮影枚数を減らすため，大きめのフィルムで広く撮っているが，頸椎は評価が困難であるため別に撮影を行っている。

- 頭部2方向
- 頸椎2方向
- 胸腹部正面（脊柱，胸郭，骨盤を含めて）
- 脊柱側面
- 両上肢全長正面（両手を含めて）
- 両下肢全長正面
- 両足正面

鑑別を要する骨折

鑑別を要する骨折としては，易骨折性を有しているためのやむをえない骨折が問題となる。小児で易骨折性の原因となるものとしては，①骨形成不全症，②麻痺性疾患や運動発達遅滞による廃用性萎縮，③骨嚢腫，④線維性骨異形成症などの骨病変が挙げられる。しかしながら，易骨折性を有しているかどうかは，X線像や経過から明らかであることが多く，易骨折性の有無が鑑別上問題となることは少ない。問題となるのは，易骨折性を伴っている場合に生じた骨折であるからといって，必ずしも虐待が関与していないとはいえないことである。安易に易骨折性があるための病的骨折と判断せず，虐待の有無をきちんと評価する必要がある。

虐待を疑う状況

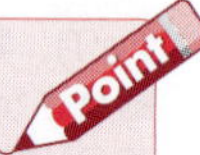

皮膚に新旧混在した外傷痕を認める場合には，当然虐待を疑うことになるが，低身長・低体重などの発育の不良も，ネグレクトを含めてきちんとした子育てがなされていない可能性を示唆し，虐待の可能性が存在する。発育が正常かどうかは成長曲線を確認すれば容易に評価できるので，身長・体重の確認は必須である。身体や衣類が汚い，季節感のない衣類を着用している，う歯が多いなども，子育てがきちんとなされていない可能性を示唆する所見である。

対応

虐待であるかどうかを，外来で個人の医師が判断する必要はない。虐待による可能性が少しでもある場合には，児の安全性を優先して，入院での経過観察としたうえで，発症の経緯，家族の言動，親子関係などを看護師や他の医師を含めて多くの人数で複数回確認し，状態の整合性を評価することが重要である。

そのうえで虐待を疑っていることを児童相談所へ通告すると，それを受けた児童相談所が医学的判断の聴取や，その児を取り巻く社会的背景，養育状況などを調査し，児童虐待の判断やその後の対応に当たることとなる。

（下村哲史）

文献

1) Kempe CH, et al. The battered-child syndrome. JAMA 1962；181：17-24.
2) King J, et al. Analysis of 429 fractures in 189 battered children. J Pediatric Orthop 1988；8：585-9.
3) Kleinman PK, et al. The metaphyseal lesion in abused infants：a radiologic-histopathologic study. Am J Roentgenol 1986；146：895-905.
4) Kleinman PK. Diagnotic imaging of child abuse. 2nd ed. St. Louis：Mosby；1998.

Ⅳ　上肢疾患

分娩麻痺，分娩骨折

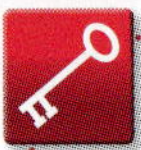

Key words

- 分娩外傷(birth trauma)
- 新生児(newborn)
- 腕神経叢(brachial plexus)
- 神経修復(nerve repair)

分娩外傷(**表1**)は，分娩の過程で新生児が受ける損傷であり，医学的のみでなく社会的にも患者・家族に対して初診時から的確な対応が望まれる。そのなかで整形外科的に重要なものは，腕神経叢損傷である分娩麻痺と，骨格系に対する損傷すなわち分娩骨折・骨端線離開である。

表1　分娩外傷

1. 筋骨格損傷	・**骨折(分娩骨折)** ・骨端線損傷 ・筋挫傷・筋性斜頚(？)
2. 末梢神経損傷	・**腕神経叢損傷(分娩麻痺)** ・橈骨神経損傷 ・顔面神経損傷 ・横隔神経損傷 ・Horner症候群
3. 中枢神経損傷	・低酸素性脳症 ・硬膜下血腫 ・くも膜下血腫 ・帽状腱膜下血腫 ・硬膜外血腫 ・脊髄損傷 ・下垂体柄離断
4. 頭部損傷	・頭血腫 ・顔面裂傷 ・鉗子圧痕 ・点状出血
5. 内臓損傷	・脾臓破裂 ・肝被膜下血腫，肝臓破裂 ・副腎出血

1 分娩麻痺

概念

分娩麻痺は分娩時に発生する腕神経叢の牽引損傷である。頭位分娩では巨大児に発生しやすい。

分娩との関係

◇頭位分娩

巨大児では肩幅が頭部の幅を超える傾向があるために，肩の娩出が困難(肩甲難産)となり，それを解離する操作によって麻痺が発生する。

◇骨盤位分娩

頭部娩出時に肩の娩出後に頭部が娩出されるとき，頚部に強い牽引力がかかり麻痺が発生しやすい。

◇帝王切開

過度の牽引を行えば帝王切開であっても麻痺が発生しうる。

◇異常分娩

鉗子分娩・吸引分娩などでは麻痺が発生しやすい。

自然回復

完全回復する予後良好例が約90%を占める[1)]。残りの10%ではなんらかの遺残麻痺を残し，さらにその何割かで手術を要する。

頭位分娩における予後は，出生時体重が4,500 gを超えると極端に悪化する。

横隔神経麻痺合併例，Horner症候群合併例では分娩麻痺の予後が不良である[2)]。

疫学

発生頻度は軽症例を含めると1,000出生当たりおおよそ0.5人である。肩甲難産を認める症例では100倍，4,500 g以上の巨大児では14倍の発生率が報告されている[3)]。一概に古い文献で発生頻度が高いわけではなく，減少傾向にあるという証拠はない[4)]。

臨床症状

損傷を受けた神経の分布と損傷の程度，評価時期（自然回復の程度）によって臨床症状が異なる。しかし，腕神経叢は複雑に分岐・合流を繰り返すため，損傷を受けた部位と臨床症状の関係は必ずしも単純ではない。

損傷部位による分類

◇上位型麻痺（Erb麻痺）

第5・第6頚神経，ときにこれらに加えて第7頚神経に損傷を受けた場合に生じる。肩の外転外旋，肘の屈曲が主に障害され，患児は肩を内転内旋，肘を伸展，前腕を回内，手を掌屈・尺屈，手指を屈曲させた定型的な肢位（waiter's tip position）をとる。第7頚神経が損傷を免れていると手関節の背屈が可能である。

◇全型麻痺

上位型麻痺に加えて，第8頚神経，第1胸神経にまで損傷が及んだ場合に生じる。典型例では上肢全体が完全弛緩性麻痺を呈するが，第1胸神経が損傷を免れている場合は指の屈曲のみ可能で，ほかが完全弛緩性麻痺となる。

◇下位型麻痺（Klumpke麻痺）

生下時より下位型を呈する麻痺は非常にまれで，大部分は全型麻痺で出生し，上位神経根に回復傾向が認められ下位神経根に強い麻痺が残存したものである。

神経損傷程度による分類

◇節前損傷

脊髄後根神経節より近位での損傷である。神経根が脊髄から引き抜かれる神経根引き抜き損傷であり，修復不能である。

◇節後損傷

脊髄後根神経節より遠位での損傷である。神経根が椎間孔を出てから損傷を受ける損傷形態で，自然回復するneurapraxia（神経遮断）から，まったく回復のみられないneurotmesis（神経断裂）まである。

> **Point**
>
> 分娩麻痺の多くで自然回復が見込まれるが，実際に出生直後に麻痺が回復するものかどうかを判断することは困難である。
>
> 分娩麻痺の評価はneurapraxiaの回復が一段落する生後1か月ごろに行うとわかりやすい。
>
> 重度の分娩麻痺を放置すると，麻痺が回復せずに上肢の運動障害，知覚障害，成長障害を残すため，患児は大きなハンディキャップを一生背負うことになる。

診察手順

問診

◇分娩経緯

難産・異常分娩の有無，仮死の有無を確認する。

◇運動発達歴

上肢の使い方に左右差がある。寝返り・はいはいが難しい。

理学所見

上肢の麻痺の分布や肢位を観察する。麻痺は出生直後よりみられ，定型的な肢位をとる。Moro反射が陰性である。

筋力を指標にした麻痺の回復状況の経時的評価を行う。

合併分娩損傷として，①分娩骨折，②筋性斜頚，③横隔神経麻痺，④Horner症候群の有無を確認する。

年長児では，①関節拘縮，②成長障害，③知覚障害の評価を行う。

鑑別診断

分娩外傷（骨・関節損傷，末梢神経損傷），感染症など疼痛性疾患

骨折（特に鎖骨骨折）による偽性麻痺を除外するためにX線検査が必要である。鎖骨骨折が分娩麻痺に合併することはまれではない。

先天性疾患

先天性多発性関節拘縮症，片側萎縮症との鑑別を行う。

治療（図1）

リハビリテーション[5)]

生直後の2週間は，損傷部位の安静と愛護的育児を行い，関節可動域訓練（拘縮予防）を生後3週目から開始する。月齢に合わせた発達の促通を行い，発達段階に応じて患側を意識させる。

神経修復術

◇手術適応

上位型麻痺では，生後5か月で上腕二頭筋による肘屈曲が認められない場合[6)]，全型麻痺では生後3か月で手指の屈曲がない場合[7)]にそれぞれ手術適応となる。時期を失した神経修復では筋に不

図1　分娩麻痺の治療体系

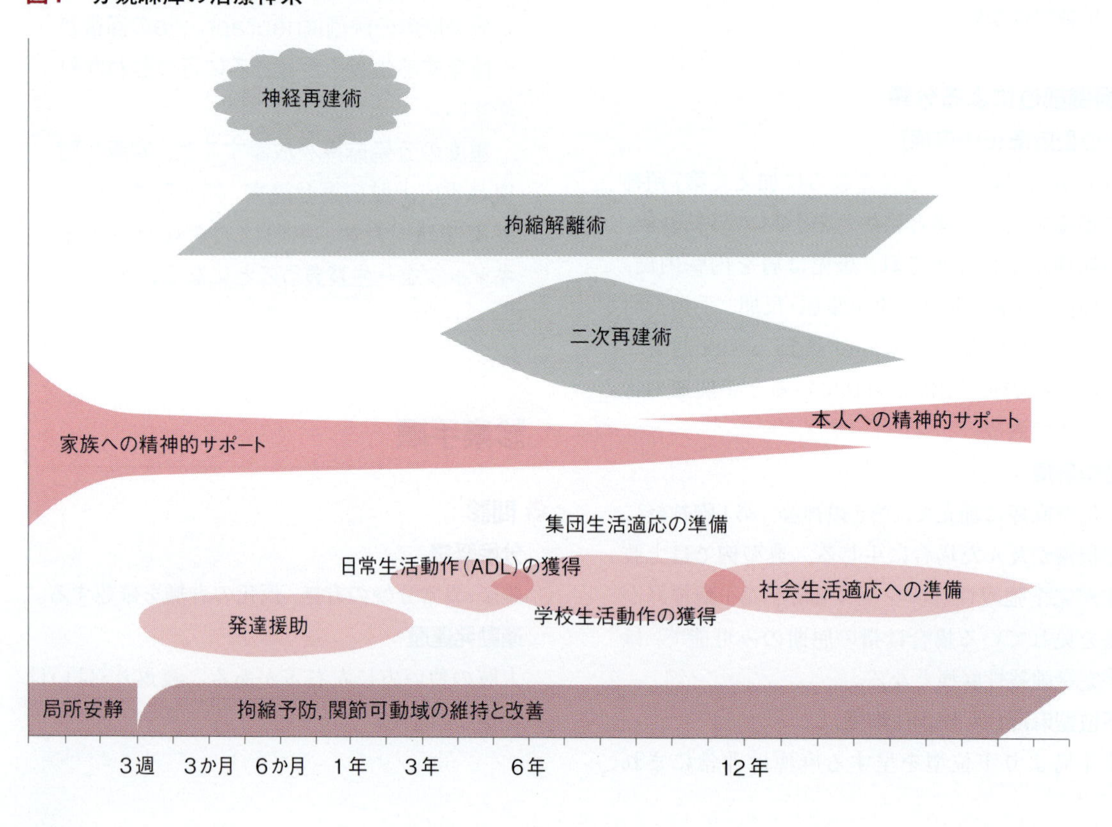

可逆的な変化が生じており，機能回復が望めない。

◇手術術式

節後損傷には神経移植術を用い，節前損傷があれば，肋間神経移行術，副神経移行術などを併用する。成人の外傷性腕神経叢麻痺と異なり，すべての機能を再建するのが原則である。

二次再建術[8)]

遺残した運動機能障害に対して，就学前に行われることが多い。筋解離術，腱移行術，矯正骨切り術など，さまざまな術式が考案されている。比較的よく再建される機能は，①肩外転外旋，②肘屈曲，③前腕回内・外，④手関節背屈などである。

2 分娩骨折

概念

分娩骨折は分娩時に発症する骨折の総称である。胎児が産道を通過する際に受ける機械的圧迫と，吸引・鉗子を含む産科的手技がもたらす人為的外力とが複合的に作用して発生する。

発生部位

鎖骨骨折の頻度が最も高く，次いで，上腕骨骨折，大腿骨骨折，上腕骨近位および遠位骨端線損傷の順である。

分娩骨折の大部分は骨幹部骨折で，横骨折あるいは斜骨折の形をとる。

骨端線離開は小児の骨折型としては一般的であるが，分娩外傷としてはまれである。上腕骨・大腿骨に発生することがあり，Salter-Harris分類Type Ⅰの形をとる。

骨折が多発している場合には病的骨折に注意する。①骨形成不全症，②低ホスファターゼ症，③先天性多発性関節拘縮症，④低栄養，⑤代謝異常などの基礎疾患の有無を検索する。

リスクファクター[9)]

分娩骨折のリスクファクターとして，①児頭骨盤不均衡(cephalopelvic disproportion；CPD)，②肩甲難産(鎖骨骨折)，③骨盤位分娩，鉗子分娩などの異常分娩(上腕骨骨折)，④帝王切開(大腿骨骨折)などが挙げられる。

疫学[10, 11)]

発生頻度は報告により0.08～0.8％と大きなばらつきがある。その要因として，母集団が異なること，新生児の骨折の発生率と発見率には大きな差があることが挙げられる。

分娩骨折中に鎖骨骨折が占める割合は90～95％である。新生児医療の発展により救命可能な低体重出生児が増加しており，それに伴う分娩骨折には鎖骨骨折が少ない。

診断

患肢には異常可動性があり，局所の腫脹・熱感を伴っているため診断は比較的容易である。疼痛のために患肢をあまり動かさず，いわゆる仮性麻痺を呈するため，特に鎖骨骨折では分娩麻痺との鑑別に注意を要する。骨端線離開例では，生下時に骨端核が出現していないため，X線像で仮骨形成を認める時期になって初めて正しい診断に至ることも多い。

各論

鎖骨骨折(図2)

◇診断

上肢の運動に左右差が認められることで気付かれることが多い。鎖骨骨折の症状が軽微で迅速に骨癒合するために，気付かれないままに治癒することもある。その場合，生後2～3週後に過剰に形成された仮骨を腫瘤と認知し，受診することがある。

図2　鎖骨骨折

a：生後2日。骨形成はまだ認められない。
b：生後20日。仮骨形成がみられる。
c：生後40日。過剰な仮骨が形成され，骨折部を中心に球状の骨性隆起として触知できるようになる。
d：生後7か月。リモデリングが完成し，臨床的にもX線学的にも骨折があったことを示唆する所見はまったく認められない。

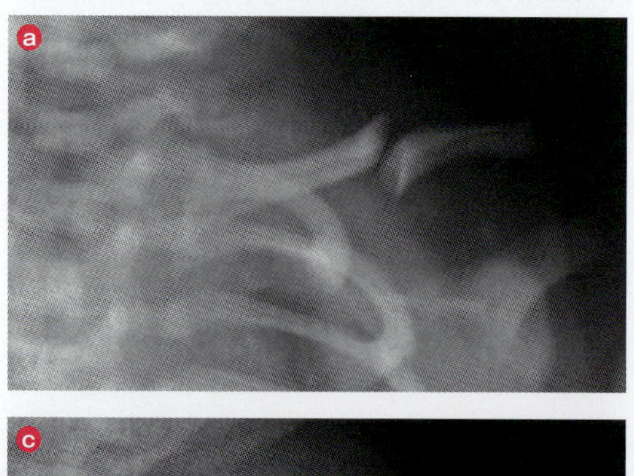

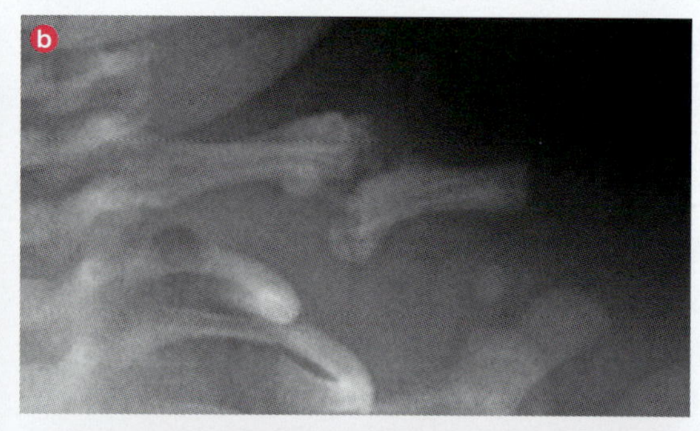

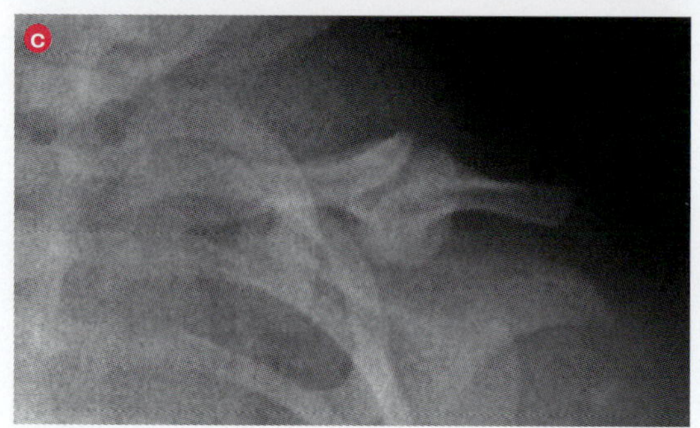

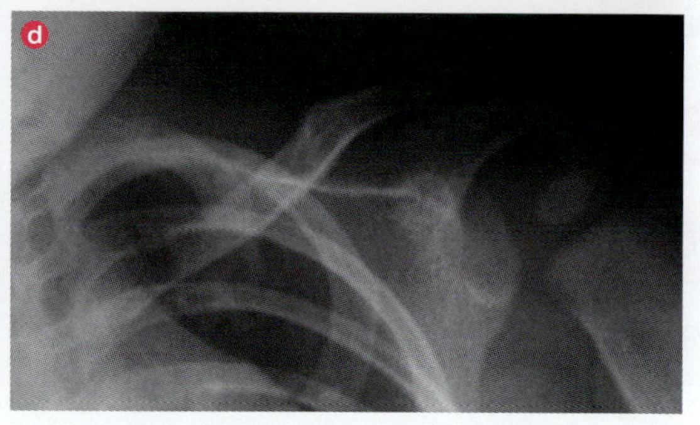

◇治療

治療や固定は不要で，愛護的な育児を心がけるだけでよい。整復操作は行わなくても予後良好で，2週間もすると患児は普通に上肢を動かすようになる。

上腕骨骨折（図3）

◇診断

疼痛のために仮性上肢麻痺の形をとる。患肢に異常可動性がある。

◇治療

可及的に整復した後，患肢を体幹に沿わせて弾性包帯で軽く固定をするか，アルフェンス®（アルケア社）副子で固定する。腫脹が強い場合は垂直牽引を行う。2〜3週で仮骨は速やかに形成され，患児は痛がらなくなる。

大腿骨骨折（図4）

◇診断

患児は疼痛のために患肢をまったく動かさない。患肢に異常可動性があり，局所の腫脹・熱感を伴っている。

◇治療

Bryant牽引，ギプス固定，Pavlik harness装着などが行われるが，新生児は身体が小さく固定が難しい。2〜3週で仮骨が形成され骨折部が安定する。角状変形の自然矯正は旺盛であるが，治癒後の過成長は少ないので，骨片同士が多く重なり合った状態で骨癒合することは好ましくない。

図3　上腕骨骨折

a：生後1日。骨幹部横骨折である。
b：生後11日。前方凸の角状変形を認める。
c：生後25日。旺盛な仮骨形成がみられる。
d：1歳4か月。骨折の形跡は認められない。

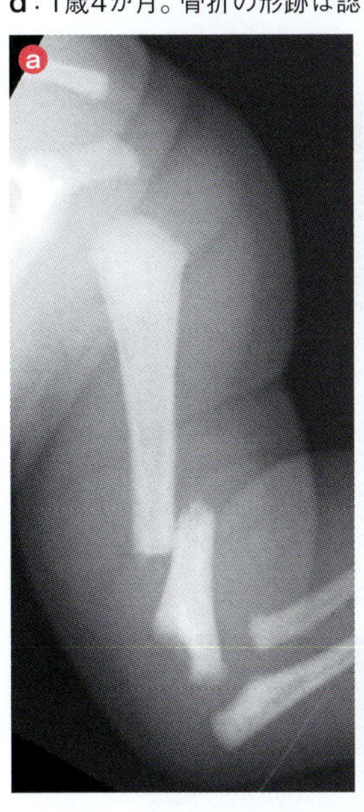

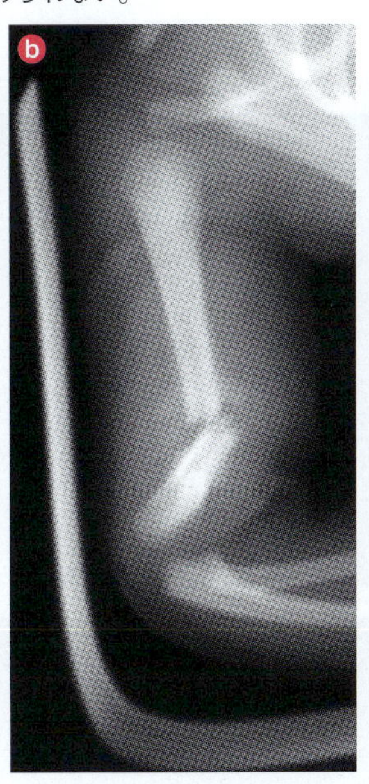

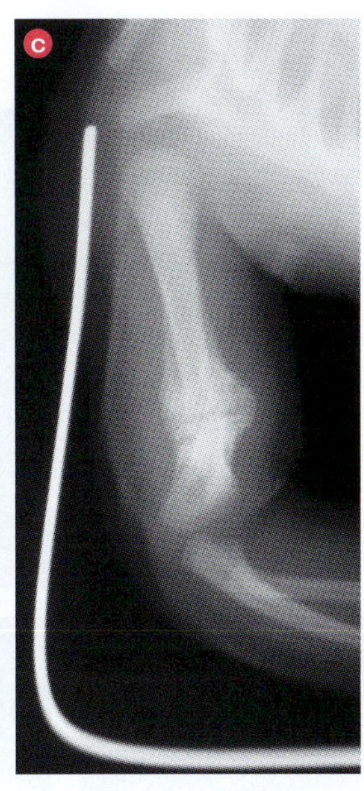

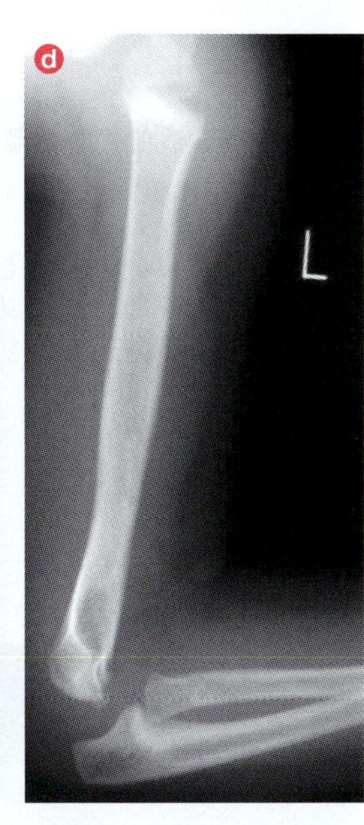

図4　大腿骨骨折

a：生後2日。高度の転位と短縮を認める。
b：生後1か月。ギプス除去時，旺盛な仮骨形成がみられる。
c：生後2か月。骨癒合が完成している。この時点ではリモデリング途上である。

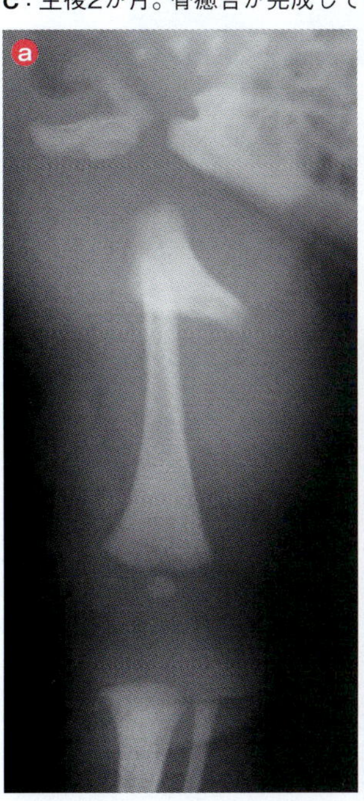

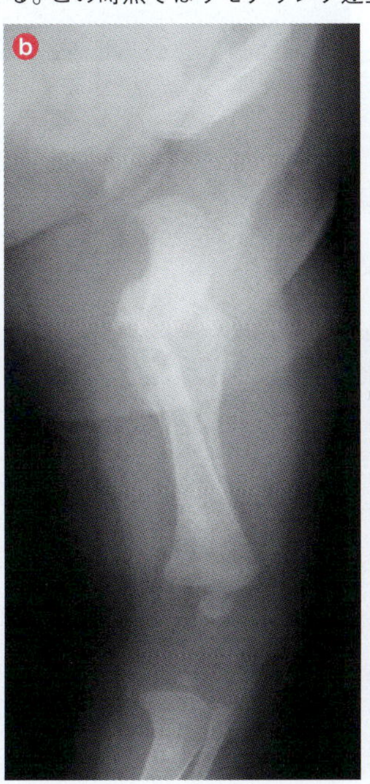

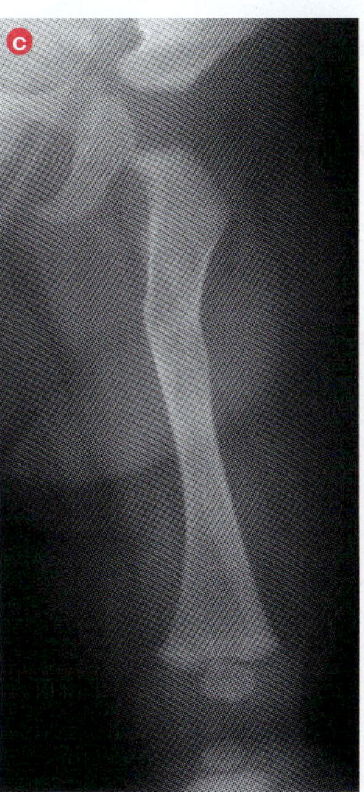

四肢骨端線離開（図5, 6）

◇診断

骨端核が出現していないため診断が難しい。骨膜反応のために骨髄炎との鑑別を要することもある。

◇治療

体幹固定・副子固定などが行われ，予後良好である。

図5　上腕骨近位骨端線離開

a：生後7日。骨端核が出現していないため，この時点では診断未確定であった。
b：生後5週。旺盛な仮骨形成を認め，診断に至る。
c：生後9か月。完全にリモデリングしている。

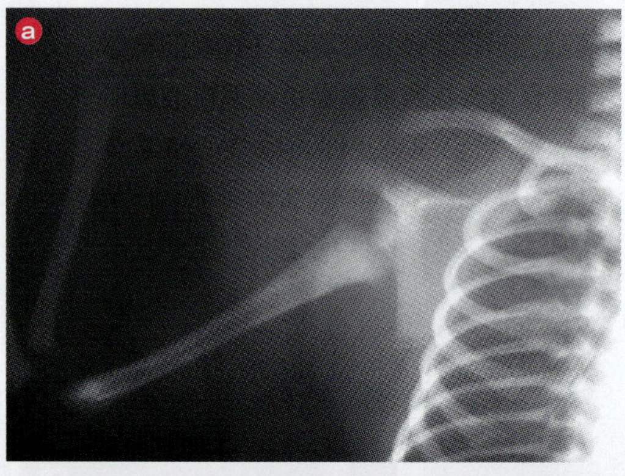

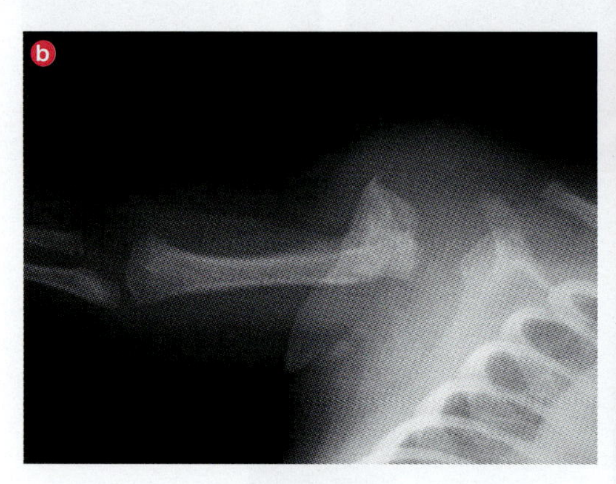

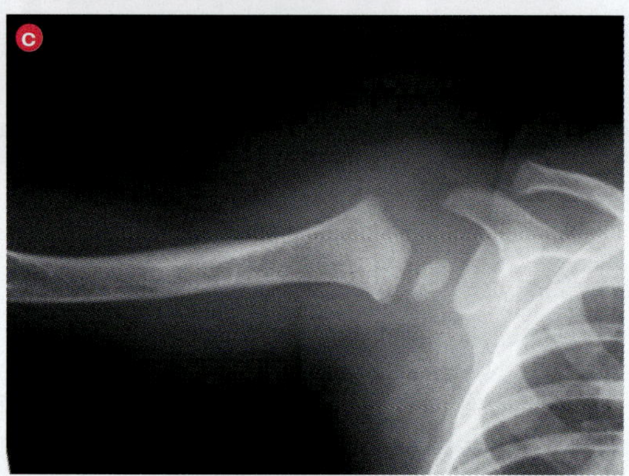

図6　上腕骨遠位骨端線離開

a：生後1日。上腕骨と前腕骨の間のアライメント異常を認める。
b：生後2週。仮骨形成を認め，診断に至る。
c：生後2か月。仮骨は成熟しつつあり，過剰な部分は吸収されている。
d：生後7か月。完全にリモデリングしている。

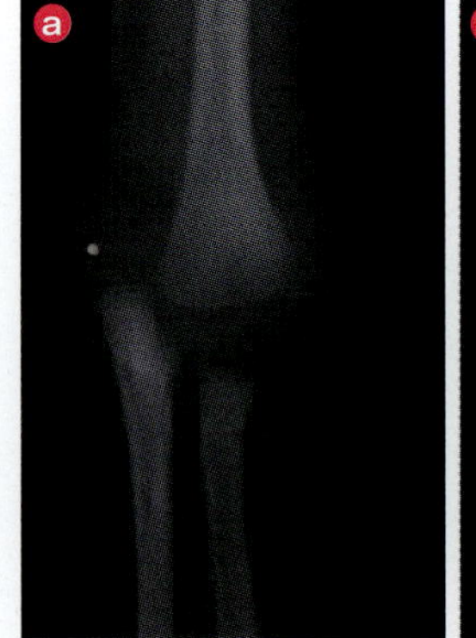

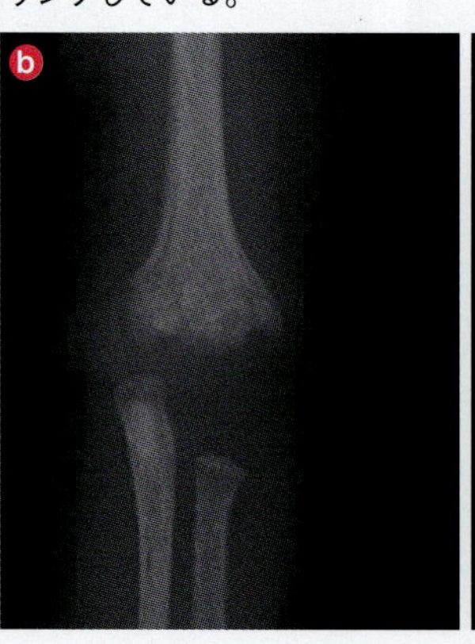

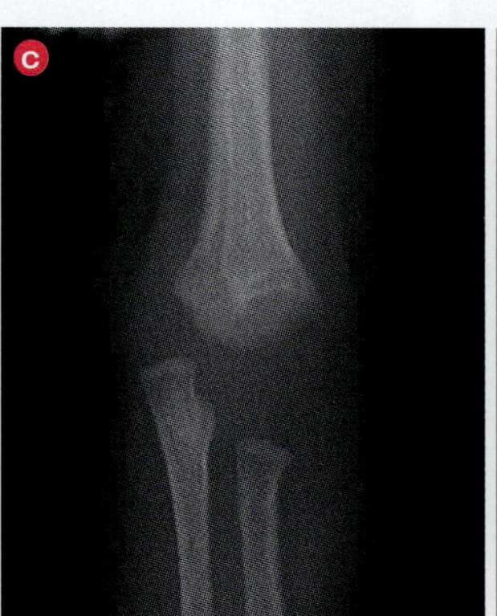

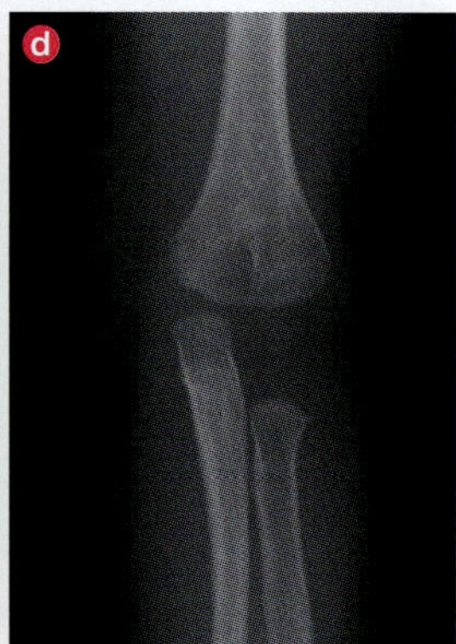

図7　頚椎脱臼骨折
a：生後10日。MRI矢状断像。
b：同日。CT再構成矢状断像。

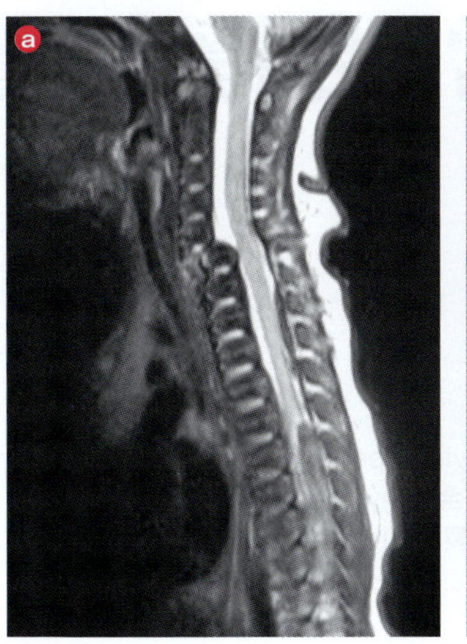

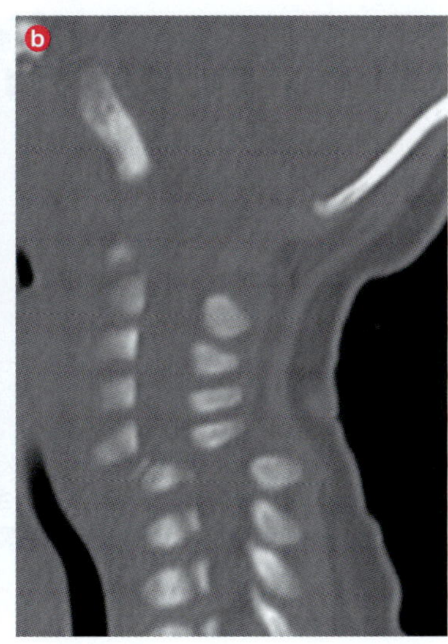

頚椎脱臼骨折（図7）

過伸展損傷であり，脊髄損傷を伴うことがある。

頭蓋骨骨折

◇線状骨折

通常は無症候性であり，経過観察でよい。

◇陥没骨折

脳挫傷を伴うことがある。

◇後頭骨骨解離

骨盤位分娩で頚部の過伸展により生じ，小脳・脳幹部の挫傷などを伴うことがある。

Point

新生児は自分で動き回らないので一般的な外傷は生じにくく，新生児期の外傷で最も頻度が高いものが分娩骨折である。

仮骨形成が旺盛で速やかに骨癒合する。骨癒合後の自己矯正能が高いので予後は良好であり，保存療法が原則である。

分娩骨折が偽関節になることはなく，偽関節をみたら先天性偽関節症を考えるべきである。

鑑別診断として被虐待児症候群を常に念頭に置く必要がある。

（川端秀彦）

文献

1）Birch R, author. Birth lesion of the brachial plexus. Surgical disorders of the peripheral nerves. Philadelphia：Churchill Livingstone；2011. p429-82.
2）名倉温雄，ほか. 分娩麻痺の予後と合併分娩外傷との関係について. 大阪母子保健総合医療セ誌 2004；20：20.
3）Foad SL, et al. The epidemiology of neonatal brachial plexus palsy in the United States. J Bone Joint Surg Am 2008；90：1258-64.
4）Wall LB, et al. Incidence and prognosis of neonatal brachial plexus palsy with and without clavicle fractures. Obstet Gynecol 2014；123：1288-93.
5）川端秀彦，ほか. 分娩麻痺の作業療法・運動療法. 運動療物理療 2007；18：2-7.
6）川端秀彦. 分娩麻痺の治療戦略－上位型麻痺における神経修復術の適応について. 日整会誌 2013；87：43-7.
7）Waters PM. Update on management of pediatric brachial plexus palsy. J Pediatr Orthop A 2005；25：116-26.
8）川端秀彦. 分娩麻痺. 最新整形外科学大系 15A 手関節・手指Ⅰ. 三浪明男，ほか編. 東京：中山書店；2007. p166-75.
9）川端秀彦. 新生児・乳児に見られる骨折. MB Orthop 2002；15（12）：16-23.
10）Madsen ET. Fractures of the extremities in the newborn. Acta Obstet Gynecol Scand 1955；34：41-74.
11）藤井敏男，ほか. 分娩骨折の診断，治療上の問題点と予後. 整・災外 1990；33：5-12.

上肢先天異常，合指症・多指症

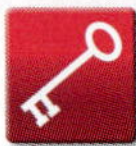

Key words

- 上肢先天異常（congenital anomaly in upper extremity）
- 多指症（polydactyly）
- 合指症（syndactyly）
- 母指形成不全症（hypoplastic thumb）
- 合短指症（symbrachydactyly）
- 裂手（cleft hand）

上肢の先天異常の疾患・病態は多彩で，その発症原因・病態の多くは解明されていない。手の発生過程は，受精後約4週間での肢芽の形成に始まり，これが肥大して手板となり，その後手板内の間葉細胞は各指に相当する部位に移動・凝集して指放線が作られる。さらに指放線内では指骨と関節の形成が始まり，指間に相当する部位で生理的細胞死が起こり，指が形成される。手の奇形は，この過程のさまざまな段階で生じた異常により生じるが，指の数が多ければ多指症，指が癒合していれば合指症というように，形態によって命名・分類されている。発生学的観点を取り入れたSwansonの分類[1]，その後これらを修正した国際手の外科学会連合（International Federation of Societies for Surgery of the Hand；IFSSH）による改良分類や，日本手外科学会分類[2]が用いられてきた。さらに上肢全体の障害と，手のみの障害に分けたOMT分類[3]を基に2014 IFSSH分類が提唱されたが，疾患の原因に基づいた分類は確立されていない。

1 多指症

病態

発生頻度についてわが国では正確な調査は行われていないが，手の先天異常の約半数は多指症である。日本手外科学会分類では，多指症はduplication（重複）に分類され，母指多指症は「軸前性多指」，小指多指症は「軸後性多指」という名称が使われる。また多指症には，橈・尺側対称に3本ずつ計6本の指をもつ（mirror hand；鏡手）というまれなタイプがある（**図1**）。

母指多指症では先端が広がり1つの幅広の爪を有するものから，基部から完全に分かれ，2本がカニのハサミのような形を呈するものまでその形態は多彩で，分岐高位に基づいたWassel分類[4]（**図2**）が広く用いられている。母指に次いで多指症の頻度が高いのは小指だが，その形態はさまざまで，浮遊型とその他とに分類される。

多指症では他の先天異常との合併は比較的まれであるが，VATER（vertebrae；脊椎，anus；肛門，trachea；気管，esophagus；食道，renal；腎 or radial；橈骨）連合（症候群）では，母指形成不全や母指多指症を合併することがある。

足では第5趾多趾症が約90％を占め，第4趾と第5趾の合趾を伴うことが多く，30％以上は両側性である。

発生頻度は人種・地域により異なるが，母指多指症が圧倒的に多い。一般に両側例は片側例に比較して家系発生が高く，特に両側小指多指症ではしばしば足の多趾症も合併する。

治療

多指症は，先天異常手のなかでは比較的安易に取り扱われる傾向があるが，その形態・タイプによって治療の難易度の差が大きい。退化型・余剰指型では基部の切除で問題ないが，本症では正常な指に余剰指が付着しているのではなく，両者ともに細く変形を有することが多く，一方の成分の単純切除のみでは良好な結果が得られない。末節型では，分岐の高位と両成分の大きさにより，一方を切除するか，半裁して合併・癒合させるかを選択する。

典型的なWassel分類Ⅳ型の基節骨型では，大多

図1　さまざまな多指症

a：母指多指症，b：小指多指症，c：中央列多指症（示指多指症），d：Mirror hand（鏡手）。

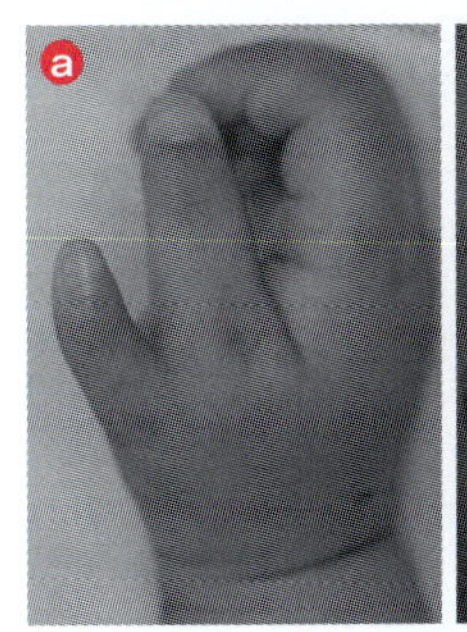

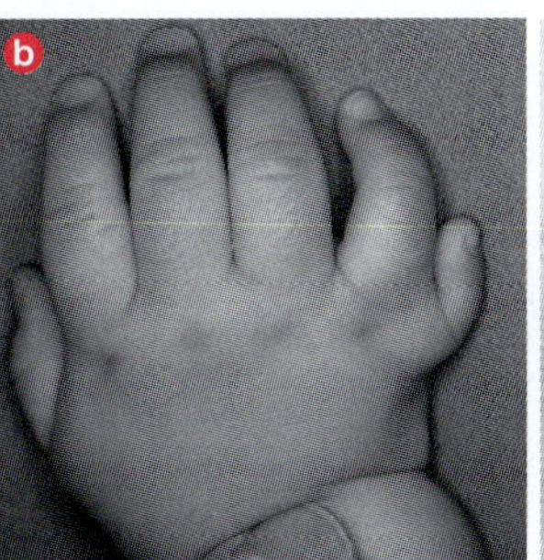

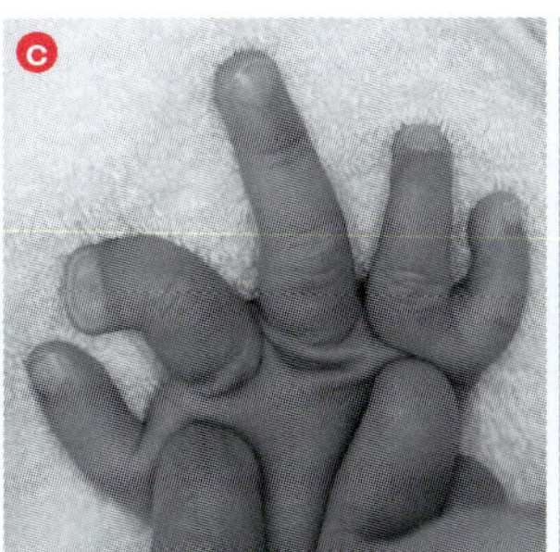

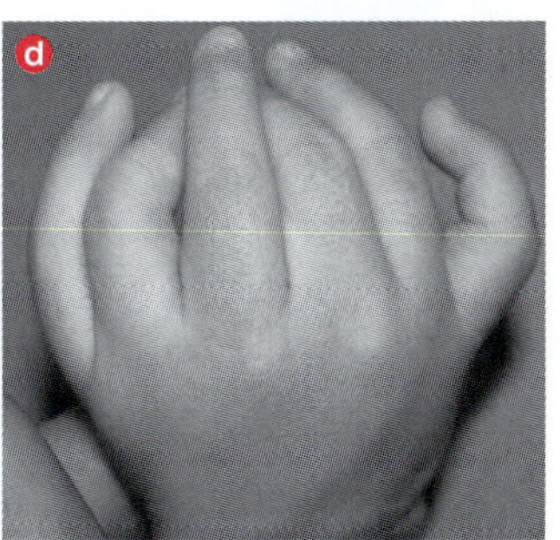

図2　母指多指症Wassel分類のX線シェーマと実際の外観

a：Ⅰ型，b：Ⅱ型，c：Ⅲ型，d：Ⅳ型，e：Ⅴ型，f：Ⅵ型，g：Ⅶ型。

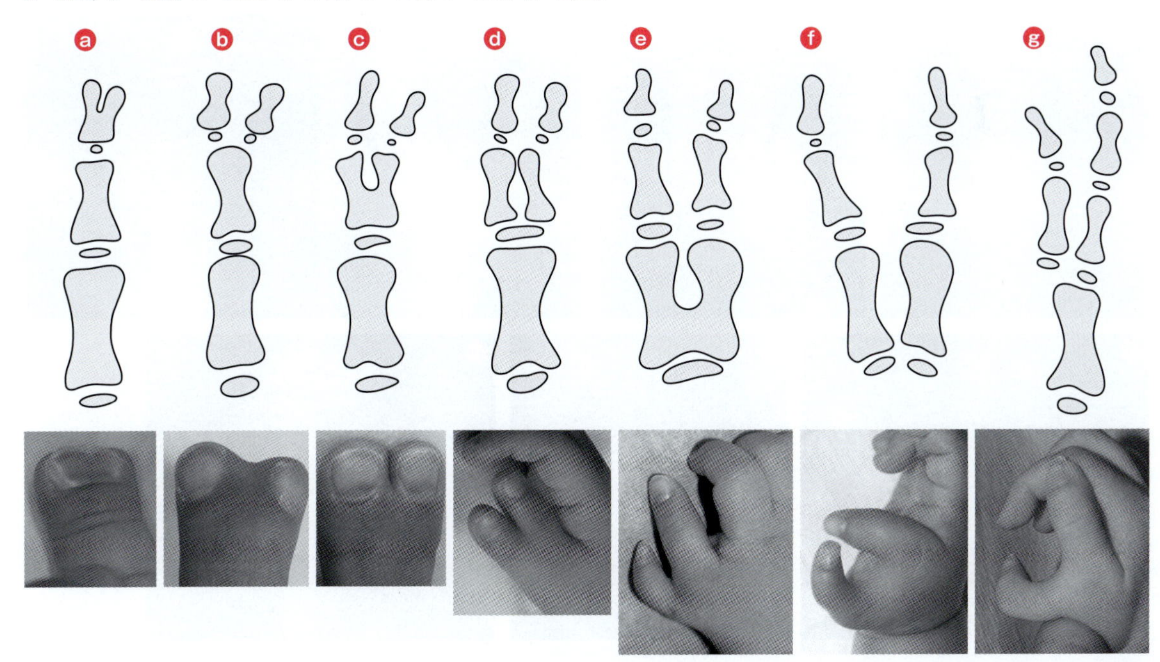

数の症例で橈側母指を切除するが，橈側母指に付着している短母指外転筋腱を尺側母指の適切な部位に移行しないと，術後対立障害が残存する。骨軸矯正が必要な症例では，1歳前後で余剰母指の切除と軟部組織の処置を行い，必要に応じて3〜5歳ごろに二次的な骨切りを施行することが勧められる。

母指多指症では，しばしば術後の遺残変形が問題となり，母指の障害は手の機能を著しく損なうため，変形や関節動揺性を残さないことが重要であるが，追加手術の頻度は約20％に達する。

2 合指症

病態

合指症は多指症に次いで頻度の高い先天異常である。合指症は，裂手，中央列多指症などとともに指列誘導障害のグループに分類され，裂手ではしばしば母指と示指の合指を伴う。

合指症では，皮膚のみが癒合するものが多いが，指骨の一部あるいは全部が癒合しているものは骨性合指とよばれる。中指と環指の合指が最も頻度が高いが，示指から小指まで4本の指が癒合している症例も少なくない。指尖まで完全に癒合しているものから，指間部がやや上昇するだけのものまでさまざまな癒合形態を呈する。Apert症候群ではrose bud（バラのつぼみ）型合指とよばれる全部の指が収斂して癒合するものや，先天性絞扼輪症候群では，指の先端は癒合するが指間部は分かれている先端合指がみられる（**図3**）。

治療

合指症の手術についてはさまざまなデザインが提唱されているが，背側の矩形皮弁により指間部の形成を行い，指側面の欠損部分は，鼡径部あるいは足関節内果部からの植皮が基本的な術式であ

図3　さまざまな合指症

a, b：皮膚性合指（**a**：不全合指，**b**：完全合指），**c**：骨性合指の外観とX線像，**d**：合短指症，
e：Apert症候群にみられるrose bud型合指，**f**：先天性絞扼輪症候群にみられる先端合指。

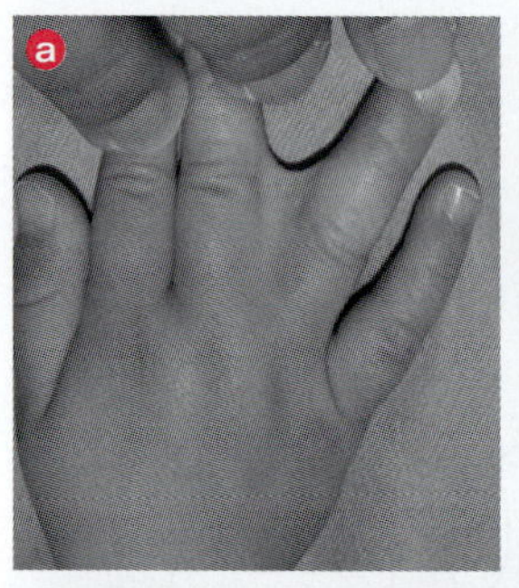
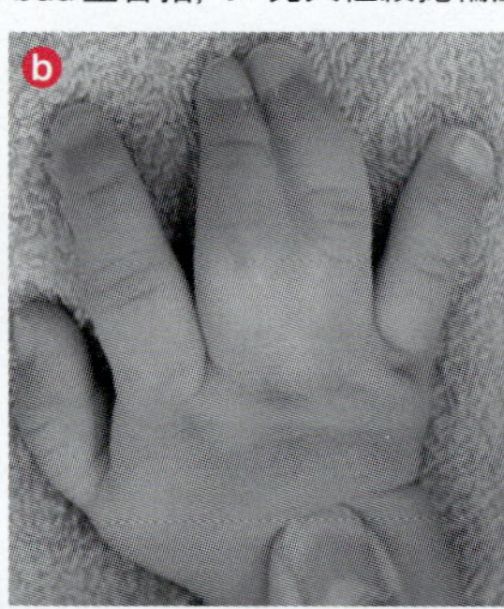
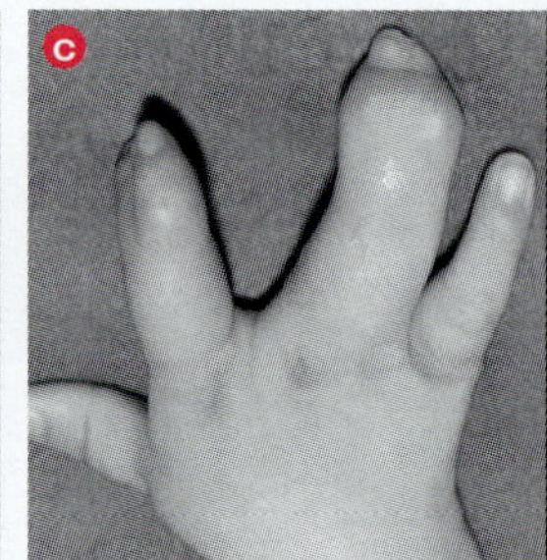
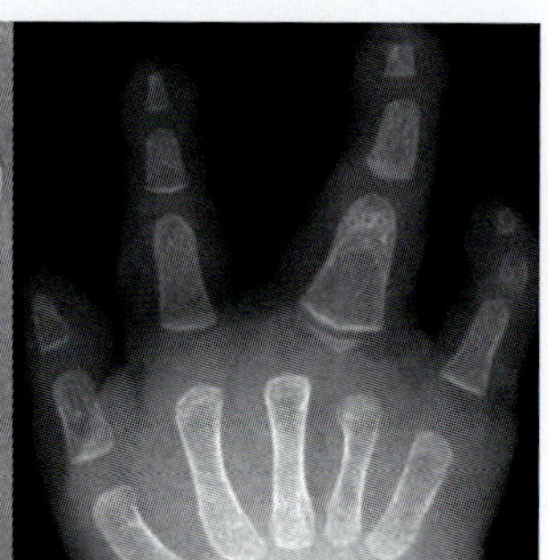
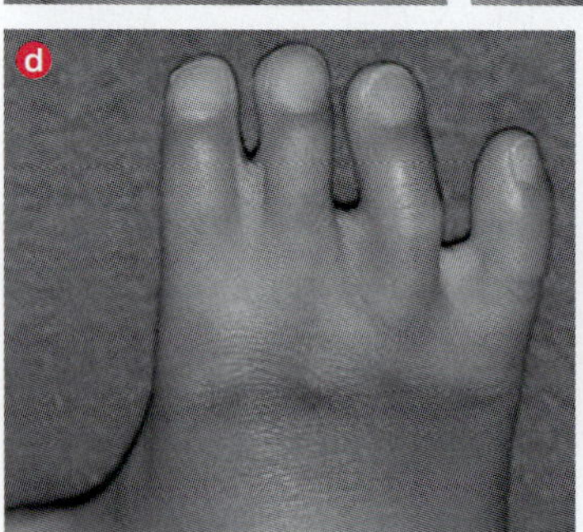
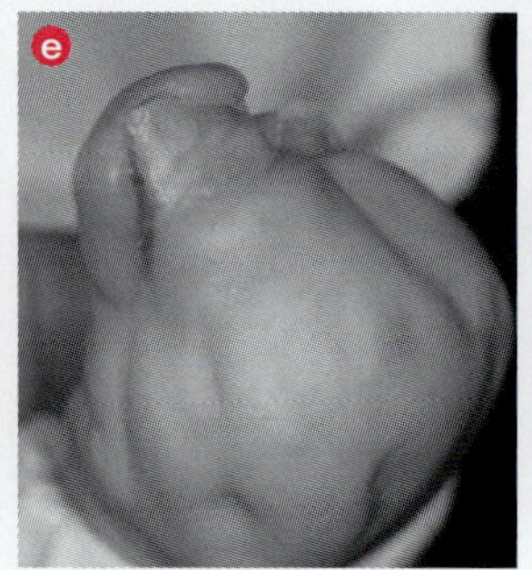
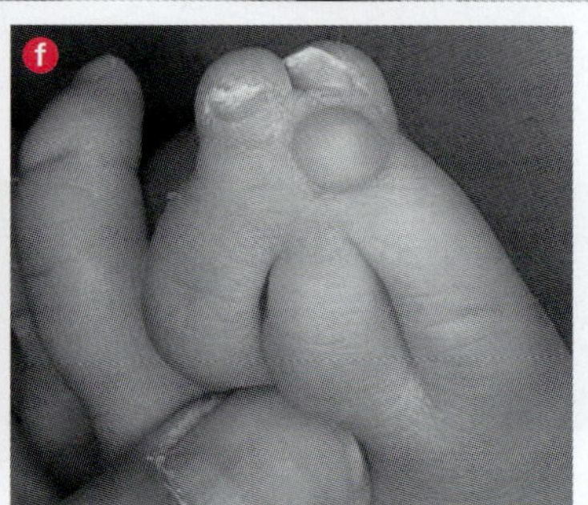

る。手術は1～2歳に行われるが，示指から小指までの4本の合指症の場合，すべての指間部の形成を同時に行うと，中央の指に循環障害が生じる危険性があり，分離手術は通常2回に分けて施行する。

骨性合指の治療はきわめて困難で，屈筋腱や伸筋腱も癒合している症例では機能悪化が予想されるため，手術を行わないほうがよい。合指手術では，①術後瘢痕の拘縮，②近位指節間(proximal interphalangeal；PIP)関節の屈曲拘縮，③植皮部分の色素沈着，④指間再上昇，⑤爪郭の形状などが問題となり，これらをいかに防止して良好な形態・機能を獲得するかがポイントとなる[8]。

3 母指形成不全(橈側列形成不全)

病態

日本手外科学会手の先天異常分類では，縦軸形成障害に位置付けられる。橈骨の欠損や低形成があると，手関節が著しく橈屈するため内反手(radial club hand)といわれ，手の障害は母指形成不全症と表現されるが，いずれも橈側の細胞死の結果と考えられる。本症は，心臓疾患や血液疾患など他の先天異常を合併する頻度が高く，しばしばHolt-Oram症候群，VATER連合(症候群)，Fanconi貧血などを合併する。

橈骨はわずかに短いものから完全欠損まで，その障害程度はさまざまである(**図4**)。母指の形成不全でも，正常と見極めのつきにくい軽度な症例から，母指の完全欠損まで病態は多彩である。母指形成不全はManskeにより修正されたBlauth分類[5](**図4**)が，前腕に関してはBayneの分類[6]が一般に用いられるが，前腕(橈骨)の低形成と母指の低形成の程度は関連するものの必ずしも比例せず，橈骨が全欠損していても母指はほとんど正常な症例もある。

母指形成不全症は比較的頻度が高い先天異常であるが，重症型の母指欠損や著しい低形成を除くと外観は比較的目立たないため，診断や手術療法の判断が遅れることはまれではない。

図4　母指形成不全におけるManskeらの改変によるBlauth分類

Type Ⅰ。ごくわずかな低形成(正常と見極め)。
a：Type Ⅱ。第1指間の狭小化，MP関節の不安定性，母指球筋の低形成。
b：Type ⅢA。Type Ⅱの特徴＋手外筋の異常と第1中手骨の軽度の低形成。
c：Type ⅢB。Type ⅢAの特徴＋第1中手手根(carpometacarpal；CM)関節欠損(第1中手骨中枢部の欠損)。
d：Type Ⅳ。浮遊母指。
e：Type Ⅴ。母指の欠損。

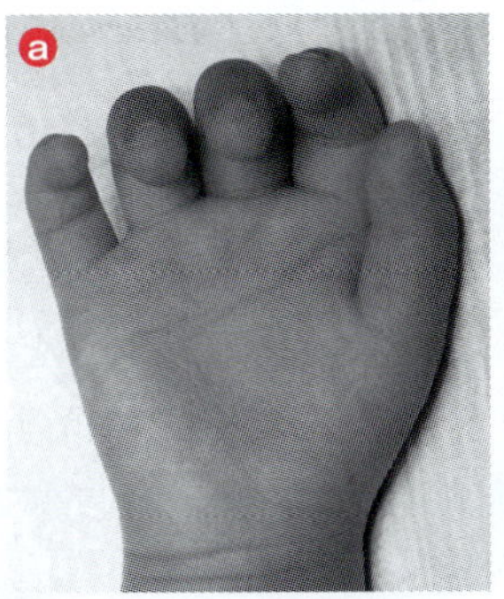

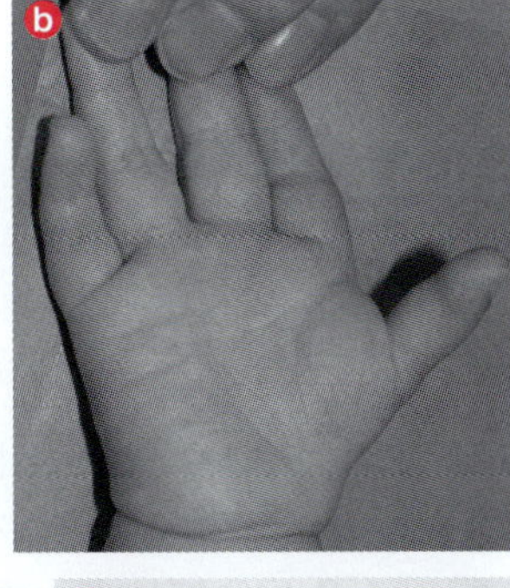

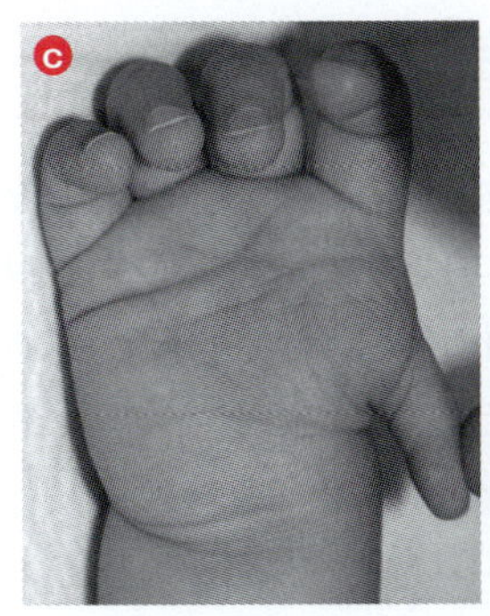

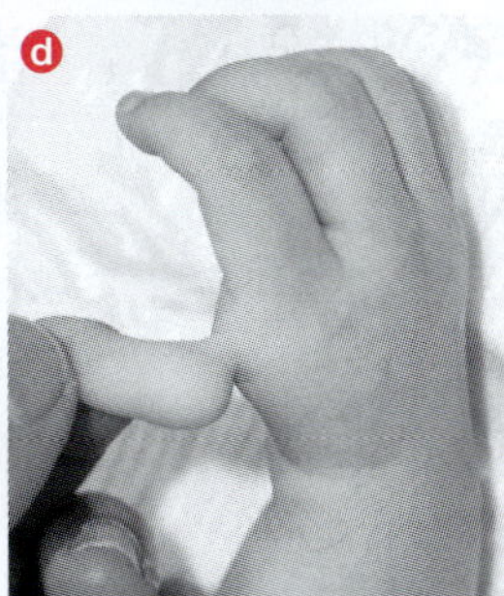

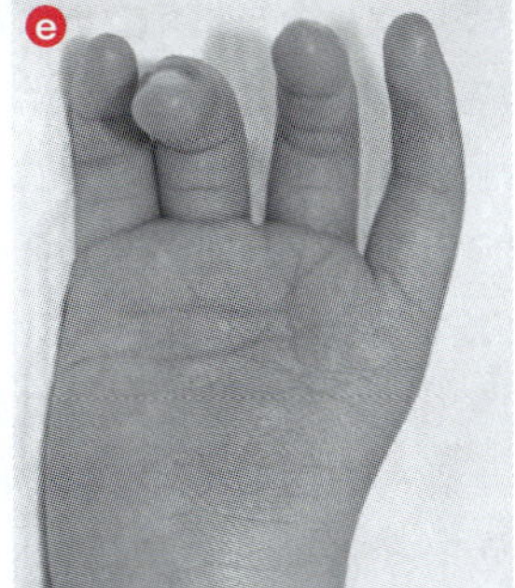

治療

最も頻度の高いBlauth分類Ⅱ型およびⅢA型では，第1指間の狭小化，中手指節間(metacarpophalangeal；MP)関節の不安定性，母指球筋の低形成による対立機能障害が特徴で，小指外転筋(abductor digiti minimi；ADM)移行術による対立再建(Huber，Littlerらが報告しておりわが国ではHuber-Littler法とよばれる)が標準的に行われているが，MP関節の動揺性が著しいと良好な機能は得難い。MP関節安定性獲得に対しては，関節包の縫縮，尺側側副靱帯形成，MP関節仮固定あるいは関節固定などがあるが，移行筋腱末梢部をMP関節尺側に縫合する改良法[7]が有用である。年齢が進むと低形成な母指を使用しないで，示指と中指で物をはさむパターンが確立してしまうため，3～4歳ごろまでの手術が勧められる。

母指の全欠損や著しい浮遊母指では示指の母指化術が有用だが，浮遊母指でも母指の大きさが比較的保たれる場合，家族は母指の温存を希望することが多い。第1中手骨近位部への第4中足骨頭の遊離骨移植に二期的な筋移行を組み合わせる再建法は，母指化術と並んで浮遊母指治療の選択肢となりうる[8](**図4**)。

4 合短指症と短指症

病態

上肢を横断するような形成障害は横軸列形成障害と表現され，その軽症例は手指の不全合指を伴うことが多いため合短指症とよばれる。中央列ほど形成障害が強く，重症例ではすべての指が欠損する。片側性で他の疾患を合併しないことが多いが，同側の大胸筋低形成を合併するものはPoland症候群として知られている。

類似の名称である短指症は横軸列形成障害と異なり，中手骨やそれぞれの指節骨は存在するものの，特定の骨が正常より短い状態で，両側例や家族発生例も少なくない。短指症は，①軟骨無形成症，②多発性骨軟骨腫，③多発性内軟骨腫症，④Down症など骨系統疾患などさまざまな全身疾患の1症状のことも多い。短指症では生後直後より短縮がみられる例と，早期骨端閉鎖により10歳前後から短縮が明らかになる例があり，短縮変形の出現頻度が高い部位は，①小指中節骨，②母指末節骨，③第3，第4および第5中手骨である(**図5**)。

5 裂手

病態

典型例では中指が欠損し，示指と環指との間が深いV字型の指間陥凹となり，手掌が裂けたような形をとるため，このようによばれる(**図6**)。中指のみ欠損する典型例では，第3中手骨が存在する場合と欠損する場合があり，裂隙の深さは中手骨の有無と関連する。ときに第3中手骨末梢に，示指あるいは環指に向かう横走骨・介在骨が存在することがある。

重症例は中指だけでなく中央列の2指例(中指，環指)あるいは3指列(示指，中指，環指)の欠損がみられる。また深い裂隙のみならず，カニ足様の斜指変形を呈することがある。さらに橈・尺側の隣接指間に，ときに皮膚性合指合併や，複数指欠損例ではしばしば母指の短縮や三節母指がみられる。発生学上，中央列多指症，骨性合指症，斜指症などと関連することが認識され，これらは合わせて指列誘導障害とよばれる(**図6**)。両側例も多く，ときに裂足症を合併する。

治療

典型例の機能障害は問題が少なく，整容面での改善目的で手術が行われる。母指の低形成や母指-示指間の第1指間の狭小化を合併する症例では，把持機能障害の改善を含めて手術を計画する必要があり，難度が高い。

図5　合短指症と短指症

合短指症（横軸列形成障害）では指節骨の一部が欠損しているが（**a**），短指症では中手骨およびそれぞれの指節骨は短くても存在している（**b**）。合短指症では中央列の低形成が強い（**a**）症例が多く，そのほとんどは片側性である一方，短指症では両側例，家族発生例が多い。
a：合短指症，**b**：合指症，**c**：短指症の鑑別。

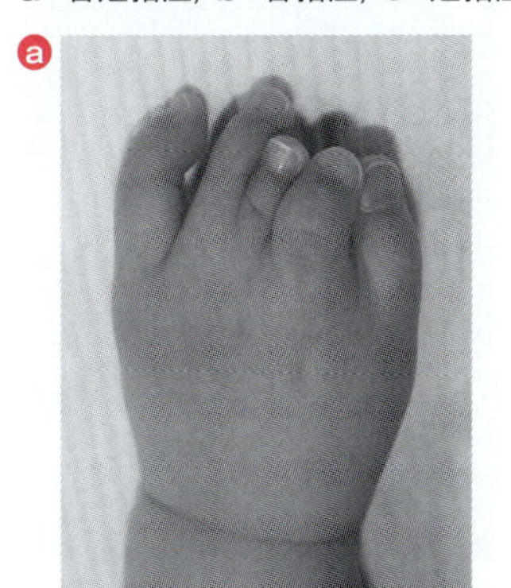
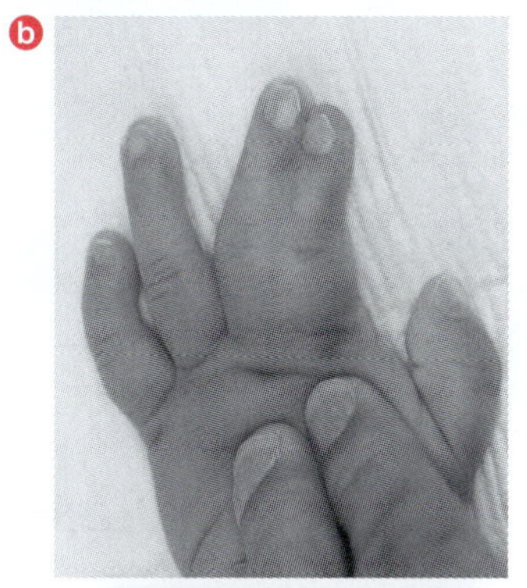
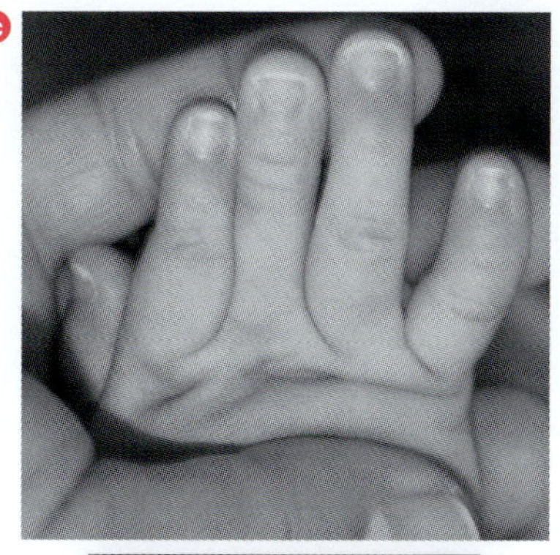
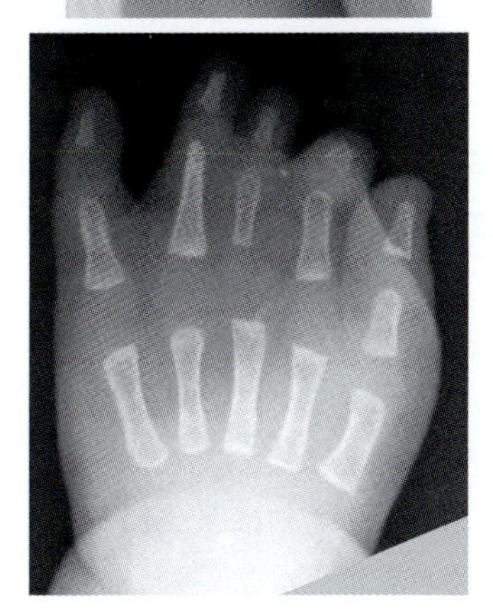
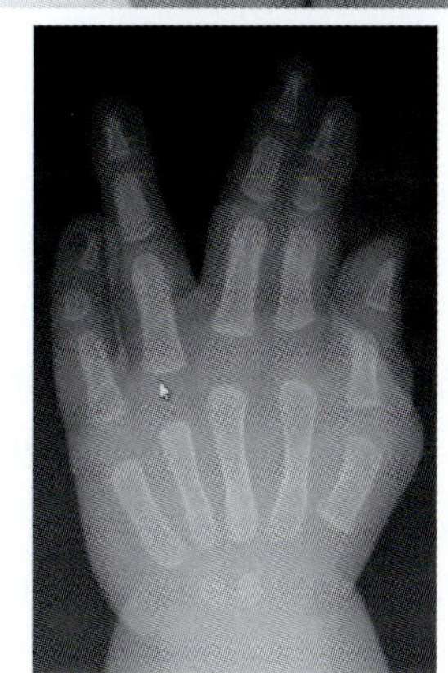
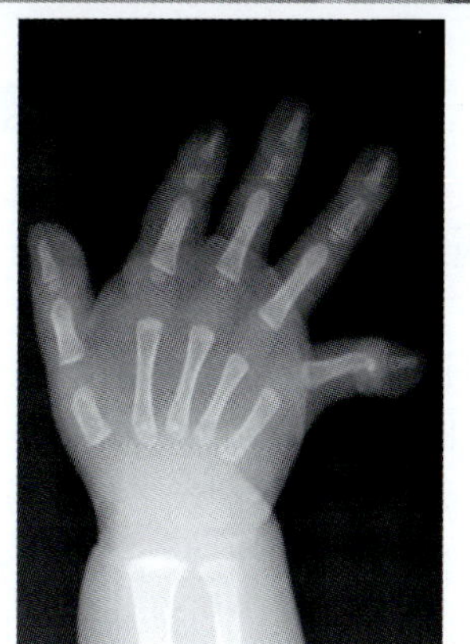

図6　指列誘導障害

合指症（**a**），裂手（**b**），中央列多指（**c**）はその外観から別個な呼称が用いられてきたが，指列誘導障害という１つの疾患群としてとらえられている。
a：合指症，**b**：裂手，**c**：中央列多指。

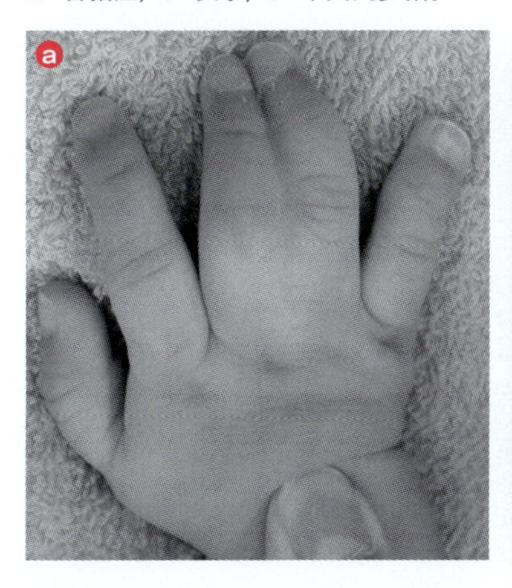
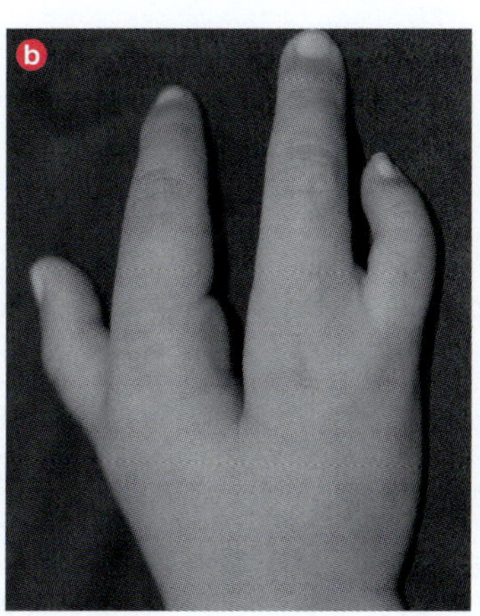
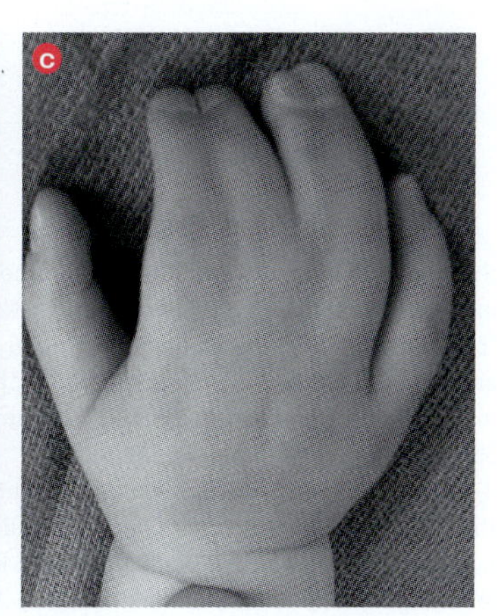

図7　先天性絞扼輪症候群

a：ゴムバンドが食い込んだような著しい皮膚のくびれ（絞扼輪）。
b：先端合指
c：リンパ浮腫

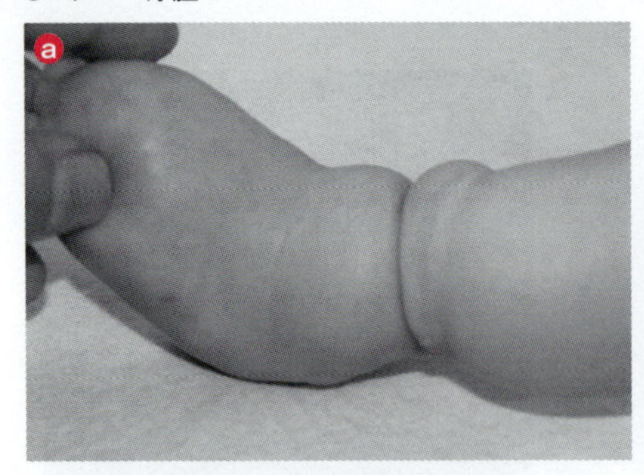

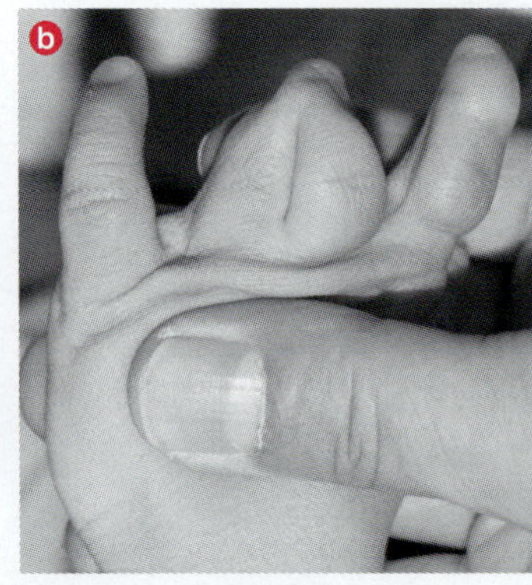

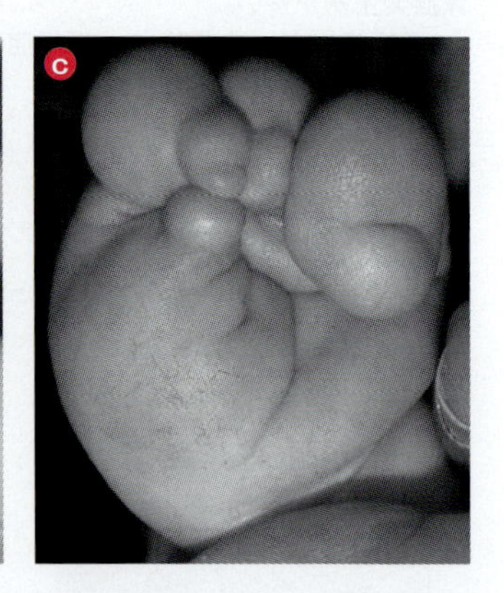

6 先天性絞扼輪症候群

病態

四肢の一部をゴムバンドで締め付けたような形を絞扼輪とよぶ。前腕や手指の部分的あるいは全周性の輪状の皮膚のくびれから，先端合指や遠位部の欠損まで，さまざまな形態が同一患者の四肢に出現する（**図7**）。本疾患の原因は不明であるが，家族発生はみられない。絞扼輪が強い場合にはその末梢部がリンパ浮腫を呈し，さらに著しくなると切断となる。しばしば絞扼輪と合短指症との鑑別が問題となるが，合短指症では，片側罹患であること，中央指列（示指，中指，環指）に障害が強いこと，痕跡指がしばしばみられること，罹患上肢全体の形成障害が存在すること，絞扼輪症候群では切断端の近位の骨形成障害がほとんどみられないことなどがそれぞれ鑑別点となる。

（高山真一郎）

文献

1) Swanson AB. A classification for congenital limb malformations. J Hand Surg Am 1976；1：8-22.
2) Iba K, et al. The Classification of Swanson for congenital 2 anomalies of upper limb modified by the Japanese society for surgery of the hand 3（JSSH）. Hand Surg 2015；20：237-50.
3) Tonkin MA, et al. Classification of congenital anomalies of the hand and upper limb：development and assessment of a new system. J Hand Surg Am 2013；38：1845-53.
4) Wassel HD. The results of surgery for polydactyly of the thumb. A review. Clin Orthop Relat Res 1969；64：175-93.
5) Blauth W. Der hypoplastische Daumen. Arch Orthop Unfall-Chirur 1967；62：225-46.
6) Bayne LG, et al. Long-term review of the surgical treatment of radial deficiencies. J Hand Surg Am 1987；12：169-79.
7) Takayama S, et al. Modified abductor digiti minimi opponensplasty in congenital hypoplastic thumb with laxity of metacarpophalangeal joint. Tech Hand Up Extrem Surg 2002；6：166-70.
8) 高山真一郎，ほか．母指形成不全．PEPARS 2015；103：48-58.

V　下肢疾患

発育性股関節形成不全

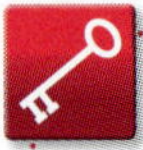

Key words

- 発育性股関節形成不全(developmental dysplasia of the hip；DDH)
- リーメンビューゲル(Riemenbügel；Rb)

従来，乳幼児期の股関節脱臼は先天性股関節脱臼とよばれてきたが，出生前にすでに脱臼しているものと出生後に脱臼するものがあり，先天性という用語が必ずしも適切ではないという考えから，近年では臼蓋形成不全，亜脱臼，完全脱臼のすべての病態を含めて発育性股関節形成不全(developmental dysplasia of the hip；DDH)と称されるようになった。DDHの発生頻度減少に伴い，医療関係者がDDHを実際に診察する機会も少なくなり，最近では見逃されるケースが増えてきている。早期に診断されればリーメンビューゲル(Riemenbügel；Rb)法での治療が可能となり，良好な股関節機能の獲得が期待できるが，診断の遅れは治療成績にも悪影響を及ぼす。そのため本項では，DDHの診断とRb法を中心に解説する。

疫学

わが国における発生頻度は1970年ごろまでは約1％と比較的高率であったが，先天性股関節脱臼予防活動が行われて以降発生率が減少し，現在の発生頻度は約0.3％である。また脱臼は女児に多く，男女比は1：5～9とされている。

病因

DDHの病因として，①遺伝的要因，②出生前環境要因，③出生後環境要因がある。

遺伝的要因として，家族内発生が多いことや脱臼の多発地域があることなどが知られている。

出生前環境要因として，股関節脱臼の発生頻度は正常分娩より骨盤位分娩が約10倍多いとされている。これは，骨盤位分娩では子宮内で胎児の膝が伸展位となっていることが多く，股関節や膝関節を持続して伸展位に保つと股関節脱臼が生じるとされているからである。

出生後環境要因としては，下肢の運動を妨げるような着衣やオムツ，抱き方などがある。

分類

骨頭の求心性はよいが臼蓋の形態が不良な状態が「臼蓋形成不全」，骨頭が臼蓋の側方に偏位した状態が「亜脱臼」，軟骨性の臼蓋と骨頭の接触が完全に断たれた状態が「完全脱臼」であり，股関節脱臼は大腿骨頭が関節包を付けたまま脱臼する関節包内脱臼である。

診断

問診

DDHの危険因子として，①女児，②秋冬出生，③骨盤位分娩，④家族歴などがあり，その診断には問診も重要な役割を果たす。乳児健診においてこれら危険因子を含めてチェックを行う松戸方式[1)]が広く知られている（**表1**）。松戸方式とは，①クリック徴候，②開排制限，③家族歴，④大腿皮膚溝の非対称，⑤性（女児），⑥分娩時胎位（骨盤位）の6項目に，それぞれ3点，2点，1点と点数をつけ，合計2点以上の場合にX線撮影を行うというものである。

表1　松戸方式

合計スコアが2点以上の場合にX線撮影を行う。

チェックポイント	スコア（点）
クリック徴候	3
開排制限	2
家族歴	1
大腿皮膚溝の非対称	1
性（女児）	1
分娩時胎位（骨盤位）	1

臨床症状[2)]

◇股関節開排制限

股関節を90°屈曲した状態で外転していくときに，垂線から70°以上外転できない場合を開排制限陽性とすることが一般的で，脱臼発見のための最も重要な症状である。骨盤が傾斜していると開排制限を見落とす可能性があるので注意を要する（**図1**）。

◇大腿皮膚溝の左右差，見かけの脚短縮

脱臼では骨頭が頭側に位置するため，脱臼側では大腿内側の皮膚溝の数や深さが増し，下肢を伸展させると脱臼側では下肢が短くみえる（**図2**）。

◇Allis徴候

両股関節を屈曲し両膝関節を最大屈曲して膝の高さをみると，脱臼では骨頭が臼蓋の後方に位置するため，膝の高さの左右差を認める。しかし，両側脱臼の場合には左右差がないことがあるので注意が必要である（**図3**）。

◇斜位姿勢（向き癖）

児の姿勢と股関節開排制限には関係があり，顔を右に向けている児では左股関節が内転位となり

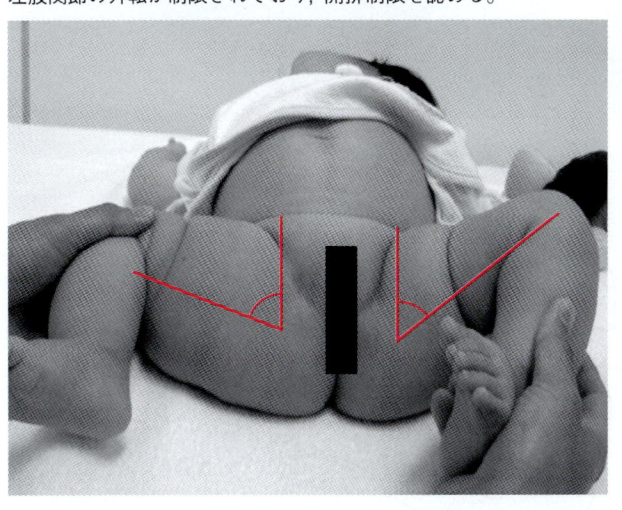

図1　股関節開排制限

左股関節の外転が制限されており，開排制限を認める。

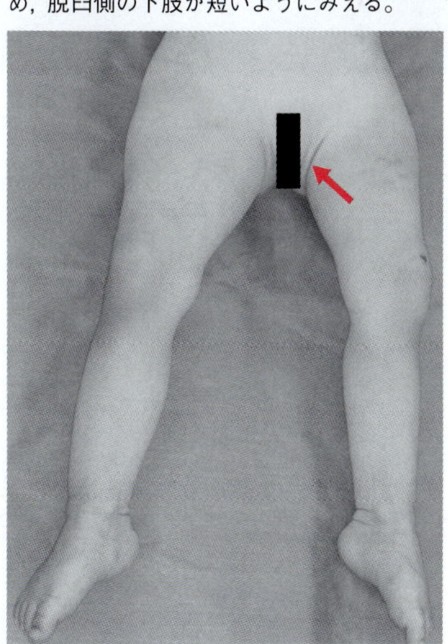

図2　大腿皮膚溝の左右差，見かけの脚短縮

脱臼側の大腿内側に深い皮膚溝（矢印）を認め，脱臼側の下肢が短いようにみえる。

やすく，左股関節に開排制限を認めることがある。逆に，顔を左に向けている児では右股関節の開排制限を認めることがある。この斜位姿勢は，児が子宮内にいるときの状態と関連があるとされている（**図4**）。

◇大腿骨頭位の異常

股関節を開排位として，坐骨結節と大転子の位置を触診で確認する。正常では坐骨結節と大転子の位置は腹・背側方向も頭・尾側方向も同一面にあるが，脱臼があると大転子が頭・背側に触れる（**図5**）。

◇クリック徴候

股関節を開排して脱臼が整復される感触を触知するOrtolani法と，開排を減ずる際に脱臼する感触を触知するBarlow法がある。しかし，脱臼であっても常にクリックを触知するわけではなく，無理に行うと軟骨を損傷する危険もあるので愛護的に行う必要がある。

◇幼児期以降の症状

幼児期以降では，歩行開始の遅延を認めることがある。歩行開始後の片側脱臼では，脱臼側の中

図3　Allis徴候
片側脱臼では脱臼側の膝の高さが健側よりも低くみえる。

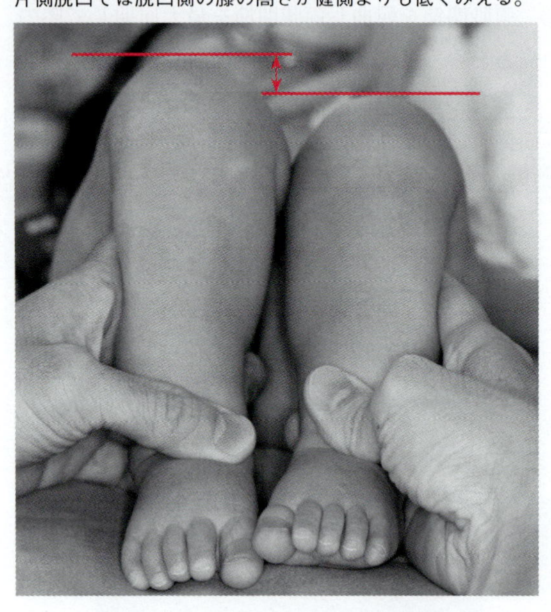

図4　斜位姿勢（向き癖）
右向きの斜位姿勢のために体が右に傾き，左股関節の開排制限を認める。

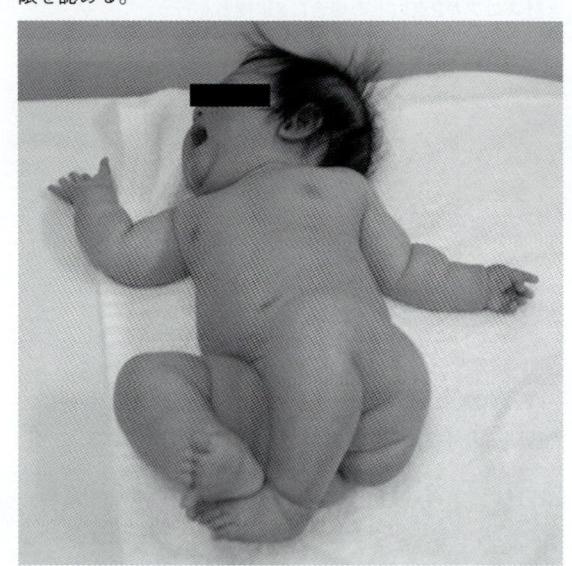

図5　骨頭位の確認

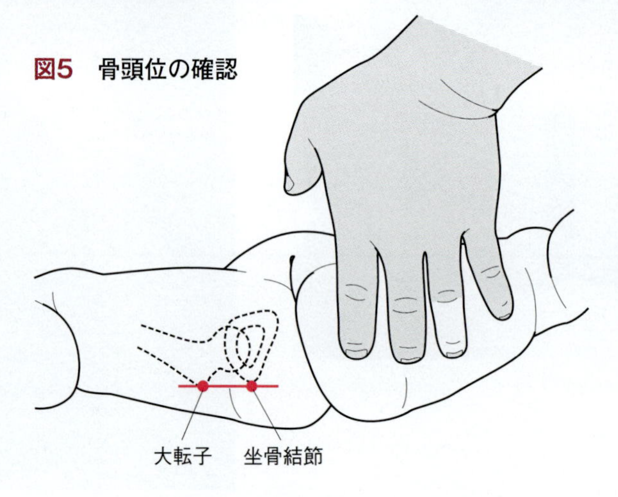

殿筋の筋力低下に伴いTrendelenburg徴候を認め，両側脱臼では骨盤が前傾して腰椎の前弯が増強する。

● 画像所見

◇単純X線像

脱臼や亜脱臼では，臼蓋形成が不良で臼蓋角（乳児期では30°以下が正常）が大きくなり，Shenton線やCalvé線の乱れを認める。また，正常股関節では骨頭核はHilgenreiner線（Y軟骨線）より下方でOmbrédanne線（Perkins線）より内側に位置するが，脱臼股での骨頭核はOmbrédanne線より外側に位置しており，Hilgenreiner線との位置関係により脱臼の高位を判断する。大腿骨近位骨幹端の上縁中央からHilgenreiner線までの距離である「山室a値」と，坐骨外側縁までの距離である「山室b値」が脱臼度の指標として用いられ，山室a値が小さく山室b値が大きいほど脱臼の程度は強い[3)]（**図6，7**）。

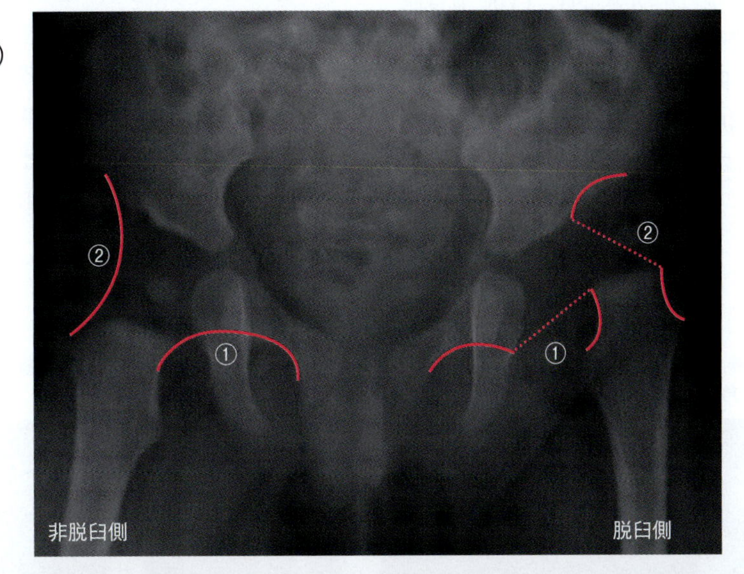

図6　片側脱臼の単純X線像（1）
①：Shenton線
②：Calvé線

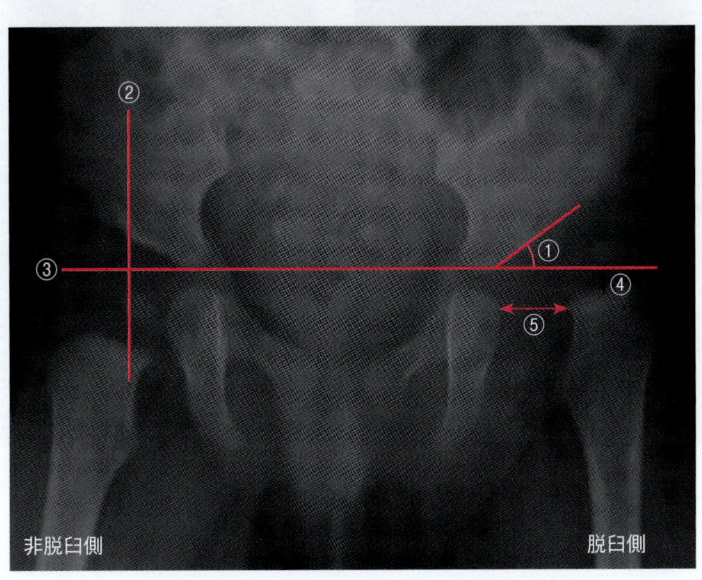

図7　片側脱臼の単純X線像（2）
①：臼蓋角
②：Ombrédanne線（Perkins線）
③：Hilgenreiner線（Y軟骨線）
④：山室a値
⑤：山室b値

◇超音波断層法

超音波検査は無侵襲で，X線像では描出されない軟骨などの軟部組織も描出可能であり，動態撮影も可能なため有用性が高い検査法である。側臥位で股関節を側方から描出するGraf法[4, 5]と，股関節開排位で前方から描出する前方法が広く行われている。

Graf法は，基準線と骨性臼蓋嘴と軟骨性臼蓋を描出して，骨性臼蓋角（α角）と軟骨性臼蓋角（β角）を算出し，それらの角度と形態により分類する方法で，Type Ⅰは正常発達，Type Ⅱは未発達・骨化遅延・危険状態，Type Dは非求心性，Type Ⅲは脱臼，Type Ⅳは高位脱臼と診断する（**図8，表2**）。

前方法は臼蓋と骨頭の位置関係を描出して両側で比較し，脱臼の状態や脱臼整復後の求心性の確認を行うものである。

◇関節造影検査

関節内に造影剤を注入したうえで徒手整復を行った後にX線撮影を行い，整復位の安定性や適合性，軟骨・靱帯・関節唇・関節内介在物などの状態を評価する。主に，Rb法整復不成功例に対して，治療法を決める際に行う。

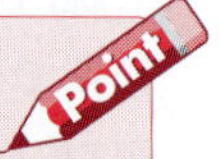

DDH診断のコツ

股関節に開排制限があると，骨盤が傾斜もしくは回旋した状態で単純X線像が撮影されることが多く，このような状態で撮影された画像では正確な評価ができないため，読影においては注意を要する。また，骨頭核が出現する以前の単純X線像では，脱臼・亜脱臼の診断に迷う症例もあり，超音波Graf法が診断において有用である。

図8　Graf法

①：骨頭，②：骨性臼蓋，③：骨性臼蓋嘴，④：軟骨性臼蓋，⑤：基準線，⑥：骨性臼蓋線，⑦：軟骨性臼蓋線，⑧：骨性臼蓋角（α角），⑨：軟骨性臼蓋角（β角）。

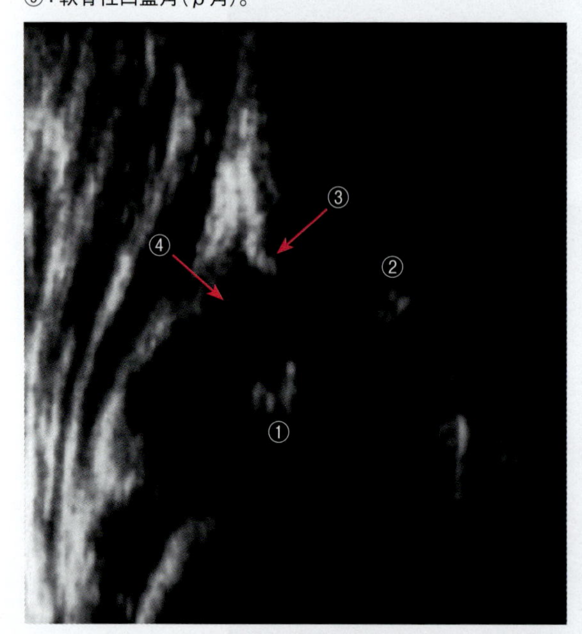

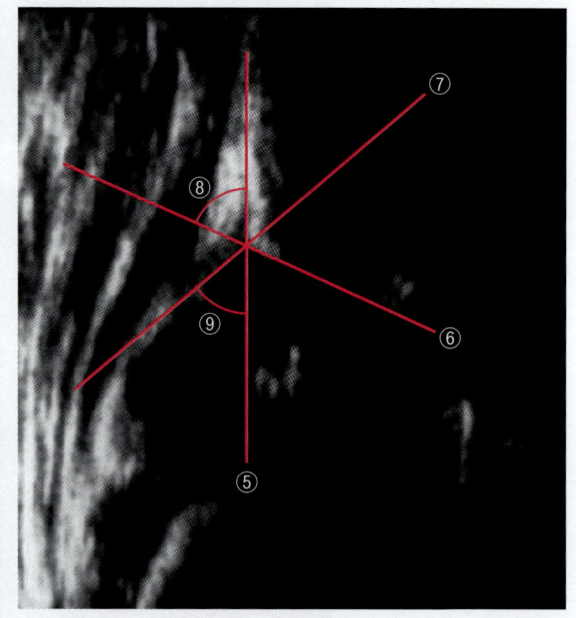

表2　Graf分類

Type	骨性臼蓋の被覆	骨性臼蓋嘴の形	軟骨性臼蓋の形と位置	α角	β角
Ⅰ　正常発達					
Ⅰa	十分	鋭角	幅が広い三角形，広く骨頭を覆う	≧60°	＜55°
Ⅰb	十分	やや丸みがある	底辺の短い三角形，骨頭を覆う	≧60°	＞55°
Ⅱa　未発達（生後3か月以前）					
Ⅱa⁺ 生理的範囲内	許容範囲	丸みを帯びる	底辺の広い三角形，骨頭を覆う	50〜59°	＞55°
Ⅱa⁻ 生理的範囲外	不十分	丸みを帯びる	底辺の広い三角形，骨頭を覆う		
Ⅱb　骨化遅延（生後3か月以後）	不十分	丸みを帯びる	底辺の広い三角形，骨頭を覆う	50〜59°	＞55°
Ⅱc　危険状態	不十分	丸みから平坦	底辺の広い三角形，浅く骨頭を覆う	43〜49°	70〜77°
D　非求心性	相当不十分	丸みから平坦	骨頭が突き上げ，骨頭を覆わない	43〜49°	＞77°
Ⅲ　脱臼			骨頭の内上方にあり，軟骨膜が内上方に向かう	＜43°	＞77°
Ⅲa	貧弱	平坦	軟骨臼蓋にエコーなし		
Ⅲb	貧弱	平坦	軟骨臼蓋にエコーあり		
Ⅳ　高位脱臼	貧弱	平坦	骨頭の内下方で骨頭と腸骨にはさまれる 軟骨膜が水平から骨頭より内下方にたるむ	＜43°	＞77°

治療

保存療法

◇Rb法

Rb装具は，①肩バンド，②胸ベルト，③前後の吊りバンド，④吊りバンド固定用下腿上方および下方ベルトからなっており，下肢の重みで股関節の開排が促進されることにより脱臼が整復される（**図9**）。下肢の動きを大きく制限することがない機能的療法であり，DDHの初期治療として広く普及している。

Rb法で約80〜90％の脱臼は整復されるが，整復されない症例にはその後に牽引療法や徒手整復，観血的整復などを行う。

わが国では，股関節の軟骨が幼弱な生後2〜3か月ごろまでは育児指導を中心に経過をみて，脱臼や亜脱臼に対して生後2〜3か月ごろからRb装具を装着することが多い。児が寝返りを開始する生後6〜7か月ごろになるとRb法での脱臼整復が困難となるため，それ以前に装着を開始する必要がある。著しい開排制限例や高位脱臼例（Graf分類Type Ⅳや山室a値5mm以下）では，Rb法での整復が困難もしくは整復されても骨頭壊死のリスクが高いとされており，注意が必要である。

Rb装具装着のポイントは，胸ベルトは乳頭の高さとし，吊りバンド固定用下腿上方ベルトは膝直下とする。前方吊りバンドの長さを調節して股関節屈曲角度は90〜100°程度とし，後方吊りバンドはやや緩めに装着する（**図10**）。

Rb治療を開始して1週間以内に脱臼の多くは整復される。整復直後は股関節周囲に腫脹を認め，脱臼側下肢の自動運動が減少するが，1〜2週後から徐々に下肢の動きは増加し，整復も安定してくる。Rb装具を2週間装着しても整復されない場合は4週間程度装具を除去し，その後に再装着を行うと整復される場合もある。整復されればRb装具は2〜4か月間装着し，股関節の安定性を確認した後に装具を除去する。

Rb治療中の合併症で，最も問題となるのは骨頭壊死である。骨頭壊死の発生原因は明らかではないが，過剰な股関節開排位もその一因と考えられ

図9　Rb装具

①：肩バンド
②：胸ベルト
③：前方吊りバンド
④：後方吊りバンド
⑤：吊りバンド固定用下腿上方ベルト
⑥：吊りバンド固定用下腿下方ベルト

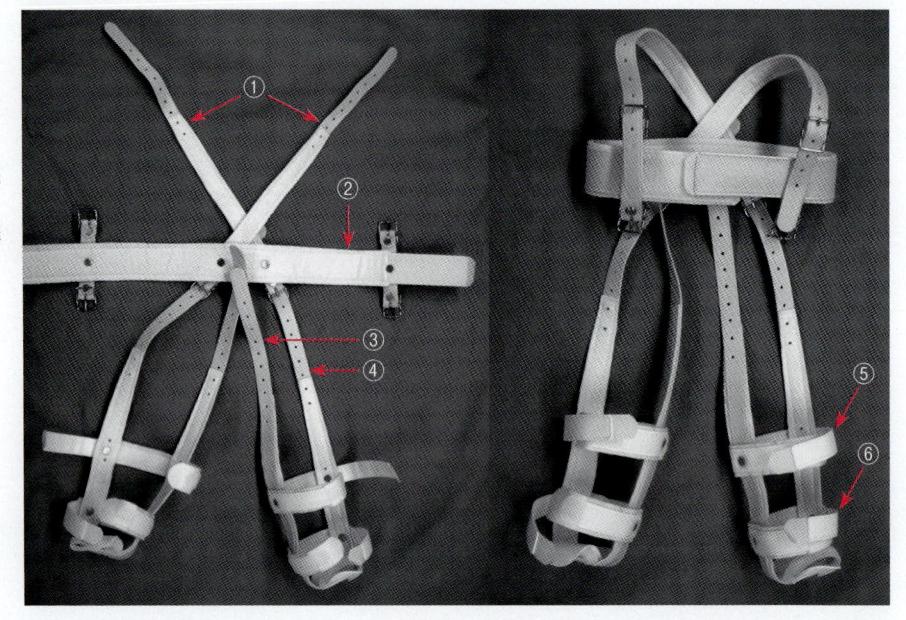

図10　Rb法

①：胸ベルトは乳頭の高位に装着する。
②：股関節屈曲角度(a)が90～100°程度となるように前方吊りバンドの長さを調節する。
③：後方吊りバンドはやや緩めに装着する。
④：吊りバンド固定用下腿上方ベルトの位置は膝直下に装着する。

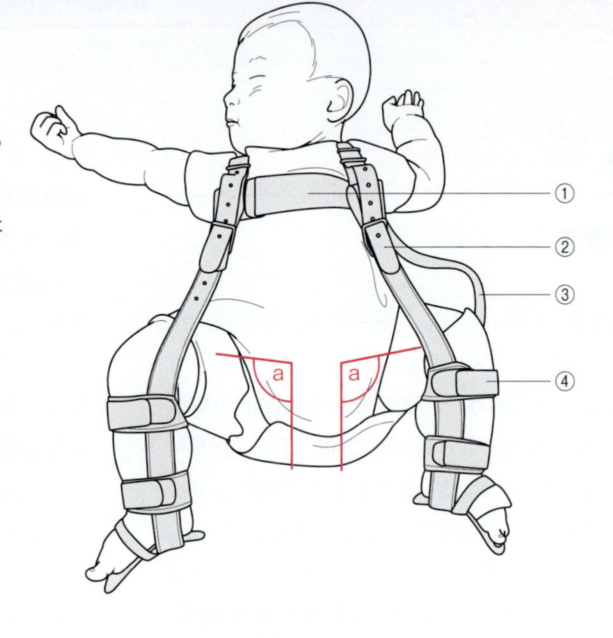

ており，下腿にクッションなどを入れて過剰な開排位を避けるように指導する(**図11**)[6,7]。

◇徒手整復法

牽引療法を行った後に全身麻酔下に脱臼を徒手で整復し，ギプス固定の後に装具療法を行う。Rb法で整復されない症例で，徒手整復時の股関節安定性と求心性がよい場合に選択される。

◇Overhead traction法

数週間両下肢を水平牽引した後に垂直方向の牽引に切り替え，牽引したまま徐々に股関節の開排を強めていき脱臼を整復する。整復後はギプス固定を行った後に装具療法を行う。Rb法不成功例では生後7か月まで待機して開始する。歩行開始後の発見遅延例にも適応があるとされている。

図11　過剰な開排を予防するクッション

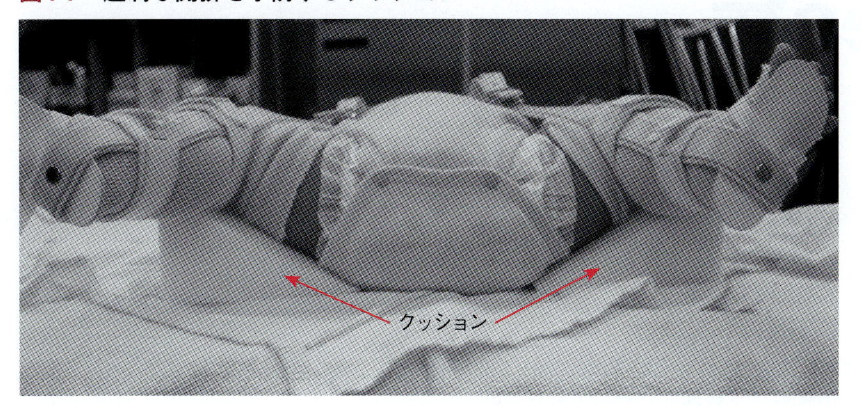

手術療法

保存療法を行っても整復されない症例や再脱臼例，歩行開始後に診断された発見遅延例などが手術療法の適応となる。手術は関節内･外の脱臼整復障害因子を除去して脱臼を整復し，術後はギプス固定や装具療法などを行う。手術には，①内側進入法（Ludloff法），②前方進入法，③広範囲展開法などがあり，年齢や股関節の状態に応じて術式が選択される。

内側進入法は手術侵襲が少ないが，関節外整復障害因子を完全に取り除くことは困難であり，歩行開始前の脱臼に適応がある。

前方進入法は必要に応じて骨盤骨切り術を併用できるという利点があり，年長児にも対応可能な術式である。

広範囲展開法は整復障害因子を完全に除去することができ，歩行開始後の症例でも良好な成績が報告されている。

また，脱臼整復後の臼蓋形成が不良で，骨頭の求心性が保たれない状態（遺残性亜脱臼）が続くことがあり，就学前に骨盤骨切り術（Salter法，Pemberton法）や大腿骨減捻内反骨切り術などの補正手術を要する症例もある。

予後

生後6か月以内に診断し，Rb法で整復されれば治療成績はおおむね良好であるが，Rb法不成功例や発見遅延例，骨頭壊死合併例では治療成績が劣る。そのためDDHにおいては，早期に診断し愛護的に治療することが重要である。

（若林健二郎）

文献

1）品田良之，ほか．松戸市の乳児先天性股関節脱臼検診の現状と今後．整形外科 2014；65：1017-22．
2）和田郁雄，ほか．リーメンビューゲル（Rb）治療マニュアル－先天性股関節脱臼（発育性股関節形成不全）に対する安全な装着を目指して－日本小児股関節研究会リーメンビューゲル治療に関するワーキンググループ作成 平成23年度版Ver1.2．日小児整外会誌 2012；21：391-408．
3）Yamamuro T, et al. A radiological study on the development of the hip joint in normal infants. J Jpn Orthop Assoc 1975；49：421-39．
4）Graf R. The diagnosis of congenital hip-joint dislocation by the ultrasonic Combound treatment. Arch Orthop Trauma Surg 1980；97：117-33．
5）Graf R. Classification of hip joint dysplasia by means of sonography. Arch Orthop Trauma Surg 1984；102：248-55．
6）池田　威，ほか．先天性股関節脱臼の保存的療法 リーメンビューゲル法．整･災外 1998；41：409-15．
7）和田郁雄，ほか．我が国での先天股脱に対するリーメンビューゲル治療の現状．日小児整外会誌 2009；18：272-5．

Perthes病

Key words

- Perthes病(Perthes disease，Legg-Calvé-Perthes disease)
- 骨端症(osteochondrosis)
- 骨壊死(osteonecrosis)

概念

歴史

1895年ドイツのRöntgenがX線を発見(1901年にノーベル物理学賞受賞)し，数年でX線診断機器が実用化され普及した。本疾患は当時，破壊的な小児結核性股関節炎と比較して良好な経過を示す疾患として発見され，20世紀初頭に各国からほぼ同時期に報告された。Waldenström(スウェーデン，1909･1920年)，Legg(アメリカ，1910年)，Calvé(フランス，1910年)，Perthes(ドイツ，1910年)らによることから，Legg-Calvé-Perthes disease(LCPD)とよばれるが，Legg-Perthes disease，Legg-Calvé-Waldenström diseaseなど呼称はさまざまである。

日本では1921年に田代義徳，高木憲次らにより「小児股関節ニ於ケル畸形性骨軟骨炎；所謂カルベ･ペルテス氏病」として紹介された。

病態

5～7歳における大腿骨頭骨端の血流は厚い成長軟骨板で分けられ，骨幹部からの血流は非常に乏しく，外側骨端動脈のみに依存するが，関節包を貫く部位では損傷や閉塞を受けやすく阻血が生じやすい解剖学的特徴を有する。一次的な病因はいまだ明らかにされていないが，結果的に生じた大腿骨近位骨端核の阻血性の骨･骨髄壊死であるといえ，引き続く修復反応が臨床的には問題となる。すなわち，骨･骨髄壊死後に血行が再開すると，壊死骨が吸収され線維性肉芽組織に置換，さらに同部に骨新生が生じ，骨修復が完了するまで連鎖的･周期的な反応を呈する。修復力の旺盛な幼児･学童初期では，壊死骨の骨塩が一気に吸収されて脆弱となるため，荷重による骨端の圧潰を生じる。このような修復機転を変更あるいは阻止する方法はなく，修復を加速する方法も存在しないことから，修復完了までいかに，①圧潰による変形を予防，かつ，②修復阻害因子を除去できるかが医療介入のあり方といえる。

疫学

7歳前後に好発するが，骨端線の存在する2～13歳に発症(4歳以下25%，5～8歳60%，9歳以上15%)する。男児に多い(男女比8：2)が，一般に女児のほうが予後不良といわれている。片側発症が多い(片側両側比8：2)が，両側の同時発症はないとされ，健側にMRIでの信号変化のみを認める場合もある。数年の経過で同一股関節に再度Perthes病を発症したという報告がある。

病因

以前から単純性股関節炎からの発症が知られる

が，活発で多動の小児に多いことによる外傷説は有力で，ジャングルジムなど高所からの飛び降りが好きで，連日何回も繰り返すエピソードをもつ例は多く経験する。一方，Ⅱ型コラーゲン異常症の軽症型にPerthes病を発症することが知られ，手根骨や足根骨の骨化遅延や，大腿骨骨端核高の低下傾向を認める例も経験する。Meyer病（Meyer dysplasia）は，無症候性で骨端核の分節化や骨化遅延を示すものの圧潰を生じないとされるが，Perthes病軽症型との関連性について定説はいまだない。

診断

臨床症状

疼痛や跛行で初診するが，疼痛部位は漠然と膝上部を指すことが多いことから，股関節疾患を念頭に置きにくく初診医で見逃されてしまうことをしばしば経験する。疼痛（股痛50%，膝痛50%）は数日で軽快する比較的軽症で，低年齢では跛行のみを示す場合がまれではない。

理学所見

股関節局所の熱感や腫脹は強くないが圧痛は認められ，内転筋の拘縮を少なからず伴って外転可動域制限を示す。患側の内転位による肢位性の下肢短縮があり，殿筋～下肢筋に筋萎縮を伴う。全身状態は良好で，自覚的・他覚的に重篤感がないのが特徴である。

幼児の下肢痛に注意！

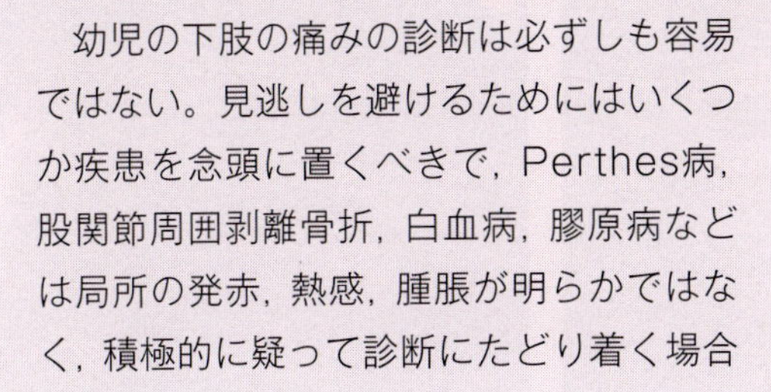

幼児の下肢の痛みの診断は必ずしも容易ではない。見逃しを避けるためにはいくつか疾患を念頭に置くべきで，Perthes病，股関節周囲剥離骨折，白血病，膠原病などは局所の発赤，熱感，腫脹が明らかではなく，積極的に疑って診断にたどり着く場合が多い。後日になって症状が明らかとなることもあるので，局所だけでなく下肢全体を検索することや，症状が継続する間は通院させることが望まれる。

画像診断

◇X線診断（確定診断）

両股関節正・側面2方向の単純X線像において骨壊死が確認されれば確定診断となる。

病期によって変化するが，早期診断に有用な所見は，①外側亜脱臼（lateral subluxation），②骨端核縮小（small epiphyseal nucleus），③骨端部濃厚陰影（increased epiphyseal density），④軟骨下骨折線（subchondral fracture line：crescent sign）である（**図1，2**）。

壊死骨吸収が進行すると，⑤骨幹端部嚢腫（metaphyseal cyst），⑥骨幹端部骨萎縮（metaphyseal osteoporosis），⑦寛骨臼骨萎縮（acetabular osteoporosis），⑧寛骨臼二重像（bicompartmentalisation），⑨近位成長板早期閉鎖（proximal growth plate premature closure），Y軟骨早期閉鎖（triradiate cartilage premature closure）などが認められる。

◇病期診断

病期を意識して計画的な治療を行うことが可能となる。経時的に連鎖的・周期的な特徴あるX線像を呈し，①滑膜炎期（initial，synovitis stage），②壊死期（avascular，necrotic stage），③分節期（fragmentation stage），④修復期（reossification stage），⑤治癒期（definite，remodeling stage）に分けられる（**図3**）。

◇障害範囲診断

重症度は障害範囲と一致し，障害範囲が大きいほど残存する骨端の支持性が少ないため圧潰するリスクは高く，かつ壊死骨吸収および骨新生の量が多くなり治療期間に長期を要する。障害範囲診断は単純X線像が用いられるが，どの時期に判定可能かに注意する必要がある（**表1**）。

図1　早期にみられるX線像①（Salter-Thompson分類Group B）

軟骨下骨折線は単純X線側面像で認められれば，骨端1/2を超えるかどうかで壊死範囲の重症度を判定できる。さらにトモシンセシスを用いると，面空間分解能に優れた鮮明なトモグラムが得られ，骨折線とその周囲の骨硬化像が明瞭に描出されている。
a, c：単純X線像
b, d：トモシンセシス

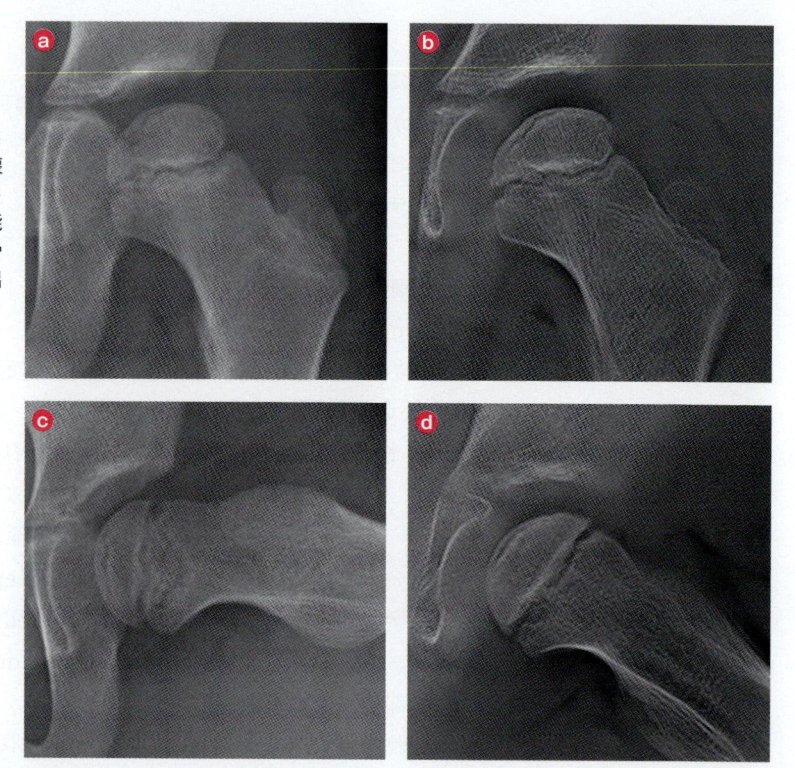

図2　早期にみられるX線像②（Salter-Thompson分類Group B）

骨端核縮小，骨端部濃厚陰影が認められる。骨端前外側の圧潰により不明瞭とはなったが，トモシンセシスの側面像ではかろうじて軟骨下骨折線が確認できる。圧潰した骨端の上方には軟骨下に空虚となった層が存在し，免荷によって軟骨性骨頭が球形に復元することがわかる。MRIでは同様の所見に加えて骨幹端嚢腫が存在し，重症度が高いものと予想される。
a, d：単純X線像，**b, e**：トモシンセシス，**c, f**：MRI T1強調像。

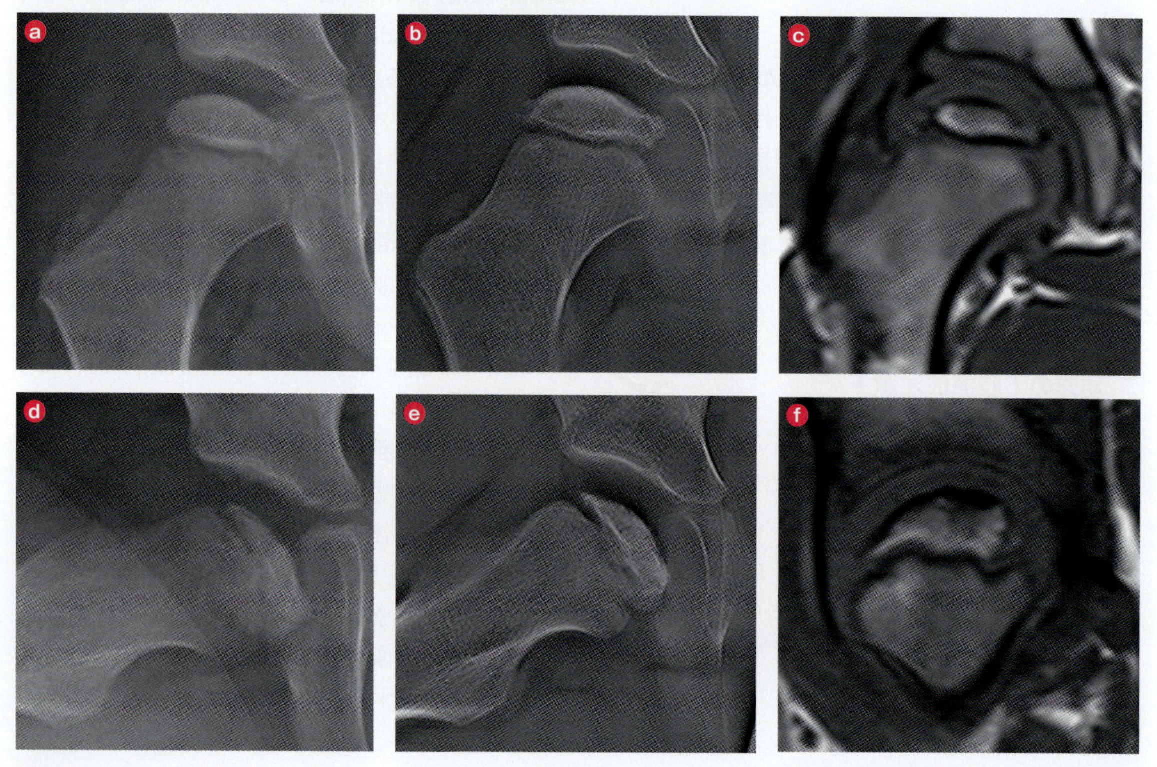

図3　病期診断

滑膜炎期(initial, synovitis stage)：疼痛を訴える。関節裂隙の開大(Waldenström sign)がみられることが多く骨変化はみられない。
壊死期(avascular, necrotic stage)：骨端に骨硬化像を呈する。骨端が扁平化する場合もあるが分節化はみられない。
分節期(fragmentation stage)：骨硬化した骨端に壊死骨吸収が始まり分節状にみえる。軟骨下骨折線がみられることがある。
　まだ新生骨はみられない。
修復期(reossification stage)：骨端部外側に新生骨がみられる。徐々に正常な骨構造をとり修復が進行する。
治癒期(definite, remodeling stage)：正常骨で修復が完了する。治癒後に骨端のリモデリングが始まる。
a：滑膜炎期〜壊死期, **b**：分節期, **c, d**：修復期, **e**：治癒期。

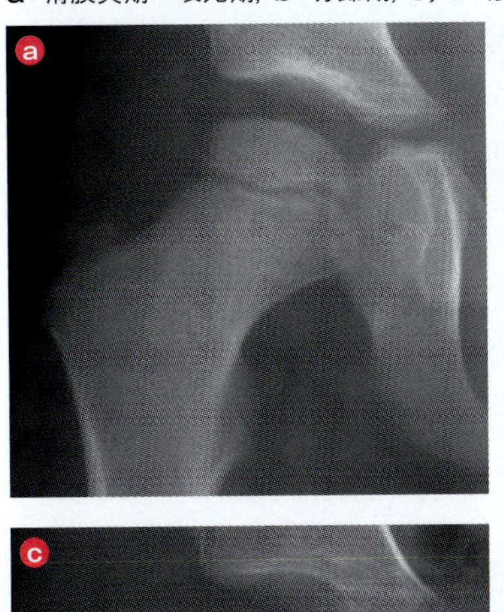

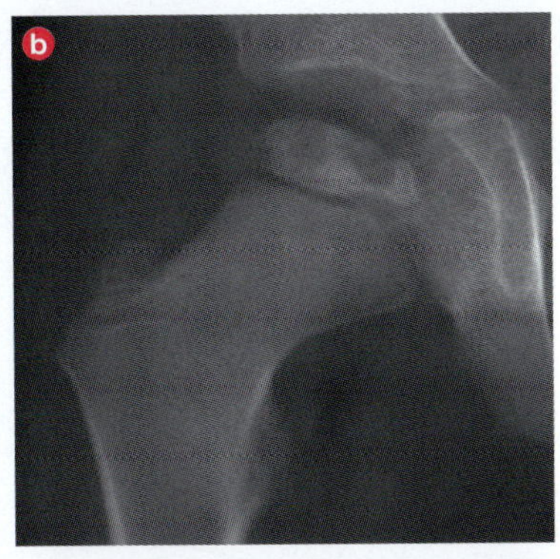

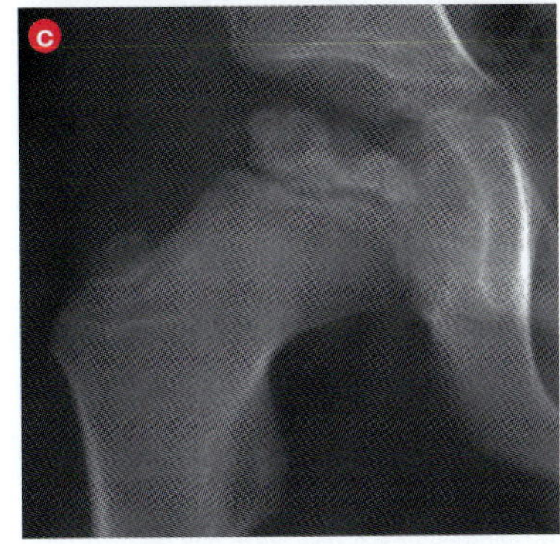

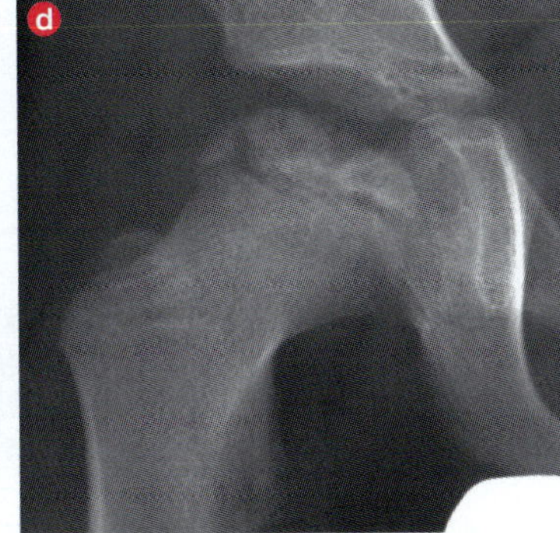

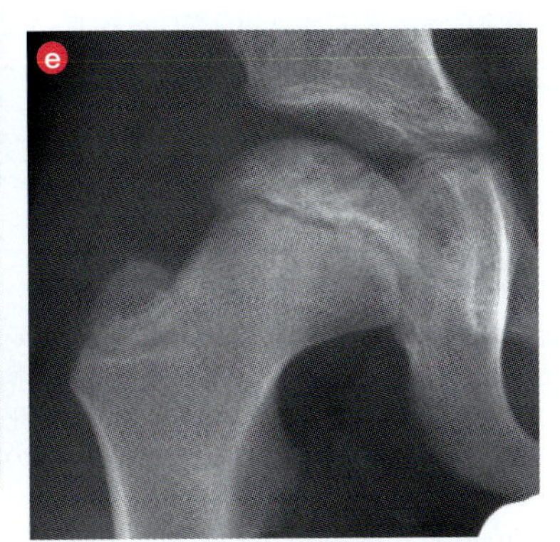

表1　代表的な障害範囲分類の比較

分類	判定に必要な撮影方向	判定の基準となる病期	軽症 ←→ 重症				
Salter-Thompson分類	側面	壊死期〜分節期初期	Group A <50% head		Group B >50% head		軟骨下骨折線の出現頻度が低いが，確認できれば重症度が早期に判断できる
Catterall分類	2方向(正・側面)	壊死期〜分節期	Group Ⅰ 0〜25%	Group Ⅱ 25〜50%	Group Ⅲ 50＋%	Group Ⅳ 100%	壊死範囲による分類なので，免荷治療中でも判定は可能。Group ⅠとⅣの判定は容易だが，治療対応が大きく異なるGroup ⅡとⅢの鑑別が困難である
Herring lateral pillar分類	正面	分節期のみ	Group A 100% pillar	Group B +50% pillar	Group C <50% pillar		骨端外側1/3の外側支柱の圧潰に対しての予後分類なので，初期の経過(免荷治療など)によっては壊死範囲の大きさと分類が一致しなくなる

Salter-Thompson分類[1]は，50％未満のGroup Aと50％超のGroup Bに分かれる（**図4**）。

Catterall分類[2]は，おおむね25％以下がGroup Ⅰ，25〜50％がGroup Ⅱ，50％超がGroup Ⅲ，100％がGroup Ⅳになる（**図5**）。

Herring lateral pillar分類[3,5]は正面像を用いて分節期に判定し，骨端外側1/3の外側柱の圧潰度により，圧潰なしがGroup A，元の高さの50％以上がGroup B，50％以下をGroup Cとする（**図6**）。

◇その他の画像診断（補助診断）

超音波：簡便に検査が可能なため外来で理学所見の次に行われ，関節水腫の確認に有用である。

MRI：幼児には沈静が必要になることもあり簡便ではないが，関節水腫が明瞭にとらえられ，かつ骨・骨髄壊死を三次元的に把握・証明でき有用である。壊死骨は無信号領域を示すが，T2強調像では壊死骨吸収に伴って無信号領域を取り囲むように高信号が出現し，やがて内部まで均一な高信号となる。

図4　Salter-Thompson分類

単純X線側面像を用いて壊死期か分節期の初期に判定し，前方から始まる軟骨下骨折線が骨端1/2を超えるかどうかで，Group A（Catterall分類Group Ⅰ・Ⅱに相当）と後方に及ぶGroup B（Catterall分類Group Ⅲ・Ⅳに相当）の軽症・重症に分かれる。

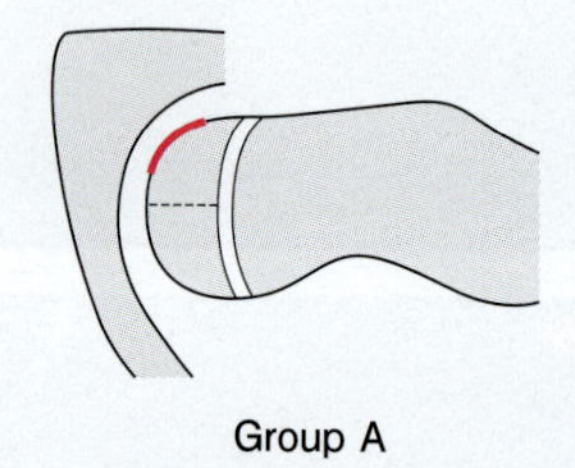

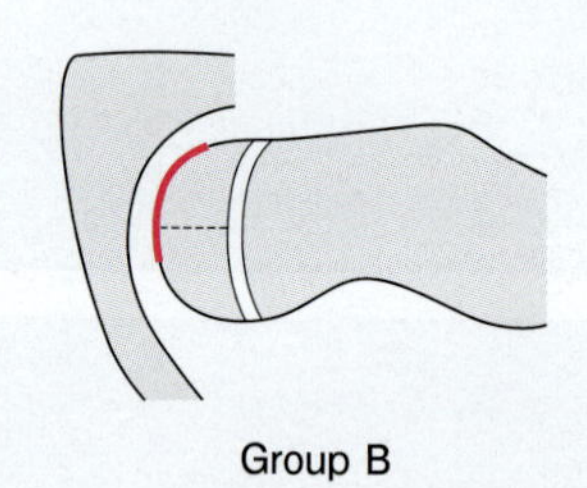

（文献1より）

図5　Catterall分類

単純X線正・側面像の2方向で判断し，壊死期か分節期にのみ判定できる。骨端部の障害範囲から4群に分類する。Group ⅠとⅣの診断は容易である。Group ⅡとⅢの境界線が曖昧であるにもかかわらず，治療必要度および予後には大きな開きがある。

Group Ⅰ：中央前方部のみの障害で，壊死部の陥没や腐骨はみられない。骨幹端部囊腫は境界明瞭で前方に位置する。

Group Ⅱ：中央大部分の障害で，壊死部の陥没が生じ軟骨下骨折線をみることがある。側面像で壊死部と健常部との境界がV字形を示すことがある（"V" sign）。

Group Ⅲ：外側部3/4の障害で，正面像で"head within a head"の像を示すことがある。側面像で壊死部と健常部の境界が不明瞭である。

Group Ⅳ：骨頭全部の障害で，骨幹端部反応はびまん性である。骨端部全体が縮小して濃厚陰影にみえるものはGroup Ⅳとしてよい。

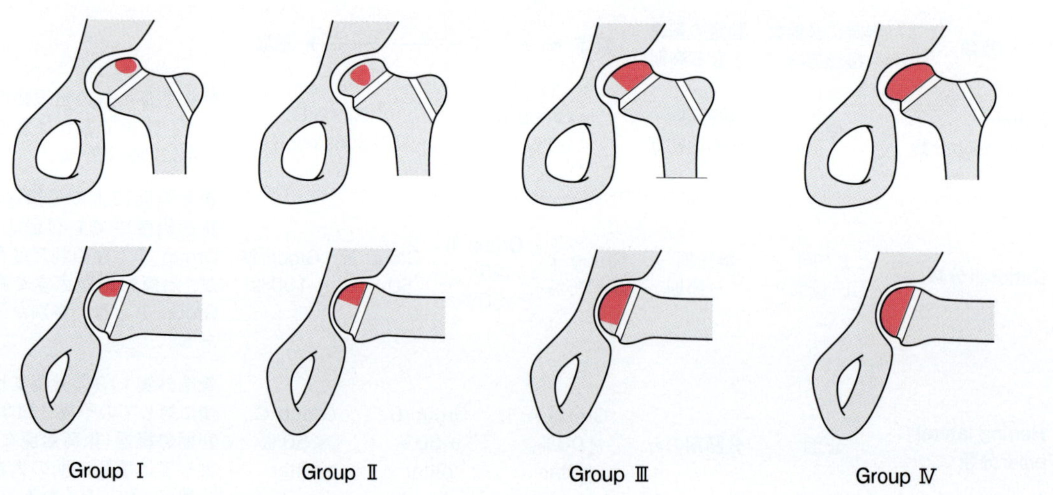

（文献2，4より）

CT：骨端の硬化像や吸収像など，骨構造を断面像として三次元的にとらえることが可能である。特に修復期の荷重許可判断に有用で，3D-CTによる未修復領域の判断も容易だが，被ばく線量が多い問題がある。

トモシンセシス：CTに比較して高画質の断面像，骨頭のトモグラムが得られ，被ばく線量が少ないことから，これから利用が広がってもよい有用な画像診断法である。

◇鑑別診断

Perthes病類似の臨床症状と，X線像の骨変化を示す疾患が鑑別対象となる。①単純性股関節炎，②化膿性股関節炎，③多発性骨端異形成症，④外傷，⑤甲状腺機能低下症，⑥血液腫瘍，⑦血友病などである。

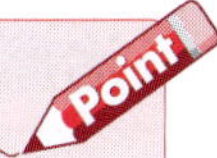

危険因子＝予後不良のサイン

◉ 臨床的危険因子

下記の因子がみられる場合は予後不良であることが多い。①過体重児(heavy child)，②進行性関節可動域低下(progressive loss of movement)，③内転位拘縮(adduction contracture)。

◉ X線的危険因子

下記の因子が2因子以上あれば，X線的危険因子(signs of the head-at-risk)ありとなる。①Gage徴候(Gage's sign)：骨端部・骨幹端部の外側にみられるV字型の骨欠損(GageとCatterallの示す徴候は異なる)，②外側亜脱臼(lateral subluxation)：治療必要性と予後に関係して最も重要，③広範囲骨幹端部反応(diffuse metaphyseal reaction)：将来の成長障害，④骨端線水平化(horizontal growth plate)：内転拘縮の存在を示す。

図6　Herring lateral pillar分類

単純X線正面像で判断し，分節期にのみ判定できる。外側柱の圧潰度と治癒時の骨頭扁平化変形度が相関するとされ，外側柱の圧潰度が予後を左右する指標として分類された[3]。
その後，Herring自身からmodified lateral pillar分類としてGroup B/C borderが追加された[2]。
Group A：外側柱が陥没していないで元の高さが保たれている。
Group B：外側柱が陥没しているが元の高さの50%かそれ以上である(≧50%)。
Group C：外側柱が陥没していて元の高さの50%以下である(<50%)。
Group B/C border：以下のいずれかに当てはまるものである。①元の高さの50%以上あるが非常に細い外側柱(2～3mm幅)，②少なくとも元の高さの50%の骨化障害を伴う外側柱，③正確に元の高さの50%であっても中央柱に比べて圧潰している外側柱。

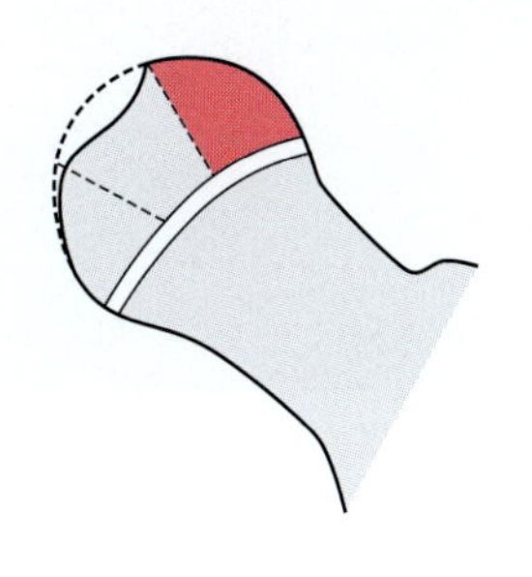
Group A

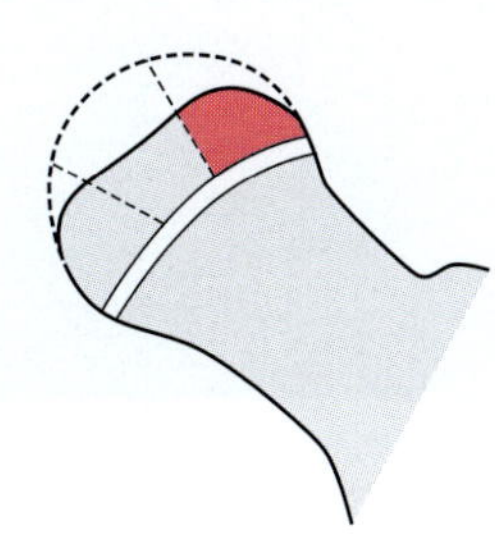
Group B

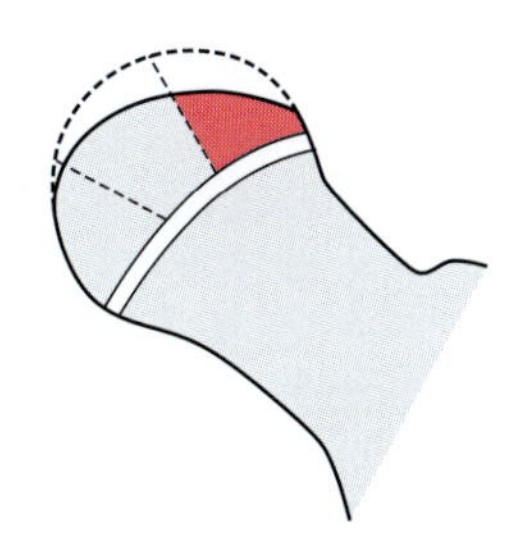
Group C

(文献3，4より)

治療

治療は無治療観察から免荷，荷重，装具，手術と施設ごとにさまざまに行われており，方針と適応に明確なガイドラインが存在しない。なによりも骨壊死が基本的病態となるため，初診の病期が滑膜炎期～壊死期なのか，分節期～修復期なのかによっても治療方針と治療期間が異なる。また骨修復あるいはリモデリングの完了をもって治癒とするべきだが，治療期間が長くなることへの拒否反応も強いことから，医学的知見のみでなく社会的な便宜により治療が終了していることも多い。

装具療法は日本ではcontainment（包み込み）療法に基づく外転位装具によるものがほとんどで，免荷片脚装具として，Tachdjian装具，西尾式装具，滋賀県立小児保健医療センター（Shiga Pediatric Orthopededics Center；SPOC）装具，免荷両脚装具としてBatchelor装具，荷重両脚装具として，Atlanta装具，Newington装具，Toronto装具がある（**図7，8**）。

手術療法には，大腿骨骨切り術，骨盤骨切り術あるいは両者の併用が行われている。

骨切り術による修復機転の加速が認められたとする根拠はなく，圧潰予防あるいは変形骨頭への

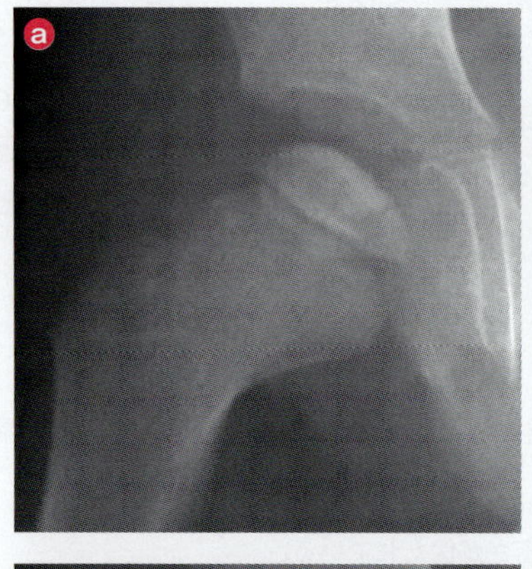

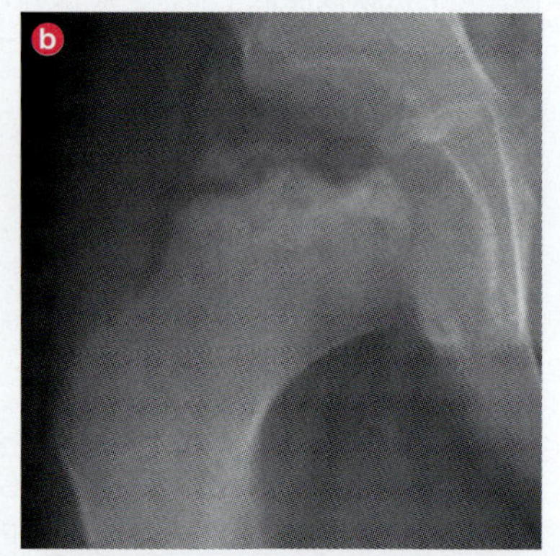

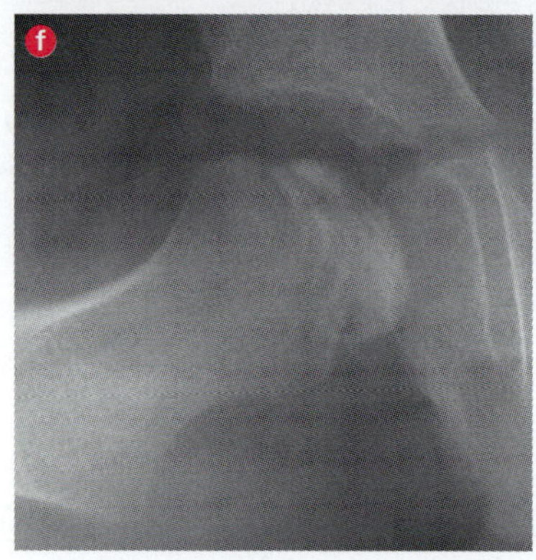

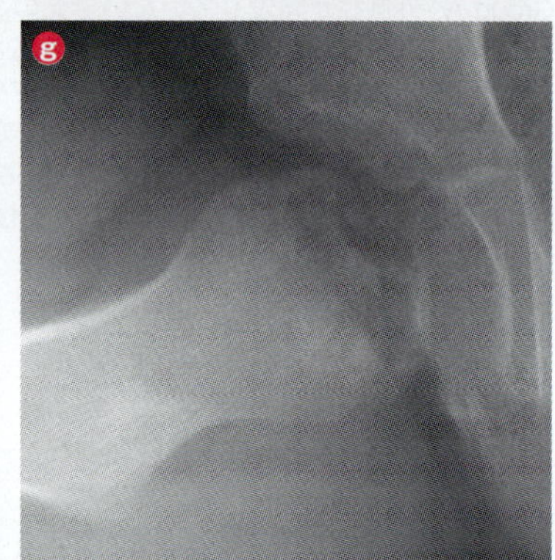

図7　装具療法の治療経過①（Catterall分類Group Ⅲ，Herring分類Group B）

a, f：5歳6か月。初診時に骨端の骨硬化・高さの減少が認められ，牽引，ギプス固定の後に外転免荷装具（第1装具）を開始した。

b, g：6歳2か月。最大吸収像となりCatterall分類Group Ⅲ，Herring分類Group Bと判明した。

c, h：6歳9か月。Lateral pillarが元の高さまで再生したため，外転荷重装具（第2装具）へ移行した。

d, i：7歳2か月。壊死部の軟骨下骨が再生して連続性が認められたため，夜間装具（第1装具）を終了した。

e, j：7歳9か月。骨頭頂部の骨修復が得られたため，装具（第2装具）を終了した。

補正が手術の目的となる。

高齢発症はおおむね8歳以上とされ，若年発症に比べて修復能力が低いことと，骨端線閉鎖までのリモデリング期間が短いことから手術を推奨する意見は多い。

分節期に臼蓋嘴の骨端への食い込み（hinge abduction）が生じると，股関節の外転が不可能となるため牽引あるいは手術による食い込みの解除が必要になるが，これは装具療法と手術療法のいずれにおいても対処しなければならない重要な所見である。

予後

長期経過では，骨頭変形を遺残すると40歳以降に高率で変形性股関節症へ進行するとされる。Mose法[6]は骨頭の球形度を正・側面2方向での骨頭半径差から評価した。Stulberg分類[7]は骨頭変形だけでなく関節適合性を追加した評価法で，Class Ⅰ・Ⅱは良，Class Ⅲは可，Class Ⅳ・Ⅴは不良で，変形性関節症に移行するとされる（**図9**）。

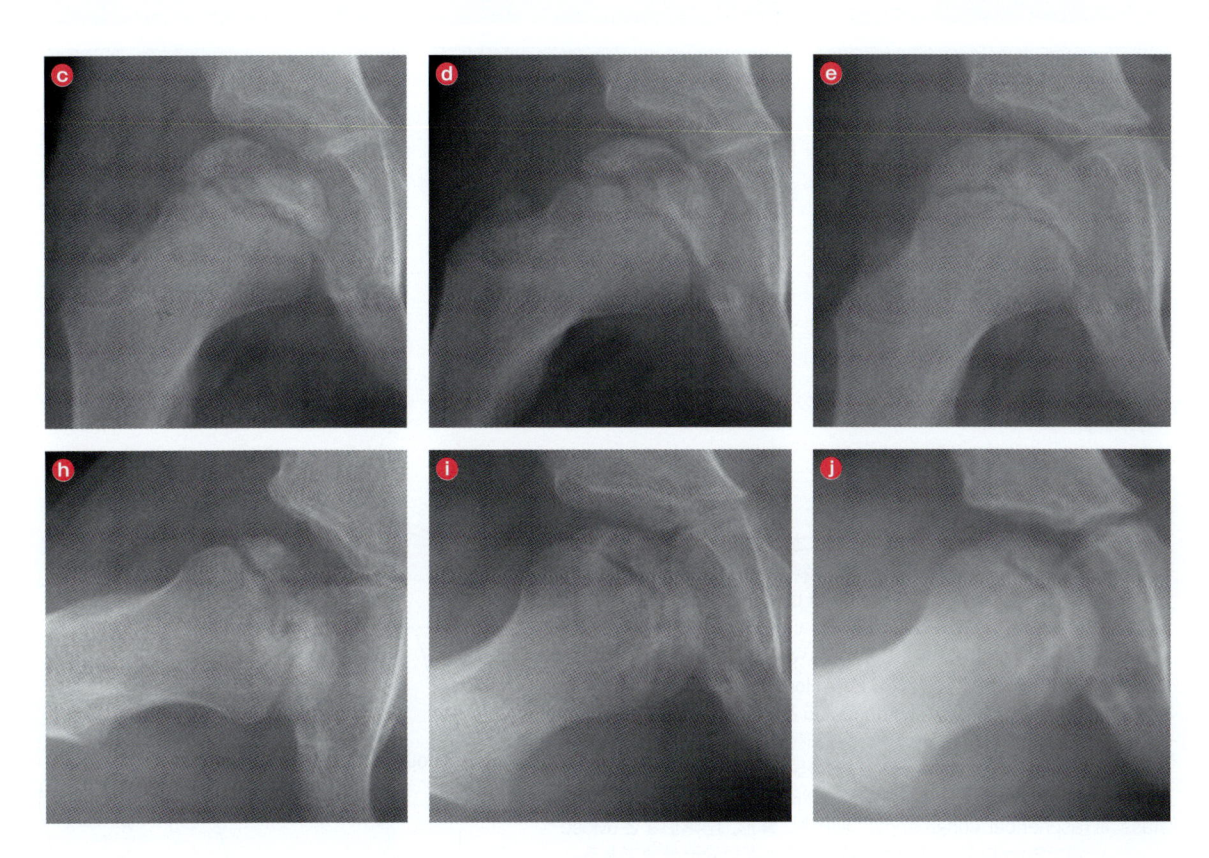

図8　装具療法の治療経過②（Catterall分類Group Ⅳ，Herring分類Group C）

a, g：3歳5か月。初診時に骨端の骨硬化・吸収が進み，圧潰による扁平化が認められ，
　　　牽引，ギプス固定の後に外転免荷装具（第1装具）を開始した。
b, h：4歳5か月。最大吸収像となりCatterall分類Group Ⅳ，Herring分類Group Cと判明した。
c, i：6歳2か月。Lateral pillarが元の高さに再生したため，外転荷重装具（第2装具）へ移行した。

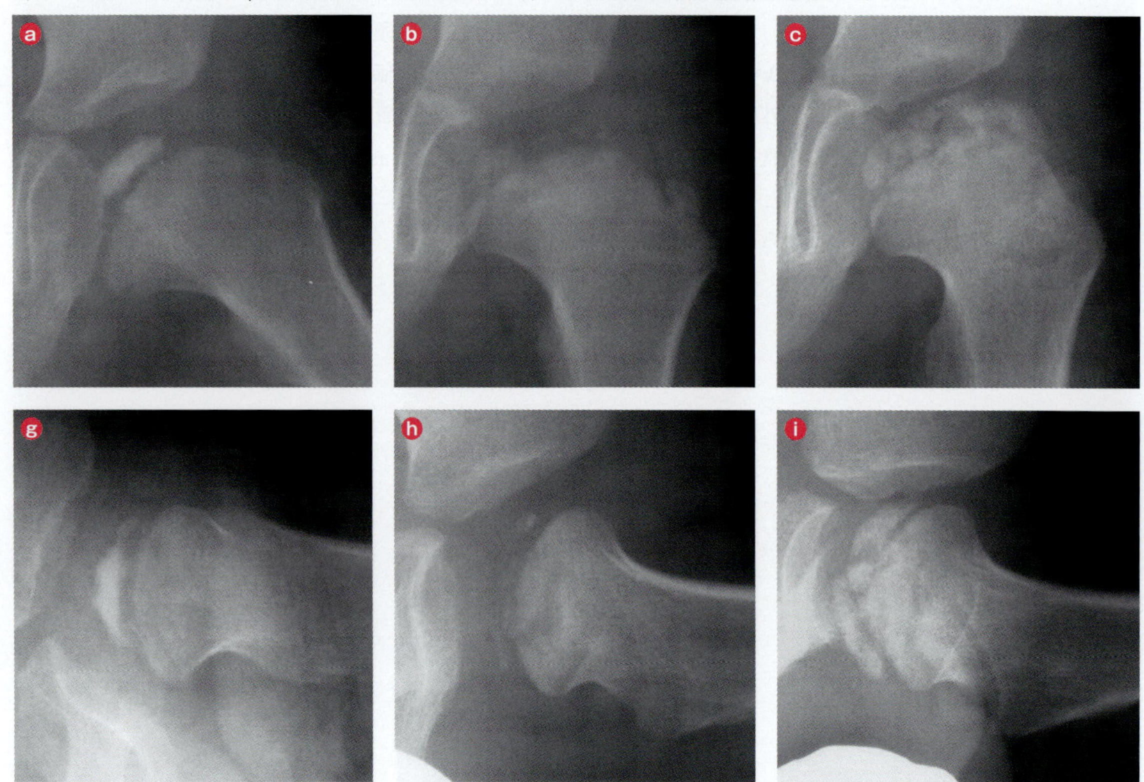

図9　Stulberg分類

過去の分類法の要素を総合し，骨頭形態に加えて関節適合性が重要とした評価法で，骨頭形態，頚部長，臼蓋傾斜角，臼蓋被覆と，関節適合性の観点から5型に分類する。Class Ⅰ・Ⅱは予後良好だが，Class Ⅲ・Ⅳは軽度～中等度に，Class Ⅴは高度に，いずれ変形性関節症に移行する。扁平骨頭の程度の定義をしていないことがClass ⅢとⅣの鑑別に混乱をもたらしている。これに対してHerring[3]は，Class Ⅳで骨頭荷重部の平坦化が少なくとも1cmを超えるとの見解を加えている。

Class Ⅰ（spherical congruency）：骨頭変形のない正常股関節である。

Class Ⅱ（spherical congruency）：球形骨頭（Mose法*で2mm以内）であるが，過大骨頭，頚部短縮，急峻臼蓋のいずれかがみられる。

Class Ⅲ（aspherical congruency）：卵円形，茸形，雨傘形など（Mose法で2mm以上）であるが，扁平形ではない変形骨頭である。

Class Ⅳ（aspherical congruency）：扁平骨頭で，過大骨頭，頚部短縮，急峻臼蓋などがある。

Class Ⅴ（aspherical incongruency）：扁平骨頭であるが，臼蓋，頚部は正常で，関節不適合がみられる。

*：Mose法[6]は骨頭の球形度をかつて2mm幅の同心円の円周定規で評価したもので，正・側面2方向での骨頭半径から，good（spherical）が同一半径，fair（flattend）が半径差≦2mm，poor（irregular）が半径差>2mmである。

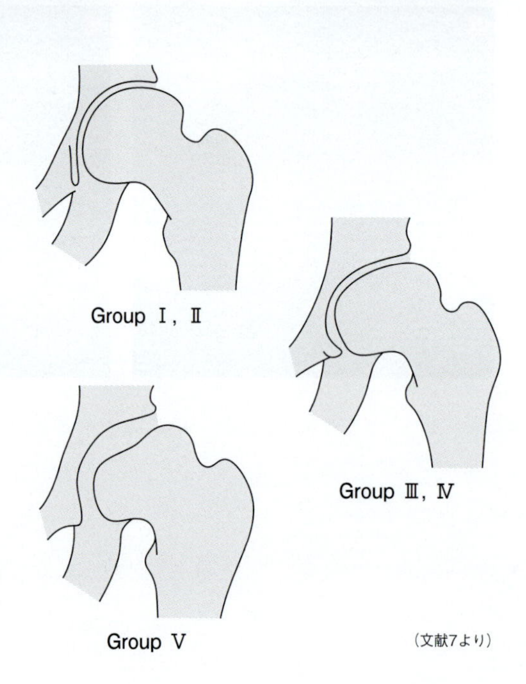

（文献7より）

d, j ：6歳8か月。壊死部の軟骨下骨が再生して連続性が認められたため，夜間装具（第1装具）を終了した。
e, k：7歳5か月。骨頭頂部の骨修復が得られたため，装具（第2装具）を終了した。
f, l ：10歳11か月。治療終了後も骨端のリモデリングが進み球形骨頭へ改善した。

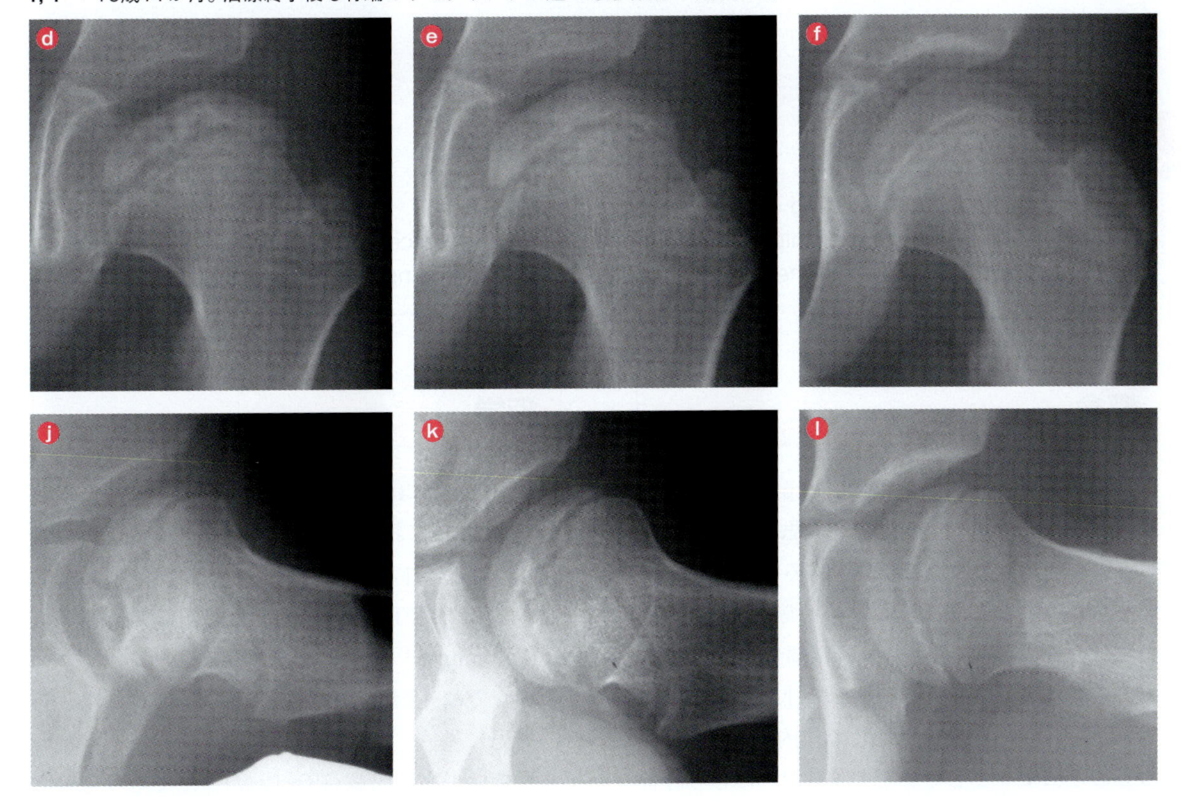

（落合達宏）

文献

1) Salter RB, et al. Legg-Calvé-Perthes disease. The prognostic significance of the subchondral fracture and a two-group classification of the femoral head involvement. J Bone Joint Surg Am 1984；66：479-89.
2) Catterall A. The natural history of Perthes' disease. J Bone Joint Surg Br 1971；53：37-53.
3) Herring JA, et al. Legg-Calvé-Perthes disease. Part I：Classification of radiographs with use of the modified lateral pillar and Stulberg classifications. J Bone Joint Surg Am 2004；86：2103-20.
4) Staheli LT, author. Legg-Calve-Perthes disease. Fundamentals of Pediatric Orthopedics. 4th ed. Philadelphia：Lippincott Williams & Wilkins：2008. p218-23.
5) Herring JA, et al. The lateral pillar classification of Legg-Calvé-Perthes Disease. J Pediatr Orthop 1992；12：143-50.
6) Mose K. Methods of measuring in Legg-Calvé-Perthes disease with special regard to the prognosis. Clin Orthop Relat Res 1980；150：103-9.
7) Stulberg SD, et al. The natural history of Legg-Calvé-Perthes Disease. J Bone Joint Surg Am 1981；63：1095-108.

大腿骨頭すべり症

Key words

- 大腿骨頭すべり症(slipped capital femoral epiphysis)
- 小児期思春期股関節疾患(hip disorder in children and adolescent)
- 大腿骨頭壊死(avascular necrosis)
- インピンジメント(impingement)

概念

大腿骨頭すべり症(slipped capital femoral epiphysis；SCFE)は，前思春期～思春期前期に生じる成長期特有の股関節疾患である。スポーツ外傷を含めた外傷，肥満，内分泌異常に関連して，大腿骨頭を形成する骨端-骨幹端間の成長軟骨板内の破綻により，頚部軸に対して骨端が主に後方へ(大腿骨近位骨幹端に対して後内方へ)「すべる」ことにより生じる。この偏位は，むしろ骨幹端が骨端に対して前上方に偏位すると考えると，骨頭の変形が理解しやすい(**図1**)。

下肢痛，外旋歩行などの跛行や歩行困難が初発症状であるが，疼痛部位が股関節よりもむしろ大腿部や膝周辺に多いことや，後に述べる安定型/慢性型とよばれる「すべり」が徐々に進行する類型が多く，疼痛や跛行が緩やかに進行するために，診断が遅延しやすい疾患である。

大腿骨頭壊死症(avascular necrosis；AVN)をはじめ，多様な合併症に注意が必要である。遺残骨頭変形によるSCFE後インピジメント(SCFE-induced impingement)は，変形性股関節症(osteoarthrosis of the hip；股関節OA)の早期発症の原因の1つとみなされている。発症率は近年増加傾向にあり，念頭に置くべき重要な小児股関節疾患である。

疫学

SCFE発症には肥満や外傷などの力学的因子に加えて，成長期における内分泌系の急激な変化が関与しているとされる(**表1**)が，明らかな内分泌異常を認める例はSCFE全体の数%を占めるにすぎない[1]。

Lehmannら[2]による1997～2000年のアメリカでの調査では，発症率10.8人/10万人，男女比は1.65と男児に多く，男児では平均12.7歳(11～14歳)，女児では平均11.2歳(10～12歳)，と女児の発症年齢が男児のそれに比べて1～2歳低く，骨成熟年齢の男女差がそのまま表れている。

国内では，1997～1999年の日本小児整形外科学会のmulticenter study[3]によると，発生率は男児2.2人/10万人，女児0.8人/10万人，男女比は3.1と報告しているが，国内においても増加傾向にあると推測される。

分類

分類法に関しては，症状の持続期間による分類法と，1993年にLoderら[4]が提唱した臨床上の不安定性(荷重歩行が可能かどうか)に基づいた分類法が併用されている。分類は治療法選択に重要であり，特にLoder分類の不安定型か否かは確認する必要がある(**表2**)。

図1　大腿骨頭すべり症（SCFE）の骨頭変形

a：X線正面像
b：X線側面像
c：3D模型正面
d：3D模型側面

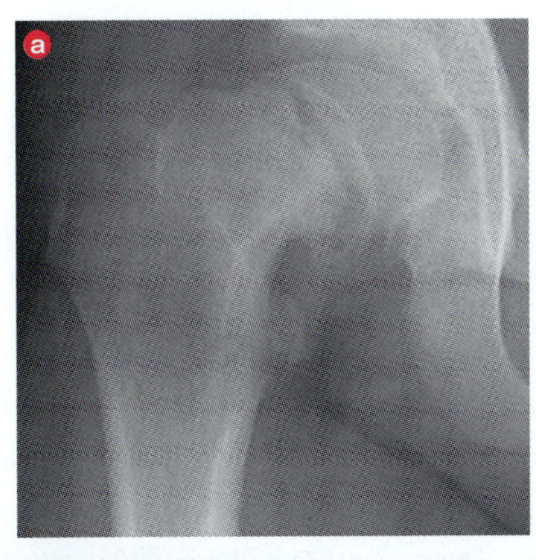

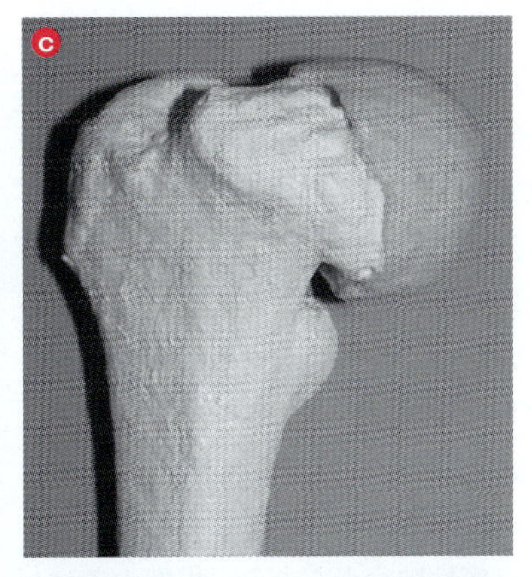

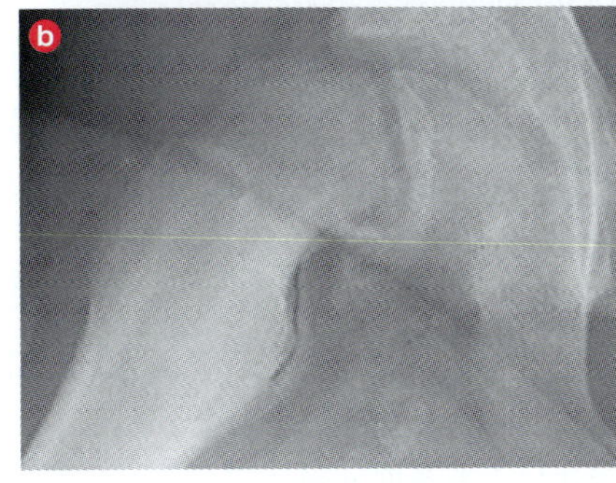

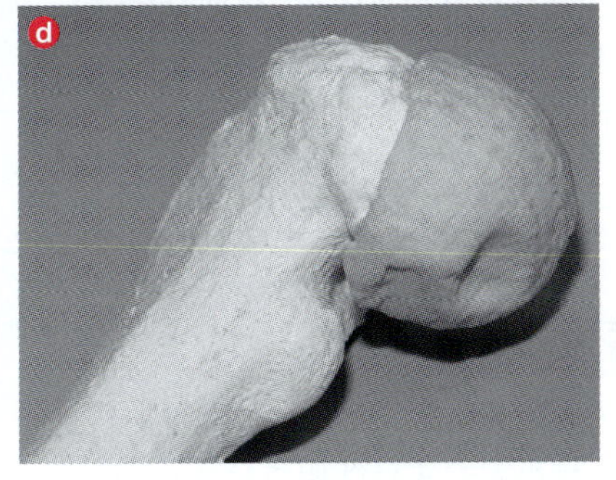

表1　SCFE発症に関連する因子

力学因子	・肥満 ・外傷，スポーツ活動
内分泌異常	・甲状腺機能低下症（治療前，補充治療中を含む） ・成長ホルモン分泌不全に対する補充治療中 ・慢性腎不全に続発する副甲状腺機能亢進症 ・脳腫瘍などによる下垂体機能低下症 ・成長ホルモン分泌性下垂体腺腫
その他	・悪性腫瘍に対する放射線治療後や化学療法後

表2　SCFE分類法

症状の持続期間による分類法	
急性型（acute）	急な発症，症状出現後3週間以内
慢性型（chronic）	緩徐な発症，症状出現後3週間以上経過
慢性型の急性増悪（acute on chronic）	慢性型の急性増悪後3週間以内
臨床上の不安定性（荷重歩行が可能かどうか）に基づいた分類法（Loder）[4]	
不安定型（unstable）	骨端軟骨の不安定性のために杖を使用しても荷重歩行が不可能
安定型（stable）	杖の使用・不使用に関係なく荷重歩行が可能

診断

急性型/不安定型は，歩行困難や股関節痛，跛行から診断が比較的容易である。一方，慢性型/安定型は診断遅延例が多い。この理由としては，①疼痛が緩徐であり，跛行も強くないために医療機関受診が遅れる，②疼痛の訴えが膝周辺など股関節でないことが多いために股関節疾患と診断されにくい，などが挙げられる。

安定型/慢性型は，跛行と外旋位拘縮を主とする股関節可動域（ROM）制限が特徴である。歩容は外旋位歩行と疼痛性跛行からなり，程度の差はあるものの跛行を認めることが多い。外旋位拘縮は骨幹端が骨端に対して前上方に偏位しているために生じる。このため，仰臥位でのROM計測時，患側の屈曲と内旋が制限され，患肢を他動的に屈曲していくと，自然と股関節が外旋していく（Drehmann徴候，**図2**）。

一方，腹臥位でのROM計測（股関節屈曲伸展中間位）では外旋角度の左右差は著明ではないが，内旋は罹患側に制限を認め左右差が著明である。

画像診断

X線撮影は，大腿骨近位部の正面像および側面像の2方向撮影が必須であり，両側を比較する。中間位正面像（前後像）のみでは，軽度のすべり症が見逃される可能性がある。X線正面像のTrethowan徴候の有無のみでは，60%に診断を誤るとの報告がある（**図3**）。

X線側面像の撮影法には種々あり，①frog leg lateral view（Lauenstein肢位），②cross table lateral view（軸射），③modified Dunlap lateral view[5]，④modified Billing lateral view[6]，⑤（90°，45°）Dunn view[7]などがある（**図4**）。

Frog leg lateral viewは，罹患側の疼痛・拘縮が強い場合には，両側同時ではなく片側ずつ撮影する。本疾患は肥満傾向の児が多いため，cross table lateral viewでは軟部陰影が重なり，骨頭部は不明瞭となりやすい。

すべりの重症度（軽度30°未満，中等度30〜60°，重度60°以上）は前述の側面像から計測できるが，撮影法により角度計測にばらつきがあり，また，再現性も異なる。すべり角の計測法にはhead-shaft angleとhead-neck angle（**図5**）がある。

図2　Drehmann徴候

罹患側の股関節を屈曲していくと，自然と股関節は外旋していく。
a：罹患側
b：健側

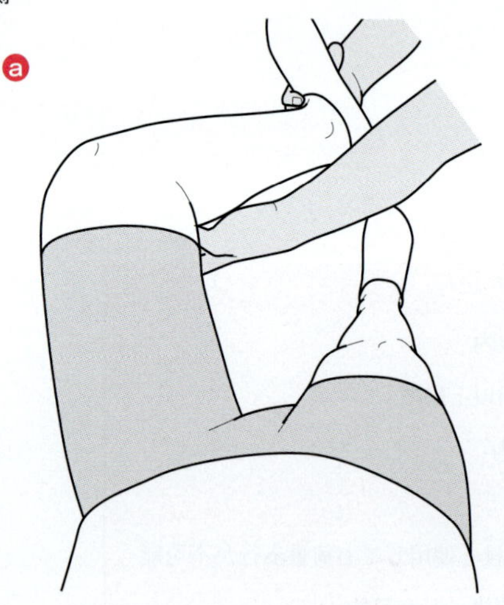

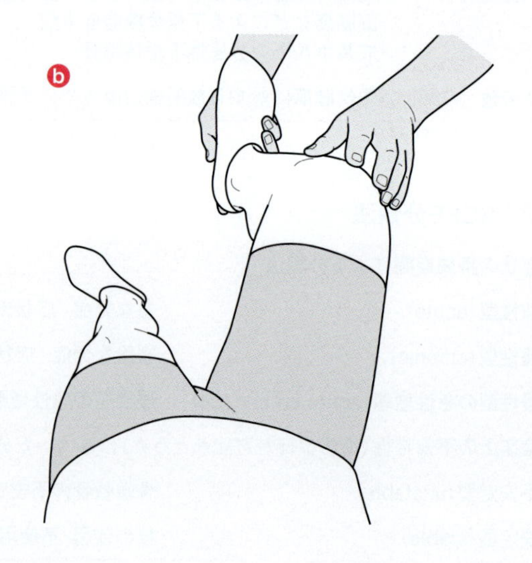

それぞれの計測法に適したX線側面像の撮影法がある。すなわち，カセッテにshaftが平行かneckが平行か，カセッテに骨端軟骨面が垂直かどうかが重要となる。いずれの計測値においても，患側から健側の角度を減じて評価されることが多い。CTやMRIではhead-neck angleが計測される（**図5**）。Head-shaft angleは転子部（下）骨切り術や大腿骨頚部基部骨切り術に，head-neck angleは骨頭下骨幹端骨切り術（subcapital osteotomy）や観血的もしくは非観血的整復術（closed reduction）の術前後評価に適している。不安定型の場合，真に骨端-骨幹端の不安定が強いと，この部分の易可動性のため術前のこれらの計測は不正確になる。

MRIはpre-slipをはじめ，mild SCFEや両側罹患の早期診断に役立つ。MRI上のpre-slipの所見は，成長軟骨板の高さの増大である（**図6**）。

単純X線側面像では骨端-骨幹端のすべり部にリモデリングの所見（仮骨形成，callus，bony buttressing）の有無を確認する。この部分にリモデリングの所見を認める場合，このSCFEは慢性すべり症の成分が存在することを意味する（**図3**-⑤）。

血液検査

特に発症年齢が8歳以下や17歳以上の場合や，両側罹患例などでは代謝・内分泌疾患が存在する可能性が高い。炎症性疾患との鑑別に関して，SCFEでは通常，炎症反応の上昇を認めないか認めてもわずかな上昇に止まる。

鑑別疾患

①化膿性（結核性を含む）関節炎，②若年性特発性関節炎（juvenile idiopathic arthritis；JIA），③Perthes病（Legg-Calvé-Perthes disease；LCPD），④一過性（単純性）股関節炎，⑤股内障，⑥股関節近傍のapophysis剥離骨折，⑦腸腰筋炎，⑧大腿骨近位部骨折などが，鑑別疾患・外傷として挙げられる。

治療

急性型/不安定型と慢性型/安定型では治療法が異なる。

慢性型/安定型

慢性型/安定型では整復操作を行わず，その位置のまま固定（*in situ* fixation；ISF）する。ISFの方法には，①牽引手術台を用いない方法と，②牽引手術台を用いる方法の2通りがある。

牽引手術台を使用する場合は，不測の整復操作が加わることを念頭に置く必要がある。

図3　単純X線像上の所見（左大腿骨骨頭）

①：骨端近傍骨幹端の希薄化（metaphyseal rarefaction）。
②：成長軟骨板の拡張と不整（widening and irregularity of growth plate）。
③：Klein's line（正面中間位像，大腿骨頚部外頭側のラインに引いた線）。Trethowan徴候陽性（骨端がKlein's lineより外側に越えない）。
④：頚部骨幹端が重なり生じた三日月状の濃染像（metaphyseal blanch sign）。
⑤：骨幹端後方の仮骨形成（側面像）。リモデリングの所見は骨頭すべり症の慢性成分の存在を意味する。

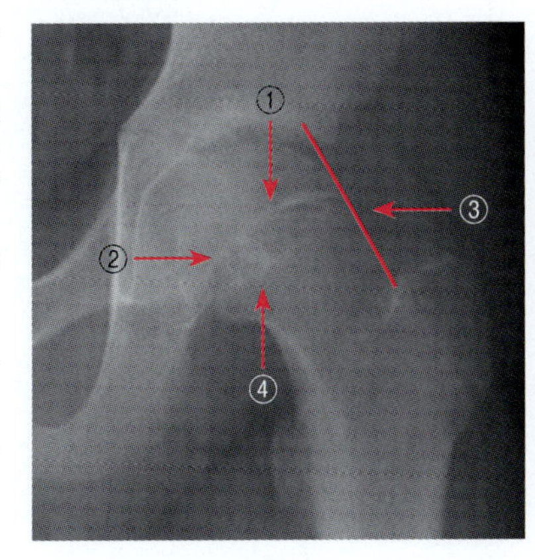

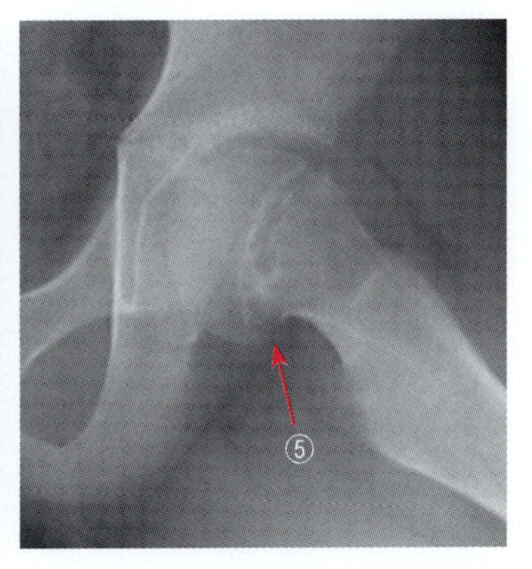

図4　単純X線側面撮影法[5〜7]

a：Frog leg lateral（Lauenstein肢位）view。股関節屈曲30〜40°，外転45°，患側の踵は対側膝の内側。
b：Cross table lateral view。股関節内旋15°，健側の股関節と膝関節を屈曲し，X線ビームは検査台と水平に患肢に45°。
c：Modified Dunlap lateral view。股関節屈曲90°，外転45°，膝関節屈曲90°，下腿は検査台に水平。
d：Modified Billing lateral view。股関節外転（検査台と25°），膝関節屈曲90°，下腿は検査台に水平，骨盤は患側に60〜70°傾ける。
e：90° Dunn view。股関節屈曲90°，外転20°，内外旋中間位。
f：45° Dunn view。股関節屈曲45°，外転20°，内外旋中間位。

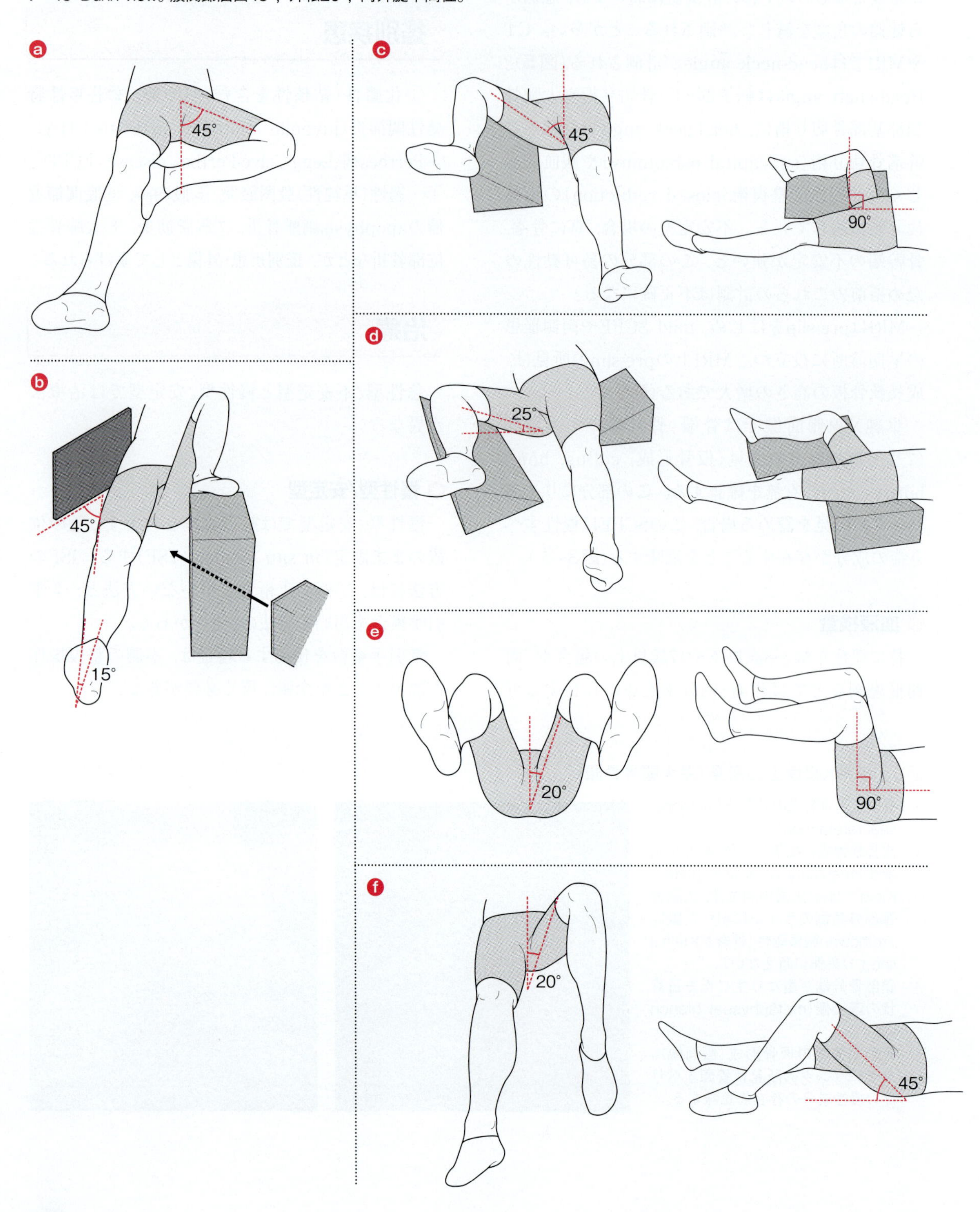

図5　すべり角の計測法

a〜d：単純X線側面像から計測したhead-neck angle（**a**：患側θ_1=34°，**b**：健側θ_0=5°），head-shaft angle（**c**：患側θ_1'=38°，**d**：健側θ_0'=7°）。
e：CT axial像から計測したhead-neck angle（θ_2=35°）。
f：MRI axial像から計測したhead-neck angle（θ_3=37°）。

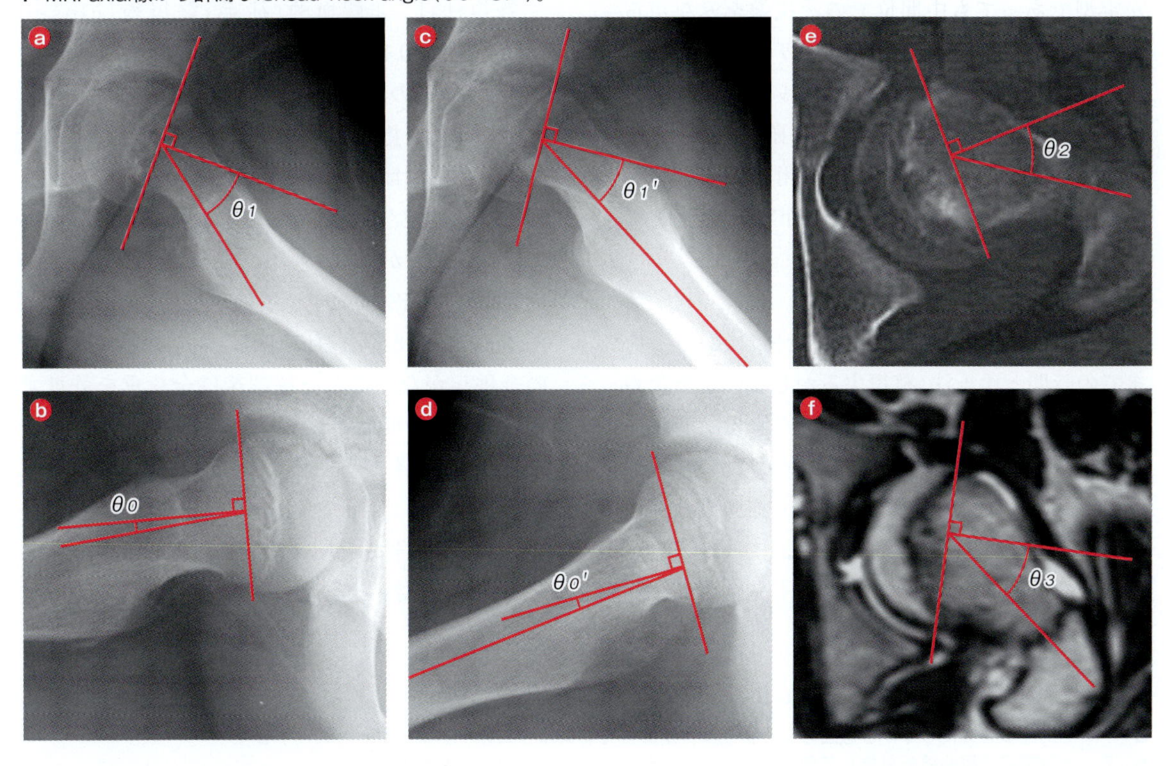

図6　X線像およびMRI冠状断（前額断）

右側は慢性型/安定型SCFE，左側はpre-slip。
a：単純X線正面像，**b**：単純X線右側面像，**c**：単純X線左側面像，**d**：MRI冠状断T1強調像，**e**：MRI冠状断T2強調像，**f**：MRI冠状断STIR像。

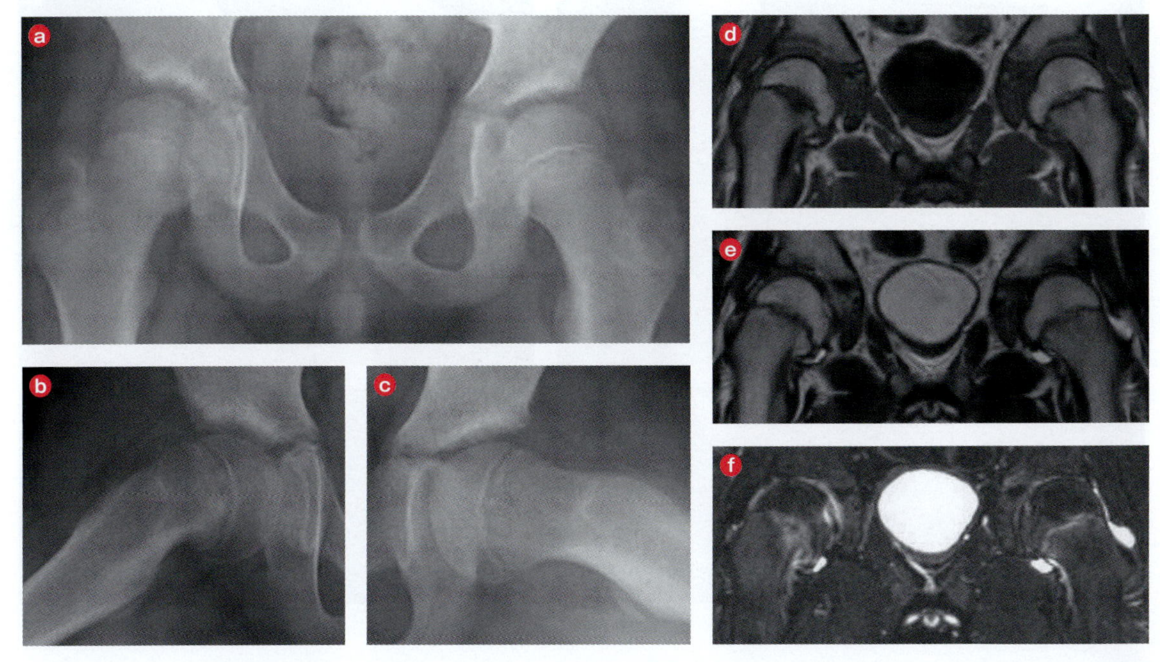

牽引手術台を使用しない方法では，術中2方向透視下のスクリュー挿入を，**図7**のように行う。不安定型であっても中間位での透視像をみながらKirschner鋼線（K-wire）もしくはガイドワイヤー1本を用いて不測の整復が起こらないように仮固定してから，frog leg位にして側面を確認することができる。その後，中空スクリューを用いて固定する。スクリュー頭は抜釘しやすいものが望ましい。

急性型/不安定型

急性型/不安定型では，発症（受傷）後から手術までの時間と手術法（整復するかしないかを含めて）が，AVN発症と関係があるとされる。発症後24時間以内であり，かつ画像上すべり部の骨幹端側に仮骨形成を認めず，慢性すべり症の成分が存在しない場合のみ整復が勧められる。リモデリングの所見を認める場合，不安定型でも完全な整復位に戻すことが，この部でのretinacular vesselの血流障害を引き起こし，AVN発症の危険性が高まる。

整復法は，非観血的（徒手）整復術（closed reduction）よりも観血的整復術（open reduction）のほうが，AVNの発症頻度が低いと報告されている。徒手整復術を施行した場合，スクリューによる内固定後には関節包切開を行い，関節内を除圧しておく。急性型/不安定型に対する術前牽引については意見が分かれる。

後療法は，ISFの場合，翌日から1/3部分荷重を開始し，術後8～12週にMRIにより骨頭壊死などの合併症がないことを確認後に全荷重を許可する。全荷重許可後はジョギング程度の運動から許可し，症例にもよるが体育の授業程度の軽い運動は可能であるが，contact sportsなどの激しいスポーツ活動は骨端線閉鎖まで控える。

骨切り術（骨頭下骨切り術，頚部基部骨切り術，

図7　牽引手術台を用いない*in situ* fixation（ISF）

a：中間位正面像を透視しながら意図しない整復操作が加わらないようにガイドワイヤーを刺入する。
b：そっと股関節を屈曲外転外旋して側面像を確認しながらガイドワイヤーを進める。
c：ISF後正面像。
d：側面像。スクリュー頭は抜釘しやすいものを選ぶ。

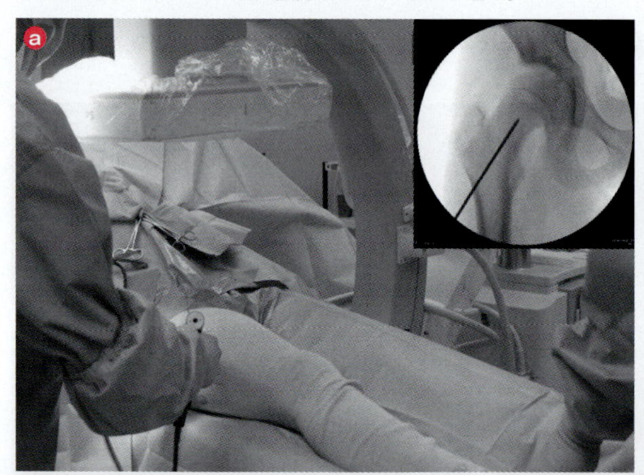

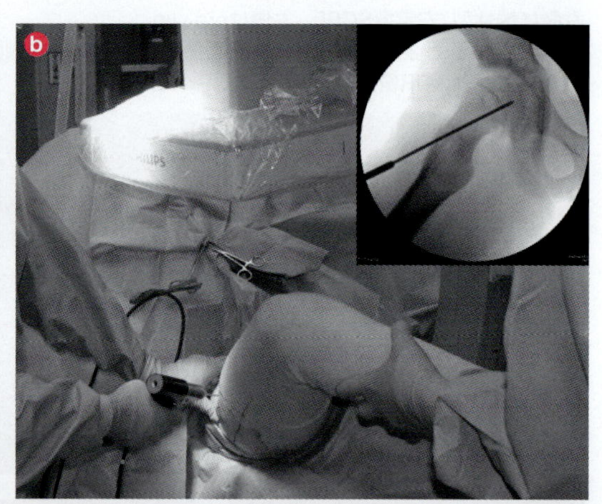

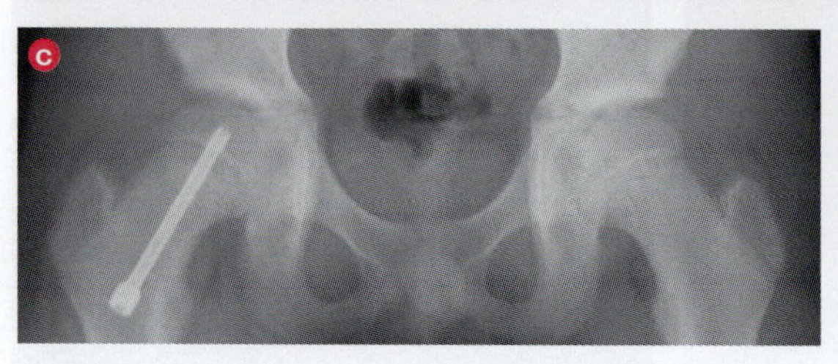

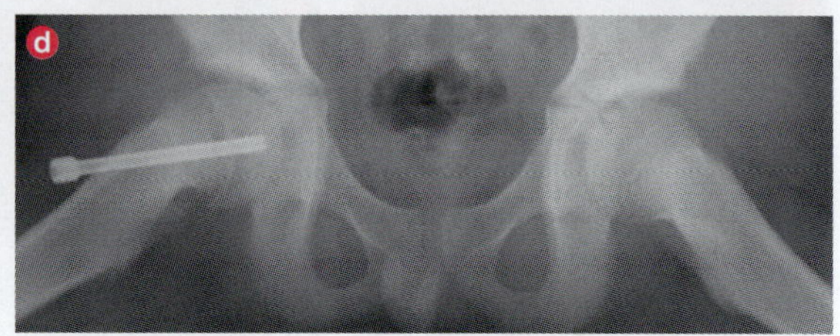

転子部骨切り術)については，初回手術として選択される場合もあるが，合併症も少なくないためリスクが高い。初期治療として行うには経験の抱負な専門医師のみが行うべきである。

急性型/不安定型に対しても，外科的脱臼法(surgical dislocation procedure)による観血的整復術が選択肢の1つとなりつつあり，ISF，非観血的整復術，観血的整復術(前方アプローチ，外科的脱臼法)が各施設それぞれの基準により選択されている。

予後，合併症

安定型SCFEをすべり症が進行する前の軽度すべりを早期に診断し，軽度すべり症の段階でISFを行えば機能的予後は良好であるが，診断が遅延し，すべり症が進行した場合や不安定型では，以下に述べる合併症発症に伴いさまざまな問題が発生する[8]。

大腿骨頭壊死症(AVN)

AVNは，SCFEの最も重大な合併症である。発症頻度についてLoderは，不安定型の21％にAVNが発症するとしている。安定型SCFEにおけるAVNも報告されているが，発症はまれである。

発症機序は完全には解明されていないが，骨端への栄養血管であるretinacular vesselsへの直接的侵襲や，関節内出血のタンポナーデ効果による関節内圧の上昇などが挙げられる。不安定型に対する整復操作がAVN発症に関与するかは議論がある。不安定型の発症から手術までの時間が24時間以内であればAVN発症率が低いとの報告や，発症7日以内の手術はそれ以降に手術した場合に比べてAVN発症率が高いなど，手術時期との関連を示す報告もある。少なくとも，安易な整復操作や意図しない整復が引き起こされる牽引手術台の使用には十分な注意が必要である。

X線像上AVNの所見が現れるのには数か月を要し，MRI T1およびT2強調像において低信号となるには2か月以上を要する。骨頭圧潰が生じる前に診断し，長期間の免荷や，骨切り術により壊死を免れた領域の荷重部への移動を図るなどの治療が必要であるが，その場合でも，早期の股関節OA発症が危惧される。

軟骨溶解症(CL)

軟骨溶解症(chondrolysis；CL)は，正常側に比較して50％の関節裂隙の減少もしくは両側例の場合，3mm以下の関節裂隙狭小化と定義される。SCFE後の発症頻度は報告によりさまざまであるが，おおよそ7％程度である。発症機序に関しては，スクリューやピンの関節内穿破を原因とする報告がある一方，手術操作とは無関係であるとの報告，免疫学的反応を原因とする報告などがあるが，現時点では解明されていない。治療は長期間(10か月以上)の免荷とROM訓練が推奨されている。

骨頭変形，SCFE-induced impingement

「すべり」により大腿骨の骨頭頚部移行部に段差が生じ，前上方に偏位した骨幹端が骨軟骨性隆起(metaphyseal bump)となりSCFE-induced impingementを引き起こし，関節唇そして関節軟骨へのダメージが生じる。遺残骨頭変形に対する手術としては，大腿骨転子部矯正骨切り術(intertrochanteric osteotomy)，関節鏡視下を含めた骨頭骨軟骨形成術(osteochondroplasty, bumpectomy)が挙げられる。骨軟骨形成術(関節鏡視下，前方アプローチ，外科的脱臼法による)に関しては，軟骨変性が生じて症状が出現する前の，未成熟の骨頭に侵襲を加えるべきかどうかについては議論がある。骨頭の変形が遺残すると，年齢が進むに応じて股関節OAの発症頻度は高くなる。11年後には24％，28年後には92％に股関節OAが発症するとの報告がある。

スクリューやピンの緩み，骨頭すべりの進行

初期固定後のスクリューやピンの緩み，それに続発する骨頭すべりの進行は注意すべき合併症の1つである。①スムースピンかスクリューか，②1本

か2本か，③挿入の長さをどうするか，④スレッドが骨端線をまたぐべきか否か，など，古くから固定材料について基礎研究を含めた多くの報告があり，議論があるところである。不安定性の有無，後療法，術後にスポーツ活動を許可するかどうかにも関係するが，6.0mm径以上の中空スクリュー1本での固定が主流であり，大腿骨転子部（下）前外方の皮質からスクリュー頭が1.5cm以上出ないようにして，windshield wiper現象による緩みを防止する。

反対側のSCFE

SCFE側の反対側の骨頭すべり症発症頻度は，17〜36％と報告はさまざまである。患側の診断時にすでに反対側がpre-slipの状態にあるにもかかわらず，MRIなどで診断されていない可能性があり，真に反対側が新たにすべり症が発症する率は不明である。

内分泌疾患に続発したSCFEは両側罹患が多い。年齢や肥満度さらにX線所見と関連付けた報告も少なくない。すなわち，BMI 35kg/m²以上，男女それぞれの好発年齢をはずれた年齢の発症例，Y軟骨開存例には反対側のすべり症発症率が高い。

予防的ピンニングには意見が分かれるが，基礎疾患がなく，pre-slipが確認できず，上記の反対側すべり症発症の危険因子がない場合は，健側へのスクリュー挿入による合併症回避の観点から，予防的内固定術を施行しないことが多い。

大腿骨近位部の成長障害，大転子高位，脚長不等

骨頭すべりそのものによる骨端線へのダメージに加えて，スクリューやピン固定による大腿骨近位部の成長障害は，年齢，すべりの重症度，固定材料の種類・数などに影響を受けるとされる。この大腿骨頭骨端線の成長障害は，大腿骨頚部の短縮，大転子高位，そして脚長不等を引き起こす。これらに対しては，骨端線成長抑制術，骨長調整術などが，その度合いに応じて適応となる。

まとめ

SCFEは外傷と関連する，成長期に特有の代表的な小児股関節疾患である。診断の遅延や，重大な合併症発症の頻度が高いため，注意深い診断と最良の治療を追及する必要がある。

（北野利夫）

文献

1) Kay RM. Slipped Capital Femoral Epiphysis. Lovell and Winter's Pediatric Orthopaedics. 6th ed. Morrissy RT, et al, editors. Philadelphia：Lippincott Wlliams & Wilkins；2005. p1085-124.
2) Lehmann CL, et al. The epidemiology of slipped capital femoral epiphysis：an update. J Pediatr Orthop 2006；26：286-90.
3) Noguchi Y, et al. Epidemiology and demographics of slipped capital femoral epiphysis in Japan：a multicenter study by the Japanese Paediatric Orthopaedic Association. J Orthop Sci 2002；7：610-7.
4) Loder RT, et al. Acute slipped capital femoral epiphysis：the importance of physeal stability. J Bone Joint Surg Am 1993；75：1134-40.
5) Guzzanti V, et al. Slipped capital femoral epiphysis：comparison of a roentgenographic method and computed tomography in determining slip severity. J Pediatr Orthop 1991；11：6-12.
6) Jerre R, et al. Bilaterality in slipped capital femoral epiphysis：importance of a reliable radiographic method. J Pediatr Orthop B 1996；5：80-4.
7) Clohisy JC, et al. A systematic approach to the plain radiographic evaluation of the young adult hip. J Bone Joint Surg Am 2008；90 Suppl 4：47-66.
8) Roaten J, et al. Complications related to the treatment of slipped capital femoral epiphysis. Orhtop Clin North Am 2016；47：405-13.

先天性膝関節脱臼・亜脱臼，反張膝（先天性膝関節過伸展）

Key words

- 先天性膝関節脱臼（congenital dislocation of the knee joint；CDK）
- 反張膝（hyperextension of the knee joint）
- 大腿骨短縮骨切り術（femoral shortening osteotomy）
- 大腿四頭筋V-Y延長術（V-Y quadricepsplasty）

概念

先天性膝関節脱臼・亜脱臼，反張膝（先天性膝関節過伸展，congenital hyperextension of the knee joint）は，脛骨が大腿骨に対して前方に偏位している病態である。容易に徒手整復可能な反張膝から，保存的に整復困難で観血的整復を要することが多い脱臼（congenital dislocation of the knee joint；CDK）までさまざまである。

疫学

発生頻度は，約0.7/1,000である[1]。脱臼例は，0.017/1,000で，発育性股関節形成不全（developmental dysplasia of the hip；DDH）の1%で，男女比は，約1：3と女児に多い[2]。

軽度な反張膝では，胎内肢位で胎児の膝が伸展位に強制されて生じることが多い。散発例がほとんどであるが，家族例も散見される。

一方，重度な脱臼例では，Larsen症候群，Beals症候群やEhlers-Danlos症候群などの関節弛緩の強い例や，先天性多発性関節拘縮症などで症候性に生じることが多い。両側例を約40%に認め，約70%に股関節脱臼を，約50%に内反足を合併する[3]（**図1**）。

脱臼例では，大腿四頭筋は線維性に拘縮・萎縮して短縮し，大腿骨や膝蓋上嚢と癒着している。膝蓋上嚢や大腿骨顆部は低形成で，脛骨近位の屈曲角状変形，膝蓋骨高位などの形態異常も伴う。前方関節包の拘縮，後方関節包の弛緩を生じる。内側ハムストリングは前方偏位して伸展筋として作用する。腸脛靱帯や外側筋間中隔の拘縮により，下腿の外旋，外反膝変形を生じる。前十字靱帯の低形成や欠損により，膝関節の不安定性も伴う。

分類

Leveuf and Paisの分類[4]（**図2**）が用いられる。

反張膝（Grade 1，**図3**）では，脛骨関節面は大腿骨関節面と完全に接触している。大腿骨軸と脛骨軸は膝関節中央で交差する。

亜脱臼（Grade 2）では，脛骨関節面は大腿骨関節面と一部接触している。大腿骨軸と脛骨軸は膝関節前方で交差する。

脱臼（Grade 3，**図4**）では，脛骨関節面は大腿骨関節面と接触していない。大腿骨軸と脛骨軸は膝関節で交差しない。

診断

生下時より膝関節は過伸展しており，自動屈曲が不可能であることから診断は容易である。妊娠中に，胎児超音波検査で診断されることも多い。

脱臼例では，膝関節前面に皮膚溝を生じ，膝窩部に大腿骨顆部を球状膨隆として触れる（**図1**）。腸脛靱帯や外側筋間中隔の拘縮により，下腿の外旋，外反膝変形を伴う。

単純X線側面像にて，大腿骨遠位の骨端核と脛骨近位の骨端核の位置関係で，Leveuf and Paisの分類[4]（**図2**）を用いて，反張膝（Grade 1，**図3**），亜脱臼（Grade 2），脱臼（Grade 3，**図4**）に分類して評価する。重度の脱臼例では下腿の外旋，外反膝変

図1　Larsen症候群に伴う両膝脱臼例（症例1）

膝関節の過伸展に加え，下腿の外旋，外反膝変形を認め，両内反足と左股関節脱臼を合併している。

a：生後10日。膝関節前面に皮膚溝（矢印）を生じ，膝窩部に大腿骨顆部（矢頭）を球状膨隆として触れる。

b：生後1か月単純X線像。大腿骨軸と脛骨軸は膝関節で交差せず（赤線），脛骨は大腿骨の前方へ脱臼している。大腿骨遠位で骨折を認める（矢印）。

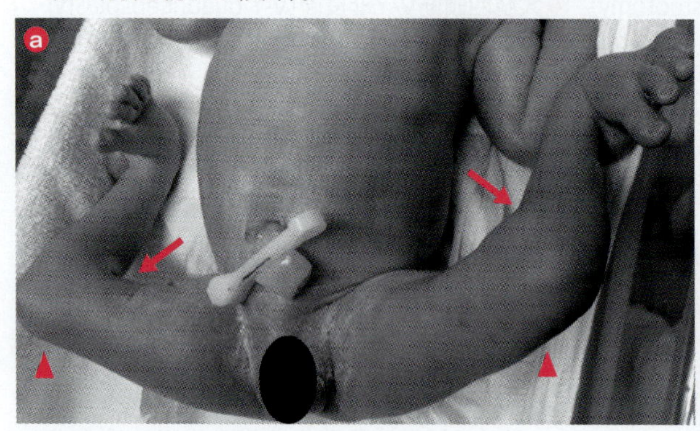

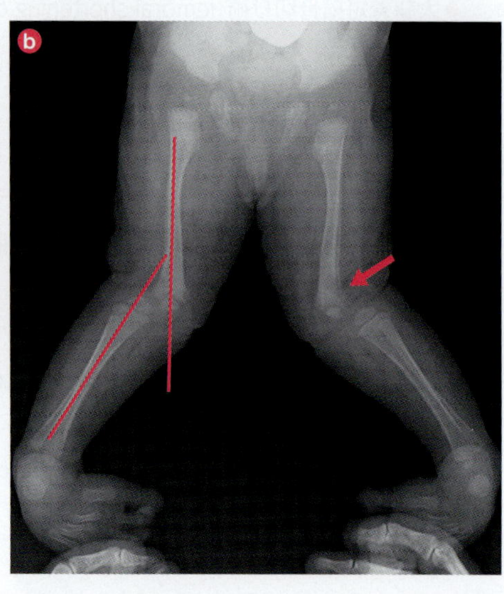

図2　Leveuf and Paisの分類

a：反張膝（Grade 1），**b**：亜脱臼（Grade 2），**c**：脱臼（Grade 3）に分類して評価する。

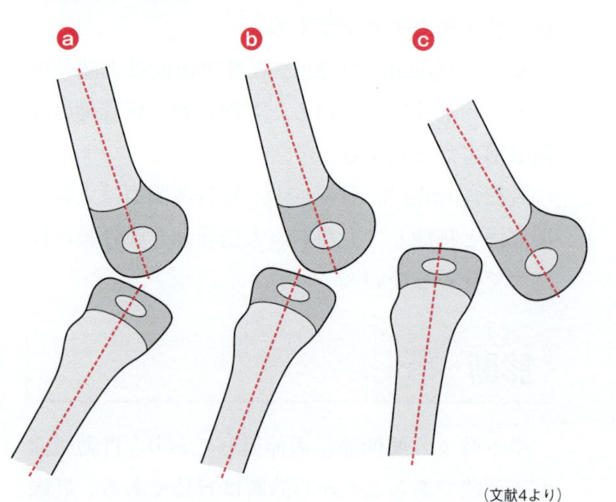

（文献4より）

図3　反張膝例（症例2）

生後3日単純X線側面像。大腿骨軸と脛骨軸は膝関節中央で交差する（赤線）。

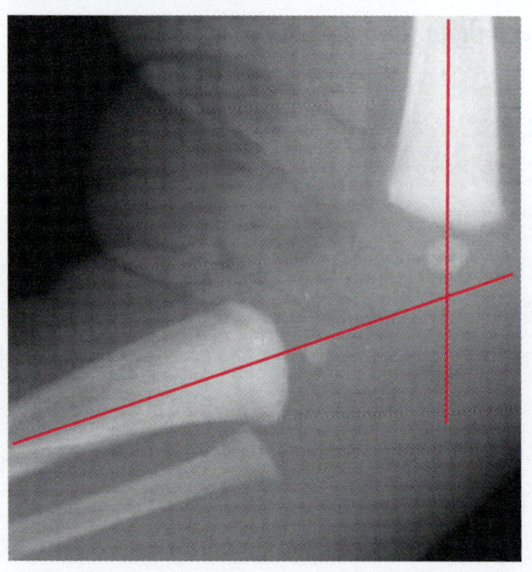

形が強く，良好な膝関節側面像が撮影しにくい（**図1b**）。

MRI（**図5a**）では，大腿骨遠位と脛骨近位の骨端軟骨が描出されるので，大腿骨と脛骨の位置関係を理解しやすい。また，膝蓋骨高位や大腿骨顆部の低形成，大腿四頭筋の短縮，膝蓋上嚢の低形成も描出される。

関節造影検査（**図5b, c**）では，造影剤の拡散が少なく，膝蓋上嚢の低形成が明瞭となる。脱臼例では，過伸展位から屈曲させることで，動態での

図4　脱臼例（症例3）

生後1か月単純X線側面像。大腿骨軸と脛骨軸は膝関節で交差せず（赤線），脛骨は大腿骨の前方へ脱臼している。大腿骨遠位伸展変形，脛骨近位屈曲変形を認める。

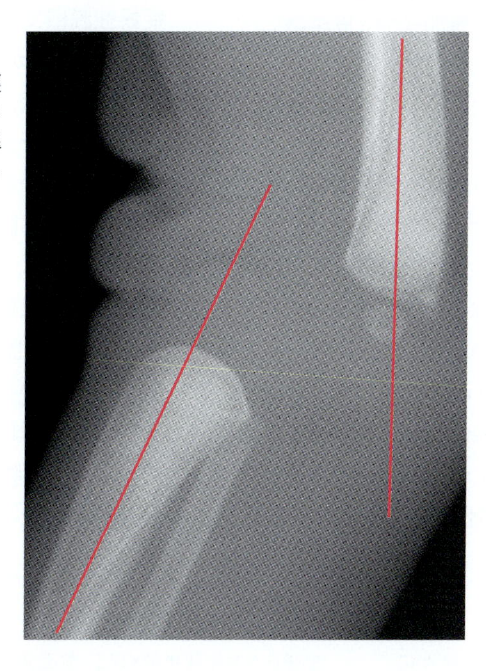

図5　脱臼例（症例1）

a：生後6か月膝関節MRI T2強調側面像。大腿骨遠位と脛骨近位の骨端軟骨や膝蓋骨（矢印）が描出されるので，脛骨の前方脱臼，膝蓋骨高位や大腿四頭筋短縮を理解しやすい。

b, c：生後6か月膝関節造影X線正・側面像。正面像（b）では左股関節脱臼も合併し，関節唇の内反（矢印）が明瞭である。側面像（c）では造影剤の拡散が少なく，膝蓋上嚢（矢印）は低形成である。

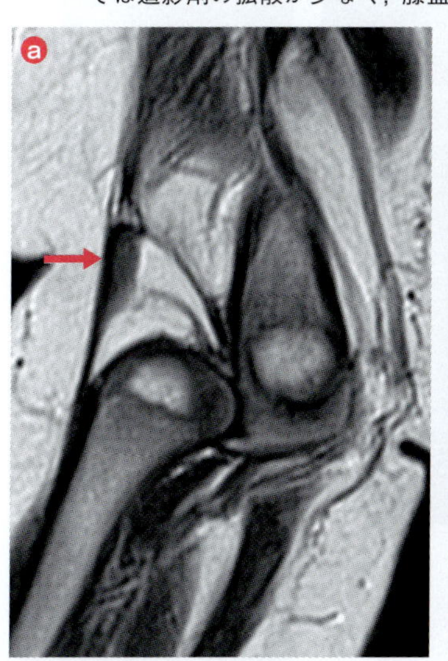

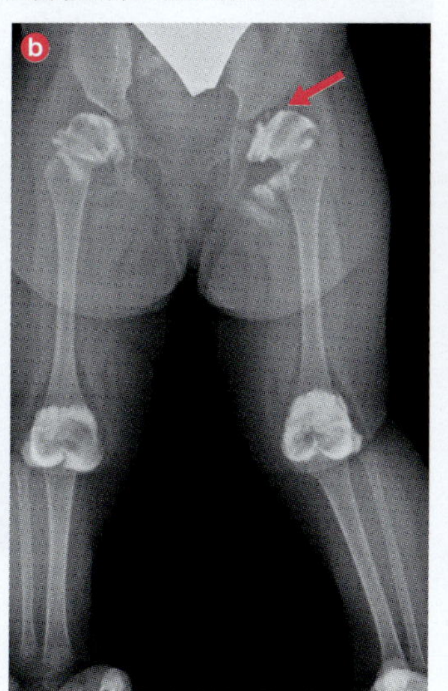

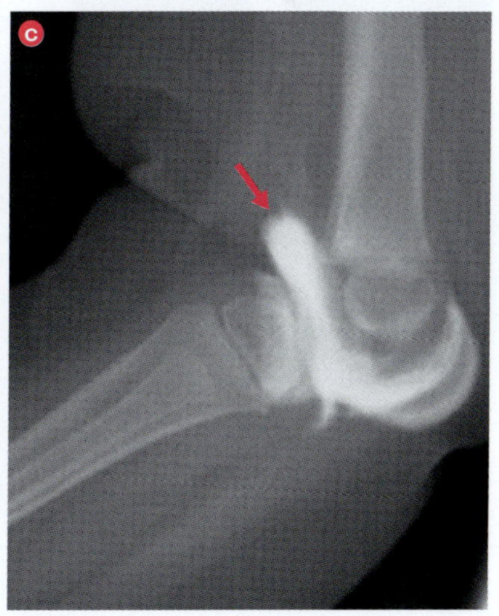

大腿骨と脛骨の位置関係を理解しやすい。

> **Point**
>
> 下腿が前方へ偏位することから，生下時に容易に診断できる。脱臼例では，膝窩部に大腿骨顆部を球状膨隆として触れる。単純X線側面像にて，大腿骨遠位と脛骨近位の骨端核の位置関係で，反張膝，亜脱臼，脱臼に分類される。

治療

反張膝や亜脱臼の症例に対しては，出生後早期に愛護的に徒手整復を行い，徐々に膝屈曲を強めてギプスやアルミシーネ固定する(serial manipulations, **図6**)。膝が90°以上屈曲可能になれば2か月間のリーメンビューゲル(Riemenbügel；Rb)装具療法へ移行する。無理に矯正すれば，大腿骨遠位や脛骨近位の骨折を生じる可能性があることに注意が必要である(**図1b**)。

脱臼の症例に対しては，特発性の脱臼では，保存療法[5]やRoyら[6]の報告する経皮的大腿四頭筋解離術(percutaneous quadriceps recession)で良好に整復できた報告もある。一方，Larsen症候群に伴う弛緩性疾患，先天性多発性関節拘縮症に伴う症候性脱臼では，ほとんどが保存療法には抵抗性で，手術療法が必要となる。

手術療法は，大腿四頭筋のV-Y延長を併用した観血的整復術が一般的で，大腿四頭筋と大腿骨や膝蓋上嚢との癒着剥離，前方関節包の解離，腸脛靱帯や外側筋間中隔の解離を含めて著者も行ってきた。しかし，ほとんどの症例で，Wilsonら[7]の報告のように大腿四頭筋力の低下による伸展制限，屈曲拘縮，屈曲可動域の減少を生じており，前十字靱帯の再建が行われていないため，膝関節の不安定性も強く，補装具が常時必要となる。

現在は，大腿四頭筋のV-Y延長を併用した観血的整復術でなく，大腿骨短縮骨切り術(**図7**)によ

図6　反張膝例(生後10日)

出生後早期の徒手整復を行い，徐々に膝屈曲を強めてシーネ固定する(serial manipulations)。膝後面にシーネを当てると，伸展力により褥創を生じることがあるので注意が必要である。

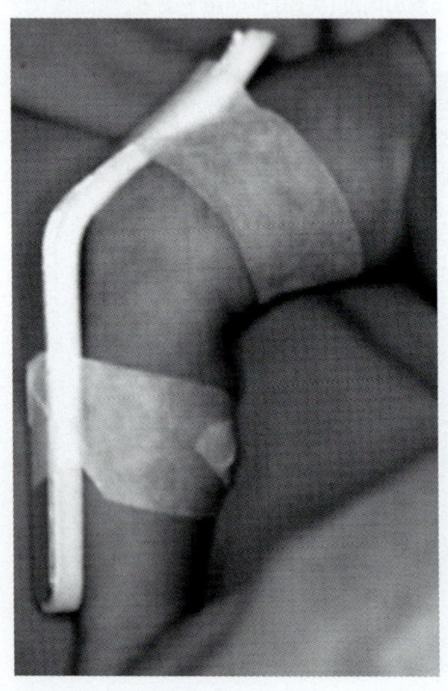

図7　脱臼例(症例1)

生後6か月術後単純X線正・側面像。大腿骨短縮骨切り術での相対的な大腿四頭筋の延長による脱臼整復，腸脛靱帯の切離による下腿の外旋，外反膝変形の矯正を行った。

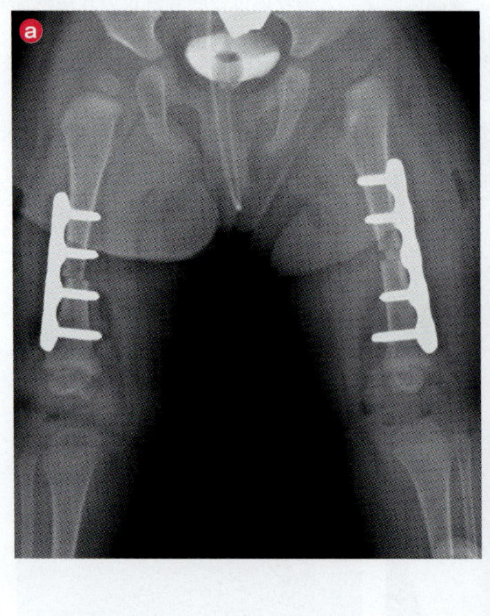

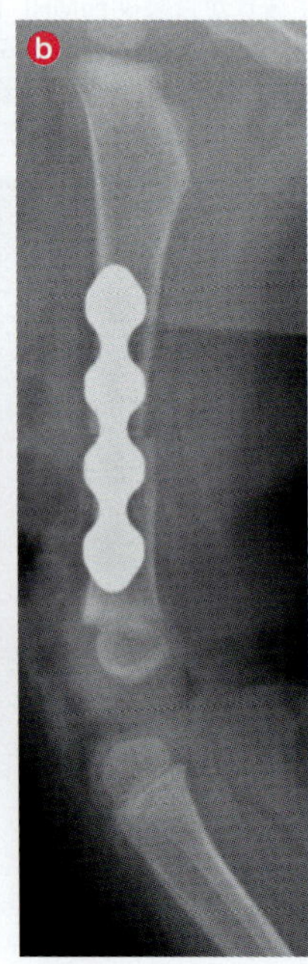

り相対的に大腿四頭筋を延長させて脱臼を整復した後，腸脛靱帯を切離して下腿の外旋変形や膝外反変形を矯正し，さらに不安定性に応じて後方関節包の縫縮や前十字靱帯の再建も組み合わせた手術療法を行っている。

股関節脱臼や内反足を伴う例では，手術療法の時期と順番については，著者は，①膝関節（6か月ごろ），②足部（1歳ごろ），③股関節（2歳ごろ）の順で手術を行っている。膝関節の整復手術を最初に行うのは，①下腿の外旋，外反膝変形を矯正して下肢アライメントを整えなければ，股関節脱臼や内反足の適切な評価ができないこと，②膝過伸展位ではハムストリングや下腿三頭筋の緊張を助長して股関節脱臼や内反足を進行させること，③大腿骨顆部や脛骨近位部の変形が進行することからである。股関節脱臼・膝関節脱臼・内反足の合併例では股関節脱臼の奇形性が強く，著者は，股関節の観血的整復術に，大腿骨減捻内反骨切り術と骨盤骨切り術を組み合わせて治療している[8)]。

Point

反張膝や亜脱臼の症例では，出生後早期に愛護的な徒手整復を開始し，徐々に屈曲を強めて固定する（serial manipulations）が，整復時に無理な矯正を行えば大腿骨や脛骨の骨折を生じる可能性があることに注意が必要である。

予後

反張膝や亜脱臼の症例では，早期に保存療法（serial manipulations）を行えば膝関節は安定し，予後は非常に良好である。一方，脱臼例に対する大腿四頭筋のV-Y延長を併用した観血的整復術の予後は，大腿四頭筋力の低下による膝伸展制限，屈曲拘縮が問題となる。現在は大腿骨短縮骨切り術により，大腿四頭筋を温存して脱臼を整復している。

（和田晃房）

文献

1）Charif P, et al. Genu recurvatum congenitum in the newborn：its incidence, course, treatment, prognosis. Clin Pediatr（Phila）1965；4：587-94.
2）Jacobsen K, et al. Congenital dislocation of the knee. Acta Orthop Scand 1985；56：1-7.
3）Bensahel H, et al. Congenital dislocation of the knee. J Pediatr Orthop 1989；9：174-7.
4）Leveuf J, et al. Les dislocations congenitales du genou（genu recurvatum, subluxation, luxation）. Rev Chir Orthop 1947；32：313-50.
5）Haga N, et al. Congenital dislocation of the knee reduced spontaneously or with minimal treatment. J Pediatr Orthop 1997；17：59-62.
6）Roy DR, et al. Percutaneous quadriceps recession：a technique for management of congenital hyperextension deformities of the knee in the neonate. J Pediatr Orthop 1989；9：717-9.
7）Wilson RL, et al. Congenital hyperextension of the knee. Tachdjian's pediatric orthopaedics. 5th ed. Herring JA, editor. Philadelphia：Elsevier；2014. p682-6.
8）Wada A, et al. Surgical treatment of hip dislocation in amyoplasia-type arthrogryposis. J Pediatr Orthop B 2012；21：381-5.

O脚(Blount病含む)・X脚

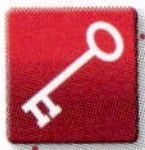

Key words

● O脚(bowlegs) ● X脚(knock knee) ● Blount病(Blount disease) ● くる病(rickets)

概念

O脚は，小児期における膝関節周囲の変形で最も多いものであり，日常診療でよく遭遇する小児整形外科疾患の1つである。O脚とは，両側膝関節が外方凸に彎曲した変形で，左右の足関節内果部を密着させても左右の膝が接しないものである。逆にX脚は，両側膝関節が内方凸となる変形で，左右の膝を密着させても左右の足関節内果部が接しないものをいい，両者とも下肢の冠状面での変形である。

小児では，下肢の内・外反のアライメントは加齢により変化し，標準的には生後1歳6か月〜2歳ごろまではO脚で，その後X脚となり，7歳ごろで成人の下肢アライメントに近くなる[1](**図1**)。このため，O脚・X脚変形が年齢相応の標準偏差以内であれば生理的とみなし治療の対象とはならないが，変形が標準偏差を超すような高度な例では，その原因を検索し，基礎疾患によっては治療の対象となる。

図1　成長に伴う下肢アライメントの変化

下肢アライメントは，1歳6か月ごろでは軽度のO脚であるが(**a**)，3歳ではX脚となり(**b**)，8歳では軽度のX脚でほぼ成人のアライメントに近づく(**c**)。

a：1歳6か月
b：3歳
c：8歳

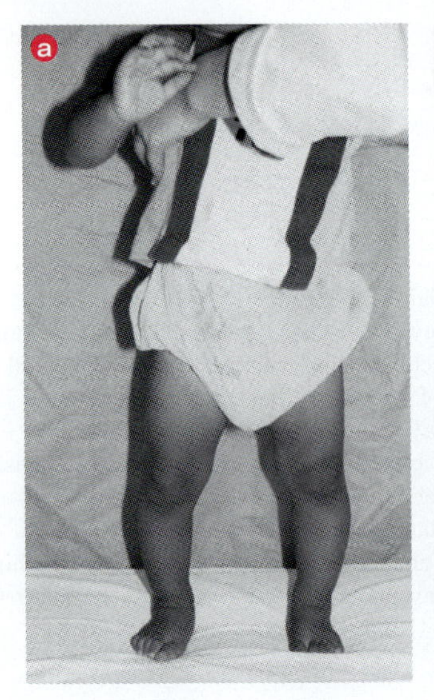

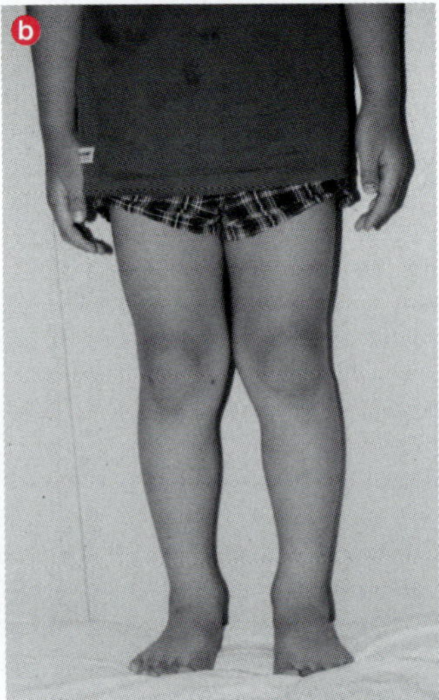

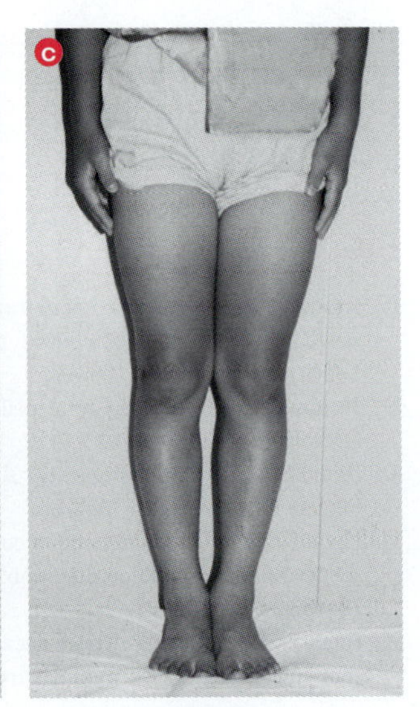

分類

O脚を呈する疾患(表1)

◇生理的O脚(図2)

生理的O脚とは，変形は強い(標準偏差を超す)がX線検査では病的変化を認めないO脚で，実際の診療現場で最も多く遭遇する。多くは自然矯正されることより，病的なものとは分けて考えるべきである。

◇Blount病(図3)

Blount病とは，幼少期にO脚を引き起こす代表的な疾患の1つである。本症の病因はいまだ不明であるが，小児期に近位脛骨内側の骨幹端や骨端部の発育障害により膝の内反変形を惹起する[2)]。経過観察中，装具療法に抵抗性で変形が進行するものには，しばしば手術療法が必要となる。

発症時期により，①infantile typeと②adolescent typeの2つのタイプに分類される。Infantile typeは生後1〜3歳で発症し，歩行開始後に気付かれることが多い。一方，adolescent typeは6〜8歳で発

表1　小児O脚の原因別分類

Ⅰ. 生理的なもの	
	A. 靱帯の異常によるもの 1. 先天性欠損あるいは弛緩 2. 外傷
Ⅱ. 病的なもの	B. 大腿骨あるいは脛骨，もしくはこれら両方の変形によるもの 1. 先天性発育性欠陥によるもの 2. 疾病によるもの a. Blount 病 b. くる病 c. 骨系統疾患 d. 腫瘍および腫瘍類似疾患 e. 骨髄炎 3. 外傷によるもの a. 骨端線損傷 b. 骨幹部外傷 c. 手術あるいは放射線治療による障害

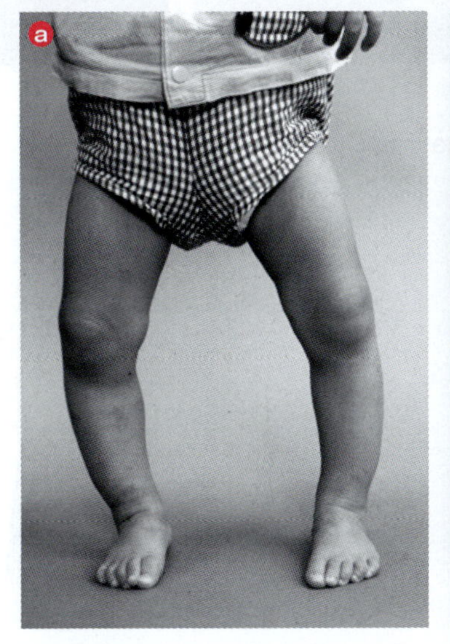

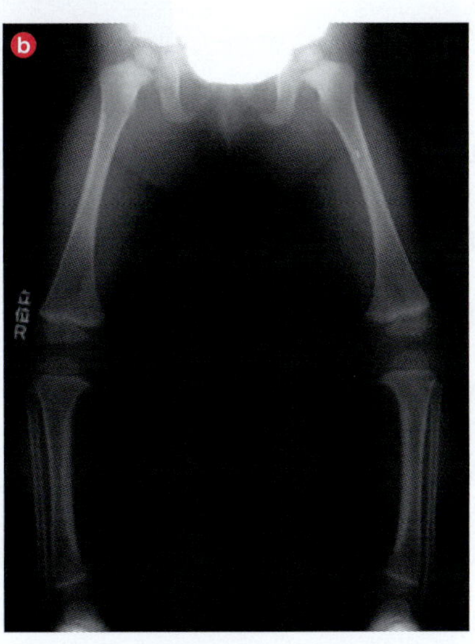

図2　生理的O脚

2歳，女児。外観上，O脚を認めるが(**a**)，単純X線像では異常所見はみられない(**b**)。
a：外観
b：両下肢立位単純X線像

症し，infantile typeとは別の要因が考えられる。X線所見が特徴的であり，Langenskiöld[3]によるX線所見のstage分類（**図4**）は，Blount病の年齢による変化を示したものである。

◇くる病（図5）

通常1歳を過ぎたころから四肢の変形や小人症が明らかとなる。くる病は，カルシウムまたはリン酸の摂取不足，ビタミンD代謝異常，ビタミンDへの抵抗性などにより生じる。わが国では，食生活が豊かになりビタミンD欠乏によるくる病は過去のものと考えられていたが，近年，その発生数の増加が報告されている。原因としては，妊婦の日光浴不足や完全母乳栄養によるビタミンD不足が指摘されている。どのタイプのくる病も活性型ビタミンD投与などの内科的治療を行うことが肝要で，内科的コントロールが不良であれば下肢変形の治療にも抵抗性である。

◇骨系統疾患

O脚を呈することが多いものは，軟骨無形成症，骨幹端異形成症（Schmid型），偽性軟骨無形成症などである。これらの疾患は遺伝性のものが多いので家族歴の聴取が参考となり，疾患に特徴的なX線所見や合併する臨床像などから診断を行う。

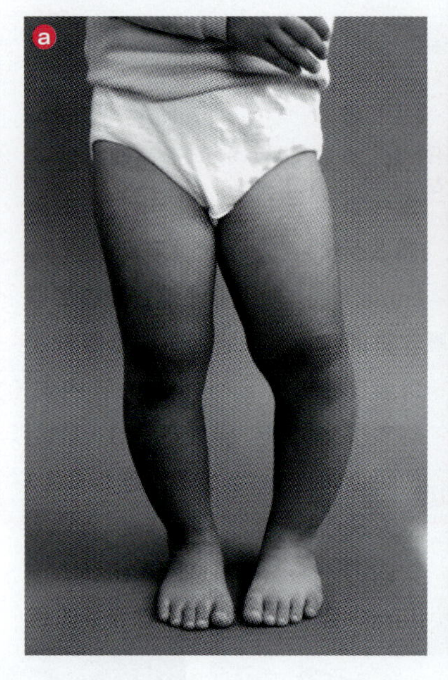

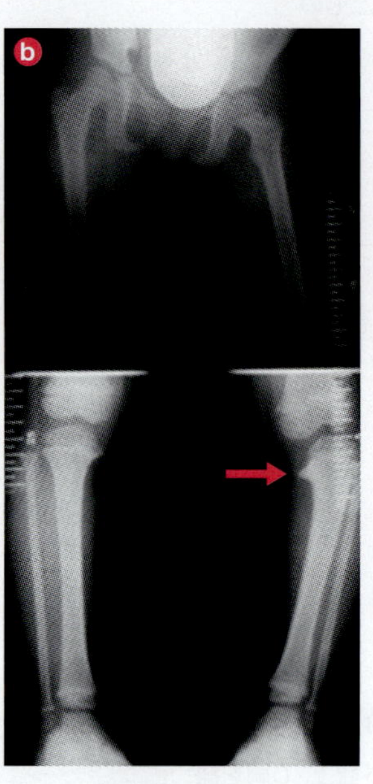

図3　左Blount病

4歳6か月，女児。外観上，左膝内反変形と左下腿の短縮を認める（**a**）。単純X線像では，左近位脛骨内側に嘴状変形（beak）と段差（step）を認める（**b**，矢印）。

a：外観

b：両下肢立位単純X線像

図4　LangenskiöldによるBlount病のX線stage分類

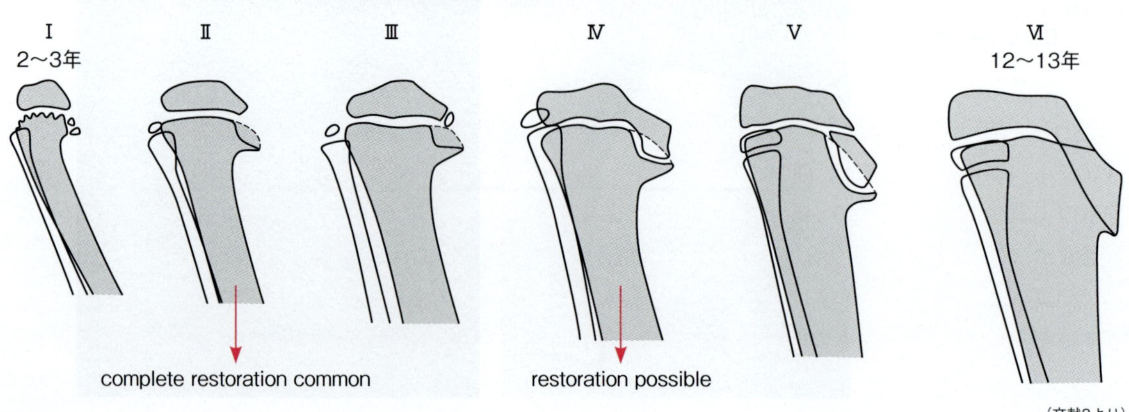

（文献3より）

◇外傷によるもの

骨端線損傷では，その後の成長とともに変形が生じることが多い。障害部位が大腿骨遠位もしくは脛骨近位の内側に存在すれば，大腿骨遠位もしくは脛骨近位内側の骨成長が外側に対して遅れることになり，成長とともに進行性のO脚変形を引き起こす。診断には既往歴の聴取が参考となり，通常は片側性で下肢短縮を伴うことが多い。

X脚を呈する疾患

◇生理的X脚（図6）

生理的X脚は，幼児期に標準偏差を超すような変形があっても，骨盤の成長により下肢のアライメントは改善されて自然矯正されることが多いので，治療の対象にならないことが多い。

◇くる病

X脚を呈する場合もあり，O脚と同様に内科的コントロールが肝要である。

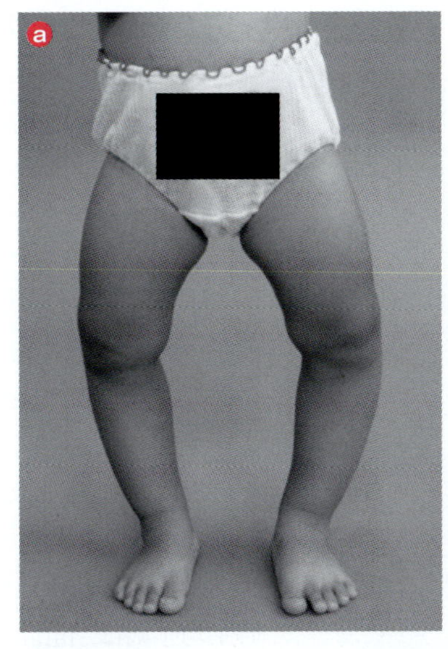

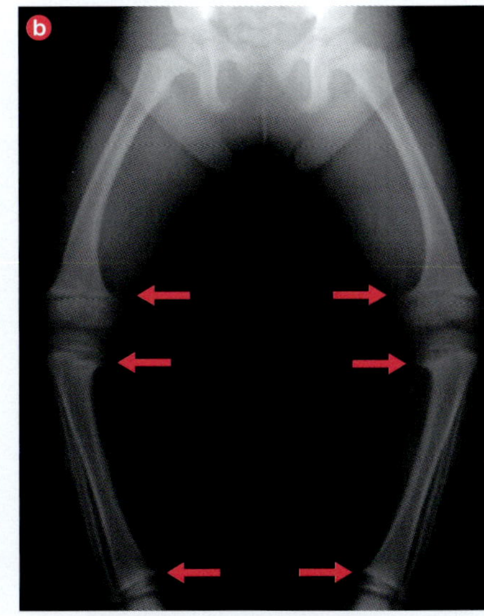

図5　低リン血症性ビタミンD抵抗性くる病

3歳，女児。外観上，O脚変形を認める（**a**）。単純X線像では両側の大腿骨，脛骨ともに骨幹端の盃状変形（cupping）や横径の増大がみられる（**b**，矢印）。
a：外観
b：両下肢立位単純X線像

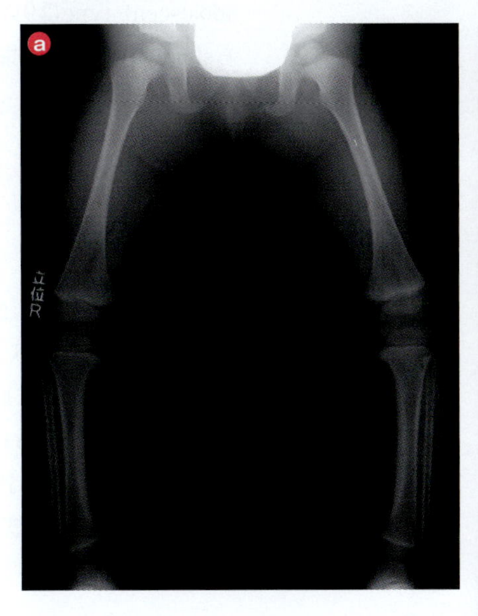

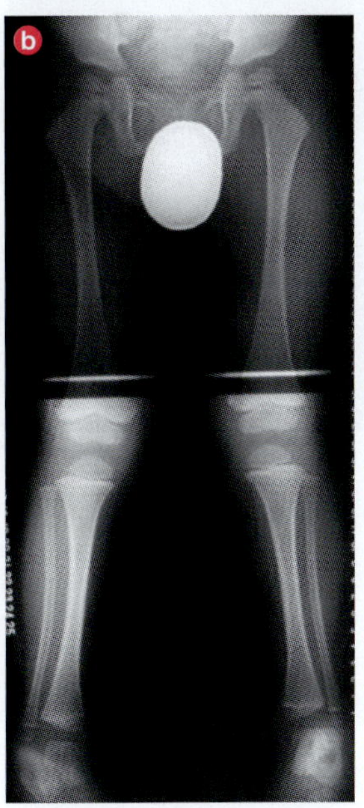

図6　生理的O脚と生理的X脚

ほぼ同年齢の児であるが，**a**の症例ではO脚を認め，**b**の症例ではX脚を認める。両者とも単純X線像では異常所見はみられない。
a：2歳3か月，女児。生理的O脚。
b：2歳4か月，男児。生理的X脚。

◇骨系統疾患

X脚を呈するものとしては，先天性脊椎・骨端異形成症，Morquio症候群，Ellis-van Creveld異形成症（図7）などがある。

◇外傷によるもの

障害部位が大腿骨遠位もしくは脛骨近位の外側に存在すれば，成長とともに進行性のX脚変形を引き起こす。

図7　Ellis-van Creveld異形成症

4歳6か月，女児。X脚を認める。
Ellis-van Creveld異形成症で，近位脛骨骨端核外側部の骨化が著しく遅延するため，強いX脚となる。

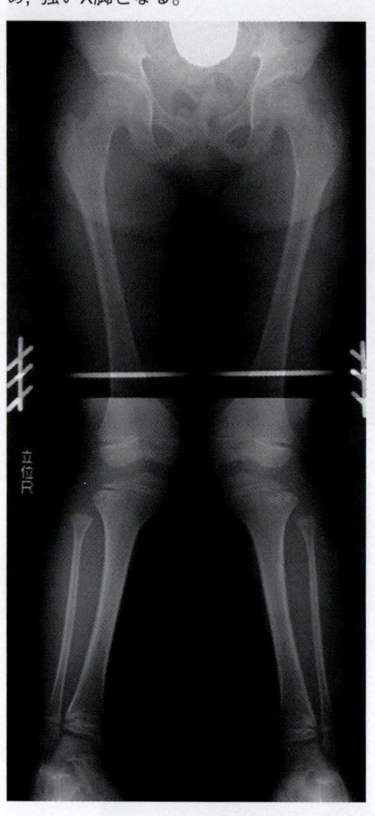

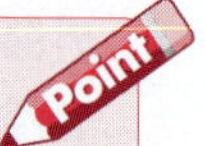

O脚・X脚の診断

小児では下肢の内・外反アライメントは加齢により変化するため[1]，まず変形の程度が患児の年齢相応であるのか，もしくは病的であるのかを判断することが大切である。標準的には生後1歳6か月～2歳ごろまではO脚であるため，1歳児のO脚は年齢相応であるが，3～4歳になってもO脚であるのは病的である。逆に1歳児のX脚は年齢不相応であり原因検索が必要である。

疫学

日本小児整形外科学会が2003年に行ったBlount病に関する全国多施設調査[4]では，1990～2002年に診断されたLangenskiöld分類のstage Ⅰ・Ⅱおよび1980～2002年に診断されたstage Ⅲ以上の症例は212例296膝であった。このうち，infantile typeは190例270膝，adolescent typeは22例26膝であり，大多数がinfantile typeであった。診断時平均年齢は，infantile typeが2歳6か月であり，adolescent typeは9歳5か月であった。これらのうちstage Ⅰ・Ⅱが210膝であり，stage Ⅲ以上は22年間で86膝であった。

診断

問診

①歩行開始時期，②変形発症時期，③外傷の既往歴，④食事・栄養状況，⑤家族歴，⑥これまでの治療歴などについて聴取し，例えば膝周囲の外傷の既往や治療歴があれば，外傷（骨端線障害）による可能性を考える。Blount病では歩行開始時期が早いことが多く，家族内発生もしばしばみられる。

視診，身体所見

①身長・体重，②膝内・外反角(角度計による計測)，③両膝関節内顆間距離あるいは両足関節内果間距離の計測，④対称性，⑤歩容(うちわ・そとわ歩行)，⑥脚長差，⑦下腿内・外捻［大腿足軸角(thigh-foot angle)，通果軸角(bimalleolar angle)］などをみる。Blount病で脛骨内反が強いものでは，下腿内捻によるうちわ歩行がみられ，片側性のものでは脚長差もみられる。

画像診断

基本的な画像検査は単純X線検査である。単純X線検査では，両下肢の膝関節中心の立位正面像を撮影し，変形の程度を観察する。変形の程度の指標として用いられるX線計測値としては，femorotibial angle(FTA)もしくはtibiofemoral angle(TFA)[1]とmetaphyseal-diaphyseal angle (MDA)[5]があり，FTAもしくはTFAは下肢アライメントの指標として使用され，MDAは脛骨近位内側の変形の程度を表す指標として用いられる(図8)。

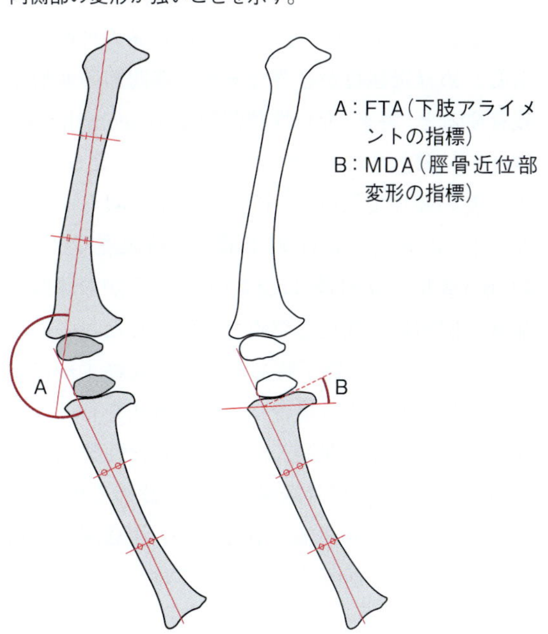

図8　Femorotibial angle(FTA)とmetaphyseal-diaphyseal angle(MDA)のX線計測法

FTAは大腿骨軸と脛骨軸のなす外側の角度(A)であり，180°より角度が大きいほど内反変形が強いことを表す。またMDAは，近位骨幹端の内側と外側を結んだ線が脛骨軸と直行する線となす角度(B)であり，角度が大きいほど近位脛骨内側部の変形が強いことを示す。

また，膝関節周囲の病的所見の有無とその経時的変化をみる。Blount病では脛骨近位骨幹端内側の嘴状変形(beak)や段差(step)などの所見が観察され，くる病では骨幹端の盃状変形(cupping)や横径の増大(splaying, flaring)，骨端線損傷では骨端線部の骨橋(bony bridge)などの所見がみられる。

治療

経過観察

2歳以前の症例や，2歳以降でもO脚変形の程度が標準偏差以内の症例などは経過観察が基本となる。生理的O脚に対しては，治療を行う必要があるかどうかについてはいまだ統一見解のないのが現状であるが，経過観察中に変形の進行を認めたり，X線検査で病的変化が出現した場合には，速やかに装具療法へ移行する必要がある。

装具療法

通常，2歳を過ぎても自然矯正の傾向がみられないものが対象となる。幼少時では，一般的に6〜7歳までは装具療法の効果が期待できるため，この時期までは装具療法が治療の基本となる。装具療法としては，①足底装具，②靴型装具，③短下肢装具，④長下肢装具などが用いられるが，それぞれ長所と短所がある。使用する装具の種類は，変形の程度，患児の年齢，原疾患などにより決定されるべきであるが，厳密な適応はなく，施設により使用される装具に違いがある。しかし，どのような装具を選択するにしても，漫然と装着するのではなく，定期的に評価しながら，変形が改善しないようであれば治療法の変更も考慮しなければならない。

手術療法

装具療法を行っても，変形が改善しない，もしくは進行する場合には，保存療法の限界であり，手術療法を考慮する。

手術法は，一般に骨切り術を行うが，一時的な骨端線閉鎖を目的としてstaplingもしばしば施行される。また，Blount病に対しては骨幹端部内側の挙上術，外傷後の変形には骨橋切除術（Langenskiöld手術）も行われる。

創外固定器を用いた治療では，内反・屈曲・回旋変形のすべてを三次元的に矯正するとともに，骨延長により脚長差の補正も行えるため有用である。

Blount病では，4歳以降でLangenskiöldのstage Ⅲ～Ⅳ以上であれば手術療法を行ったほうがよい。また，くる病では原疾患のコントロールが不良であると再発や逆変形も生じる可能性があるため，なるべく成長を待って手術を行ったほうがよく，内科的治療による原疾患のコントロールが重要である。

装具療法の効果

Point

装具療法の効果については肯定的な意見と否定的な意見がある。特に生理的O脚に対しては，装具療法の是非について統一見解がないのが現状であるが，Blount病やくる病などの基礎疾患のはっきりしたものに関しては装具療法が行われることが多い。日本小児整形外科学会が2003年に行ったBlount病に関する全国多施設調査[4)]の結果では，infantile typeのstage Ⅰの症例に対しては，約50%で経過観察，約50%で装具療法が行われており，stage Ⅱでは約25%で経過観察，約55%で装具療法，約20%で手術療法が施行されていた。Stage Ⅲ以降の35例では，1例を除く全例で手術療法が施行されていたが，そのうちの約半数が装具療法後に効果不十分のため手術療法が選択され，約半数は装具療法を行うことなく手術療法が選択されていた。また使用された装具の種類に関しては地域差があったが，全体では53%で長下肢装具，20%で短下肢装具，13%で靴型装具，5%で足底装具が使用されていた。このように，装具療法の適応や使用する装具の種類が施設により異なるのが現状である。

合併症とその治療

片側例では，患肢の成長障害による脚長差がみられる。脚長差が増大すると骨盤の側方傾斜とともに脊柱変形が出現する。通常，脊柱変形は機能性であり，脚長補正を行うと改善するが，長期間放置されると構築性となる場合もあり，腰痛，背部痛などの症状も出現する。治療は補高靴などにより脚長補正を行うが，脚長差が大きい場合には手術による脚延長を考慮する。

予後

骨成長終了までは，変形の進行・再発の可能性があるため経過観察が必要である。膝関節の変形が残存すると，将来，変形性膝関節症（osteoarthritis；膝OA）に移行する可能性が危惧される（**図9**）。どの程度の頻度で膝OAに移行するかは明らかではないが，Zayerら[6)]はO脚135膝の追跡調査では，平均36.5歳時には34膝（25.2%）でなんらかの膝関節症状と関節症性変化を認めたと報告した。この結果によれば，成長終了時あるいは成長終了後に高度な変形が残存する場合には手術療法を行うことが望ましい。また単純X線像・CTで骨性架橋を認める場合や，MRIで骨端線の異常を認める場合は，以後の変形進行が予測されるため，注意深く経過観察しながら手術療法も考慮していく。

図9　左Blount病の遺残変形

20歳，女性。左Blount病に対して10歳時に変形矯正・骨延長術を施行した。20歳時の単純X線像では近位脛骨内側の変形による左下肢の内反変形(矢印)と脚長差を認める。
a：右膝単純X線像
b：両下肢立位単純X線像
c：左膝単純X線像

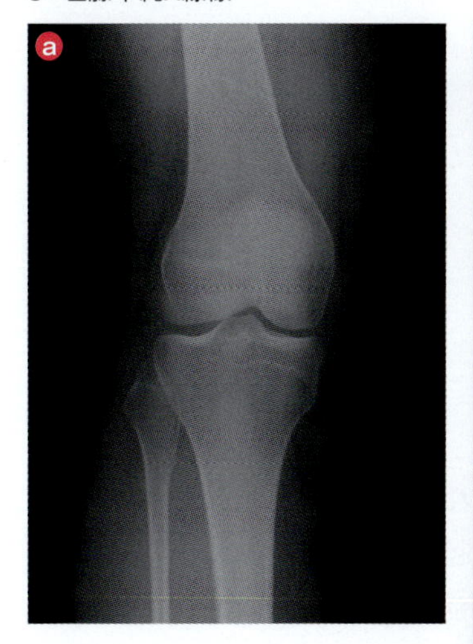
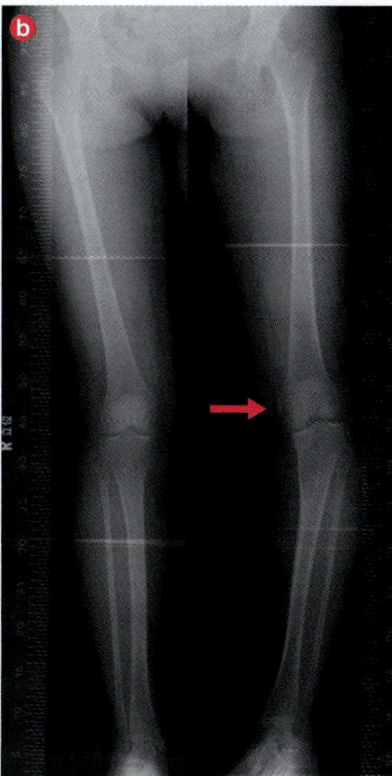
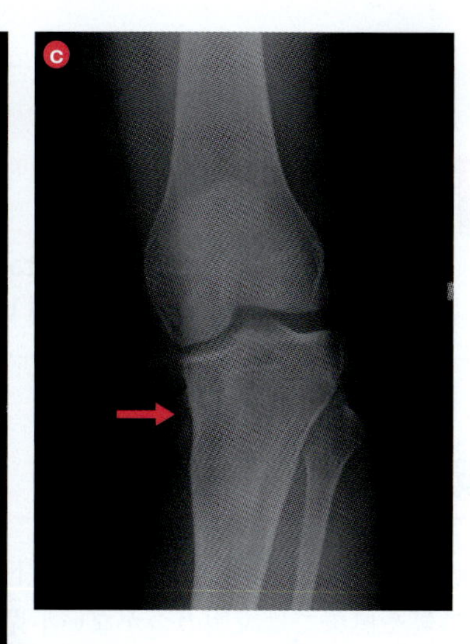

(稲葉　裕)

文献

1) Salenius P, et al. The development of the tibiofemoral angle in children. J Bone Joint Surg Am 1975；57：259-61.
2) Blount WP. Tibia var, osteochondrosis deformans tibiae. J Bone Joint Surg 1937；19：1-29.
3) Langenskiöld A, et al. Tibia vara(osteochondrosis deformans tibiae)：A survey of seventy-one cases. J Bone Joint Surg Am 1964；46：1405-20.
4) Inaba Y, et al. Multicenter study of Blount disease in Japan by the Japanese Pediatric Orthopaedic Association. J Orthop Sci 2014；19：132-40.
5) Levine AM, et al. Physiological bowing and tibia vara. The metaphyseal-diaphyseal angle in the measurement of bowleg deformities. J Bone Joint Surg Am 1982；64：1158-63.
6) Zayer M. Long-term results after physiological genu varum. J Pediatr Orthop B 2000；9：271-7.

先天性下腿偽関節症

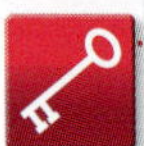

Key words

- 先天性下腿偽関節症(congenital pseudarthrosis of the tibia)
- 先天性脛骨弯曲症(congenital bowing of the tibia)

概念

自家矯正しない予後不良の先天性下腿弯曲症や，外傷や感染では説明のつかない小児期からみられる下腿偽関節を先天性下腿偽関節症という(**図1，2**)。前者の多くは，自然経過または軽微な外傷で骨折が生じて難治性偽関節となる。

Point

元来，原因のはっきりしない小児期からみられる難治性下腿偽関節が，先天性下腿偽関節症とよばれ，整形外科疾患のなかでは最も治療が困難な疾患の1つと考えられてきた。その後，偽関節の状態となる前に，先天性下腿弯曲症が存在し，自然経過または軽微な外傷で骨折が生じて難治性偽関節となるケースが多いことが明らかとなった。現在は，難治性偽関節へ移行するタイプの先天性下腿弯曲症(**図1a，b，図2a**)も含めて，先天性下腿偽関節症と呼称される。

英文では脛骨と腓骨を区別し，それぞれcongenital pseudarthrosis of the tibia，congenital pseudarthrosis of the fibulaと呼称されているが，わが国で呼称される先天性下腿偽関節症は，主にcongenital pseudarthrosis of the tibiaを意味するものとして用いられている。本項ではcongenital pseudarthrosis of the tibiaについて，先天性下腿偽関節症と呼称して解説する。

疫学

出生14万人に1人，神経線維腫症I型(neurofibromatosis type 1；NF-1)の1～2%という報告がある[1]。ヨーロッパ小児整形外科学会の多施設調査では，男児に多く(59%)，55%にNF-1を合併していたと報告されている[2]。

分類

先天性下腿偽関節症についてはさまざまな分類があるが，Boyd分類[3]，Crawford分類が主に用いられている。

Boyd分類は，文献によってさまざまな異なる解釈がなされており，本書初版とさまざまな分類法を考察したHeftiらの報告[2]との間でもその解釈が異なっている。

Crawford分類はより明確であるが，Crawford自身の報告において，①先天性下腿偽関節症Type I～Ⅳと記述されているもの[4]，②先天性下腿偽

図1　先天性下腿偽関節症(症例1)

男児。左下腿，神経線維腫症1型(NF-1)。

a：生後6か月の単純X線正面像。Crawford分類Type Ⅰの所見を認めた。

b：1歳6か月時の単純X線正面像。髄腔と骨皮質に不正がみられ，外方弯曲が増悪した。Crawford分類Type ⅡAに相当する所見であった。予後不良の前外方弯曲型先天性脛骨弯曲症と診断された。

c：1歳8か月時の単純X線正面像。転倒後歩行不能となりX線検査を行った。弯曲部の骨折がみられた。

d：1歳9か月時の単純X線正面像。Crawford分類Type ⅡCに相当する所見であった。保存療法を行ったが，骨癒合は得られず，その後偽関節となった。

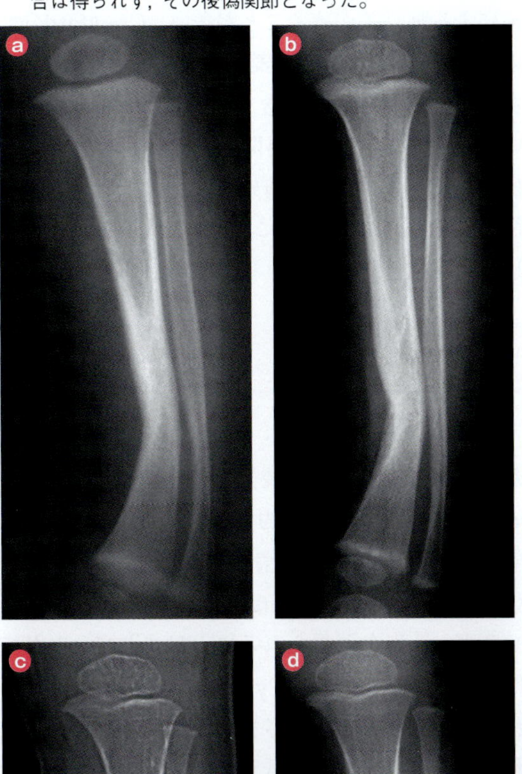

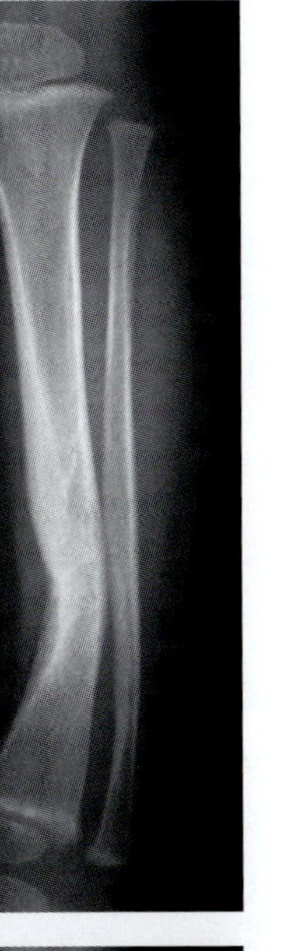

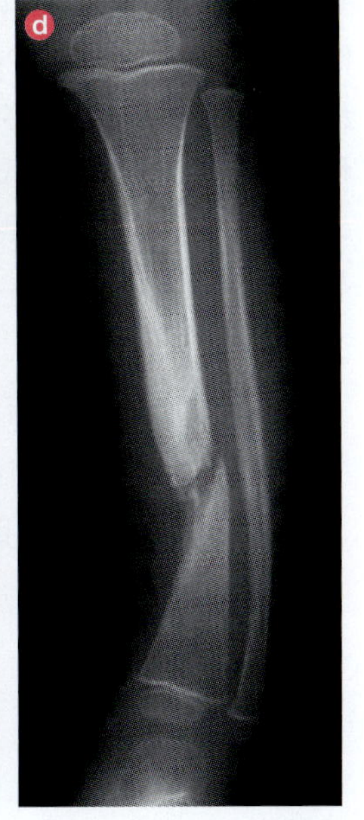

図2　先天性下腿偽関節症(症例2)

男児。右下腿，神経線維腫症1型(NF-1)。

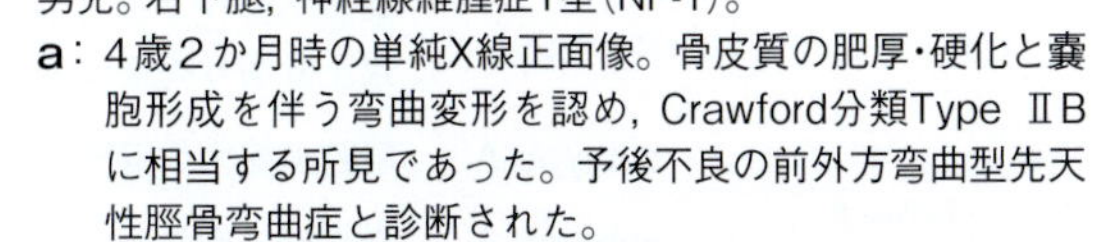

a：4歳2か月時の単純X線正面像。骨皮質の肥厚・硬化と嚢胞形成を伴う弯曲変形を認め，Crawford分類Type ⅡBに相当する所見であった。予後不良の前外方弯曲型先天性脛骨弯曲症と診断された。

b, c：4歳5か月時の単純X線正・側面像。転倒後歩行不能となって来院した。脛骨遠位部に不全骨折，腓骨遠位部に骨折の所見をそれぞれ認めた。

d, e：6歳時の左下腿単純X線正面像。ギプス固定，PTB装具による治療を行ったが偽関節となった。Crawford分類のType ⅡCに相当する所見であった。

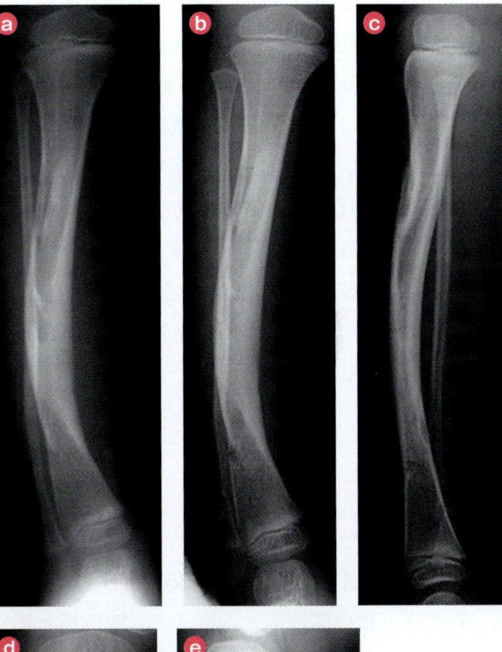

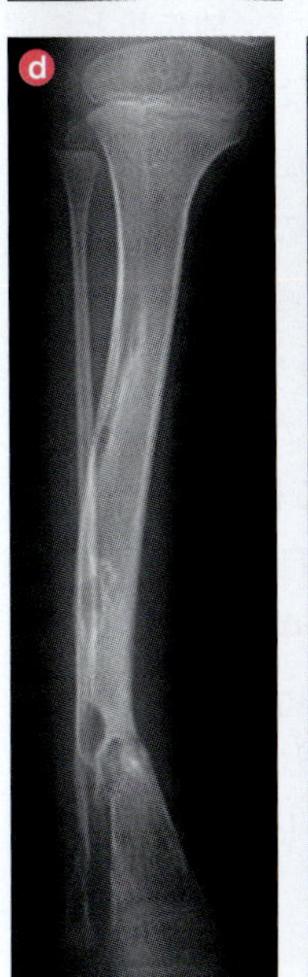

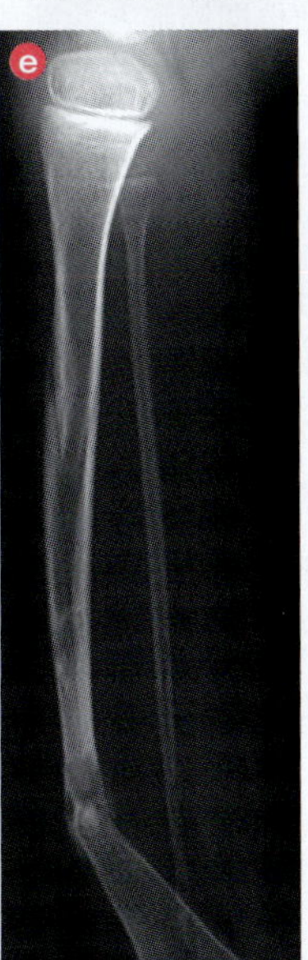

表1　先天性下腿偽関節症（先天性下腿異形成）のCrawford分類

Type Ⅰ (nondysplastic type)		髄腔の硬化を伴う前外方弯曲。骨折は起こりにくく予後良好であるが，矯正骨切り術後にdysplastic typeへ変化する可能性あり
Type Ⅱ (dysplastic type)	subtype A	髄腔の拡大や髄腔形成不全のみられる前外方弯曲
	subtype B	嚢胞形成や骨折による髄腔拡大のみられる前外方弯曲
	subtype C	くびれのみられる前外方弯曲，または明らかな偽関節

（文献1，6より）

関節症Type Ⅰ，ⅡA～Cと記述されているもの[5]，③先天性下腿異形成TypeⅠ，ⅡA～Cと記述されているもの[1]があり，アメリカの最新の成書では古いほうのTypeⅠ～Ⅳの分類が紹介されている[6]。Type ⅡはⅡA，Type ⅢはⅡB，Type ⅣはⅡCに相当するとおおむね考えてよいが，Type Ⅱを弯曲部が細くなっているものと解釈する成書[6]があるのに対して，Crawford自身は弯曲部が明らかに太くなっている図でType ⅡAを紹介している。本項ではCrawfordが報告した新しいほうの分類[1, 5]を紹介する（**表1**）。

診断

小児の下腿骨に原因不明の偽関節がみられたら，先天性下腿偽関節症と診断する。他疾患と鑑別が難しいのは，偽関節に至る前段階の先天性下腿弯曲症である。先天性下腿弯曲症に一般的な分類法はないが，3つのタイプがあるので**表2**にまとめた。1つは後内方弯曲で，自然経過で弯曲が改善することが知られている（**図3**）。もう1つは腓骨がほぼ正常で同側の母趾多趾症[7, 8]またはrudimentary great toe（皮膚の膨隆がみられる程度の多指症）を伴う前外方弯曲である。これも自然経過で弯曲が改善することが知られている（**図4**）。この一群では弯曲部をCT撮影すると，tibial duplication（**図4c**）またはtibial partial cleftがみられる点が特徴的である。いずれも弯曲は自家矯正していくが，骨短縮による脚長差が残ることが多い。Crawford分類のType Ⅰのなかには，**表2**の「予後良好な前外方弯曲型」が少なからず含まれていると考えられている[6]が，先天性下腿偽関節症と診断してよいのは，**表2**の「予後不良の前外方弯曲型」に限られる。従って，Crawford分類には，先天性下腿偽関節症以外の疾患も含まれていると考えられる。

治療

Crawford分類のType ⅡA・Bでは，歩行開始後から骨折予防のための装具（クラムシェル型など）の装着を行うのが一般的であるが，その骨折予防効果は明らかでない。骨折が生じてからはPTB（patellar tendon bearing）装具を装着して歩行させるが，骨癒合が得られることはまれで，やがて偽関節（Crawford分類Type ⅡC）となる。完成された偽関節に対してはさまざまな手術療法が行われるが，その成功率は低く，多数回手術を要することが多い。このため早期に下腿切断術を行うことも選択肢の1つとなる。

Point

自家矯正の期待できる先天性下腿弯曲症に矯正骨切り術を行ってはならない。弯曲変形の自家矯正が進んでストレートになってから，必要に応じて脚長補正手術を行う。

表2　先天性下腿弯曲症の3つのタイプ(腓骨列形成不全に伴う脛骨の弯曲変形は除く)

タイプ	腓骨	特徴	予後
後内方弯曲型	腓骨も弯曲		自然経過で弯曲の自家矯正がみられるが，健側との骨長差が残る
予後良好の前外方弯曲型	腓骨はほぼ正常	同側の母趾多趾症またはrudimentary great toeを伴うことが多い(この場合，CT検査で脛骨の重複がみられる)	
予後不良の前外方弯曲型(先天性下腿偽関節症)	腓骨にはさまざまな異常がみられるが，ほぼ正常の場合もある	神経線維腫症1型(NF-1)の合併が多い	自家矯正は起こらず，偽関節へ移行することが多い

図3　先天性下腿弯曲症の後内方弯曲型

男児。左下腿。

a, b：生後1か月時の単純X線正・側面像。脛骨・腓骨ともに後内方弯曲変形を認めた。予後良好の先天性下腿弯曲症と診断した。

c, d：13歳時の両下肢立位単純X線正面像(**c**)と左下腿側面像(**d**)。自然経過で弯曲変形は自家矯正されつつあるが，18mmの骨短縮が残っている。

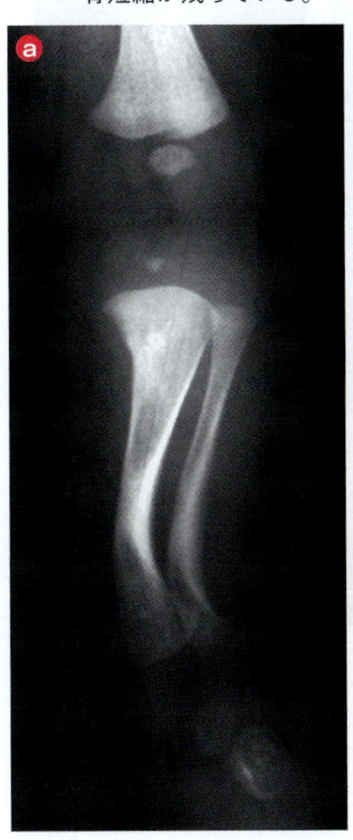

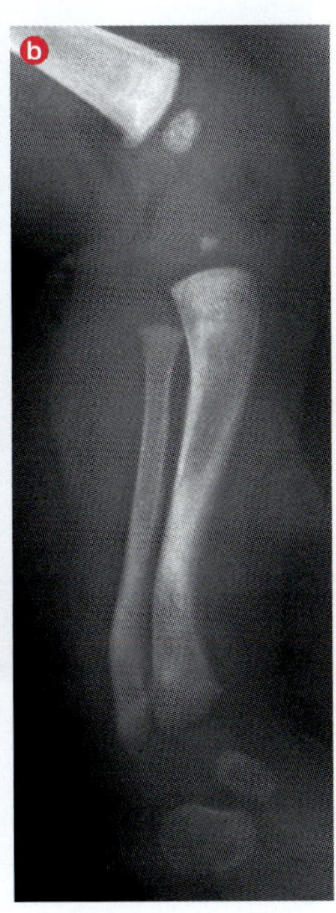

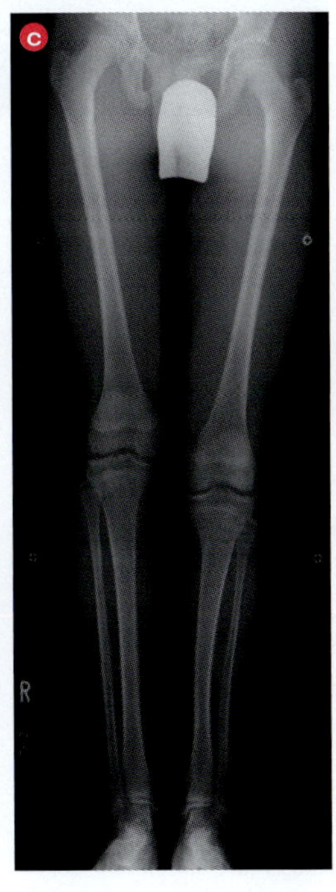

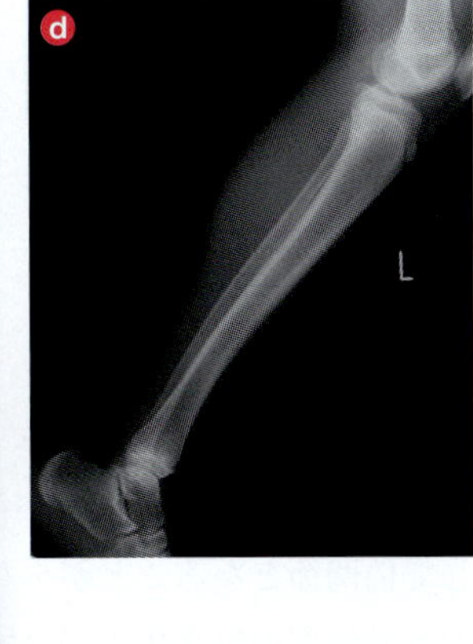

図4　母趾多趾症を伴う前外方弯曲型先天性下腿弯曲症

男児。右下腿。

a, b：生後3か月時の単純X線正・側面像。脛骨に前外方弯曲がみられたが，腓骨は正常であった。

c：2歳時の単純CT検査で弯曲部に脛骨の重複（tibial duplication）がみられた。予後良好の前外方弯曲変形と診断した。

d, e：13歳時の単純X線正・側面像。自然経過で弯曲はおおむね自家矯正されたが，この時点で26 mmの脚長差がみられた。

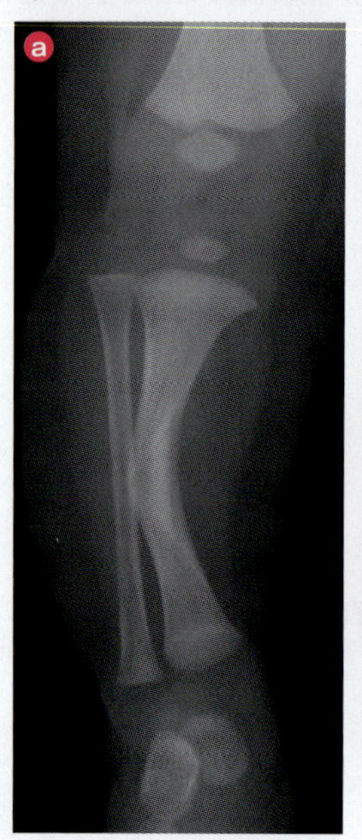

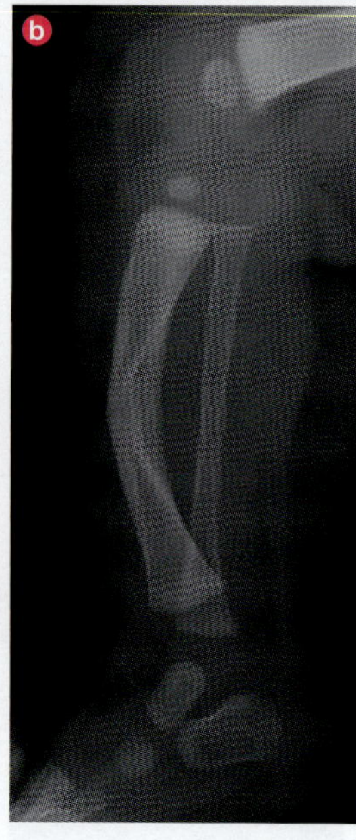

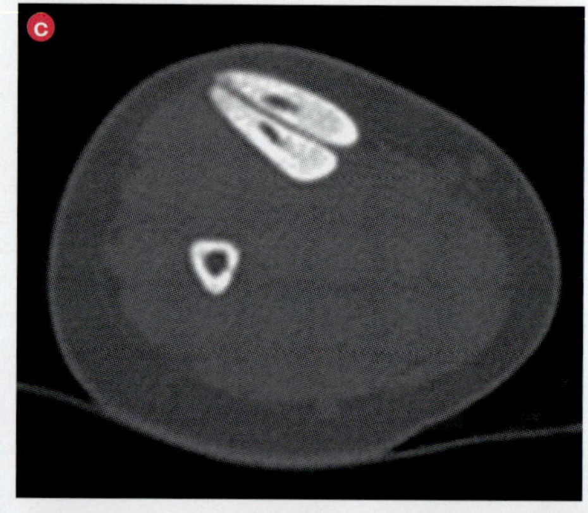

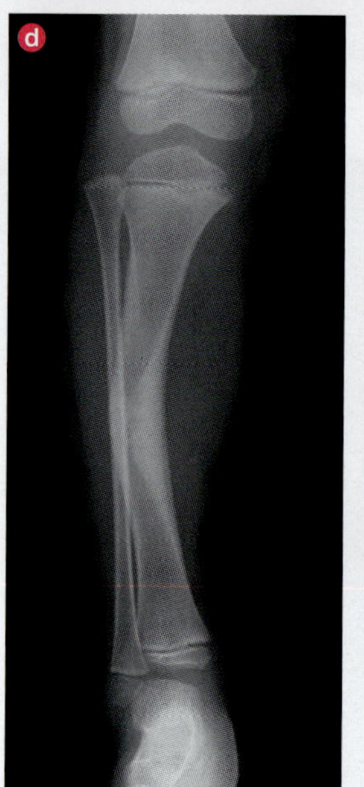

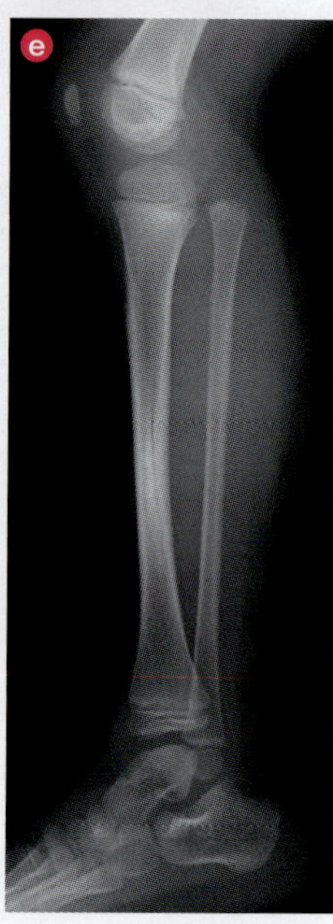

予後

手術療法により骨癒合が得られても，再度骨折して偽関節となることが少なくない。特に弯曲変形や骨幹部の狭小化が残存すると高率に偽関節を再発する。

（西須　孝）

文献

1) Crawford AH, et al. Neurofibromatosis in children：the role of the orthopaedist. J Am Acad Orthop Surg 1999；7：217-30.
2) Hefti F, et al. Congenital pseudarthrosis of the tibia：history, etiology, classification, and epidemiologic data. J Pediatr Orthop B 2000；9：11-5.
3) Boyd HB. Pathology and natural history of congenital pseudarthrosis of the tibia. Clin Orthop Relat Res 1982；166：5-13.
4) Crawford AH Jr, et al. Osseous manifestations of neurofibromatosis in childhood. J Pediatr Orthop 1986；6：72-88.
5) Crawford AH. Neurofibromatosis in children. Acta Orthop Scand Suppl 1986；218：1-60.
6) Herring JA, author. Tachdjian's Pediatric Orthopaedics. 5th ed. Philadelphia：Elsevier；2014.
7) Kitoh H, et al. Congenital anterolateral bowing of the tibia with ipsilateral polydactyly of the great toe. Am J Med Genet 1997；73：404-7.
8) Manner HM, et al. Pathomorphology and treatment of congenital anterolateral bowing of the tibia associated with duplication of the hallux. J Bone Joint Surg Br 2005；87：226-30.

先天性内反足

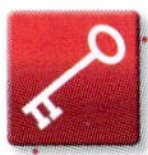

Key words

- 先天性内反足(congenital clubfoot)
- Ponseti法(Ponseti technique)
- 軟部組織解離術(soft tissue release)
- 前脛骨筋腱移行術(anterior tibial tendon transfer)

概念

生下時に足の先が内底側を向き，土踏まずの弯曲が大きい変形があり，拘縮があって硬く，徒手矯正を試みても容易には矯正できない疾患(**図1**)である。治療開始が遅れると，硬く治療抵抗性となる。難治性で再発しやすい。高度変形では足底接地ができず，足背外側で荷重歩行して皮膚潰瘍や骨髄炎の原因になる。変形性関節症(osteoarthritis；OA)を生じると，関節固定術を要する。

原因が不明で麻痺のないものを指し，他の疾患と合併するときは症候性として扱う。

疫学

発生頻度は，日本人0.1%[1]，白人0.1%，黒人0.3%，ポリネシア人0.6%である。男子は女子の2～3倍で，両足例と片足例の発生は同頻度である。

病因・病態

病因は不明である。病態は，①足の変形，②軟部組織の短縮・拘縮，③骨・筋肉を中心とした成長障害の3つからなる。

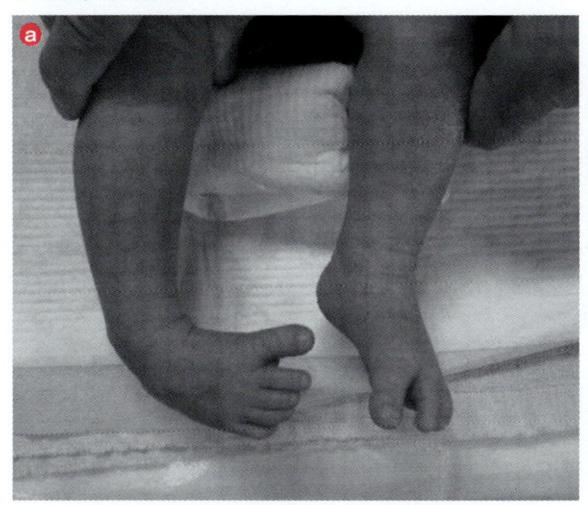

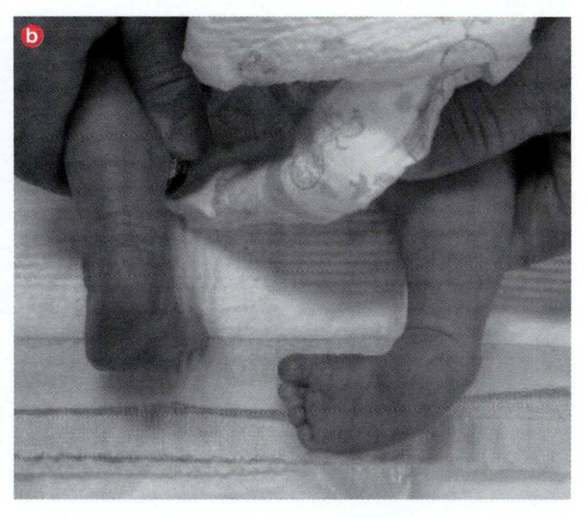

図1　右先天性内反足

a：前面，b：後面。

変形

①尖足，②内がえし（内反），③内旋（内転），④凹足からなり，その原因は足根骨の配列異常，足根骨に対する中足骨の配列異常で，配列異常に伴う関節変形も原因となる。変形の成り立ちを解説する[2〜4]。

◇尖足（図2a）

足根骨全体が底屈し，さらに距骨下で踵骨が底屈して生じる。

◇内がえし（内反）（図2b）

距骨下で踵骨が底屈・内旋・内がえしして距骨の下に潜り込み（roll in），距骨と踵骨の前方部分が頭尾側方向に配列する。これに応じて舟状骨と立方骨も頭尾側方向に配列して，中〜後足部が内がえし位をとる。

◇内旋（図2c）

Chopart関節における舟状骨・立方骨の内旋による中足部内旋と，主に第1中足骨の内旋による前足部内旋の2つからなり，舟状骨は距骨頭の内側に移動している。

◇凹足（図2d）

前足部での第1中足骨の底屈・内旋と，踵骨のroll inによる後足部内がえしの2つからなる。第1中足骨の底屈は前足部内側部分の外がえし（回内）を形成する。

軟部組織の短縮・拘縮

内反足の拘縮の原因は，筋・腱・靭帯における膠原線維の形成傾向である。これは4〜5歳まで存在し，再発や手術侵襲に起因する拘縮の原因となる。下腿三頭筋，後脛骨筋，長趾・母趾屈筋，前脛骨筋の短縮，三角靭帯，底側踵舟靭帯，二分靭帯，後距腓靭帯，踵腓靭帯，外側距踵靭帯の短縮が認められるが，骨間距踵靭帯は正常である[2, 3]。

成長障害

骨・軟部組織の双方に生じる。片側例では下肢長と足長の左右差が明瞭で，大腿より下腿で著明である。手術侵襲は多少なりとも骨・軟部組織の発育

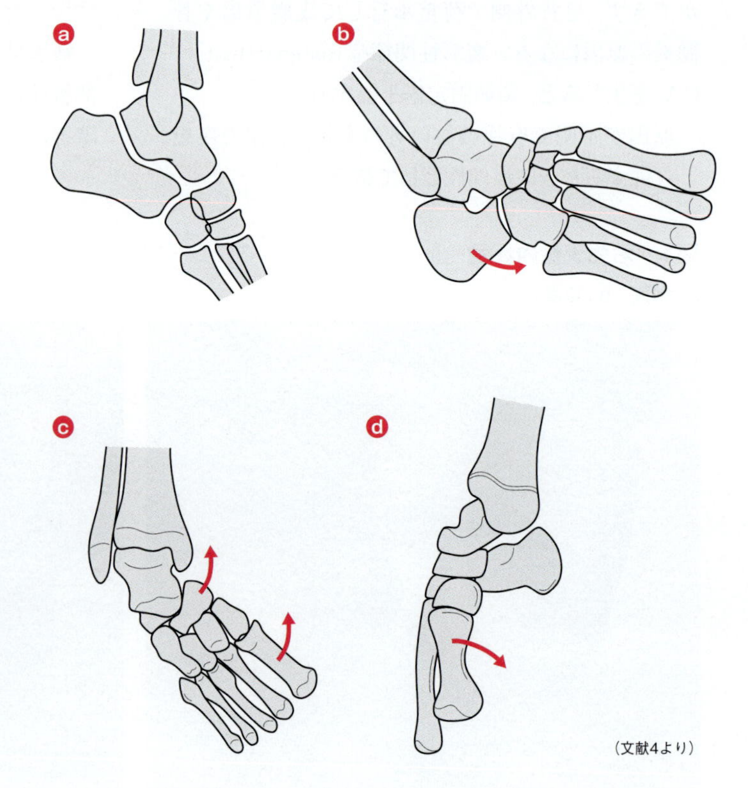

図2　内反足における足根骨の配列異常

a：尖足。足根骨全体が底屈し，さらに距骨下で踵骨が底屈して生じる。
b：内がえし（内反）。距骨下で踵骨が底屈，内旋，内がえしして距骨の下に潜り込み（roll in），距骨と踵骨の前方部分が頭尾側方向に配列する。これに応じて舟状骨と立方骨も頭尾側方向に配列して中〜後足部が内がえし位をとる。
c：内旋。Chopart関節における舟状骨と立方骨の内旋による中足部内旋と，主に第1中足骨の内旋による前足部内旋の2つからなり，舟状骨は距骨頭の内側に移動している。
d：凹足。前足部での第1中足骨の底屈，内旋と，踵骨のroll inによる後足部内がえしの2つからなる。第1中足骨の底屈は前足部内側部分の外がえし（回内）を形成する。

障害をもたらす[2, 3]。

診断

臨床症状と画像所見から診断する

前述の変形があり，拘縮で徒手矯正が容易でなく，麻痺がなければ診断する。麻痺性内反足や症候性内反足，うつぶせ寝症候群，下腿内捻，大腿骨頚部前捻に起因する内旋歩行を鑑別する。内転足は，徒手矯正法が異なるので鑑別が重要である。

重症度をDimeglio法[5)]やPirani法[6)]で評価する

画像診断は，単純X線像の足根骨背底像と最大背屈側面像で行う（**図3**）。内反足では，背底像で踵骨は内旋して距骨と踵骨は重なる。最大背屈側面像では距骨と踵骨は並行に近く並び，底屈位である。

図3　単純X線像の撮影法と計測法

a：背底像の撮影法。冠状面でフィルムに垂直に置いた下腿と照射軸を一致させ，矢状面で前方に30°傾け，後足部に向ける。足部を内側から発砲スチロールなどでおさえ，可及的外転・外反位とする。

b：最大背屈側面像の撮影法。照射軸を内・外果を通る軸とし，最大背屈・外旋・外がえし位で撮影する。板状の発砲スチロールを足底全面に当て後足部で背屈させ，前足部だけを背屈（見せかけの背屈）しない。

c, d：計測法。足根骨は楕円形なので，その長軸に沿う軸をとる。

c：背底像（正面像）の距踵角（正常30～55°）。

d：最大背屈側面像の距踵角（正常25～50°）と脛踵角（正常10～40°）。

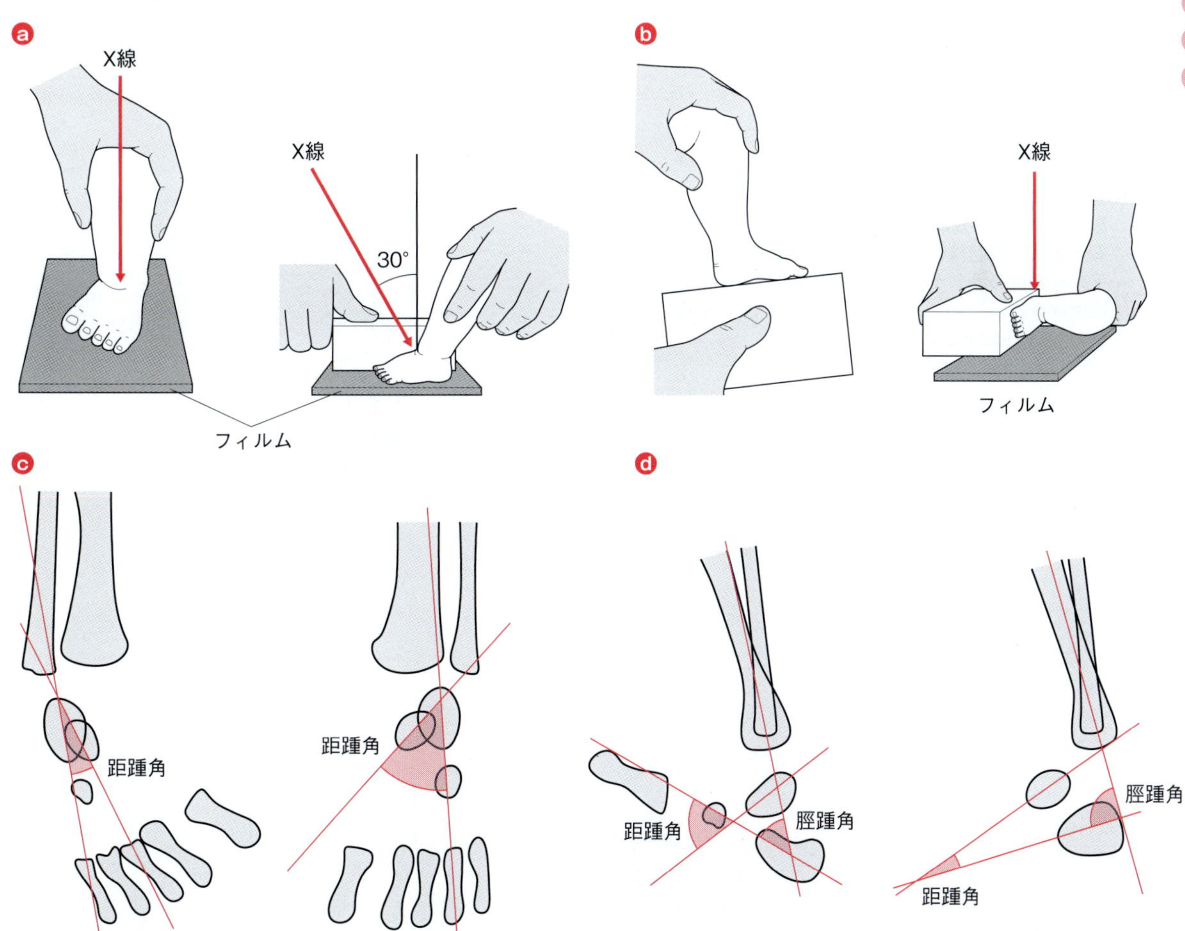

（文献4，5より改変）

治療

基本方針

治療の目標は，①無痛，②全足底接地，③よいROM，④歩行・走行が可能な筋力，⑤通常の履物が履けることである。徒手矯正により骨配列を正し，得られた矯正位とROMを保持し，合併症の発育障害や筋力低下を最小にする。可及的早期に治療を開始する。

初期治療

◇Ponseti法[2, 3]

Ponseti法が世界的に行われ，徒手矯正，ギプス保持と，それに続く必要時のアキレス腱の皮下切腱術，足部外転装具装用が治療体系である。これを正確に実施する。

徒手矯正とギプス保持：すべての変形を同時に矯正せず，尖足位のまま矯正を開始する。初回は凹足に対し第1中足骨の底屈・内旋を矯正して，長母趾屈筋，足底腱膜など足底軟部組織の短縮を除き，距骨下から遠位の骨アライメント（alignment）を正常に近付ける。これが不十分だと，後の矯正が成功しない（**図4a**）。

Two hand techniqueとone hand techniqueがある。右足を例にすると，前者では助手が児の左側に立ち，右手で児の膝を前方から持ち，左手で児の母趾，第2趾をつまむように持つ。術者は児の右側に立ち，左示指を内果に当て，左母指を距骨体部前外側に当てて矯正の支点とする。右示指を楔状骨から第1中足骨の内底側に当て，前足部を背屈，内がえししながらゆっくり外旋する（**図4b**）。1回目に前足部が内旋10°に矯正されていれば十分で，下記のギプス保持を行う。

One hand techniqueでは（**図4c**）助手が児の右側に立ち，左手で児の膝を前方から持ち，右手で児の母趾，第2趾をつまむように持つ。術者は患児の尾側に立ち，左示指を距骨頸部外側にあて，同じ左手母指を

図4　徒手矯正

a：初回は凹足に対し第1中足骨の底屈・内旋を矯正して，長母趾屈筋，足底腱膜など足底軟部組織の短縮を除き，距骨下から遠位の骨アライメントを正常に近付ける。
b：Two hand technique
c：One hand technique

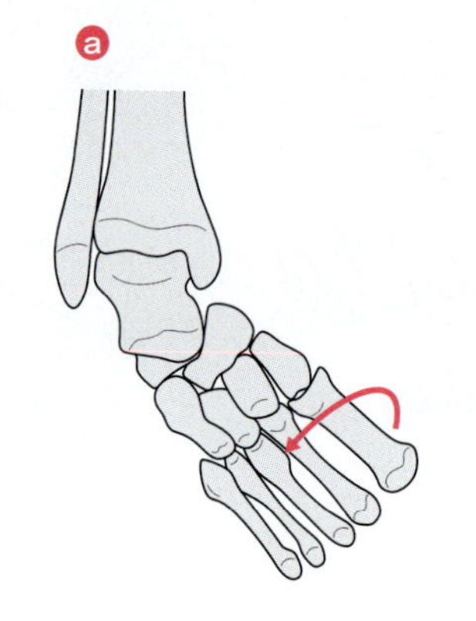
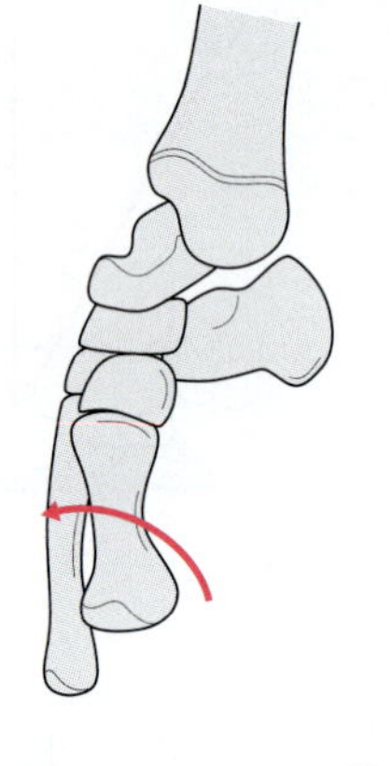
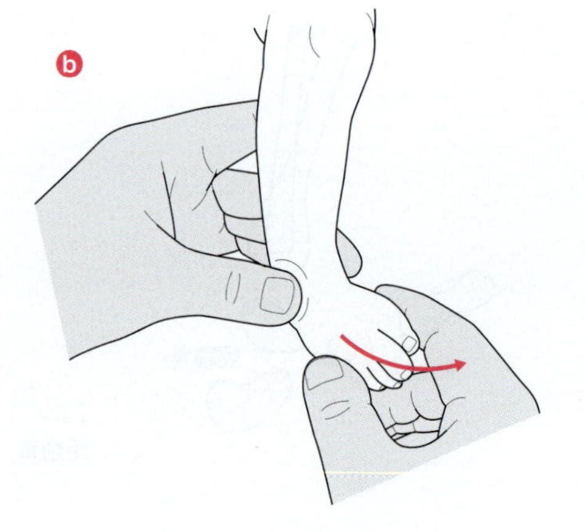
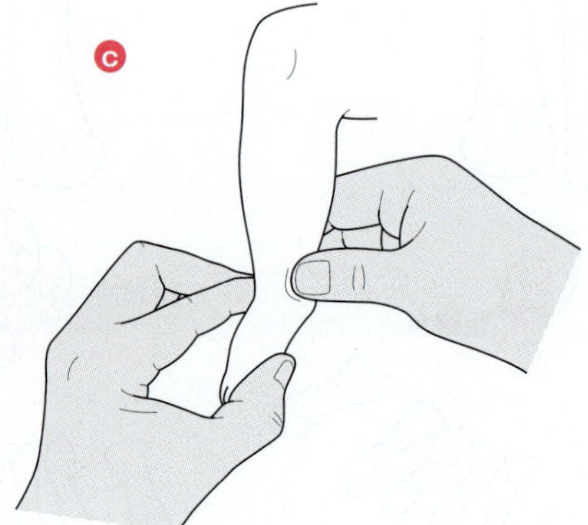

（文献4より）

楔状骨から第1中足骨の内底側に当てて矯正を行う。

ギプスは足趾の先端から膝下まで矯正位で石膏ギプス固定を行った後，膝屈曲90°で鼡径部の遠位までギプスを巻く。足趾の中足趾節間(metatarsophalangeal；MP)関節から遠位背側のギプスは除去し，趾の背屈を可能にしておく(**図5**)。

2回目以降も尖足位で，前足部と後足部が内がえしのまま，距骨体部前外側を支点にして舟状骨から第1中足骨の内底側を押して中・前足部を外旋する。このとき，踵骨が立方骨と連動して外旋し，roll inが矯正される。踵部に触れて矯正を行ってはいけない。また背屈，外旋，外がえしを急ぐと，Chopart関節のアライメントが崩れて踵骨と立方骨が連動しない。この矯正とギプス保持を4～7日ごとに行う。1回に15～20°ずつ外旋を加え，およそ5回目に足部外旋70°を得る。この段階で，距骨以下の足部が正常アライメントに近づくようにする。

矯正はゆっくりと行い，空腹状態でミルクを飲ませて脱力状態をつくる。ギプス除去は，ギプス矯正の直前に外来で行う。循環が悪い例では徒手矯正のみ行い，小児科の診断を受ける。ギプス中で足の移動や循環障害が生じたときは，すぐにギプスを除去する。

アキレス腱皮下切腱術：足部外旋70°が可能となった段階で，後足部の背屈が15°以下であればアキレス腱皮下切腱術を行う。90%以上の症例に適応がある。適応がなければ装具療法に移行する。局所麻酔または全身麻酔で行う(**図6**)。術後は内が

図5　ギプス保持

a：足趾の先端から膝下まで矯正位で石膏ギプス固定を行う。
b：その後，膝屈曲90°で鼡径部の遠位までギプスを巻く。
c：大腿を巻くとき，下腿を両手で外旋位に持つ。約5回のギプスで足部外旋70°を目標にする。

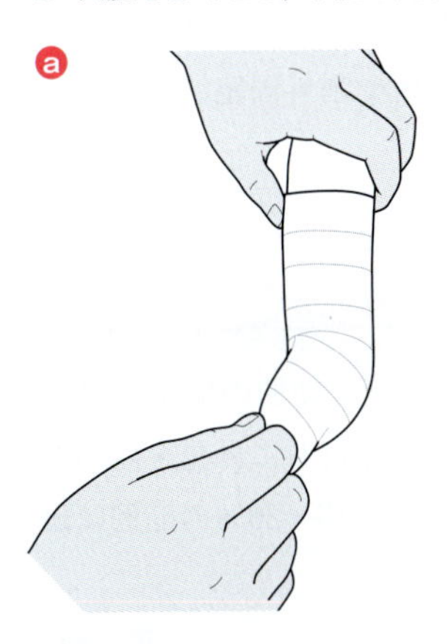

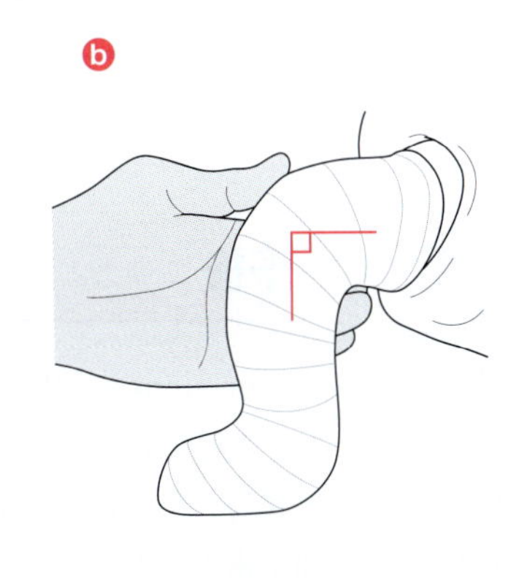

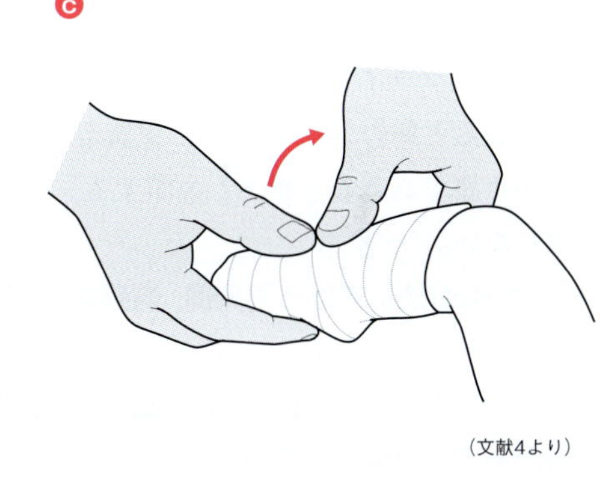

（文献4より）

図6　アキレス腱皮下切腱術

a：助手は下腿外旋，足部背屈位に保持する。
b：アキレス腱停止部の1cm近位内側に小切開を加え，眼科用メスで切腱する。

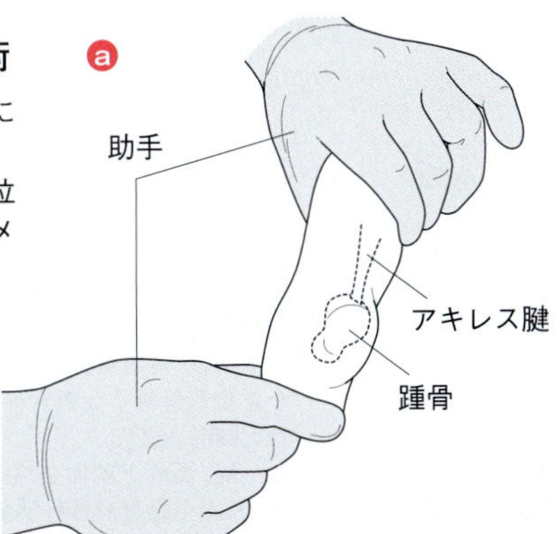

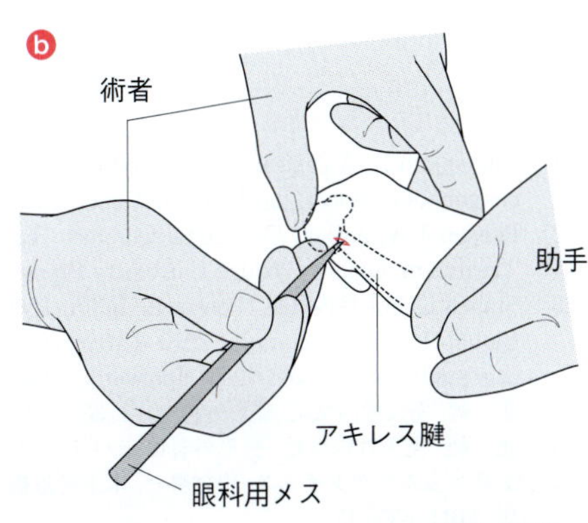

（文献4，5より）

図7　足部外転装具
患側足部を60〜70°外旋，背屈10°に保持する。関節の柔らかい児では外転40°とし，健側は外転30°に保持する。

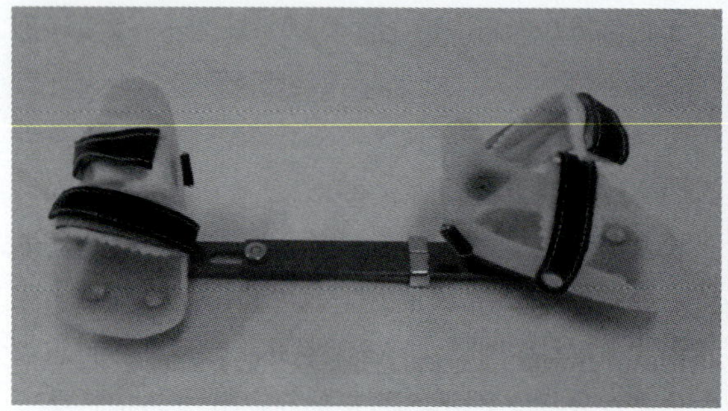
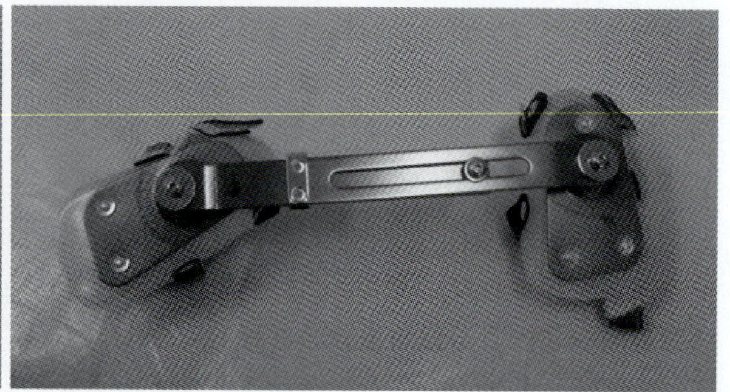

えし位で，外旋70°，背屈20°で3週間のギプス固定を行い，装具に移行する。

足部外転装具による再発防止：Denis Browne様の装具で，足部を60〜70°外旋，背屈10°に保持する。関節の柔らかい児では外転40°とし，健側は外転30°に保持して扁平足を防止する(**図7**)。Barの長さは両肩峰の先端の幅とする。初期3か月は入浴時以外装着(1日に23時間)，その後は昼寝を含む就眠時に4〜4歳半まで使用する。足部外転装具の使用コンプライアンスが悪いと，再発率は80%以上であると報告されている)。保護者に，装具の使用が重要であることをよく説明する。矯正靴は使用しない。

◇Ponseti法における再発例，遺残変形例の治療

初期治療後，骨アライメントが再度悪化する例や，アライメント不良(malalignment)が遺残する例がある。再発例は装具が適切に使われていないことが多く，再度指導する。3歳以下では，3〜5回の徒手矯正とギプス保持を行う。効果がないときは，アキレス腱延長術か後方解離術を行う。3歳以降では，上記に前脛骨筋腱の外側移行術を併用または追加する[2, 3]。これは徒手矯正がある程度可能で，構造的な変形がない足に行うことが望ましい。アライメントが悪く拘縮が高度な症例や遺残変形例では，後内側解離術[8]や距骨下全周解離術[9]，底側解離術を行う。年長児の高度遺残変形には，軟部組織解離術にEvans手術や創外固定法による矯正が行われている。

予後

Morcuendeは98%の症例で初期の矯正に成功し，装具を継続できなかった11%に再発を認めたと報告している。わが国では13〜20%の症例に追加手術が行われている。

(北　純)

文献

1) Yamamoto H. A clinical, genetic and epidemiologic study of congenital club foot. Jap J Human Genet 1979；24：37-44.
2) Ponseti I Ⅳ, author. Congenital Clubfoot：Fundamentals of Treatment. Oxford：Oxford University Press；1996.
3) Staheli L. 先天性内反足：Ponseti法. 第3版. 日本語版. Seattle：Global-Help organization：2010. [http://www.global-help.org/publications/books/help_cfponsetijapanese.pdf].
4) 北　純. 先天性内反足. 整形外科 2012；63：673-81.
5) 北　純. 先天性内反足. 整形外科臨床パサージュ 9. 足の痛みクリニカルプラクティス. 中村耕三, 木下光雄編. 東京：中山書店；2011. p306-15.
6) Dimeglio A. Classification of clubfoot. J Pediatr Orthop B 1995；4：129-36.
7) Pirani S. A method of assessing the virgin clubfoot. Orlando：Pediatric Orthopaedic Society of North America (POSNA)；1995.
8) 山本晴康. 後内側解離術. 小児整形外科 手術テクニック. 日本小児整形外科学会教育研修委員会編. 東京：メジカルビュー社；2007. p62-73.
9) 北　純. 距骨下関節全周解離術. 小児整形外科 手術テクニック. 日本小児整形外科学会教育研修委員会編. 東京：メジカルビュー社；2007. p74-86.

垂直距骨，内転足，麻痺足

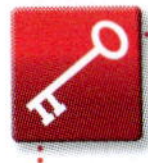

Key words

●垂直距骨(vertical foot) ●内転足(pes adductus) ●麻痺足(neurogenic foot)

1 垂直距骨

概念

1941年，Henkenが初めて報告した。後足部の徒手矯正不能な尖足と距舟関節が，背側脱臼位で拘縮した変形である。舟底状変形であり通常，生下時からみられる。

疫学

詳細な疫学は不明である。骨格筋の筋生検では，筋線維サイズの減少，線維タイプの異常などが指摘されており，骨格筋の異常により生じると考えられている。

しかし，これらの骨格筋の異常が原因か，関節の拘縮の結果なのかは依然不明である。その他の原因としては，先天性の血管系の異常，麻痺性疾患に伴う前脛骨筋腱の過緊張，特に多発性関節拘縮症に伴う胎児期の子宮内での圧迫などが考えられている。

単独例も存在するが，先天性多発関節拘縮症やその遠位型(11%)，脊髄髄膜瘤(10%)など，約60%はなんらかの先天異常に合併する。そのほかには，①Larsen症候群，②prune belly症候群，③脊椎筋萎縮症，④神経線維腫症，⑤発育性股関節形成不全，⑥Rasmussen症候群，⑦13～15と18の常染色体のトリソミーなどが知られている。

臨床所見と分類

視診では，足底は舟底状で，その頂点は距骨頭部である。踵骨は尖足位でアキレス腱は拘縮している。腓骨筋腱と前脛骨筋腱は緊張し，踵部は外反し，足部は外がえしで拘縮している(**図1a**)。これらの変形は徒手矯正では正常位に整復されない。

Lichtblauの分類を示す(**表1**)[1]。

診断

X線側面像で，距骨はほぼ垂直位となっている。踵骨も底屈位であり，結果的に側面距踵角が増大している(**図1b**)。最大背屈位のX線側面像でも，距骨と踵骨は底屈位で拘縮し，最大底屈位のX線側面像でも舟状骨は距骨の背側に脱臼している。最大底屈位で距舟関節が整復されればoblique talusである。

● 鑑別診断

①外反扁平足，②oblique talus，③処女歩行後のアキレス腱拘縮を伴う扁平足。これらの変形は，いずれも底屈位で距舟関節が整復されるのがポイントである。

治療

まず，矯正ギプスによる暫時矯正を行うが，ギプス治療のみでの矯正は，ほぼ不可能である。軽症例では成功する例もあるが，この場合，多くの例は真の垂直距骨ではない可能性が高い。矯正ギプスは，まず前足部を牽引しながら底屈，内反位に矯正する。距骨を上方に押し上げながら踵部を

図1　先天性垂直距骨

2歳，女児。

a：術前の外観。先天性関節拘縮症に合併した垂直距骨。足部は外がえしで拘縮し，舟底状変形がみられる。

b：術前X線側面像。距骨の長軸は立方骨の後方を通り，踵骨の前方を通過する。踵骨の長軸は立方骨の底側を通過する。

c：アキレス腱延長，足関節後方解離，距骨下関節全周解離を行い，距骨下関節とChopart関節の整復を行い，前脛骨筋腱の移行術を施行した。術後2年では後足部のアライメントは良好で，縦アーチ構造も再現されている。

d：術後2年時の荷重時X線側面像。

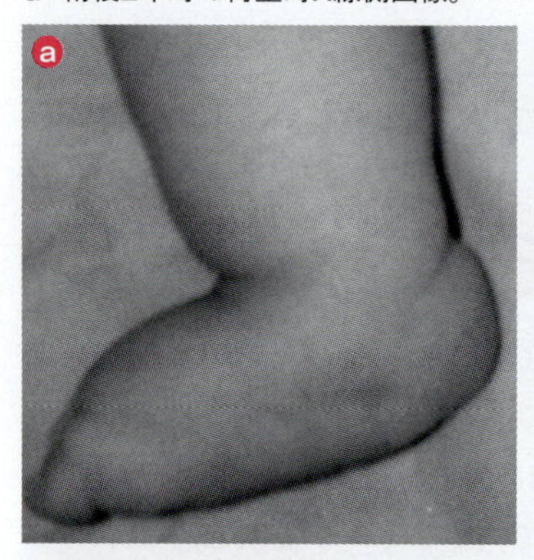

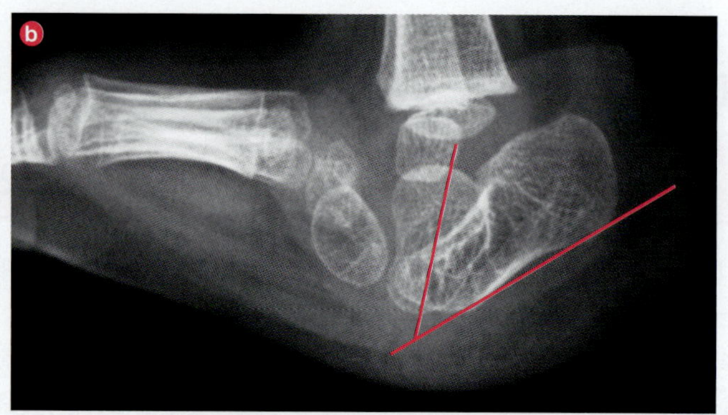

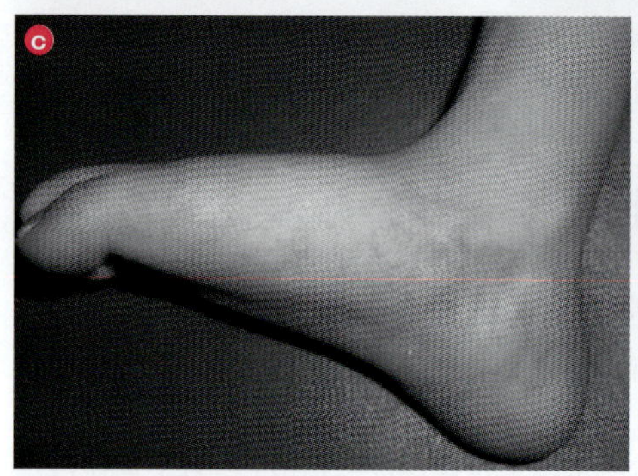

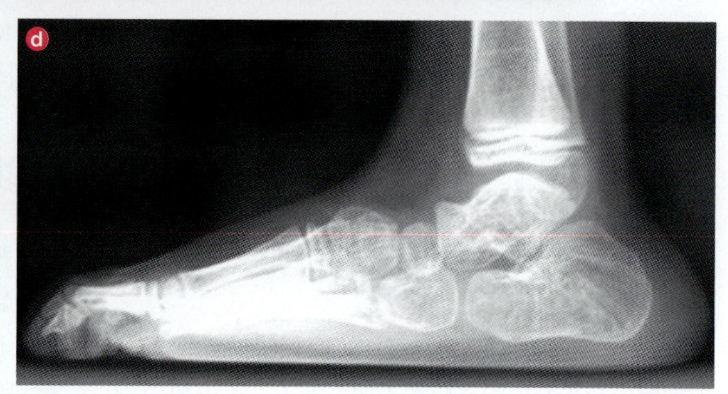

表1　垂直距骨のLichtblau分類

	特徴
Group Ⅰ（先天異常に伴う）	・生下時より存在 ・拘縮が強い ・両側性が多い
Group Ⅱ（神経原性）	・拘縮の程度はバリエーションがある ・Group Ⅰより整復しやすい ・脊髄髄膜瘤や神経線維腫症の合併が多い
Group Ⅰ（後天性）	・片側性が多い ・拘縮の程度は中程度で部分的に徒手整復可能 ・子宮内での肢位異常が原因

（文献1より）

引き下げる。

変形矯正は手術治療が主体となる。その際，変形の程度と手術時の年齢が問題となる。多発性関節拘縮症に伴う重症例では，拘縮関節の全周解離による矯正が必要である。3歳未満であれば，広範囲の軟部組織解離と前脛骨筋腱移行によるアライメントの矯正を行う。4歳以上であれば，解離によるアライメント矯正に加えて，Grice-Green法による関節外固定による距骨下関節の整復固定を行う。年長児では，距骨摘出による矯正が必要になる。重症例や放置例では，三関節固定術に外側支柱の再建を併用しても矯正は困難なことが多い。

予後

一期的解離術による矯正を行った場合，76～85%で矯正良好と報告されている。矯正のポイントは舟状骨の正確な矯正である。これまでの報告から，生後27か月以内の一期的解離術が推奨される。

Grice-Green法を組み合わせた再手術では，53%で良好な矯正が報告されている。Grice-Green法の合併症は過矯正である。

合併症

頻発し，しばしば重篤である。主に前脛骨動脈からの血流不全による血行障害が生じ，足趾の壊死から切断に至る可能性も念頭に置いて手術に臨む必要がある。いずれの方法でも，中足部の変形残存や，前足部の内転変形の残存・再発，関節可動域の低下が指摘されている。

2 内転足

概念

生下時に存在する後足部に対する前足部の内転変形である。踵部は軽度外反していることが多い。軽度の拘縮は歩行時までに自然に矯正される。中程度の拘縮は，徒手矯正とギプス固定で矯正が可能である。高度の変形と拘縮はまれであるが，高度例では手術療法を要する。

疫学

詳細な疫学は不明である。胎児期の子宮内での圧迫などが考えられている。欧米では出生1,000に対して1との報告がある。その報告では第1子に内転足が生まれると第2子が内転足で出生する率は50倍になる[2)]。

臨床所見と分類

特徴は，①自動的に足趾を内側に動かせる，②ハイアーチ，③足の内側縁の陥凹，④母趾と第2趾が離れている，⑤後足部を中間位に保持したときに前足部に内転拘縮が存在する，⑥足底がそら豆状の形態をしている（Kiteの6徴[3)]，**図2**）。

診断

X線正面像で，足根中足関節レベルで中足骨が内側に偏位している。年長児で，より変形が強い例では，中足骨幹部が内側に偏位する。

鑑別診断

先天性内反足。

図2　先天性内転足

a：ハイアーチ，足の内側縁の陥凹がみられる。
b：母趾と第2趾が離れており，足底がそら豆状の形態をしている。
c：生後3か月，女児の足部X線正面像。後足部のアライメントは正常であるが，足根中足関節で内転がみられる。

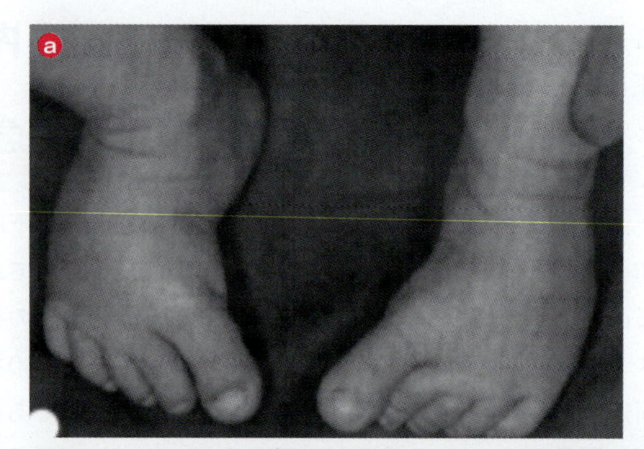

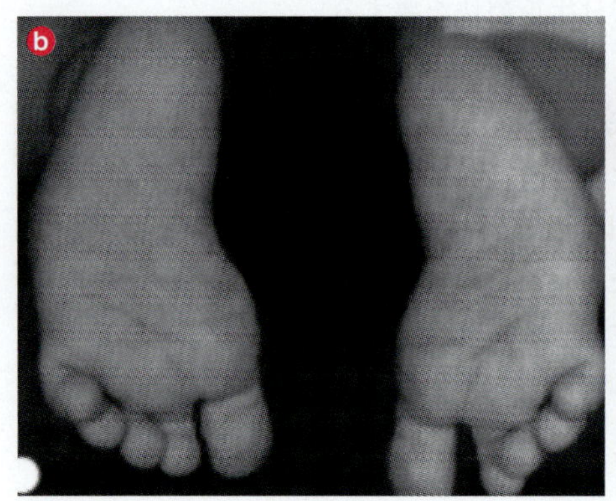

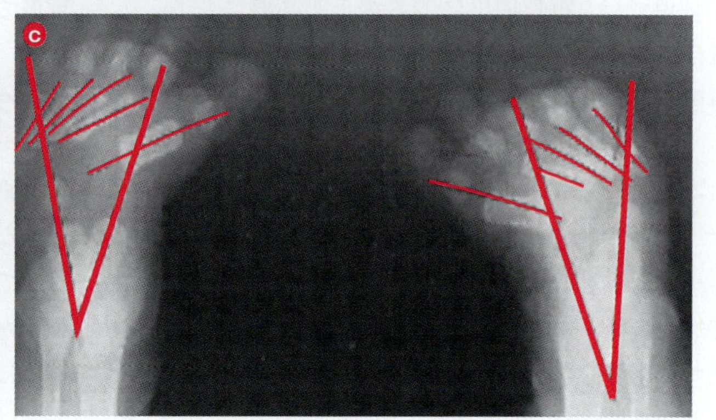

（文献4より）

治療

内転変形が軽度で，足部を刺激すると自動運動で矯正が可能な例は，治療の必要はない。自動運動では矯正されないが，他動的に容易に矯正される中程度の変形に対しては，ギプスによる暫時矯正がより確実である。変形が徒手的に矯正されない重症例でも，早期からのギプスによる暫時矯正で矯正される。ギプスによる矯正が不能な場合には手術療法が必要になる。手術は，母趾外転筋の切離と第1楔状中足関節の解離を行う。3歳以上の年長児では，中足骨の矯正骨切りを考慮する。

予後

中程度の変形では約10%の症例で無症状の変形が残存し，約4%で拘縮が残存すると報告されている。手術の成績は良好との報告もあるが，ばらつきが多い。

3 麻痺足

概念

神経，あるいは筋原性の疾患により生じる足部変形の総称である。筋緊張性麻痺か弛緩性麻痺かにより，変形とその程度は多彩である。原疾患は，①脳性麻痺，②二分脊椎，③Charcot-Marie-Tooth病，④ポリオ，⑤外傷，⑥腫瘍など多岐にわたる。本項では，代表的な凹足について述べる。

疫学

凹足変形の約2/3は，なんらかの神経疾患に伴う。足内在筋の麻痺とインバランス，外在筋とのインバランスによって生じる。凹足に合併して，代表的な疾患はCharcot-Marie-Tooth病である。先天性内反足の遺残変形や外傷による，下腿や足部のコンパートメント症候群によっても生じる。

臨床所見と分類

後足部に変形のないものと，後足部が内反あるいは踵足を呈するものがある（**図3，4**）。

診断

荷重時の足部X線正・側面像が有用である。側面像で，①脛踵角（30°以上で踵足），②Meary角（正常0°），③Hibbs角（正常は150°以上）を計測して，凹足変形の形態を判断する。前足部の尖足変形は側面像で確認できる（**図4**）。変形の中心を識別することが重要である。そのほか，MRIで脳性麻痺や脊髄の異常は診断可能である。電気生理学的検査によりCharcot-Marie-Tooth病の診断が可能である。近年では，遺伝子検査により診断が可能になった疾患も出てきた。凹足の原因がはっきりしない場合には，小児神経内科医を受診させる必要がある。

鑑別診断

主な疾患として，①Charcot-Marie-Tooth病，②先天性内反足の遺残，③Friedreich ataxia，④脳性麻痺，⑤二分脊椎，⑥外傷によるコンパートメント症候群がある。

治療

足底挿板や短下肢装具を処方するが，保存療法は無効例が多い。手術療法は，年齢や変形の程度によって，①足底腱膜解離，②アキレス腱延長，③長腓骨筋腱の短腓骨筋腱への移行，④後脛骨筋腱の前方移行，⑤長趾伸筋の中足骨頭への移行，⑥中足骨の矯正骨切り，⑦踵骨矯正骨切り，⑧足根骨部での矯正骨切り，⑨三関節固定などが適宜選択される。多くの症例でこれらを組み合わせた治療が必要である。

予後

原疾患によるところが大きい。軟部組織のみの対応では不十分なことも多く，最終的には骨性の対応が必要となる場合が多い。

図3　麻痺性凹足

a：後足部は正常位で，後足部に対して前足部が尖足位で拘縮する凹足。
b：後足部の内反を伴い，前足部の内側列は底屈する凹足。

a

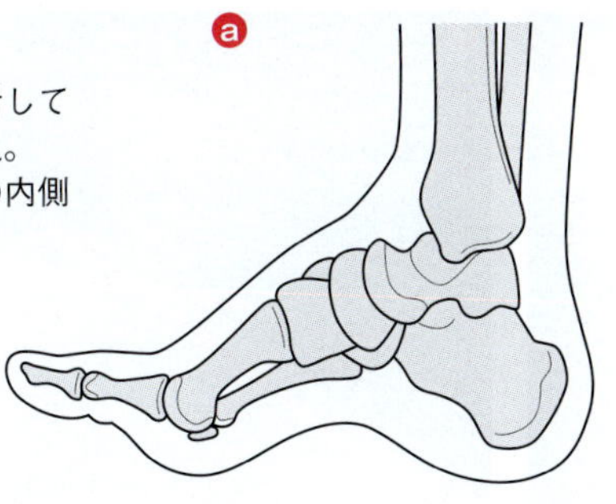

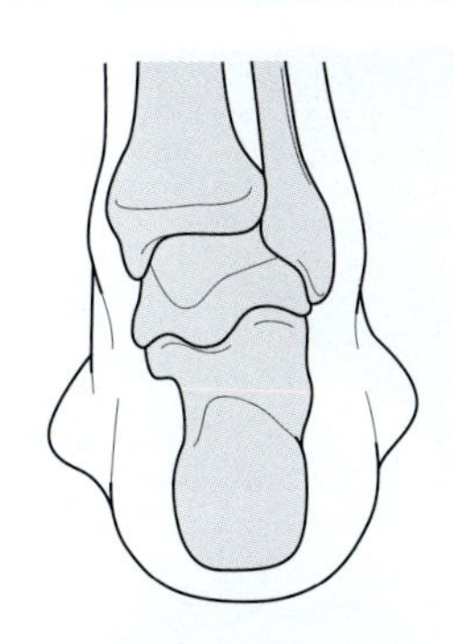

b

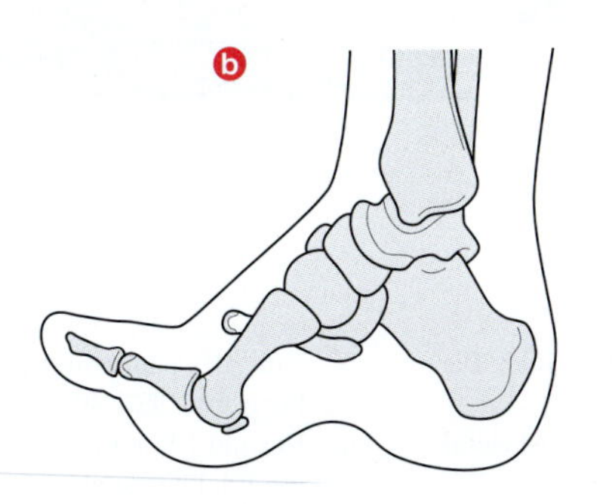

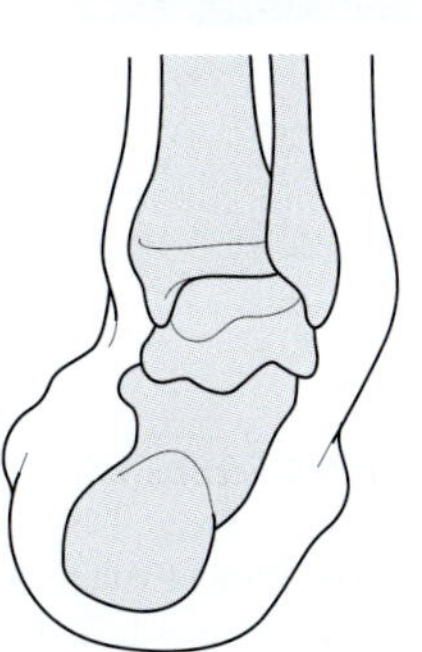

（文献4より）

図4　麻痺性凹足

a, b：5歳，男児。原疾患は二分脊椎である。
c, d：9歳，女児。原疾患はCharcot-Marie-Tooth病である。
e, f：前足部の尖足はrigidで，荷重時も変化しない。踵骨は背屈している。Hibbs角（第1中足骨の長軸と踵骨底面のなす角）は減少している。

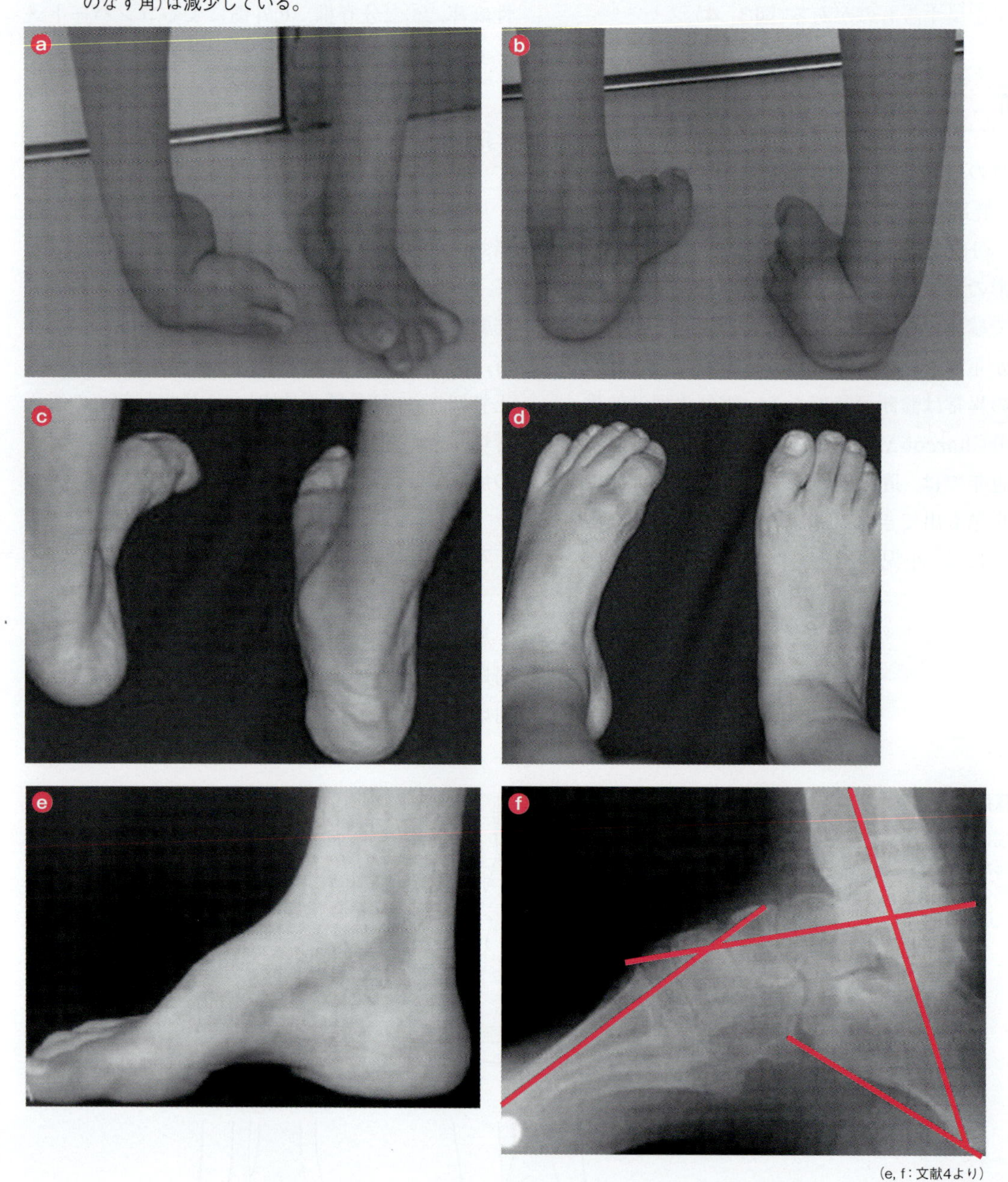

（e, f：文献4より）

（倉　秀治）

文献

1） Lichtblau S. Congenital vertical talus. Bull Hosp Joint Dis 1978；39：165-79.
2） Wynne-Davis R. Genetics and congenital musculoskeletal disorders. Obstet Gynecol Annu 1977；6：247-60.
3） Kite JH. Congenital metatarsus varus. J Bone Join Joint Surg Am 1967；49：388-97.
4） Herring JA, author. Tachdjian's Pediatric Orthopaedics Vol 2. 5th Ed. Philadelphia：Saunders；2013.

踵足，外反扁平足

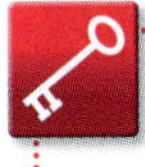

Key words

- 踵足（pes calcaneus）
- 外反扁平足（pes planovalgus, flatfoot）
- 腓骨筋痙性扁平足（peroneal spastic flatfoot）

概念

小児期の足部変形は多様であり，①尖足，②内反足，③外反扁平足，④凹足，⑤踵足などが代表的変形として挙げられる。これらの変形は患児の有する先天性疾患や麻痺性疾患に伴う場合もあり，特発性に出現することもある。またその病態も単一の変形に止まらず，複合した変形の結果をみている場合もある。これらのうち，本項では踵足と外反扁平足をきたす疾患を列挙し，その病態，診断，治療について述べる。

1 踵足

病態と原因疾患

踵足は足関節が背屈位で拘縮している変形と定義される。その際の距骨下関節の生理的な動きから，程度の差はあれ後足部外反を伴う場合が多い。

子宮内肢位の遺残による踵足

生下時において，足関節の過背屈肢位をとる新生児の相談を受ける場合がある（**図1**）。これらのケースでは底屈制限を認めることが多いが，拘縮という印象ではない。足根骨や周囲の軟部組織異常はみられない。本症では経過観察のみで自然経過により生後3〜6か月ごろまでには変形が消失し，底屈制限も解消される。ただし後述する先天性外反踵足や先天性垂直距骨との鑑別は明確にし，治療の要否を速やかに決定する必要がある。

先天性外反踵足

前述の子宮内肢位の遺残による踵足との鑑別が難しいが，踵骨外反変形の有無が診断の決め手となる。また前脛骨筋の拘縮による足関節底屈制限も著しい。矯正位ギプス包帯法や装具による治療が必要である。

麻痺性踵足

麻痺性足部変形の原因疾患としては，中枢性神経障害である脳性麻痺や二分脊椎，末梢神経障害であるCharcot-Marie-Tooth病などが挙げられるが，踵足変形は主として二分脊椎の低位レベル麻痺患者にみられることが多い（**図2**）。本症では前・後脛骨筋や長趾伸筋は機能しているが，下腿三頭筋の麻痺による筋力不均衡が変形の原因となっている。放置すると足尖部接地ができないため特徴的な歩容を呈し，踵部に荷重が集中するため同部の肥大をきたすばかりでなく，褥瘡を生じることもあるので注意が必要である。前脛骨筋腱の後方移行術は汎用される術式である。

図1　子宮内肢位の遺残による踵足
足背が脛骨前面に接するほどの背屈位を呈する。

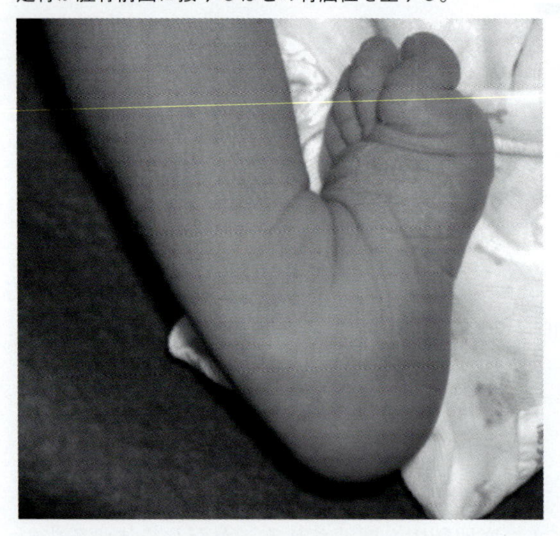

図2　麻痺性踵足
踵部の肥大を伴っている。

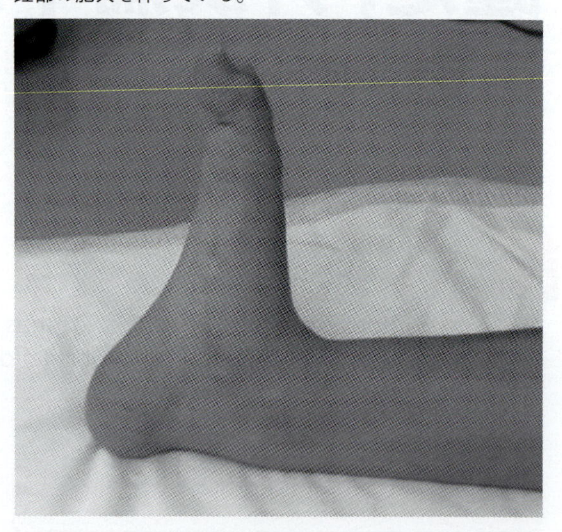

2 外反扁平足

病態

扁平足は足底の縦軸または横軸アーチが低下した状態をいい，後者は開張足と呼称され，本項では割愛する。縦軸アーチの低下に後足部外反，前足部外転・回内を伴った変形が外反扁平足と呼称される。

原因

明確な原因がなく，ほとんど治療介入を要さないものと，原因や基礎疾患が明確で早期から治療を必要とするものとに大別され，両者の鑑別はその後の方針決定にとって非常に重要である。明確な原因のない外反扁平足は外来診療で最も多く遭遇するもので，静力学性扁平足と呼称される。他方，原因のある扁平足は，骨性には先天性垂直距骨，足根骨癒合症などが，また麻痺性には脳性麻痺，二分脊椎，先天性多発性関節拘縮症(arthrogryposis multiplex congenita；AMC)などが挙げられる。さらに後天性にも外傷性，炎症性[関節リウマチ(rheumatoid arthritis；RA)など]疾患が原因となることがある。

分類

軟部組織の高度な拘縮を伴い，徒手矯正不能な強剛性扁平足(rigid flatfoot)と，荷重時には変形著明であるが，徒手矯正可能な可撓性扁平足(flexible flatfoot)に分けられる。可撓性扁平足では，非荷重時やtoe-raising-test(母趾を受動的に背屈させたときの縦アーチの有無を観察するテスト)で縦アーチが形成されることで，強剛性扁平足との鑑別ができる。

診断

中等度以上の扁平足では，後足部外反，前足部外転・回内によるtoo many toes sign(**図3**)がみられる。また易転倒性や足底部の有痛性胼胝を形成する場合もある。客観的指標にはX線学的計測値が使用され(**図4**)，距踵角(背底像)35°以上，距踵角(側面像)55°以上，距骨底屈角(talar plantarflexion angle；TPF)35°以上，Meary角0°未満は扁平足と定義される。

図3　外反扁平足における too many toes sign

後足部外反，前足部外転・回内により後方から被験者の足趾がほぼすべて観察できる。

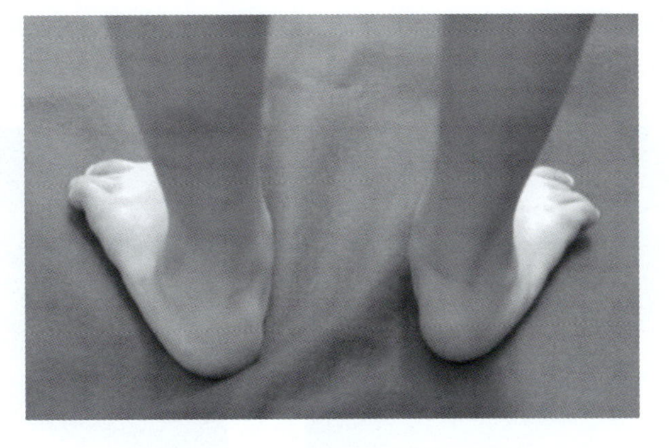

図4　外反扁平足のX線学的計測値

①：距踵角（背底像），②：距踵角（側面像），③：距骨底屈角（TPF：距骨長軸と水平面とのなす角），④：Meary角（距骨と第1中足骨のなす角）

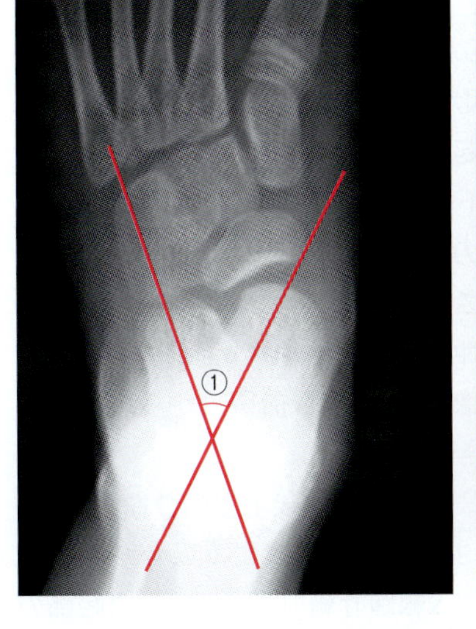

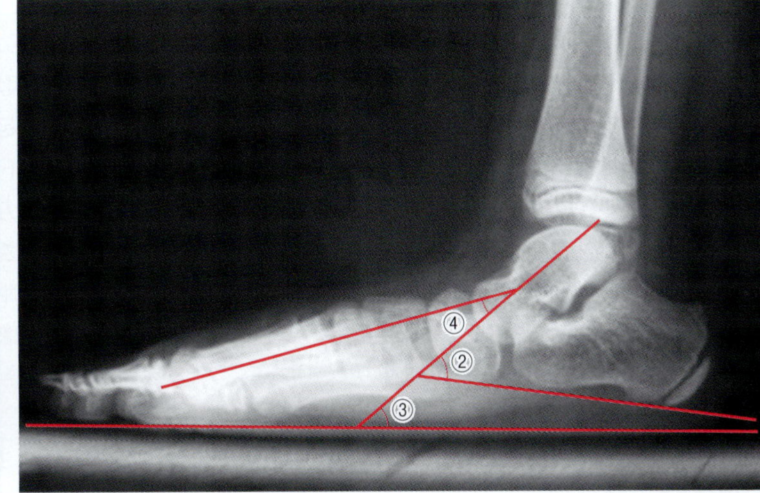

静力学性扁平足

明確な原因がなく，基本的には治療を要さない扁平足のことをいう。幼児期の足の特徴として，足根骨相互間は成人と比べ靱帯や腱による保持が緩やかであること，さらに足底アーチに相当する部分は脂肪組織で充満されていることより，整容上扁平足にみえることも多い。このため保護者の不安から児を連れ受診する場合が少なくない。

強剛性扁平足（rigid flatfoot）

なんらかの基礎疾患を有することがほとんどである。以下に代表的疾患を紹介する。

◇先天性垂直距骨

頻度は1万人に1人，性差はなく，50％は両側罹患とされる。原因は特発性のものが約半数で，残り半数は先天性多発性関節拘縮症や二分脊椎などの神経筋疾患に合併するものと，染色体異常に合併するものに分かれる。

臨床的には外反扁平足の程度をさらに重症化させた舟底足変形が最大の特徴であり，前足部は回内背屈位をとり足関節の底屈制限が著明である（**図5**）。X線学的所見では舟状骨が距骨頭に対して背外側に転位し，距骨頭は底側に脱臼する（**図6**）。踵骨は底屈・外反して後足部尖足の原因とな

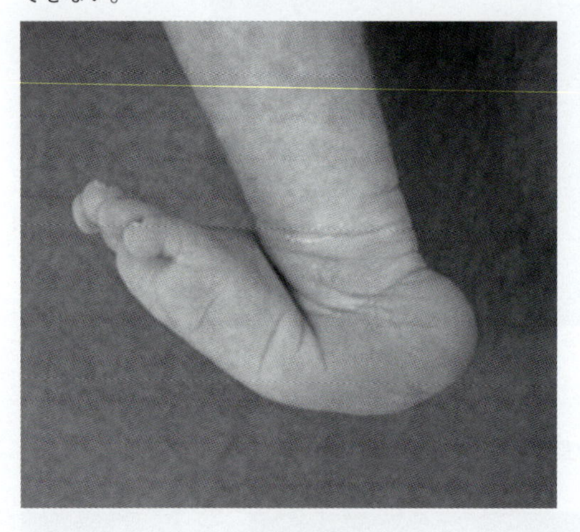

図5　先天性垂直距骨の外反踵足
舟底足変形がみられる。拘縮が強く容易には徒手矯正できない。

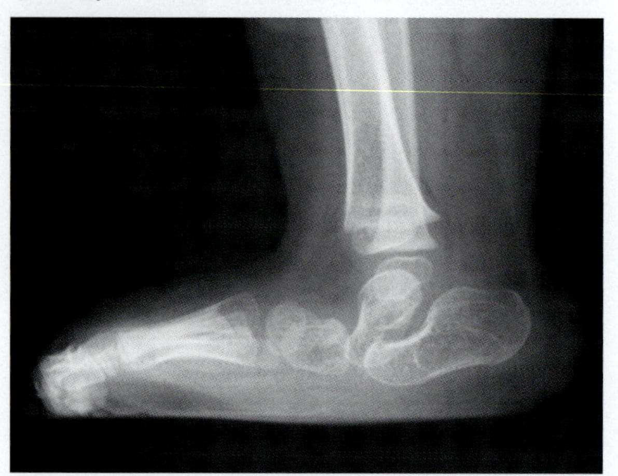

図6　先天性垂直距骨の側面X線像（舟状骨骨化後）
舟状骨が距骨頭に対して背外側に転位し，距骨頭は底側に脱臼している。

る。さらに距骨の脱臼に伴い，踵舟状骨間を結ぶばね靱帯は著しく延長され弛緩している。筋・腱においては，足背部では前脛骨筋腱・長母趾伸筋腱・長趾伸筋腱の短縮がみられ，足関節底屈が著しく制限される。後方部ではアキレス腱，さらに外側では長短腓骨筋腱の短縮があり，特徴的な変形の原因となる。

同症の変形は保存療法に抵抗性なので，手術療法が必要となる場合が多い。しかしながら術後も遺残変形や変形の再発がみられることが多く成績は安定していない。

◇足根骨癒合症

2つまたはそれ以上の足根骨が先天的に癒合している状態をいう。発生頻度はおおむね1％程度で，性別は男女ほぼ同率かやや男子に多いとされる[1)]。癒合部の数により単一関節癒合と多関節癒合に分けられるが，多関節癒合は他の骨性異常を伴うことがほとんどである。また癒合部の組織所見により，完全癒合（骨性癒合）と不完全癒合（軟骨性癒合または線維性癒合）に分けられ，臨床症状を発現するのは不完全癒合に多い。

臨床症状は，歩行時の疼痛，扁平足異常，足根骨間の可動域制限として学童期に初発することが多い。いわゆる腓骨筋痙性扁平足（peroneal spastic flatfoot）の原因疾患として第1に挙げられる。

疼痛を引き起こすメカニズムは偽関節などと同様，癒合部に不完全ながら可動性が認められるために過度の応力が加わり，機械的損傷が引き起こされるためとされている。

好発部位は距踵骨間と踵舟状骨間であり，これらは単純X線像やCTの特徴的所見から比較的容易に診断がつきやすい。

距踵骨癒合症：足関節内果後下方の骨性隆起と，同部の圧痛を主訴として受診する場合がほとんどである。単純X線踵骨軸射像で，載距突起部の嘴状骨性突出と側面像でのC signは特徴的である（**図7**）。またCT冠状断像で癒合部は明らかに描出される（**図8**）。

踵舟状骨癒合症：足根洞前方部の圧痛や歩行時痛，足部の内がえし制限による外反足傾向の歩行を主訴とする。腓骨筋痙性扁平足をきたす場合もある。画像所見では単純X線斜位像で踵骨前方突起にみられる，いわゆるanteater nose sign（アリ喰いの鼻像）は特徴的である（**図9**）。

● 可撓性扁平足（flexible flatfoot）

基礎疾患の有無は問わず，比較的容易に徒手矯正が可能で後足部外反を伴う扁平足である。

図7　距踵骨癒合症の単純X線像

a：踵骨軸射像で載距突起部の嘴状骨性突出（矢印）がみられる。
b：側面像でのC signは特徴的である（矢印）。

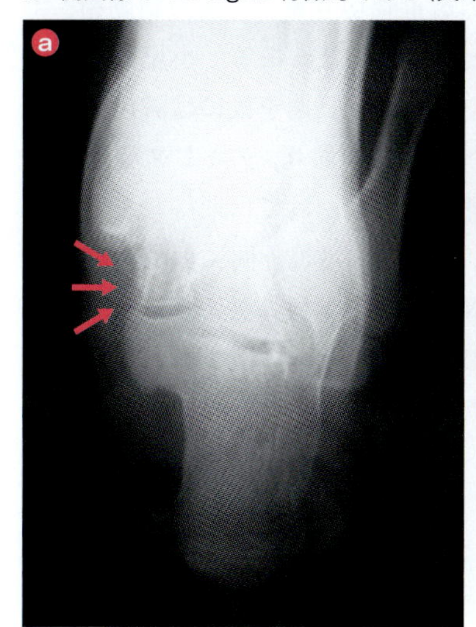

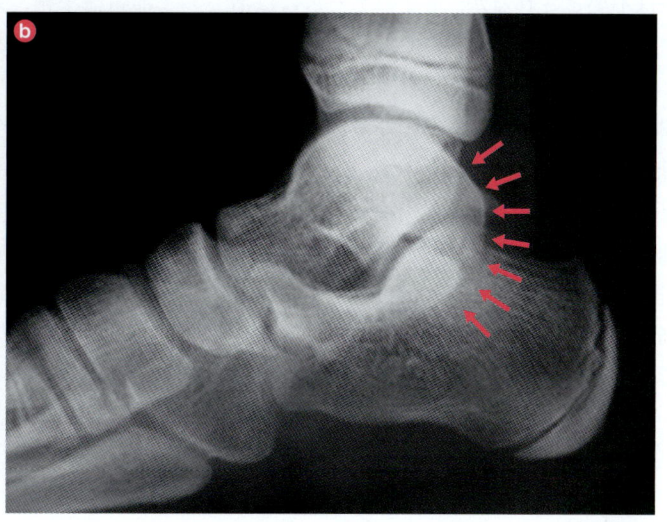

（文献7より）

図8　距踵骨癒合症のCT冠状断像

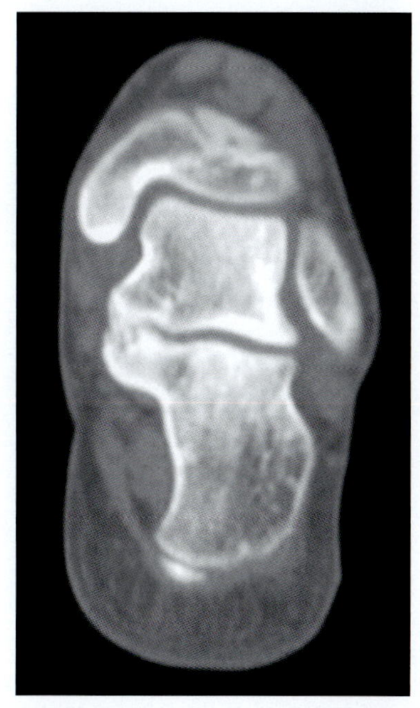

（文献7より）

図9　踵舟状骨癒合症の単純X線像

踵骨前方突起にみられるいわゆるanteater nose sign（アリ喰いの鼻像）は特徴的である（矢印）。

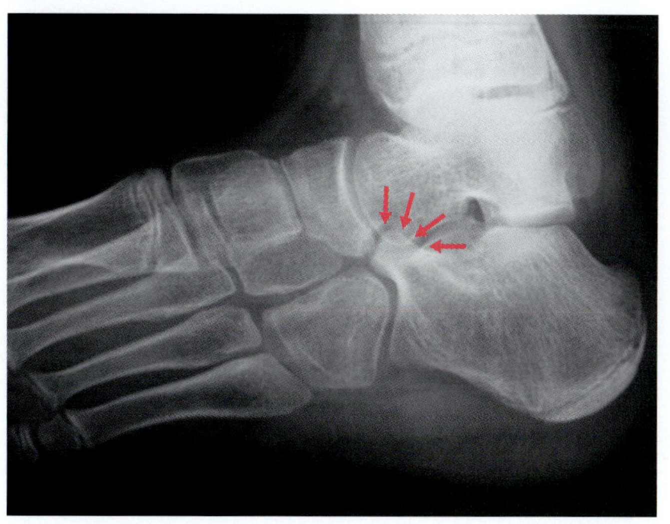

（文献7より）

Harrisら[2]はアキレス腱短縮を伴うか否かの2つに分類している。程度はさまざまで軽症〜中等症では治療は不要とされるが，重症のケースには治療介入するという意見が一般的である。

Bleckら[3]はTPFが35〜45°ではアーチサポート，45°以上のケースにはUCBL（University of California Berkeley Laboratory）型足底挿板をそれぞれ推奨している。

Bordelonら[4]はMeary角が−15°以下のケースで，また和田ら[5]はTPFが45°以上あり，naviculocuneiform saggingを有するケースでUCBLの適応としている。

まれではあるが保存療法に抵抗性で，歩行時痛や足底内側に突出した距骨頭部の圧痛や胼胝形成があれば手術療法の適応となる。術式には，①軟部組織手術，②矯正骨切り術，③関節制動術，④関節固定術など種々の方法がある。小児期において関節制動術や固定術の長期予後には隣接関節の関節症性変化への懸念があり，アキレス腱延長など単独での軟部組織手術だけでは期待した効果は得られにくい。従って，足根骨間に可動性を残しながら変形を矯正できる足根骨骨切り術を基本として，軟部組織手技を併用する術式[6]が本症に対する最良の選択肢と著者は考えている。

（薩摩眞一）

文献

1) Stormont DM, et al. The relative incidence of tarsal coalition. Clin Orthop Relat Res 1983；181：28-36.
2) Harris RH, et al. Hypermobile flat-foot with short tendo Achillis. J Bone joint Surg Am 1948；30：116-40.
3) Bleck EE, et al. Conservative management of pes valgus with plantar flexed talus, flexible. Clin Orthop Relat Res 1977；122：85-94.
4) Bordelon RL. Correction of hypermobile flatfoot in children by molded insert. Foot Ankle 1980；1：143-50.
5) 和田郁雄，ほか．小児外反扁平足の病態と治療．整・災外 2004；47：1131-9.
6) Moraleda L, et al. Comparison of the calcaneo-cuboid-cuneiform osteotomies and the calcaneal lengthening osteotomy in the surgical treatment of symptomatic flexible flatfoot. J Pediatr Orthop 2012；32：821-9.
7) 薩摩眞一．こどもの扁平足：硬い扁平足．MB Orthop 2013；26（6）：25-32.

下肢の先天異常

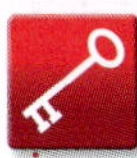

Key words

- OMT分類［The Oberg, Manske and Tonkin(OMT) classification］
- 大腿骨異常(malformation of the femur)
- 先天性脛骨列欠損症(tibial hemimelia)
- 先天性腓骨列欠損症(fibular hemimelia)
- 先天性下腿偽関節症(congenital pseudoarthrosis of tibia)
- 先天性下腿切断(congenital amputation of the lower limb)

下肢外表異常の分類

1960年代に生まれた多数の四肢欠損の原因をサリドマイドと特定した，FrantzとO'Rahillyが共同で作成した四肢欠損の形態学的分類[1,2](**表1**)が四肢欠損分類の基礎であるが，下肢に特化した総合的分類法は，渉猟しうる範囲では見当たらない。研究の先行している上肢での分類法が四肢外表異常の分類として汎用されてきたが，発生に関する分子生物学の進歩により，これも改訂の時期を迎えている[3]。1976年の国際分類は，Swanson分類に基づいたInternational Federation of Societies for Surgery of the Hand classification system[4,5]を基礎としている。ヨーロッパの先天異常登録システム[6]や，日本手の外科学会手の先天異常分類[7]も形態による分類に基づき，発生学の視点を加味したものである。肢芽(limb bud)から上肢が形成される細胞シグナル伝達(cell signaling)過程の知見を基に，2010年にThe Oberg, Manske and Tonkin (OMT) classification(OMT分類)が新たな分類法[8]として提案され，2013年には改訂版が提示されている[9]。

表1 Frantz & O'Rahilly分類

	中間欠損	肢端欠損
横断性	①完全型phocomely(足が直接体幹に付着) ②近位phocomely(足・下腿が体幹に付着) ③遠位phocomely(足が直接大腿に付着)	①無肢症(下肢の欠損) ②半肢症(足・下腿の欠損) ③部分半肢症(下腿の一部が現存) ④欠足症(足の欠損) ⑤完全欠趾症(足趾および中足骨5本の完全欠損) ⑥不完全型欠趾節症(すべての足趾の1～2趾節の欠損)
縦軸性	①完全型傍軸性半肢症(肢端欠損に類似するが足の欠損程度が強い) ②不完全型傍軸性半肢症(肢端欠損に類似するが足の欠損程度が強い) ③部分欠趾症(中足骨の完全または部分欠損) ④部分欠趾節症(1趾以上の基節骨または中足骨の欠損)	①完全型傍軸性半肢症(下腿構成要素の1つとそれに対する足の部分欠損) ②不完全型傍軸性半肢症(①に類似するが，欠損すべき部分の一部が存在する) ③部分欠趾症(第1～4趾の欠損とそれに属する中足骨の欠損) ④部分欠趾節症(第1～4趾の1つ以上の指節骨の欠損)

(文献2より)

下肢の正常発生

分子生物学の進歩により発生学は解剖学的なレベルから分子的レベルへと進展し，発生生物学は四肢形成にかかわる遺伝子発現と，その制御因子を解明してきた[10]。人間の四肢は脊索（notochord）がソニックヘッジホッグ遺伝子（sonic hedgehog；SHH）を発現させて，受精後26日ごろに形成される肢芽から誘導される（**図1**）。肢芽には3つの軸があり，体幹から外方に成長する遠近軸の先端には外胚葉性頂堤（apical ectodermal ridge；AER）があり，線維芽細胞増殖因子（fibroblast growth factor；FGF）4，8やWnt蛋白質を誘導して四肢の形成をコントロールしている。前後軸には，肢芽のAER後方から分泌されるSHH蛋白質とその濃度勾配が重要な働きをしている（**図2**）。腹背軸では，腹側形成にはエングレイルド1蛋白質（engrailed 1；EN-1）が，背側形成にはWnt7A蛋白質がホメオドメイン転写因子LMX1Bを発現させて組織を誘導している（**図3**）[11]。

図1　肢芽の座標軸とシグナル中枢

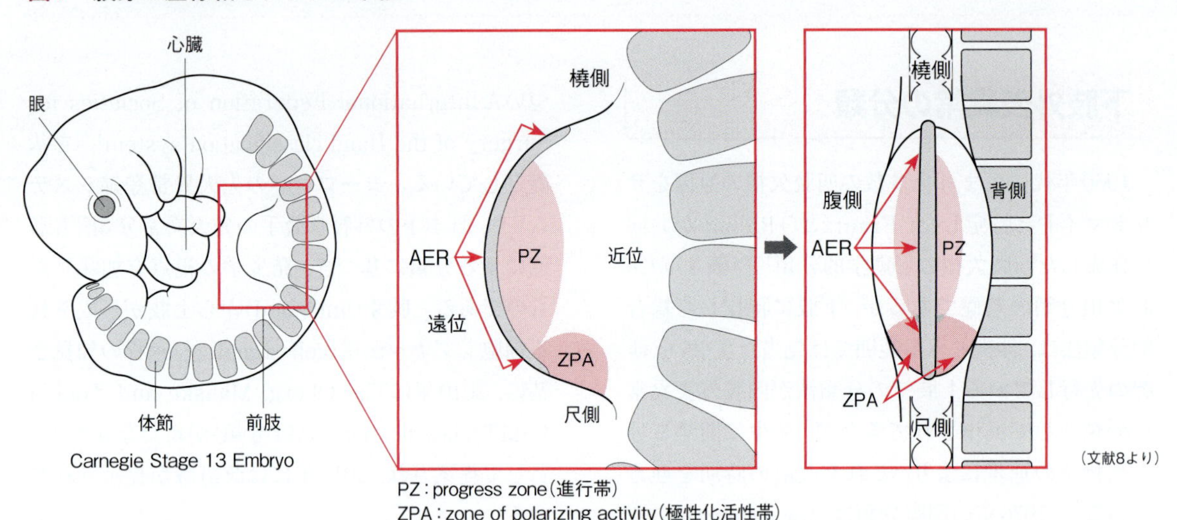

（文献8より）

PZ：progress zone（進行帯）
ZPA：zone of polarizing activity（極性化活性帯）

図2　遠近軸　　**図3　前後軸と背腹軸**

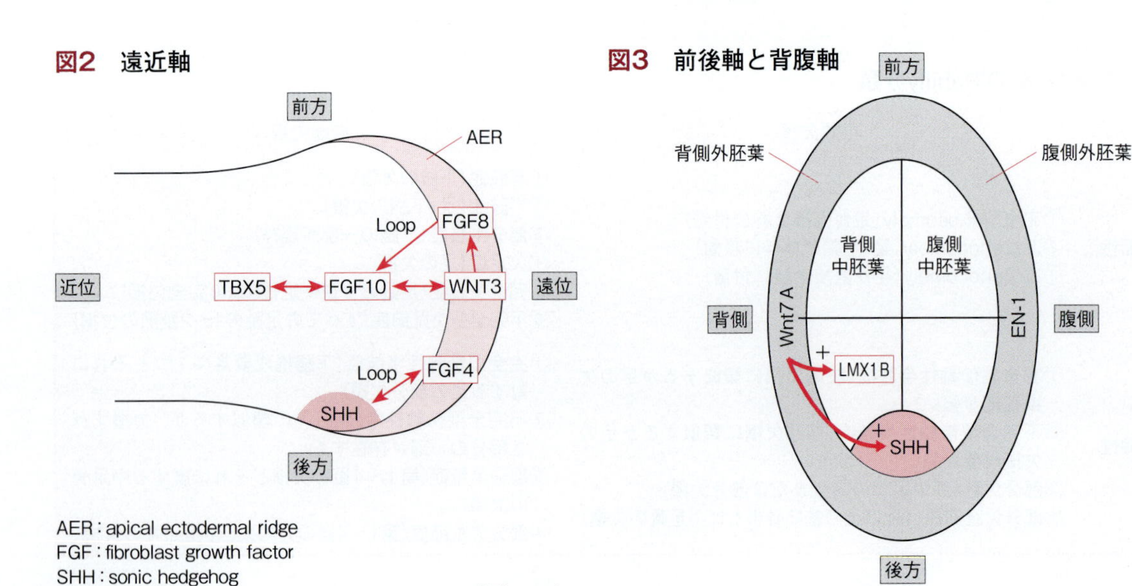

AER：apical ectodermal ridge
FGF：fibroblast growth factor
SHH：sonic hedgehog
TBX5：T-Box-5

（文献11より）

サリドマイドでの四肢異常の研究から，下肢の形成は上肢の形成より2日ほど遅れて起こることが知られている[12)]。受精後33日には手板(hand paddle)形成されることから，35日前後には足板(foot paddle)が形成されていると推測される。受精後41日には，手板の指間細胞のアポトーシスの結果，指が形成されるが，足板からの趾形成はややこれより遅れると考えられる。細胞の発生と分化には肢芽の三次元的位置条件と，受精からの時間により四次元的制御が起こっている。

下肢外表異常の分類

上肢のOMT分類では，外表異常は大きく3つに分類される。

1. **奇形(malformations)**：胚から四肢・器官などの形成の異常。
2. **変形(deformations)**：胚から正常に四肢・器官などが形成された後の傷害。
3. **異形成症(dysplasias)**：大きさや形状，組織内の細胞の秩序の異常。

細分類は**表2**に示す。下肢では橈側を脛骨側に，尺側を腓骨側に読み替える必要があり，代表疾患も異なってくる。大腿骨近位部分欠損や足根骨癒合症，小趾側に多い多趾症，下肢の回旋異常など，上肢とは違った特徴があり発生学を基礎とした下肢分類が今後必要であろう。

代表的疾患

大腿骨異常と関連する下肢奇形

◇概念

肢芽から下肢を形成する細胞間シグナル応答に撹乱(disruption)が起こると，遠近軸の障害により大腿骨の長さが短くなったり，関節の形成が障害されたりする。発生初期の肢芽を形成する未分化な前駆細胞集団ですでに分化は運命付けられているが，近位からのシグナルと，肢芽先端部にある外胚葉性頂堤(AER)からのシグナルが撹乱されると，進行帯(progress zone；PZ)形成やその維持，細胞分化に異常をきたし種々の奇形を発生させる。Pappas[13)]は，125症例139肢の大腿骨異常からみた下肢奇形を9群に分類した(**図4**)。

◇大腿骨異常のPappas分類

Class Ⅰ：無大腿骨(congenital absence of the femur)

Class Ⅱ：大腿骨近位部と骨盤の欠損(proximal femoral and pelvic deficiency)

Class Ⅲ：遊離骨頭を伴う大腿骨近位部欠損(proximal femoral deficiency with no osseous connection between femoral shaft and head)

Class Ⅳ：線維性結合骨頭を伴う大腿骨近位部欠損(proximal femoral deficiency with disorganized fibrosseous disconnection between femoral shaft and head)

Class Ⅴ：近位端・遠位端の低形成を伴う大腿骨中央部欠損(midfemoral deficiency with hypoplastic proximal and distal development)

Class Ⅵ：大腿骨遠位部欠損(distal femoral deficiency)

Class Ⅶ：内反股と骨幹部骨硬化を伴う大腿骨低形成(hypoplastic femur with coxa vara and sclerosed diaphysis)

Class Ⅷ：外反股を伴う大腿骨低形成(hypoplastic femur with coxa valga)

Class Ⅸ：下腿と長さ比率が正常な大腿骨低形成(hypoplastic femur with normal proportions)

◇症例(図5)

9歳，女児。大腿骨中央部欠損。股関節と膝関節は形成されているが，大腿骨中央部の骨形成がみられず，線維性結合で大腿骨の長さが極端に短い(**図5a, b**)。足部装具の下に義足をつなげる2階建て義足が機能的である(**図5c**)。

表2　OMT分類

		1．近位遠位軸の成長	短指(趾)を伴う短肢症
			合短指(趾)症
			横軸欠損症
1．奇形	A. 軸形成/分化の失敗－上肢全体		体節間欠損症
		2．橈側-尺側(前後)軸	橈側縦線型欠損症
			尺側縦線型欠損症
			重複尺骨症
			橈尺骨癒合症
			上腕橈骨癒合症
		3．背腹軸	爪膝蓋骨症候群
	B. 軸形成/分化の失敗－手	1．橈側-尺側(前後)軸	橈側多指(趾)症
			3指節母指(趾)
			尺側多指(趾)症
		2．背腹軸	背側重複肢(手掌爪)
			低形成/無形成爪
	C. 軸形成/分化の失敗－不特定の軸	1．軟部組織	合指(趾)症
			屈指(趾)症
		2．骨格の欠損	短指(趾)症
			斜指(趾)症
			Kirner変形
			掌・手根骨癒合症
		3．複合型	裂手
			合多趾
			Apert手
2．変形	A. 絞扼輪症候群		
	B. 関節拘縮		
	C. 弾発指(趾)		
	D. 他に特定できない		
3．異形成症	A. 過形成	1．巨指(趾)症	
		2．上肢	
		3．上肢と巨指(趾)症	
	B. 腫瘍様状態		

（文献8より改変）

図4　大腿骨異常のPappas分類

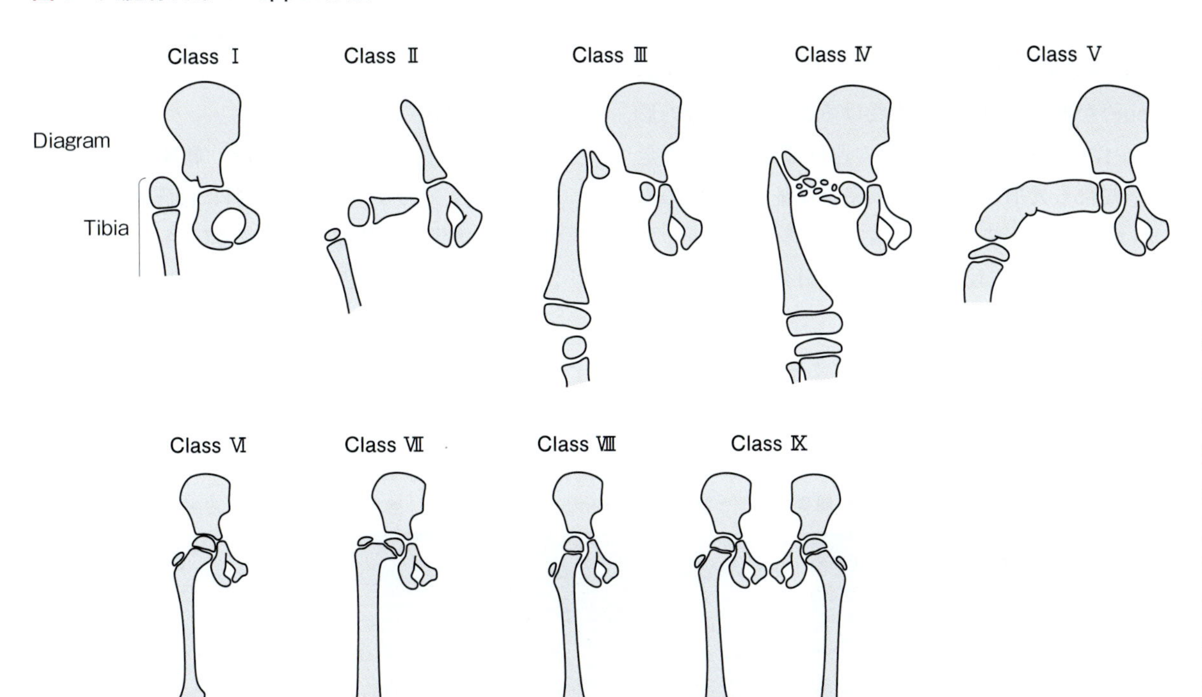

（文献13より）

図5　大腿骨中央部欠損

9歳，女児。Pappas分類Class V。

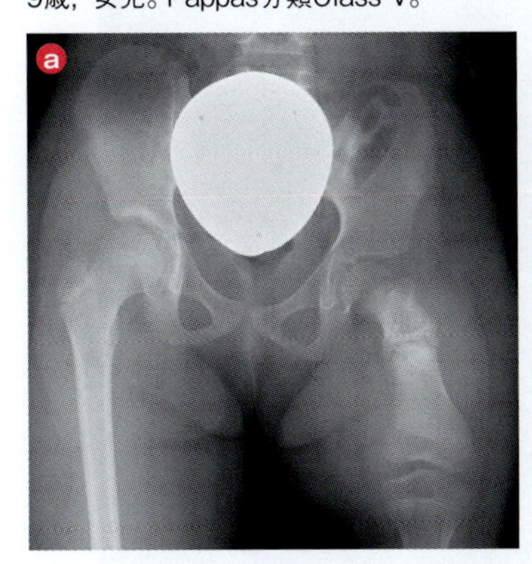

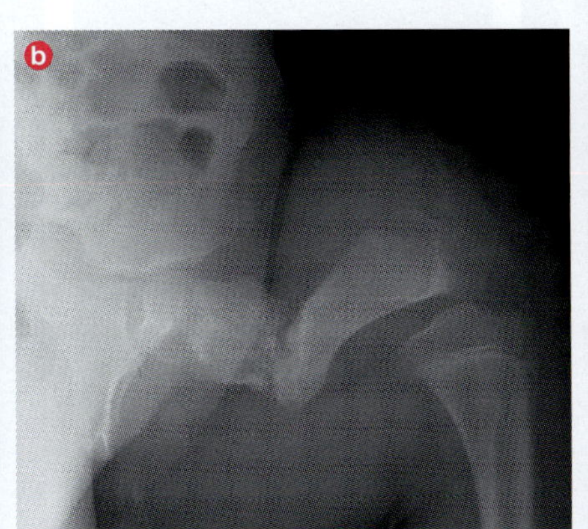

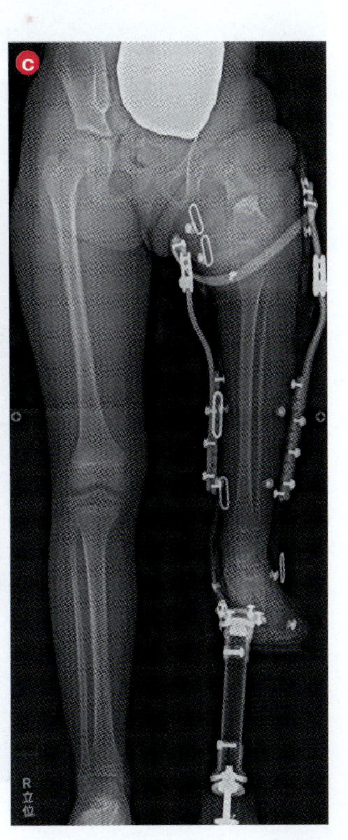

先天性下腿切断

◇概念

肢芽から遠近軸を形成する進行帯(progress zone)が形成途中で障害を受けると，遠位部分の形成が停止する。脛骨と腓骨の遠位部分の形成不全で，足部も欠損している。不完全な趾や，足底の皮膚は部分的に形成されていることが多い。Frantz & O'Rahilly分類では，横断性欠損に分類される。

◇診断

X線像で形成が停止したレベルを確認する。関節を形成する骨端部の骨核が現れていないことが多いので，関節の有無を触診や超音波検査で確認する。

◇症例(図6)

大腿骨は長さが健側より短く，膝関節直下で下腿が欠損しており，生後5か月時には脛骨と腓骨の骨核もX線像では確認できない(**図6a, b**)。9歳時には，脛骨と腓骨の近位がみられ，膝関節も機能しており，膝関節付き下腿義足をコントロールできる。断端には足底の皮膚形成がみられる(**図6c〜e**)。

図6　先天性下腿切断

a, b：生後5か月，**c〜e**：9歳。脛骨･腓骨の近位と膝蓋骨の骨核が出現している。**d**：膝蓋骨(矢印)と足底皮膚(矢頭)。

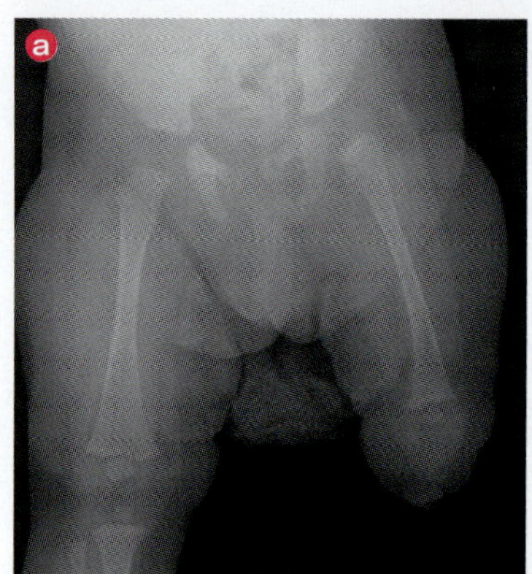

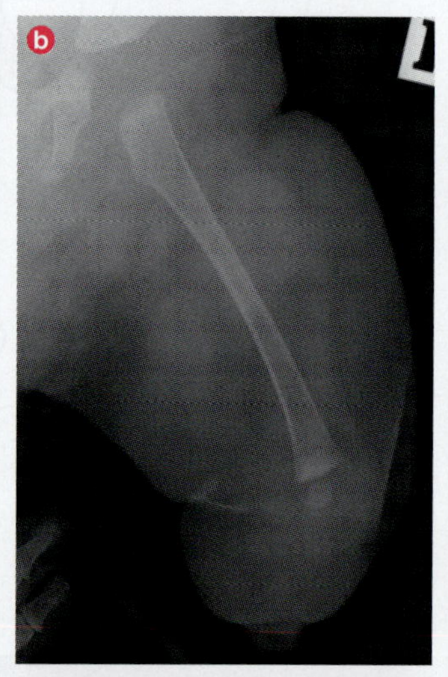

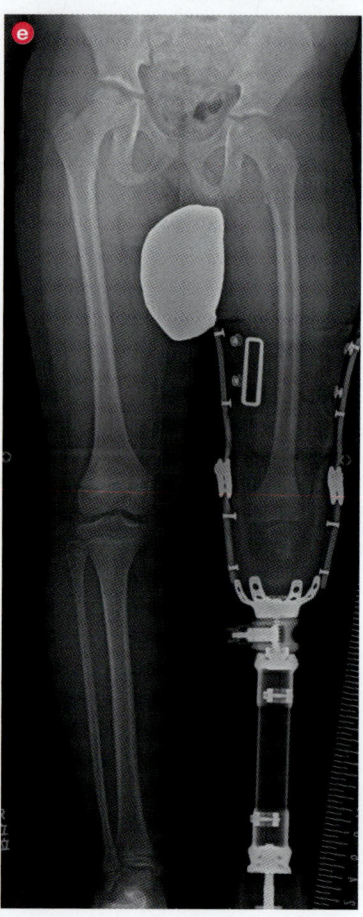

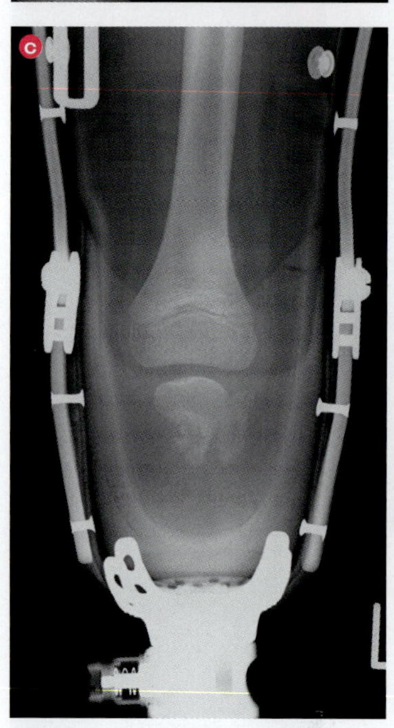

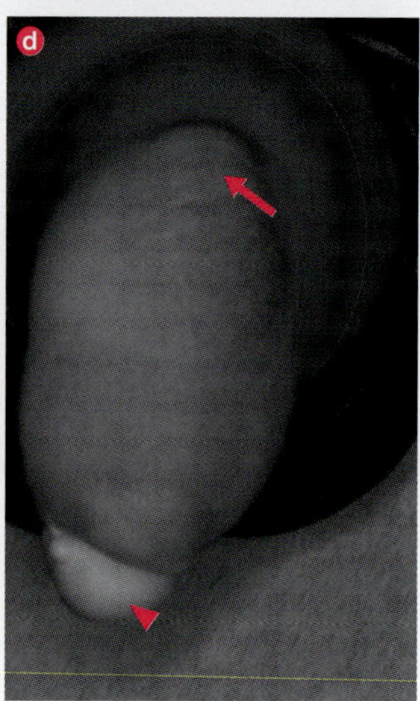

先天性脛骨列欠損症(tibial hemimelia)

◇概念

肢芽から遠近軸を形成する進行帯(progress zone)が形成された後，肢芽前後軸の前方を形成するAERの障害で脛骨以遠が欠損する。Frantz & O'Rahilly分類では，縦軸性欠損に分類される[1)]。

◇診断

脛骨の完全な欠損では，足部は著明な内反位をとる。合併する他部位の奇形や，心臓などの内臓奇形に注意を要する。

◇分類

Kalamchi & Dawe分類[15)](図7)や，Jones分類が用いられる。

◇症例(図8)

両側のKalamchi & Dawe分類type I症例で，生後5か月時の状態であるが，足部は足関節で内反拘縮し足底は前面を向いている。腓骨は肥大しており，膝関節は著明な屈曲拘縮状態で屈曲90°以上は伸展できない(図8a, b)。足部は母趾列が欠損し，前足部は内転している(図8c〜f)。

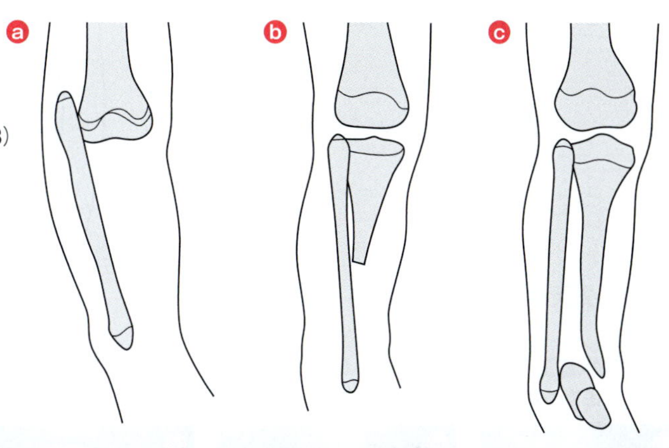

図7 先天性脛骨列欠損症のKalamchi & Dawe分類

a：Type Ⅰ。脛骨完全欠損(Jones分類type 1a)
b：Type Ⅱ。脛骨遠位欠損(Jones分類type 1b, 2, 3)
c：Type Ⅲ。遠位脛腓間離開(Jones分類type 4)

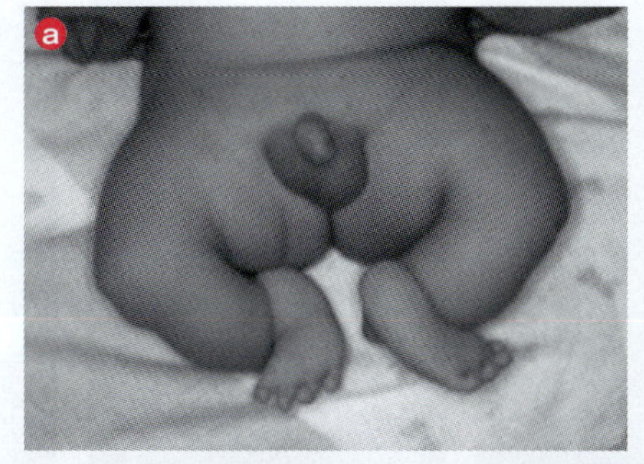

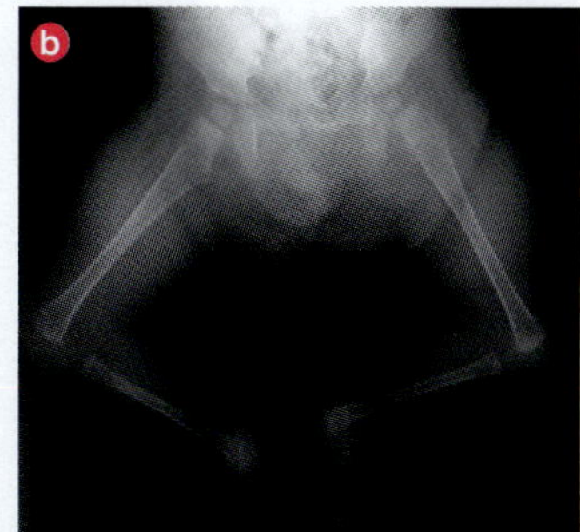

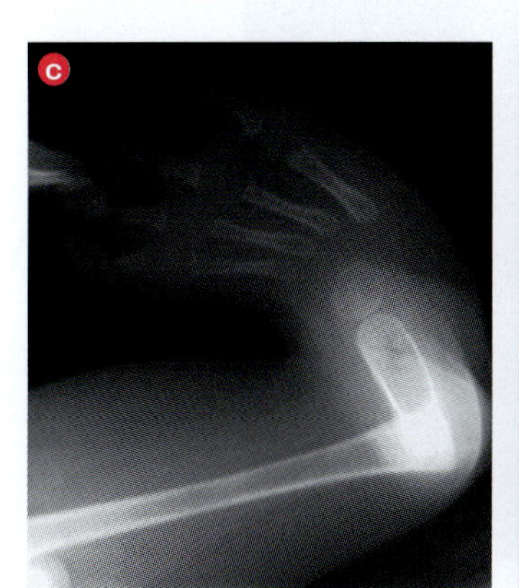

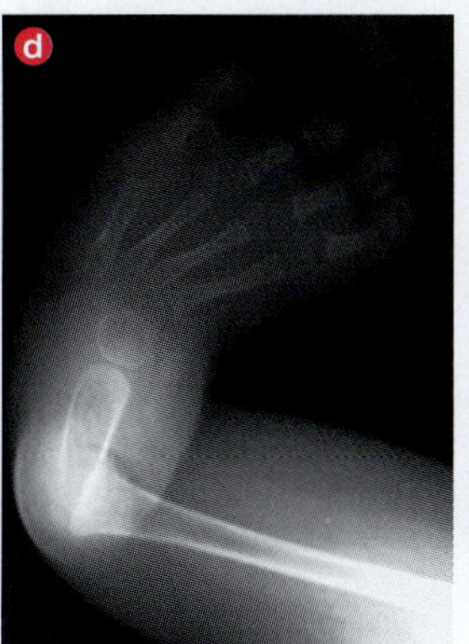

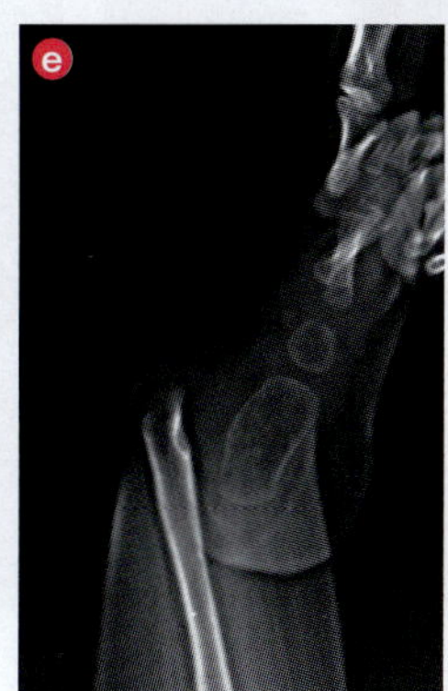

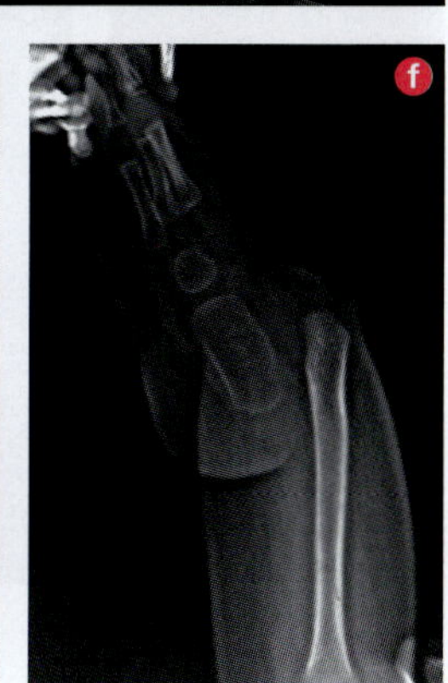

図8 先天性脛骨列欠損症(tibial hemimelia)

生後5か月，男児。Kalamchi & Dawe分類type I(Jones分類type 1a)。
a, b：両下肢の正面像とX線像。
c〜f：合併する母趾列の欠損
(c, e：右足，d, f：左足)。

先天性腓骨列欠損症（fibular hemimelia）

◇概念

肢芽から遠近軸を形成する進行帯（progress zone）が形成された後，肢芽前後軸の後方を形成するAERの障害で脛骨以遠が欠損する。Frantz & O'Rahilly分類[1]では，縦軸性欠損に分類される。

◇診断

X線像で形成が停止したレベルを確認する。

◇分類

Achterman Kalamchi分類[16]が用いられる（図9）。

◇症例（図10）

9歳，女児。Achterman Kalamchi分類のtype Ⅰbで，腓骨は近位1/2が欠損している。下腿は内旋し，大腿骨脛骨の長さも短縮している。足部では，外側趾列と立方骨が欠損している（図10）。

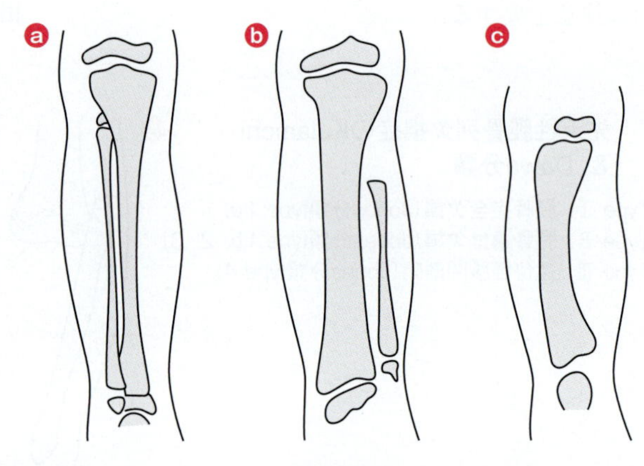

図9　先天性腓骨列欠損症（fibular hemimelia）のAchterman Kalamchi分類

a：Type ⅠA，b：Type ⅠB，c：Type Ⅱ。

図10　先天性腓骨列欠損症

9歳，女児。
a：右下腿X線正面像，b：右下腿3D-CT，c：両下肢全長X線正面像。
d, e：合併する第4，5趾と立方骨の欠損，距踵関節・距舟関節の癒合症。

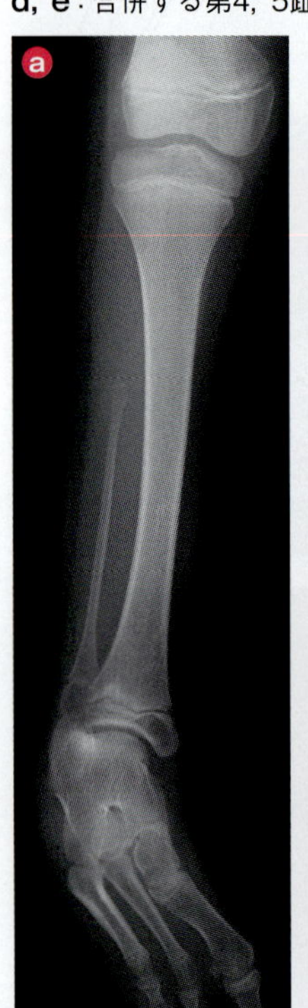

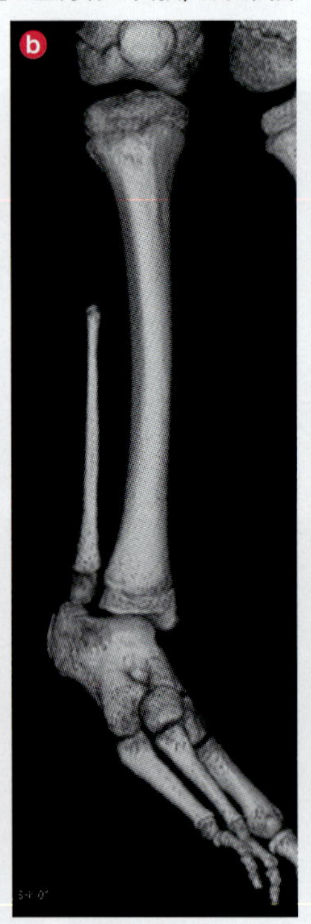

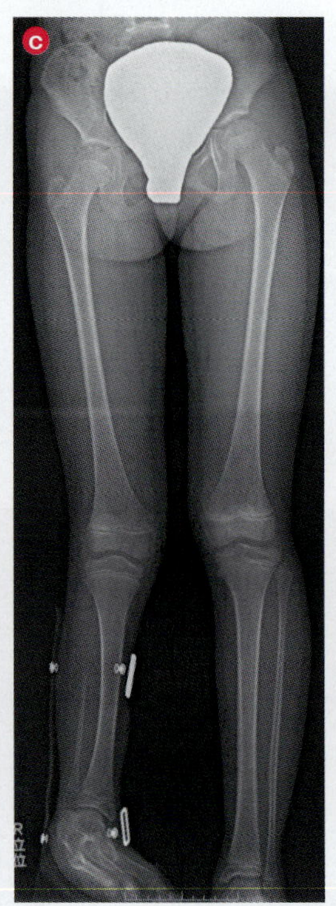

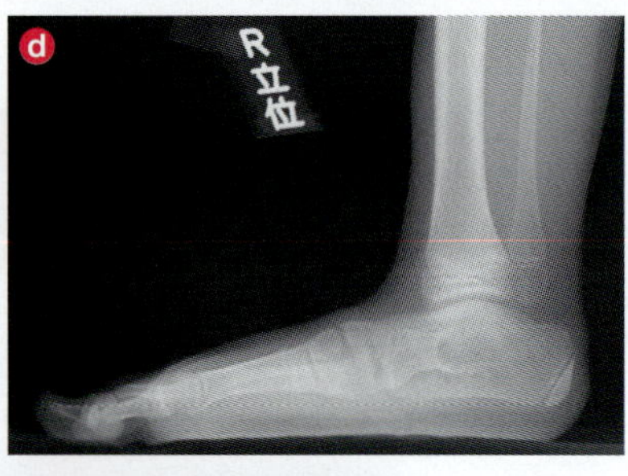

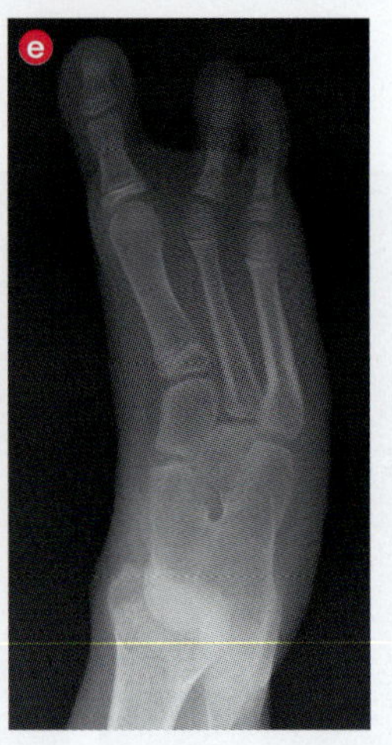

先天性下腿偽関節症

◇概念

OMT分類では，異形成症（dysplasias）に分類され，神経線維腫症に合併していることが多い。先天性下腿弯曲症は先天性下腿偽関節症の前駆状態と考えられ，装具による骨折予防を心がけても成長に伴い活動性が増すと，骨折して偽関節を形成する。

◇分類

Boyd分類（**表3**）が，治療方針決定に有用である。

◇症例1（Boyd分類typeⅡ，図11）

女児。生後3か月時，下腿遠位での内反と中央での前弯が顕著で，装具療法を行ったが1歳2か月で骨折し，3歳時には偽関節状態で装具療法を継続している（**図11**）。脛骨髄腔は消失している。

表3　先天性下腿偽関節症のBoyd分類

Ⅰ型	・生下時から下腿の前方凸変形と偽関節あり ・先天性異常を伴う場合もある
Ⅱ型	・生下時から下腿前方凸弯曲と画像上の脛骨骨髄腔の狭窄 ・2歳までに骨折し偽関節を生じる ・偽関節部は萎縮・先細りし，骨髄腔は閉塞する ・神経線維腫症を合併することが多い
Ⅲ型	・画像上，脛骨遠位1/3部に嚢腫様陰影を生じ，やがて骨折をきたす ・下腿の前方凸変形は骨折の前後に生じる
Ⅳ型	・下腿の遠位1/3部に骨硬化がみられ骨髄腔は閉塞状態 ・やがて疲労骨折を生じ偽関節になる
Ⅴ型	・腓骨形成不全を伴う ・腓骨または脛骨の偽関節を生じる
Ⅵ型	・骨内の神経線維腫症または神経鞘腫から偽関節を生じるもの

（文献17より）

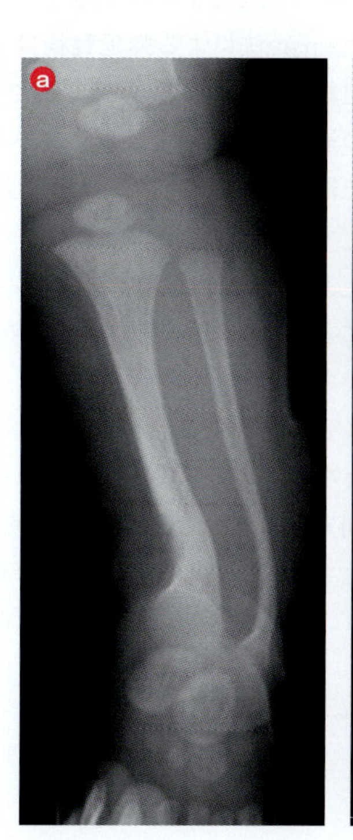

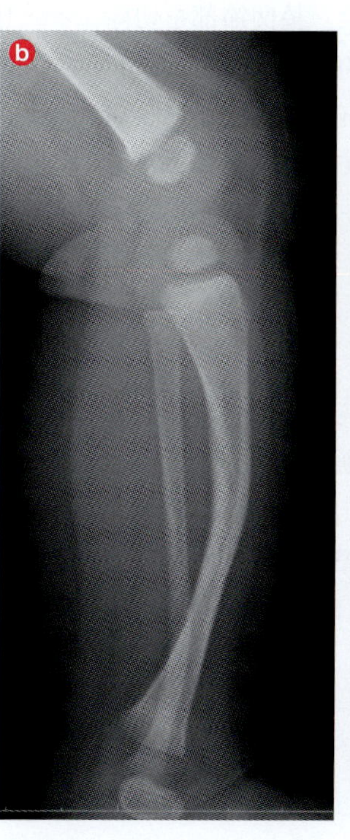

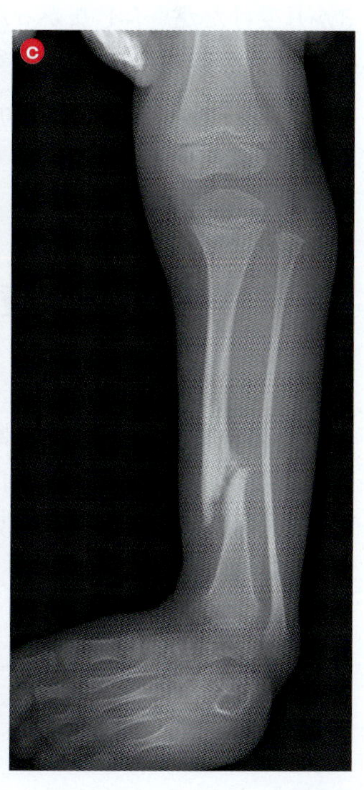

図11　先天性下腿偽関節症①

Boyd分類type Ⅱ。
a, b：生後3か月
c：3歳

図12　先天性下腿偽関節症②

8歳，男児。Boyd分類type Ⅲ。

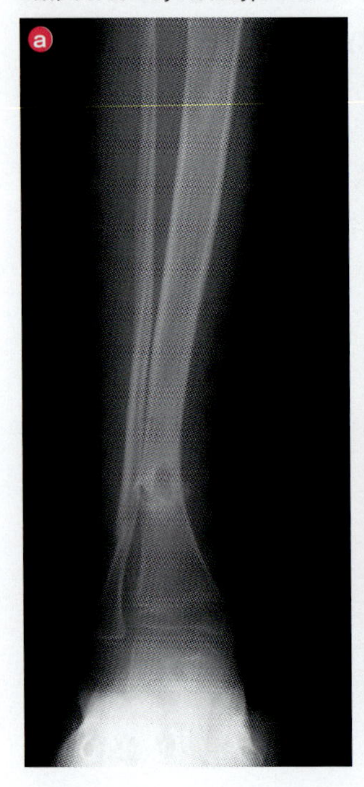
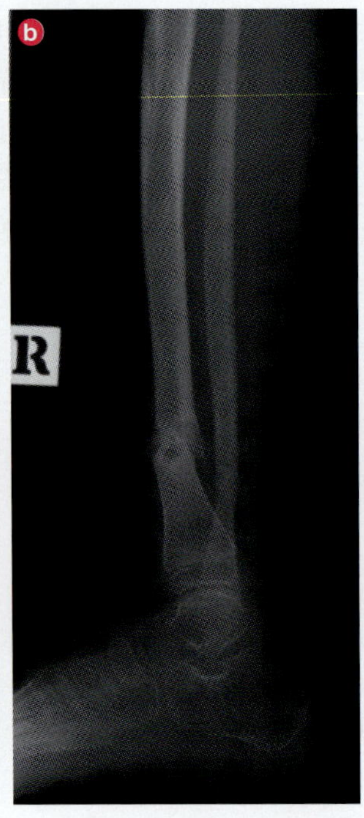

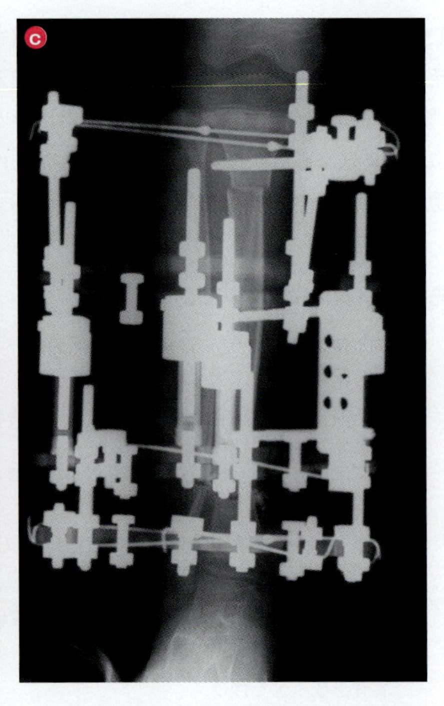

◇症例2（Boyd分類type Ⅲ，図12）

男児。8歳時に走っていて骨折し，ギプス固定を3か月受けたが癒合しなかった。偽関節部を切除し，近位で仮骨延長を行う骨移動手術を行ったが，近位にまで過誤腫（hamartoma）の異常な骨膜病変が存在し，仮骨形成は不良で治療は数年に及んだ（図12）。

下肢外表異常の治療

下肢の下肢外表異常，特に先天奇形の形態的診断は容易である。しかし，診断は全成長過程を通して必要な，長い治療の入り口にすぎない。保護者との信頼関係の構築が，患児への治療戦略をスムーズに遂行する鍵である。下肢の欠損では，生後10か月ごろから始まる起立歩行への強い欲求に応えて，適切な装具を処方することが必須である。Ilizarov法による脚延長術は生体内で行う牽引性組織誘導で，革命的な方法であるが，発生と分化の過程で起こった障害のすべてを解決できるわけではない。特に，10歳以前の脆弱な骨では，創外固定で刺入したワイヤーやハーフピンが，十分な固定力を維持できないことが少なくない。装具療法による適切な時期までの辛抱強い保存療法が必要である。

手術的治療に際しては，1つの方法に固執することなく，マイクロサージャリーやIlizarov法，関節固定術や腱延長術などを駆使して，歩行能力を向上させる治療の組み合わせが必要であろう。

（西川正修，大関　覚）

文献

1) Frantz CH, O'Rahilly R. Congenital Skeletal Limb Deficiencies. J Bone Joint Surg Am 1961；43：1202-24.
2) 廣島和夫. 2 下肢の異常. 小児整形外科テキスト. 日本小児整形外科学会教育研修委員会編. 東京：メジカルビュー社；2004. p29-36.
3) Lowry RB, Bedard T. Congenital limb deficiency classification and nomenclature：The need for a consensus. Am J Med Genet A 2016；170：1400-4.
4) Swanson AB. A classification for congenital malformations of the hand. Acad Med Bull New Jersey 1964；10：166-9.
5) Kay H. A proposed international terminology for the classification of congenital limb deficiencies. Orthotics Prosthetics 1974；28：33-48.
6) Stoll C, Mastroiacovo P, de Wals P, et al. EUROCAT Guide 3：For the description and classification of congenital limb defects. 2nd ed. Catholic University of Louvain. Belgium：EUROCAT Central Registry；1986.
7) Ogino T. Congenital anomalies of the hand. The Asian perspective. Clin Orthop Relat Res 1996；323：12-21.
8) Oberg KC, Feenstra JM, Manske PR, et al. Developmental biology and classification of congenital anomalies of the hand and upper extremity. J Hand Surg Am 2010；35：2066-76.
9) Tonkin MA, Tolerton Sk, Quick TJ, et al. Classification of congenital anomalies of the hand and upper limb：development and assessment of a new system. J Hand Surg Am 2013；38：1845-53.
10) Gillbert SF著, 阿形清和, 高橋淑子監訳. ギルバート発生生物学. 東京：メディカルサイエンスインターナショナル；2015.
11) Al-Qattan MM, Kozin SH. Update on embryology of the upper limb. J Hand Surg Am 2013；38：1835-44.
12) Nowack E. Die sensible phase bei der thalidomid-embryopathie. Humangenetik 1965；1：516-36.
13) Pappas AM. Congenital abnormalities of the femur and related lower extremity malformations：classification and treatment. J Pediatr Orthop 1983；3：45-60.
14) Syvänen J, Nietosvaara Y, Ritvanen A, et al. High risk for major nonlimb anomalies associated with lower-limb deficiency：a population-based study. J Bone Joint Surg Am 2014；96：1898-904.
15) Kalamchi A, Dawe RV. Congenital deficiency of the tibia. J Bone Joint Surg Br 1985；67：581-4.
16) Achterman C, Kalamchi A. Congenital deficiency of the fibula. J Bone Joint Surg Br 1979；61：133-7.
17) Boyd HB. Pathology and natural history of congenital pseudarthrosis of the tibia. Clin Orthop Relat Res 1982；166：5-13.

脚長不等

Key words

- 脚長差(leg length discrepancy)
- 骨端線成長抑制術(temporary epiphysiodesis)
- 脚延長(limb lengthening)

概念

脚長不等を生じる原因は，下肢の過成長もしくは成長障害や低形成であり，種々の原疾患がある(**表1，図1**)[1]。脚長差がある場合，基礎疾患の有無や原疾患を診断し，成長によって生じる脚長差を予想して経過観察や治療を行う必要がある。脚長差によって，①二次性の跛行，②代償性の脊柱側弯，③腰痛，④膝や足関節の変形や疼痛，⑤機能的臼蓋形成不全による変形性股関節症[2]などを生じる。

診断

骨折や感染の既往，いつごろから脚長不等や跛行に気付いたかを聴取する。歩行可能な場合は，立位での様子や歩容を観察する。脚長差が大きいと，短下肢側の骨盤を下降させて歩行する硬性墜下性歩行を呈する。上前腸骨棘から足関節内果までの距離(spina malleolar distance；SMD)から脚長差をみるが，大腿・下腿の周径差，足長，上肢長も計測する。同時に血管腫の有無や，皮膚・軟部組織の異常，変形，上肢の異常や顔面の非対称性がないかをみる。

表1　脚長差を生じる疾患

先天性	片側肥大・片側萎縮	特発性，Klippel-Trénaunay症候群，Beckwith-Wiedemann症候群，Proteus症候群，Silver-Russell症候群
	大腿・下腿形成不全	先天性大腿骨欠損症，先天性大腿骨短縮症，先天性腓骨列欠損症，先天性脛骨列欠損症，先天性脛骨後弯症
	筋骨格形成異常	多発性骨軟骨腫症，線維性骨異形成症，神経線維腫症，Ollier病，先天性下腿偽関節症
後天性	外傷	骨折後変形治癒，骨折後骨端線成長障害または停止，骨折後過成長
	感染	骨髄炎，化膿性関節炎
	炎症性関節症	
	神経原性	片側性脊髄髄膜瘤，ポリオ後遺症，脳性麻痺
	その他	放射線照射後，Blount病，Perthes病，大腿骨頭すべり症，関節脱臼や拘縮，片側性内反足

図1　脚長差を生じる疾患

a：先天性腓骨列欠損症。4か月。腓骨および第4・5趾の欠損。
b：発育性臼蓋形成不全症。6歳。見かけ上の脚長差。
c：Ollier病。12歳。大腿骨・下腿骨の変形と短縮，内軟骨腫の存在。
d：Perthes病。18歳。8歳時に発症。扁平骨頭と大転子高位の遺残変形。

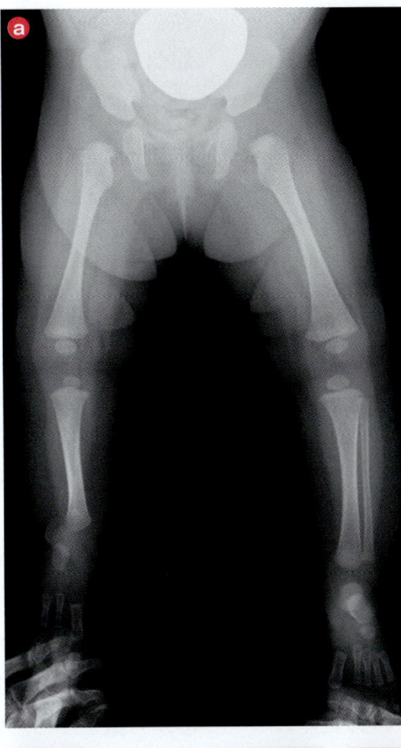

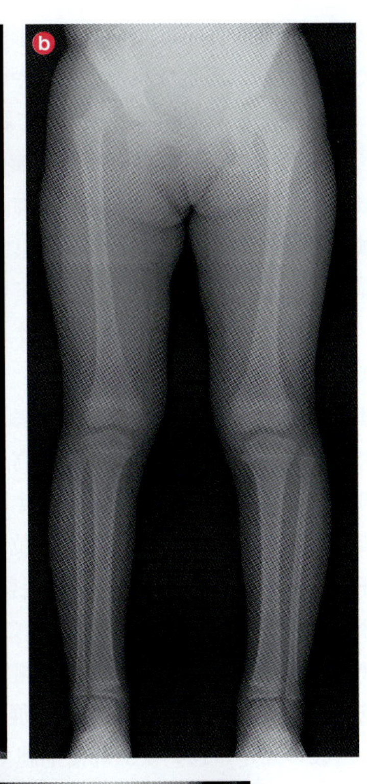

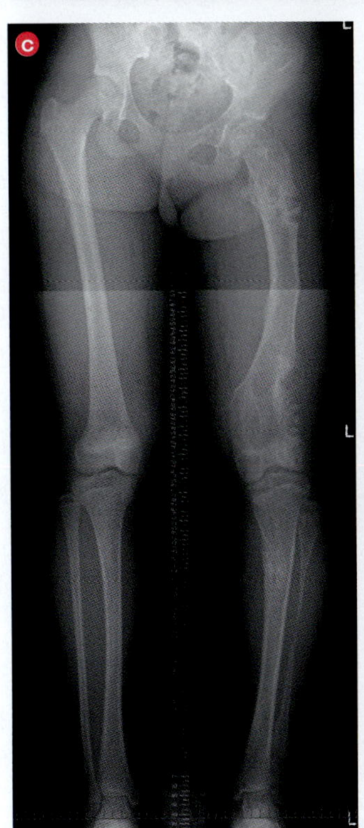

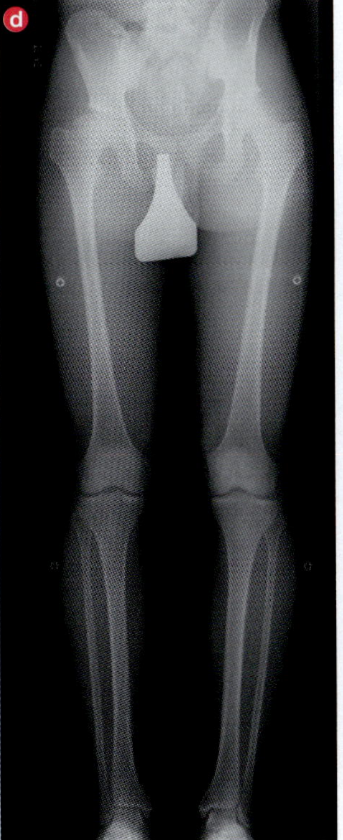

歩行開始前の乳児は骨盤傾斜の影響を受けやすいため，SMDの測定は誤差を生じやすい。そのため，仰臥位で股・膝関節を屈曲して膝の高さをみる，Allis徴候や，股関節屈曲・膝関節伸展位で足底の高さの違いをみるBaron testが脚長差をみるには簡便である（**図2**）。ただし，乳児で股関節の開排制限が大きく骨盤を水平にできていない場合には，Allis徴候が陽性となり，見かけ上脚長差を生じているようにみえる場合がある。

歩行開始後で起立が安定している場合には，立位時の上前腸骨棘を触診してその高さの違いをみたり，膝関節伸展位でお辞儀をさせることで骨盤の高さの違いを観察する。また，立位時に短いほうの下肢に荷重がかからず足部が尖足位になったり，長下肢側の膝関節を屈曲させていることもある。

下肢長差が大腿と下腿のどちら側で生じているかをみる場合，腹臥位で股関節伸展・膝関節屈曲し，足底の高さの違いがあれば下腿での脚長差の存在を判断する。また，仰臥位で膝関節・股関節を屈曲し，膝の高さに違いが生じていたり，膝立ちをした際に上前腸骨棘の高さの違いがあれば，大腿部での脚長差の存在が考えられる。

図2　Baron test
踵部の高さの左右差。

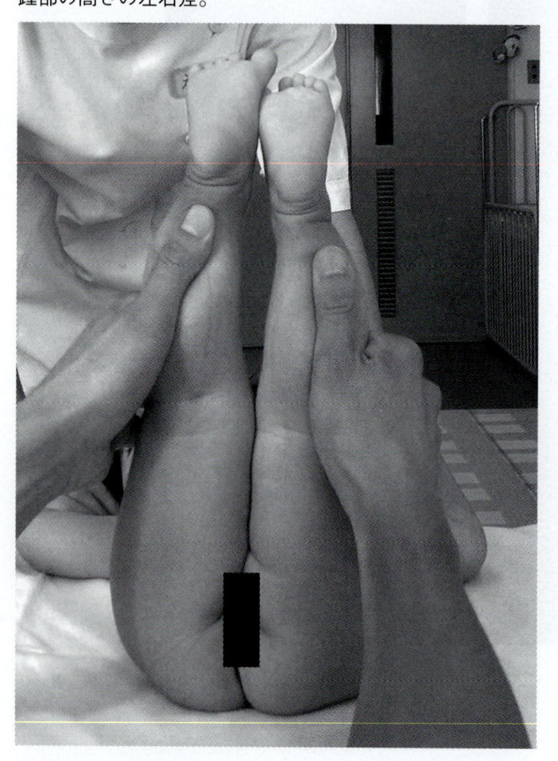

画像評価

下肢全長のX線撮影を行って，下肢長，大腿骨長，下腿骨長を計測する。立位での撮影で下肢機能軸が膝関節のどの部位を通過するか，骨変形の有無，股・膝・足関節の形態を観察し，原疾患を診断する。また，下肢長差に伴う機能性脊柱側弯を評価する。

AP view standing radiograph

脚長差を評価する方法として簡便で，経過をみるために最も多く利用されている。患者を立位の状態でX線の管球を膝の高さに置いて，約3mの距離から撮影する。脚長差だけでなく下肢変形を評価できるが，管球から離れる部位ほど拡大率が大きくなる。立位の際に足関節を尖足位にしたり，膝関節を屈曲させる場合には補高を行うことにより，骨盤が平行になる高さから脚長差を測定することもできる。

Orthoroentgenograph

患者を仰臥位にして下肢の長軸方向に管球を動かして，目盛りを入れた長尺フィルムに，股・膝・足関節をそれぞれ中心にしたX線撮影を行うものである。関節間距離が正確に測定できるが，下肢変形は評価できず，関節面に対して垂直にX線照射されなければ誤差を生じる。

Scanogram

平行移動できる撮影台に患者を仰臥位にして，管球を固定し長尺フィルムに股・膝・足関節を垂直に撮影するもので，スリット状のX線を連続照射できる装置であれば，関節面に垂直に照射することに注意しなくても，より正確な撮影を行える。近年，立位でスリット状放射線を移動させて撮影するラインスキャンを行える装置の使用が報告され[3]，装置が普及すれば簡便でより正確な測定が行えるようになると思われる。

成長予測

最終的な脚長差を予想することは，治療の見通しを立てるうえで必要である。最低2回のX線撮影で下肢長差を計測し，骨年齢とグラフから健側と患側の下肢成長の差を測定するMoseley法[4]や（**図3**）[1]，歴年齢と性別により算出されたmultiplier（乗数）を現在の脚長差にかけ合わせて最終脚長差を算出するmultiplier法[5]などを用いて成長予測を行う。

いずれの方法を用いても予想される最終脚長差に大きな差はないが，あくまでも1つの目安であ

図3　Moseley脚長差予測法

最終脚長差を予測するためには，最低2回の骨年齢と下肢長計測を行う必要がある。例えば健側が55cm，患側が50cmで5cmの脚長差がある男児で，骨年齢が8歳であれば，図のA, B, Cの3点がプロットできる。その後，健側が65cmに成長したときに，患側が58cmで，このときの骨年齢が11歳であれば図のD, E, F点がプロットできる。骨年齢の判定が正確でないためB点とE点が水平にならないことが多いが，その際は最近判定したほうが正確と判断し，E点から水平線を引き成熟時骨年齢（17歳）との交点Gを求める。G点より垂線を引き，正常脚長線と交わる点Hが健側の最終脚長を示す。この垂線とCFの延長線が交わる点Iが患側の最終脚長を表し，HIが最終脚長差（約10cm）と判断する。そして骨年齢が11歳のときに健側の大腿骨遠位および脛骨近位の両方の骨端線閉鎖術を行えば，健側肢の成長はreference slopeにあるように点Dから波線のように進み，患側とほぼ同長になることが予想される。

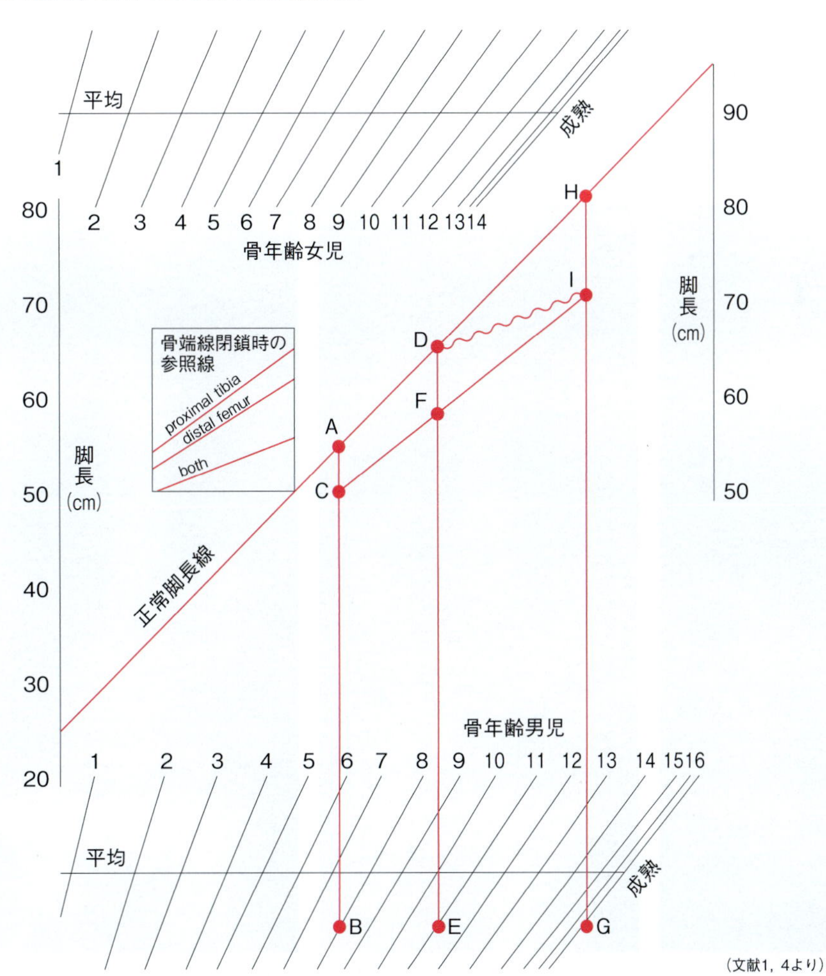

（文献1，4より）

り，原疾患によって誤差が生じることや，脚延長などの手術後には，骨成長が抑制または促進される場合があるので[6]，将来の脚長差を予想して過延長を行うことは慎重でなければならない。

治療

保存療法

一般的に1cmを超える脚長差に対しては補高を行い，成長終了時に3cmを超える脚長差に対しては手術療法を考慮する。しかし，成人での2cmの脚長差と小児での2cmは同じではないので，下肢長差が下肢全体の5.5%を超えれば治療が必要ともされている[7]。補高を行うことによって機能性脊柱側弯も改善する（**図4**）。補高の高さは，存在する脚長差の50〜70%を目安に脚長補正する[8]。

手術療法

長下肢側の短縮や成長抑制，もしくは短下肢側の延長が選択される。患側が大幅に過成長するものに対しては患側の成長抑制を行うが，Klippel-Trénaunay症候群などの長下肢側の静脈奇形を合併するものに対しては，健側の延長も考慮する。患側が大幅な低形成の場合は患側の延長を行うが，延長量によっては長期間の治療を要するため，健側の成長抑制を組み合わせたり，骨成長終了までに複数回の手術を計画的に行う必要がある。

脚短縮・抑制術

成長終了後では一期的脚短縮術が可能であるが，短縮量には限界がある。成長抑制術は低侵襲かつ手術手技が簡便で，日常生活に早く戻れるため患者負担は少ない。一方，骨成長を短側下肢に

図4　特発性脚長不等による機能性脊柱側弯

a：12歳。脚長差3cm。
b：補高前。機能性脊柱側弯の存在。
c：補高後。補高により機能的脊柱側弯が改善。

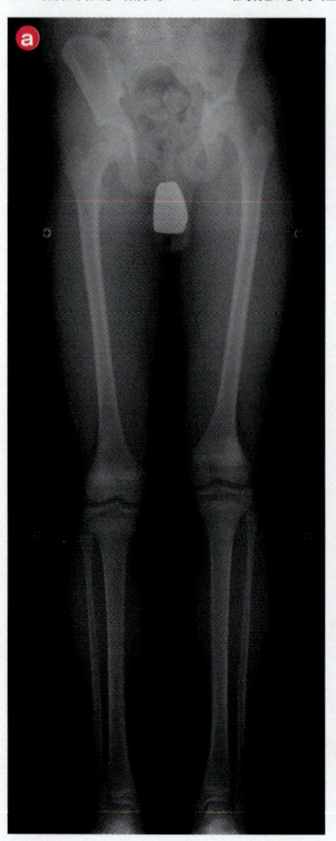

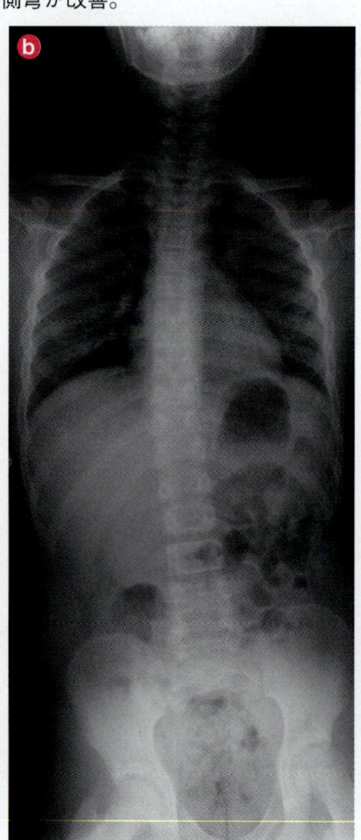

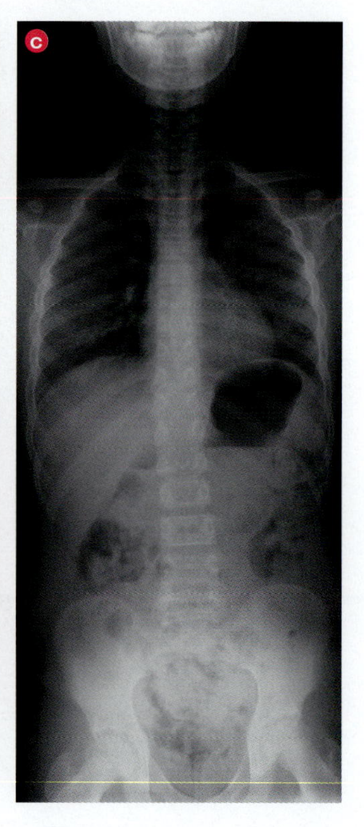

合わせるため，最終的な身長が低くなることや，変形を合併する症例では短縮や抑制のみでは対応できないことが問題になる。また，非手術側の骨成長を利用する治療法であるため，骨成長終了に近い年齢では適応がない。

◇骨端閉鎖術

骨端閉鎖術は成長中の骨端線に骨性架橋を作製し，骨成長を停止させる方法である。①骨端線を含んで骨切除を行い，切除部位に骨移植を行う方法，②経皮的に骨端線をドリリングし，鋭匙などで掻爬する方法[9]，③骨端線をまたいでスクリュー固定する方法[10]，などが報告されている。術後の骨成長は望めないため，最終的な脚長差を予想できないと正確な脚長補正を行えない。また，骨端線の一部を残存させると骨変形を生じるため注意を要する。

◇骨端線成長抑制術

骨端線成長抑制術は従来ステープルを用いた方法が行われてきたが，脱転や刺入部位の刺激症状などの合併症が多かった。近年はeight-Plate®(Orthofix社)によるスクリュープレートシステムの使用が報告されている[11]。この方法は，ステープル固定のように脱転や骨端線早期閉鎖が少ないが，脚長が補正されるまでに時間を要する。疾患によっては効果が少ないものもあるが[12]，過成長をきたす疾患にはよい適応がある(**図5**)。

脚延長術

骨延長は片側型やリング型の創外固定器を使用して骨切りを行う方法で，最も一般的な脚延長術である。治療期間が長く，創外固定器の管理や，治療中にいかに合併症を生じさせないか，または

図5 Diffuse lipomatosisによる片側肥大(骨端線成長抑制術)

a：6歳。脚長差5cm。
b：大腿骨遠位と脛骨近位にステープルによる骨端線成長抑制術施行。
c：術後4年。

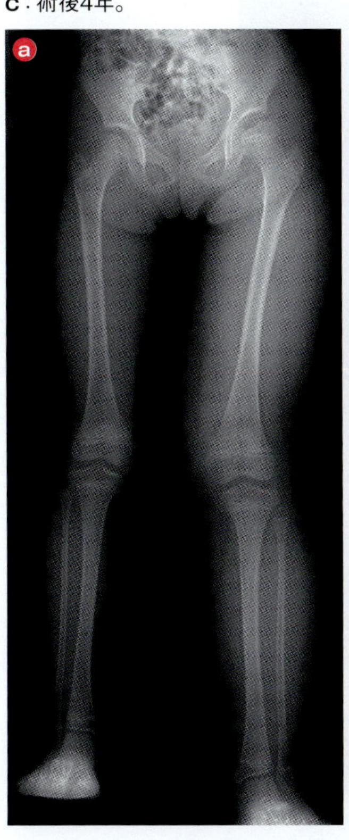

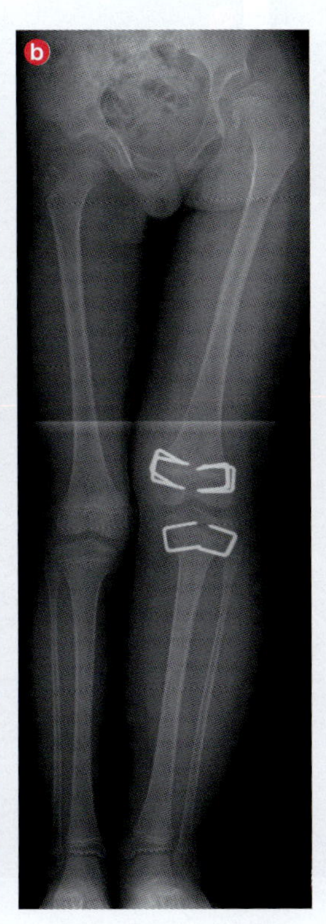

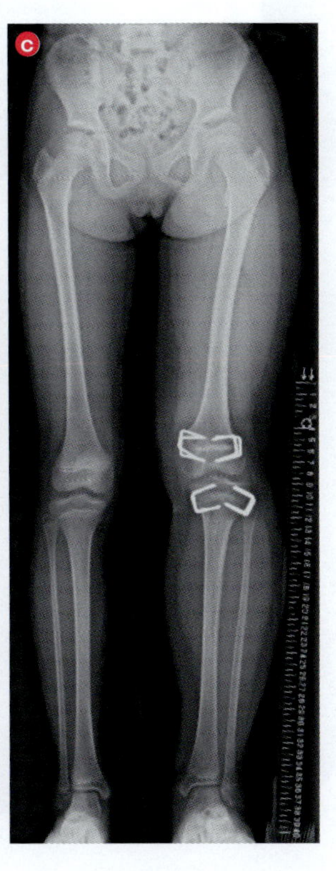

I II III IV V VI VII VIII IX X XI XII 下肢疾患

合併症を生じても早期に回復させることが治療の鍵である。

◇片側型創外固定器

片側型創外固定器は変形のない延長や単純な角状変形のある症例に使用されるが，延長量が大きくなると軟部組織の牽引により延長部での偏位が起こるため，延長によって生じる変形を考慮してピン刺入を行う必要がある（**図6**）。

◇リング型創外固定器

リング型創外固定器は，延長だけでなく変形も同時に矯正することができることや，延長によって生じる矯正誤差を治療中に補正できるため，汎用性が高い（**図7**）。片側型に比べて創外固定器が大きいため，日常生活の制限が大きいが，疾患によっては単純な延長であっても，延長に伴う合併症が多く，正確な脚長補正を行おうとするとリング型創外固定器の利点は大きい。特にpostaxial hypoplasiaでは短い延長であっても，延長に伴う変形を生じやすいので注意を要する[13]。

◇禁忌，注意点

骨延長を行う際に禁忌もしくは非常に注意を要するのは，延長骨に隣接する関節に，①形成不全・不安定性・関節軟骨障害がある場合，②骨形成不全症や高度骨粗鬆症などの骨脆弱性がある場合，③延長部の軟部組織に高度の循環障害・瘢痕・軟部組織拘縮を有する場合，④麻痺による筋力のアンバランスがある場合[14]，⑤放射線照射による骨端線障害，⑥創外固定器を管理できない精神疾患を有する場合である。各治療法の利点と欠点を考慮しつつ，治療法の選択を行う必要がある（**図8**）。

図6　悪性リンパ腫に対する放射線照射による骨端線障害（骨延長）

a：7歳。脚長差5cm。
b：片側型創外固定器による骨延長。
c：術後1年。

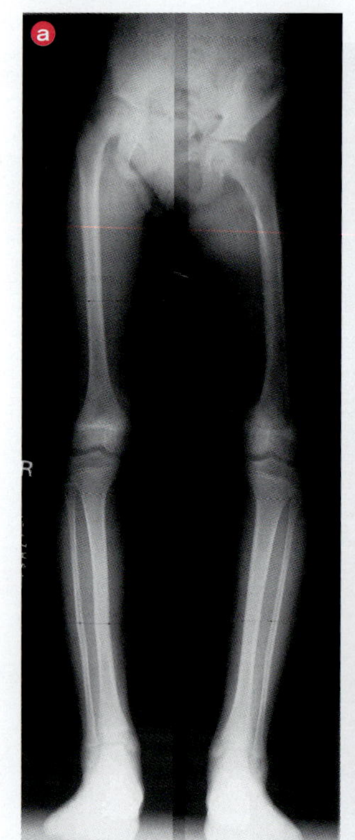

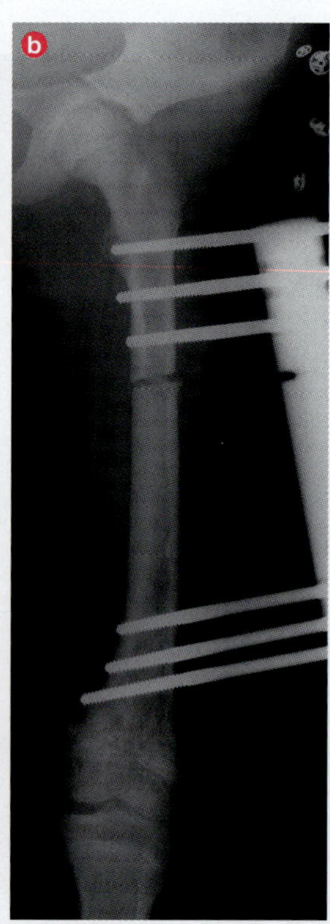

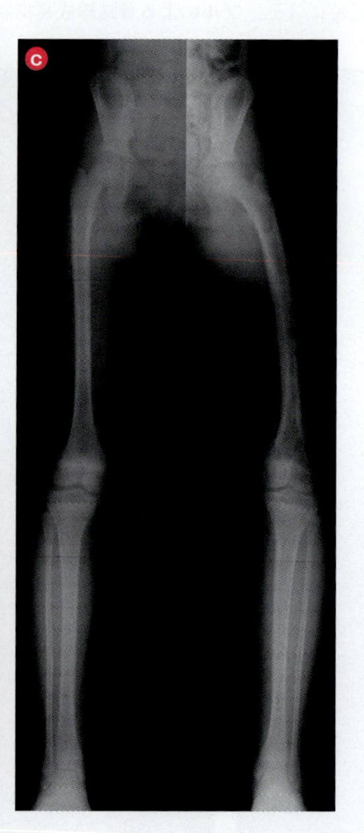

図7　化膿性膝関節炎後の骨端線障害（骨延長）

a：10歳。大腿骨遠位部の外反変形と脚長差7cm。
b：リング型創外固定器による変形矯正と骨延長。
c：術後3年。

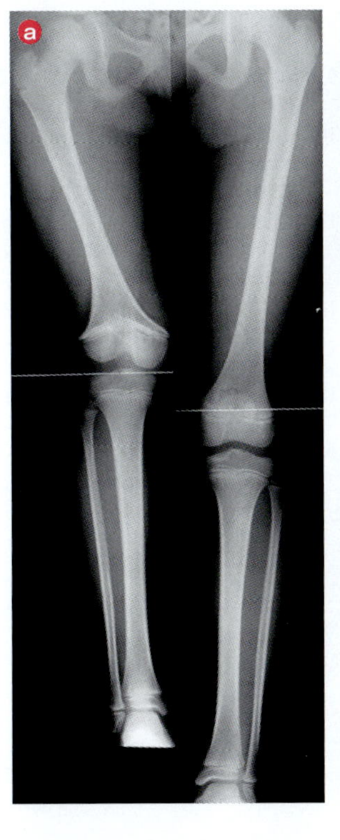

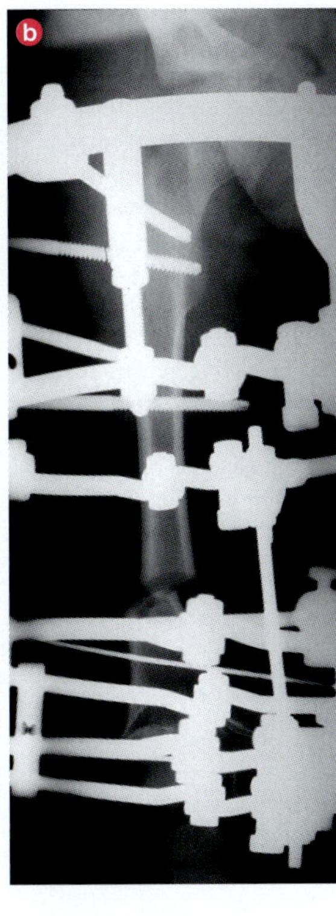

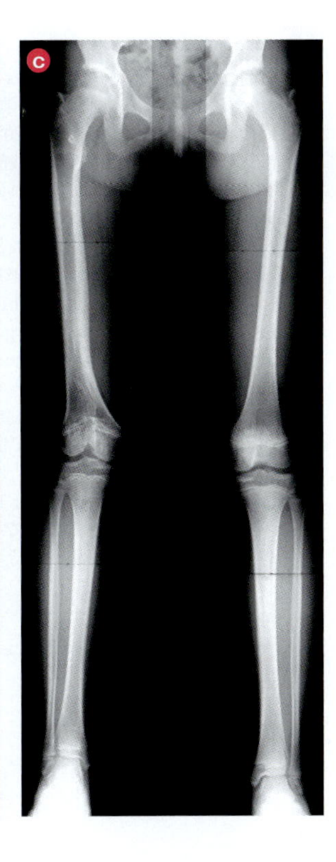

図8　Blount病（骨端線成長抑制術と骨延長）

a：8歳。脛骨近位部の内反変形と脚長差2cm。
b：リング型創外固定器による変形矯正と骨延長，脛骨近位部外側の骨端線成長抑制術。
c：術後1年。

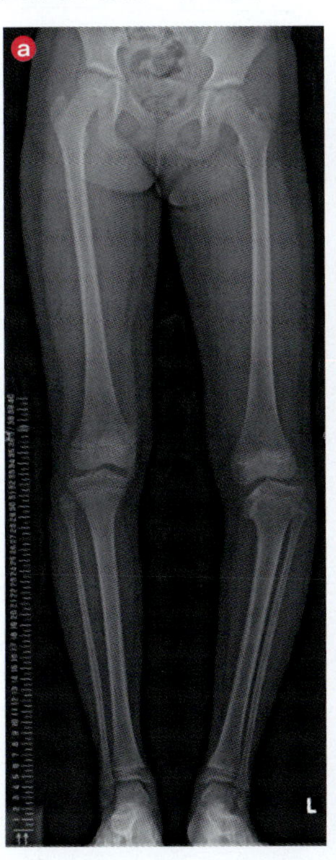

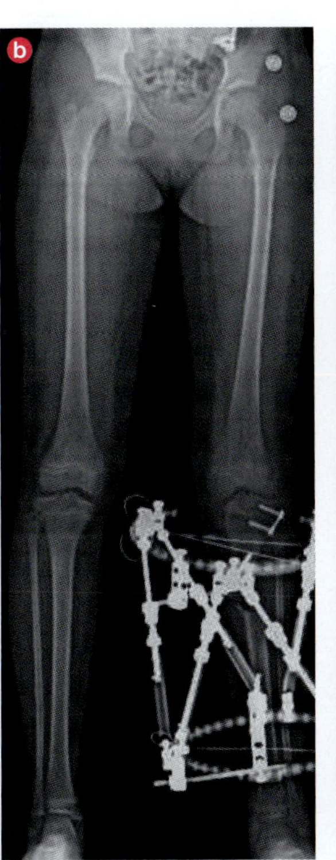

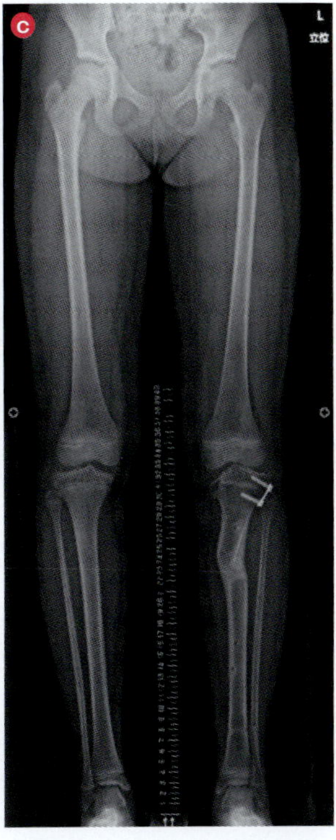

（櫻吉啓介）

文献

1) 高橋光彦. 下肢長不等をきたす疾患とその対処法. 小児整形外科テキスト. 日本小児整形外科学会教育研修委員会編. 東京：メジカルビュー社；2004. p196-202.
2) 吉田泰久, ほか. 脚長差による機能的臼蓋形成不全に対し脚延長で治療を行った2例. 日本創外固定・骨延長学会雑誌 2016；27：41-5.
3) 渡部欣忍, ほか. トモシンセシスとdigital slit scanogramの原理と運動器外傷領域への活用. 整形外科 2016；67：462-8.
4) Moseley CF, et al. A straight-line graph for leg-length discrepancies. J Bone Joint Surg Am 1977；59：174-9.
5) Paley D, et al. Multiplier method for predicting limb-length discrepancy. J Bone Joint Surg Am 2000；82：1432-46.
6) Sabharwal S, et al. Growth patterns after lengthening of congenitally short lower limbs in young children. J Pediatr Orthop 2000；20：137-45.
7) Song KM, et al. The effect of limb-length discrepancy on gait. J Bone Joint Surg Am 1997；79：1690-8.
8) 田村太資. 脚長差に伴う跛行とその対策. MB Orthop 2015：28(4)：27-32.
9) 滝川一晴, ほか. 脚長不等に対する経皮的膝骨端線閉鎖術の治療効果. 日小児整外会誌 2006；15：50-4.
10) Métaizeau JP, et al. Percutaneous epiphysiodesis using transphyseal screws(PETS). J Pediatr Orthop 1998；18：363-9.
11) Pendleton AM, et al. Guided growth for the treatment of moderate leg-length discrepancy. Orthopedics 2013；36：e575-80.
12) 森川耀源, ほか. エイトプレートを用いた骨端線成長抑制術の神経線維腫症1型に対する有効性. 日小児整外会誌 2015；24：48-52.
13) 櫻吉啓介, ほか. Postaxial hypoplasiaに対する下肢延長術の治療成績と問題点. 日小児整外会誌 2005；14：71-6.
14) Paley D. Problems, obstacles, and complications of limb lengthening by the Ilizarov technique. Clin Orthop Relat Res 1990；250：81-104.

Ⅵ　体幹

筋性斜頸，炎症性斜頸

Key words

〈筋性斜頸〉
- 胸鎖乳突筋腫瘤（sternomastoid tumor）
- 経過観察（follow-up）
- 腱切り術（tenotomy）

〈炎症性斜頸〉
- 感染症（infection）
- 環軸関節回旋位固定（atlantoaxial rotatory fixation；AARF）
- 耳鼻科手術（otolaryngologic surgery）
- 装具療法（brace treatment）

1 筋性斜頸

概念

胸鎖乳突筋の線維化による拘縮で，頭部が患側に傾くと同時に顔が健側に回旋するものを筋性斜頸という。鎖骨枝だけの拘縮の場合は頭部が傾くだけの場合もある。

原因はいまだ不明であるが，子宮内で頭部がねじれた状態で圧迫されることによる局所のコンパートメント，あるいは虚血が生じ，筋の線維化につながったとする説が有力である[1]。

疫学

頸部腫瘤の出現頻度は全分娩の1.9～3.0％である。その後，明らかな斜頸に進展するのは0.15％といわれている。性差はなく，右側のほうが左側よりも少し多い。非常にまれではあるが両側例の報告もある。初産児や骨盤位分娩，難産児に多いとされている。

分類

斜頸を呈する疾患（**表1**）のなかで，筋性斜頸は先天性で非疼痛性に分類されている[1]。

表1　斜頸の分類

先天性－非疼痛性
・先天性筋性斜頸 ・骨性斜頸 ・眼性斜頸
後天性－疼痛性
・外傷性斜頸 　環軸関節回旋位固定 　Os odontoideum 　環椎骨折 ・炎症性斜頸 　Grisel syndrome 　若年性特発性関節炎（juvenile idiopathic arthritis；JIA） 　感染（椎体，椎間板，その他） ・頸椎腫瘍 ・椎間板石灰化 ・Sandifer syndrome
後天性－疼痛あるいは非疼痛性
・Paroxysmal torticollis ・脳腫瘍，脊髄腫瘍 ・脊髄空洞症 ・神経症 ・注視痙攣 ・関節弛緩関連疾患 　Down症候群 　軟骨無形成症（sed spondyloepiphyseal dysplasia；SED） 　ムコ多糖症

（文献1より改変）

診断（鑑別診断）

肩まで十分にみえるようにして，①頭部の傾き，②頸部自動可動域や疼痛の有無，③斜頭の有無，④眼球の動き，などをチェックする。先天性奇形症候群に特徴的な顔貌や後頭部の毛髪の生え際，肩甲骨の高さの異常なども確認する必要がある。

胸鎖乳突筋を触診して索状物や腫瘤を検索する。斜頸が徒手で改善するかどうか，炎症性斜頸の原因となる顎下腺や頸部リンパ節の腫脹，圧痛などをみる。

斜頸の重症度の評価としては，①他動的頸部可動域（回旋角度，側屈角度），②肩峰-おとがい間距離，③顔面側弯をみる外眼角-口角間距離（eye mouse distance；EMD），などの尺度がある。

新生児期においては斜頸というよりも頸部の腫瘤に気付かれる場合が多い（**図1**）。家族は，まず小児科を受診し，筋性斜頸の疑いで整形外科を紹介される。腫瘤は生後2〜3週で最も大きくなり，その後徐々に消退する。1歳を過ぎて斜頸位が残存するものは，その後に改善する可能性は低い。年長児例では，顔面非対称（**図2**）や脊柱側弯などの二次的変形も呈するようになる。

画像検査

骨性斜頸との鑑別のため，頸椎の単純X線像は必須である。超音波検査では腫瘤の時期には低輝度を呈するが，線維性組織に置換されていくと高輝度になり，明らかな索状部分は高輝度で描出される。

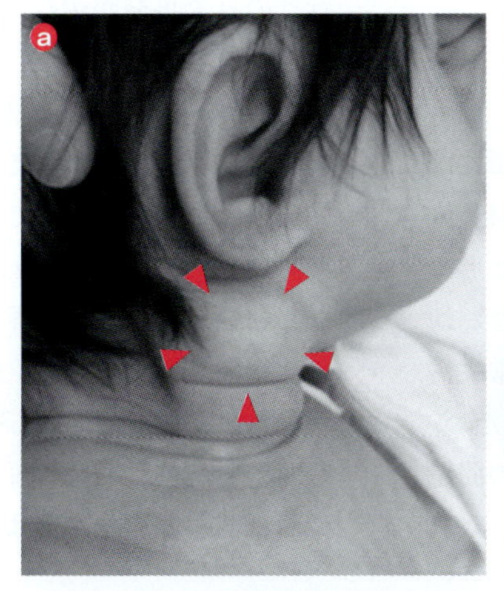

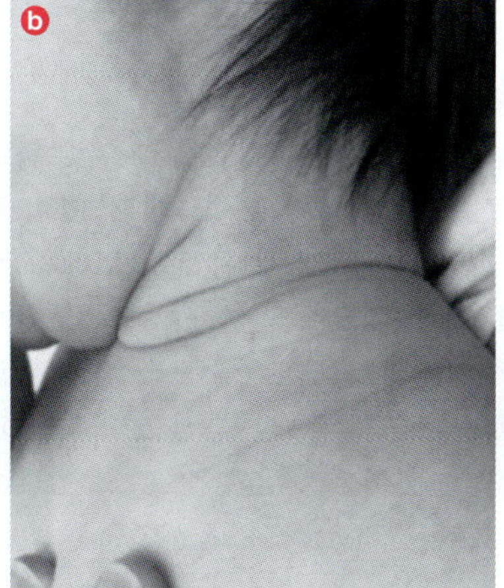

図1　右胸鎖乳突筋腫瘤（生後1か月）
a：患側（母指頭大）
b：健側

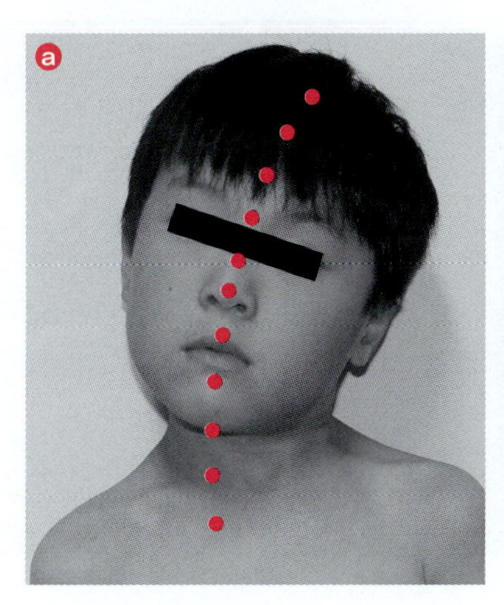

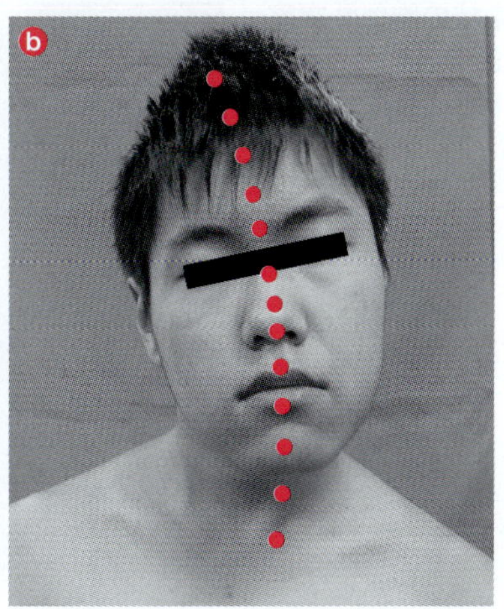

図2　顔面非対称
a：左筋性斜頸（6歳）
b：右筋性斜頸（13歳）

治療

新生児〜乳児期に筋性斜頸と診断されても，1歳過ぎには約90％の症例が可動域制限を残すことなく自然治癒する[2]。放置というわけではなく，家族にこの疾患の特徴をよく説明したうえで，向き癖や斜頭への対策を行い，1歳以後まで経過観察を行う。

保存療法

1970年以前にはわが国でもマッサージが多く行われていたが，篠田[3]はマッサージが無意味なばかりでなく，かえって胸鎖乳突筋周囲の癒着を増強することを明らかにした。それ以後，わが国ではマッサージの治療効果は否定的であるのに対し，欧米ではマッサージやストレッチの有用性が示されている[1]。

手術療法

自然治癒しない残りの症例は，徐々に斜頸位が進行してより明らかとなる。就学期までに斜頸位が改善しないと，顔面非対称などの二次的変形の進行や遺残が問題となる。一般的に患児自身が幼児期に疼痛などを訴えることはまれで，日常生活に重大な支障をきたすことは少ない。そのため，この時点の筋性斜頸の治療としては美容上の問題のために手術を施行することが多い。本人・家族とよく相談して就学前に手術療法を考慮する必要がある。しかし，斜頸位のまま成人になると，肩こり・頭痛などを訴えることも少なくないので，治療は美容上のためだけではない。

術式には，①胸鎖乳突筋腱切り術（皮下切腱術，下端切腱術，上下両端切腱術），②胸鎖乳突筋部分摘出術あるいは亜全摘出術，③胸鎖乳突筋延長術，④形成的腱延長術，などがある。切腱術は，筋肉内の腱様部のみの切腱ではなく，一部の正常な筋と筋膜を含めて切離するものである。

単なる切腱術においては，ギプス固定や装具療法，リハビリテーションが必要なうえに，再発が少なからず報告されている。著者らが行っている胸鎖乳突筋部分切除術では，切除に伴って周囲組織も十分に解離するため，術後に弾力包帯固定を行うのみで再発が少ないのが特徴である[4]。どの手術法を採ったとしても斜頸が改善した症例では，正常な筋レリーフが残っていることは少ない。これは，本症の胸鎖乳突筋が正常な筋線維ではないため，これを延長しても正常な筋レリーフとはならないためである（**図3**）。また，筋レリーフがなくなったので困ると訴える例は認めなかった[4]。

手術時期は，5歳ごろまでに手術をすることが望ましいといわれている[5]。これは，年長児では長期間の斜頸位のため，胸鎖乳突筋のみならず頸部深部軟部組織の拘縮および癒着が生じるため，手

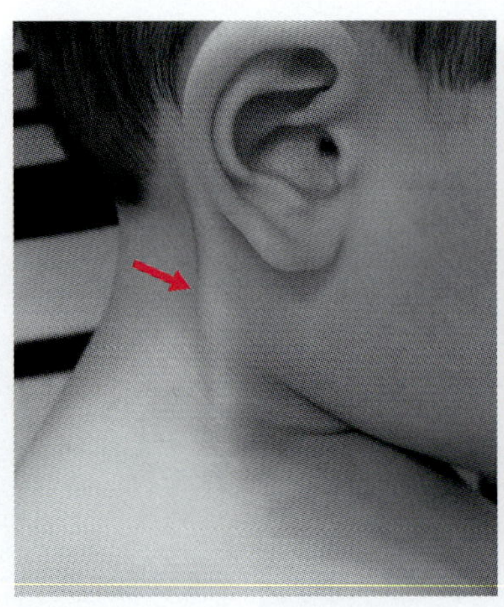

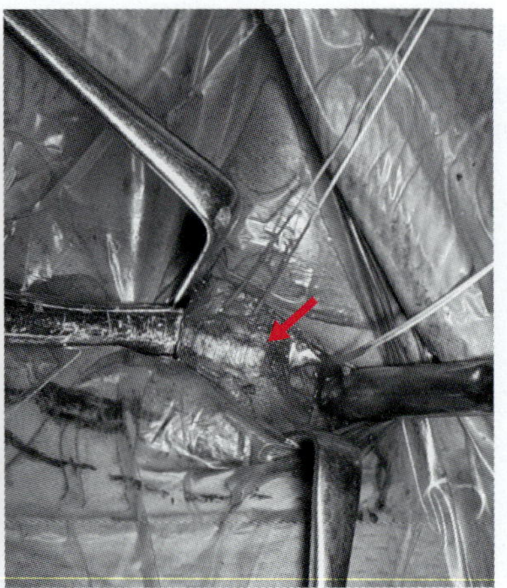

図3　索状の胸鎖乳突筋（鎖骨枝）

3歳。鎖骨枝のほとんどが線維組織に置換されていた。

術で十分に解離できなくなることや，顔面側弯，後頭部変形などの二次変形の改善が期待できないことのためであると思われる。

予後

田辺[6]は，拘縮除去については上下両端切腱術とも単独では不十分なことが多く，筋全摘術は拘縮除去については満足のいくものではあるが，3歳以上の症例では分岐部以下の部分的摘出術でよいと述べている。

著者ら[4]は胸鎖乳突筋部分切除術を35例に行い，31例がgood，4例がfairであったと報告した。また，顔面非対称は1例を除いて改善し，機能的には全例満足する成績であったが，筋レリーフは31例で消失し，残存した4例も正常な筋レリーフではなかったとした。

自然治癒あるいは手術で改善されたと判断しても，その後再発する可能性があるので，成長終了まで定期的な受診を指示することも重要である。

2 炎症性斜頚

概念

頚部周辺または全身性の炎症性疾患により頚部の痛みと斜頚を生じるものをいう。

疫学

幼児期から学童期に起こることが多く，特に環軸関節回旋位固定(atlantoaxial rotatory fixation；AARF)の約80%は学童期までに発生し，性差は認めない。

分類

原疾患としては，①上気道炎や中耳炎，耳下腺炎などの炎症性疾患，②川崎病，③若年性特発性関節炎(juvenile idiopathic arthritis；JIA)，④頚部リンパ管腫，などが挙げられるが，明確な原因が特定できない場合もある。一般にAARFはスポーツや転落などの外傷性斜頚に分類されている[1]。しかし，元来は環軸関節が生理的運動範囲を越えた回旋位で固定した状態をいう。原因は不明なことが多いが，軽微な外傷や上気道感染，口腔外科や耳鼻科の手術などを契機に発症するといわれている。

診断

頚椎の可動域制限と運動時痛を伴う斜頚位を突然に発症し，矯正を試みると強い疼痛を認め，神経症状は認めないことが多い。外傷の場合には安易な矯正を試みるのは危険を伴うので，神経症状の有無の確認と画像診断を優先するべきである。

画像診断としては，正面開口位での環軸椎撮影と頚椎側面の単純X線2方向撮影が必須であるが，疼痛のため患児の協力が得られないことも多く，CT検査が有用となる(**図4**)。

AARFの分類としては，環椎歯突起間距離により4型に分けるFielding[7]のものが一般的であり，治療法選択の参考にされている。

治療

抗菌薬や消炎鎮痛薬による原疾患の治療が最優先である。発症後3～4日経って改善傾向がなければカラー固定，1週間以上続いている場合は入院して牽引治療がそれぞれ必要となる。AARFでは，通常，介達牽引や枕などにより無理なく矯正する。

図4　環軸関節回旋位固定

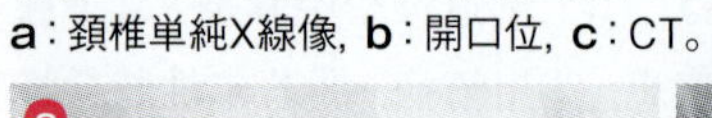

8歳，男児。Fielding分類Ⅰ型。耳鼻科にて右人工内耳埋め込み術を施行した。
術後より右の斜頚あり，3日後に紹介された。カラー装着で整復された。
a：頚椎単純X線像，**b**：開口位，**c**：CT。

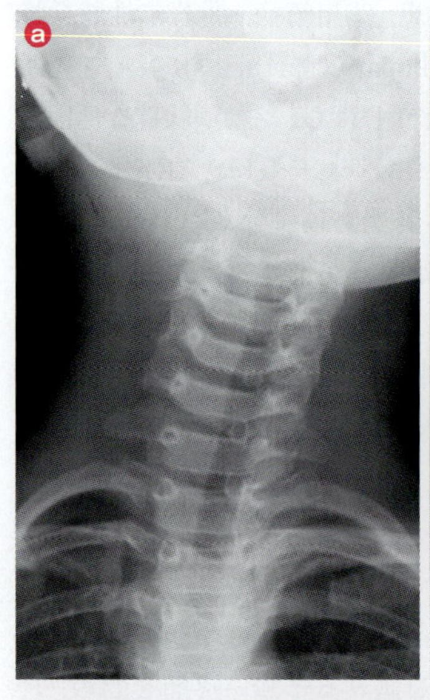

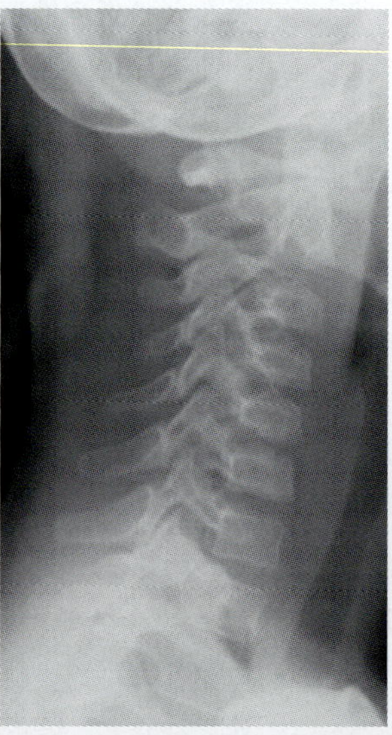

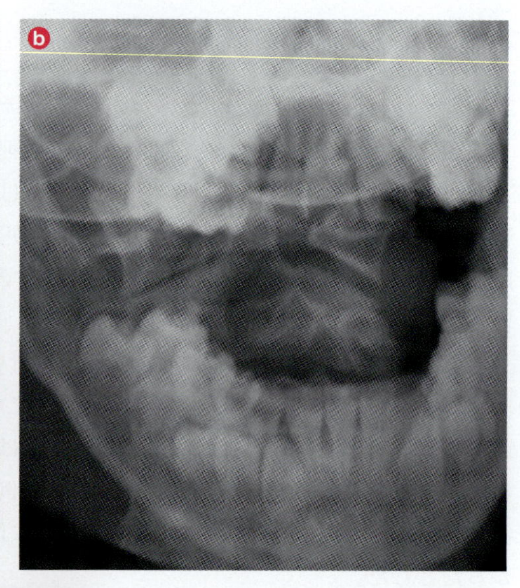

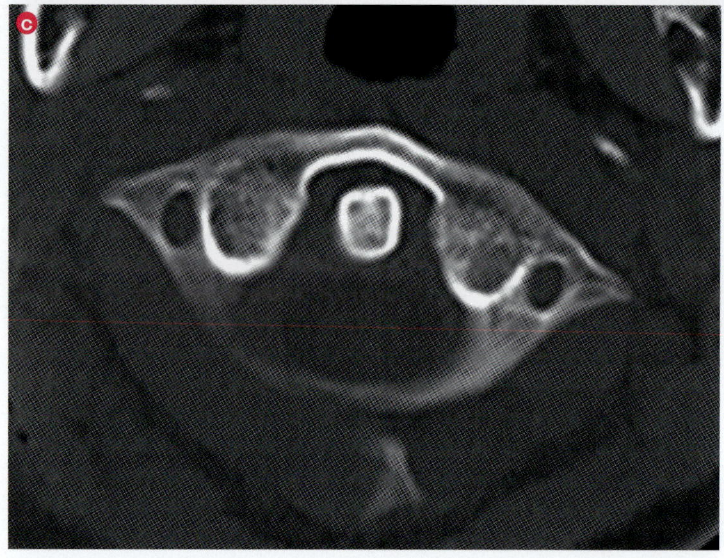

（岡山大学 田中雅人先生のご厚意による）

予後

早期に発見されれば通常は1週程度の安静，頚椎カラーあるいは介達牽引で整復が得られる。1か月以上経過した症例では介達牽引のみでは整復が得られない場合も多く，頭蓋直達牽引が必要となる。整復後も6週程度のハローベストによる固定や手術による内固定が必要となることもある。

Point

- 第何子か（筋性斜頚は第1子に多い）。
- 分娩方法（筋性斜頚は殿位や鉗子分娩に多い）。
- 外傷歴（鎖骨骨折など）はないか。
- 家族歴はないか（骨性斜頚において特に重要である）。
- 眼科の問題はないか。
- 出生時や新生児期に脳損傷を疑わせる出来事や所見はなかったたか。
- 保護者や小児科医が胸鎖乳突筋の腫瘤に気付いていたか，時期や大きさの変化はないか。
- 薬を飲んでいるか。
- 斜頚位は固定されているか，可逆性か（自分で回旋できるか。ある日は左に傾き次の日には右に傾くような場合，頭頚部腫瘍，水頭症，脊髄空洞症が考えられる）。

（赤澤啓史）

文献

1）Copley LAB. Congenital Muscular Torticollis. Tachdjian's Pediatric Orthopaedics. 5th ed. Herring JA, author. Philadelphia：Saunders；2014. p167-73.
2）篠田達明，ほか．乳児筋性斜頸のいわゆる自然治ゆについて．臨整外 1970；5：82-8.
3）篠田達明．乳児筋性斜頸マッサージに対する疑問．整形外科 1971；22：22-9.
4）Akazawa H, et al. Congenital muscular torticollis：long-term follow-up of thirty-eight partial resections of the sternocleidomastoid muscle. Arch Orthop Trauma Surg 1993；112：205-9.
5）中塚洋一，ほか．就学年令以後に行った筋性斜頸の手術成績．中部整災誌 1986；29：1355-65.
6）田辺剛造．先天性筋性斜頸－観血的療法とその成績－．日整会誌 1981；55：807-17.
7）Fielding JW, et al. Atlanto-axial rotatory fixation.（Fixed rotatory subluxation of the atlanto-axial joint）. J Bone and Joint Surg Am；59：37-44.

先天性側弯症

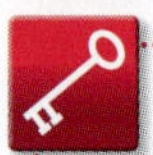

Key words

- 先天性側弯症(congenital scoliosis)
- 形成異常(failure of formation)
- 分節異常(failure of segmentation)
- 半椎(hemivertebra)

概念

先天性側弯症は，生下時より脊椎に形態的異常が存在し，これにより側弯症が生じる病態をいう。

原因

脊椎の先天異常は分節化の時期を過ぎた胎生期の6週までに発現するといわれている。原因について，Purkissら[1]は先天性側弯症237例中49例(20.7%)を認めたことから，遺伝性の関与を指摘している。一方，Winterら[2]は1,250例中13例(1%)のみであったことから遺伝的素因の関与には否定的であった。胎児期の環境因子が関与しているとする考えが多いが，疾患によっては家族内発症をきたすものもあり，詳細な原因や遺伝性について一定の結論には至っていない。

疫学

胸部単純X線像では1,000出生中0.5～1.0の頻度で胸椎の異常を認めたという記載や[3]，Giampietroら[4]の1,000人中1人であったとする報告から，発生頻度は約0.1%と考えられる。

診断と評価

画像診断

単純X線撮影により立位全脊椎2方向を撮影し，側弯と後弯の評価が基本となる。脊椎の可撓性の評価は特発性側弯症と同様，左右への側屈や牽引下での撮影を行う。椎体・椎弓に複雑な異常がある場合には，形態の把握に3D-CTが有用である。なお，1箇所に半椎を有する患者29名中8名(28%)において，MRIにより脊柱管内の異常を認めた報告がある[5]。①反射・筋力・知覚などに症状を認める，②足部変形がある，③前屈に顕著な制限がある(tight back)場合にはMRIによる評価を行うほうがよい。

合併奇形

先天性側弯症が単独で生じることは少ない。約60%が他の部位にも異常を合併しているといわれている。神経系の異常は35%に認め，割髄症，髄内脂肪腫，係留症候群などがある。心血管系は25%［心室中隔欠損症(ventricular septal defect；VSD)，心房中隔欠損症(atrial septal defect；ASD)，大血管転位］，泌尿生殖器系20%(腎形成不全，重複尿管)に異常を認めるため[6]，先天性側弯症が乳児期などに判明した場合には超音波検査により，他臓器，特に心臓や腎などに異常がないかを調べておく。筋骨格系に合併しうる異常としては，内反足やSprengel変形(肩甲骨高位), Klippel-Feil症候群(頚椎癒合, 短頚, 毛髪線低位)などがある。

また, 分節異常はKabuki make up症候群, Noonan症候群, Goldenhar症候群などにみられることがあるので, このような診断がすでについている場合には必ず脊椎に異常がないか確認する(Point参照)。

VATER(VACTERL)連鎖 Point

VATER連鎖とは, 先天異常がどの臓器に同時に併発しやすいかを示す。

VATER：脊椎の分節異常(Vertebral anomaly), 鎖肛(Anal atresia), 気管支食道瘻・食道閉鎖(Tracheoesophageal fistula and/or Esophageal atresia), 橈骨列欠損(Radial dysplasia)または腎奇形(Renal anomaly)を示す。これらのうち3つ以上該当すればVATER連鎖とする。心奇形(Cardiac defects)と四肢欠損(Limb defects)を含めて, VACTERL連鎖ともいう。なお, 連鎖(association)とは胎内で同時期に形成される臓器において異常を合併することを指し, 遺伝性疾患を意味するものではない。

分類

脊椎の異常は大きく形成異常と分節異常に分類され, 両者を含む混合型の3型に分けられる[7,8]。

形成異常(failure of formation, 図1)

不完全な形成異常は楔状椎(wedge vertebra)とよばれ, 椎弓根が非対称である。これに対して完全な形成異常は半椎(hemivertebra)であり, 片側の椎弓根が欠損する。半椎は上下椎体との分節化の状態と程度により, ①fully, ②partially, ③unsegmentedの3型に分けられる。

分節異常(failure of segmentation, 図2)

骨性架橋(bar)によって椎体の一側が癒合している, 片側性分節不全(unilateral unsegmented bar)と, 骨性架橋の対側に半椎を有するunilateral bar and hemivertebraのタイプがある。これに加えて, 両側性の骨性架橋で癒合している場合は塊椎(block vertebra)とよばれる。

単純X線像による評価では後方の形態異常や椎体間の癒合が正確に判別しにくいため, 近年では3D-CTでの評価が重要視されている。川上ら[9]は3D-CTを用いて, 奇形椎の数, 形成不全のタイプ, 分節異常のタイプを評価することにより, 4つのタイプに分類した(表1)。

図1　形成異常

a：Wedge vertebra
b：Fully segmented hemivertebra
c：Partially segmented hemivertebra
d：Unsegmented hemivertebra

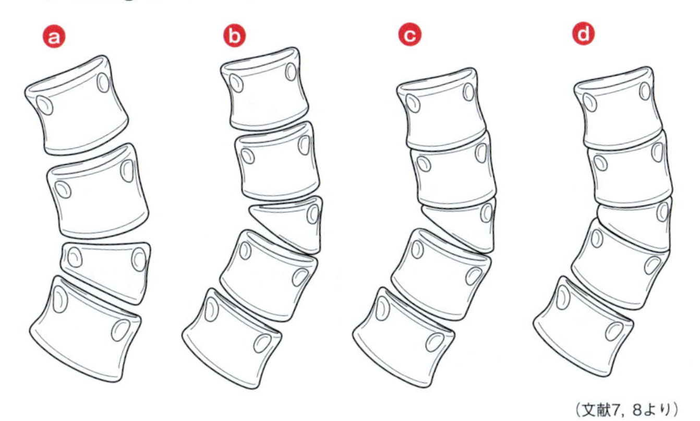

(文献7, 8より)

図2　分節異常

a：Block vertebra
b：Unilateral unsegmented bar
c：Unilateral bar and hemivertebra

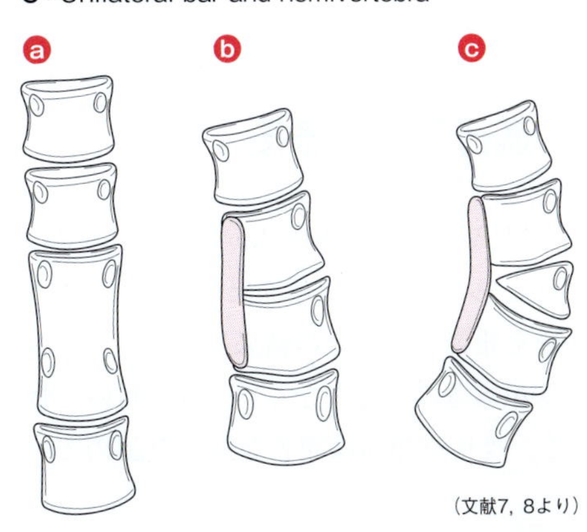

(文献7, 8より)

表1　先天性椎体奇形の分類(川上)

Type 1	・solitary simple type hemivertebra, wedge vertebra, butterfly vertebra, defectなど
Type 2	・multiple simple type hemivertebra, wedge vertebraまたはbutterfly vertebraによる組み合わせ
Type 3	・complex type ・mismatched complex type ・mixed complex type
Type 4	・no abnormal formation type pure segmentation failure

表2　側弯の進行しやすさ

unilateral unsegmented bar and hemivertebrae	きわめて速い	速い
unilateral unsegmented bar	速い	↑
fully segmented hemivertebra	平均的	↕
partially segmented hemivertebra	遅い	↓
unsegmented hemivertebra	ほとんど進行なし	遅い

表3　先天異常の形式・部位別での側弯進行予測

数値は平均の進行角度/年を示す。

カーブの部位	先天異常の形式					
	塊椎(block vertebra)	楔状椎(wedge vertebra)	半椎 1箇所	半椎 2箇所	unilateral unsegmented bar	unilateral unsegmented bar＋半椎
上位胸椎	＜1～1°	NA～2°	1～2°	2～2.5°	2～4°	5～6°
下位胸椎	＜1～1°	2～2°	2～2.5°	2～3°	5～6.5°	6～7°
胸腰椎移行部	＜1～1°	1.5～2°	2～3.5°	5～NA	6～9°	＞10～NA
腰椎	＜1～NA	＜1～NA	＜1～1°	NA	＞5～NA	NA
腰仙椎	NA	NA	＜1～1.5°	NA	NA	NA

NA：不詳　■治療不要　■手術の可能性あり　■要手術

(文献10より)

進行予測・予後

McMasterとOhtsuka[10]は，無治療の先天性側弯症患者251例を5年間経過観察し，本症の自然経過を報告した。その結果によれば，全体の11％のみが側弯に進行がなく，14％において軽度の進行を，残りの75％は顕著な進行を認めていた。進行しやすい順は**表2**のとおりであり，分節異常であるunilateral unsegmented bar and hemivertebraのタイプが最も急速な進行を認め，これに片側性分節不全のunilateral unsegmented barが次いでいた。部位別では上位胸椎のカーブの進行は軽度であったが，胸腰椎移行部では進行が速い傾向にあった(**表3**)。

治療

目的

先天性側弯症に対する治療の目的は以下のとおりである。

①変形の進行防止
②脊柱変形・姿勢の改善
③神経症状の予防・改善(特に後弯変形)
④胸郭容積・呼吸機能の維持や改善

治療法

保存療法と手術療法がある。前者の有効性を疑問視する考えも少なくない。しかし，適正な装具装着によって代償性カーブの予防に有効な場合もあり，装具療法も治療の選択肢としてまず検討すべきである。

装具療法の効果が乏しい，もしくは装着が困難でカーブの進行が早い症例，あるいは，思春期で発見された際にすでにCobb角に60°以上の変形があり，今後も進行が予測される場合には手術療法を行う。

先天性側弯症の手術は特発性側弯症と比較して脊髄麻痺や呼吸器系の合併症発症率が高い。手術に際しては，まず，他臓器にも異常が存在する可能性を念頭に置き，術前に心肺機能や腎機能の評価を行う。また脊柱管内の異常を調べる目的でMRI検査を行い，椎体・椎弓の形態異常を三次元的に把握しておくために3D-CT検査を行うとよい(**図3b**)。複雑な先天異常を有する場合にはCTのデータより，さらに3Dモデルを作製しておくと半椎切除を行う際の参考となる。術中の脊髄モニタリング[運動誘発電位(motor evoked potential；MEP)]は，本症の治療上最も重篤な合併症である麻痺の回避に必須である。

手術療法としては以下の方法がある。

◇ *In situ* fusion

矯正せずにそのまま固定する方法である。以前は骨移植にギプス固定が行われたが，最近では後方のインストゥルメンテーションを追加することが多い。変形の進行が見込まれるfully segmented hemivertebraの症例で，比較的固定範囲が小さい場合などに検討対象となる。

◇ Convex hemiepiphyseodesis

カーブの頂椎を中心として，弯曲の凸側のみに前方・後方の骨端固定術(epiphyseodesis)を行い，成長抑制をかける手術である。側弯の矯正というより進行予防が目的で，5歳以下の低年齢がよい適応とされるが，効果発現に時間を要する。また，矯正の予測が困難である。

近年，*in situ* fusionと本法は矯正には効果が乏しく，採用されることが少なくなった。しかし，*in situ* fixationとともに比較的シンプルな術式で，変形のacute correctionは行わないため，手術による麻痺発生の観点では安全な方法である。カーブが少なくかつ進行する可能性が高い症例で，比較的固定範囲が小さい場合には選択される余地がある。

◇ 半椎切除

①前方・後方アプローチによる半椎切除と後方固定：前方より椎弓根の前方にある椎体・隣接椎間板・終板を切除し，後方からのアプローチにより残りの椎弓〜椎弓根を切除した後に，インストゥルメンテーションによって後方固定する方法である。半椎が前方に位置し，かつ前弯の変形を有する場合は後方アプローチ単独での半椎切除は難しく，本法が用いられることが多い。

②後方アプローチによる半椎切除と後方固定(図3)：後方アプローチのみによる半椎切除および隣接椎間板・終板の切除術を行い，①と同様に後方固定を行う。視野がやや限られ椎間板の処理が難しいが，侵襲は①より小さい。半椎が1つで主に後方に位置し，後方からでも半椎の切除が行いやすく，また，手術部位が後弯変形である場合などに適している。

◇ 後方固定(単独)

半椎などの切除なしでインストゥルメンテーションにより矯正し，後方固定を行う方法である。分節異常が少なく可動性のある側弯症例で用いられる。

図3　後方アプローチによる半椎切除と後方固定

13歳，男子。Th9，半椎。

a：術前単純X線像。側弯とともに局所の後弯を認めた。

b：術前3D-CT。Th9。Fully segmented hemivertebraを認める。

c：術後単純X線像。後方より半椎を摘出し，矯正固定した。

d：術後3D-CT。インストゥルメンテーションは赤色で示した。

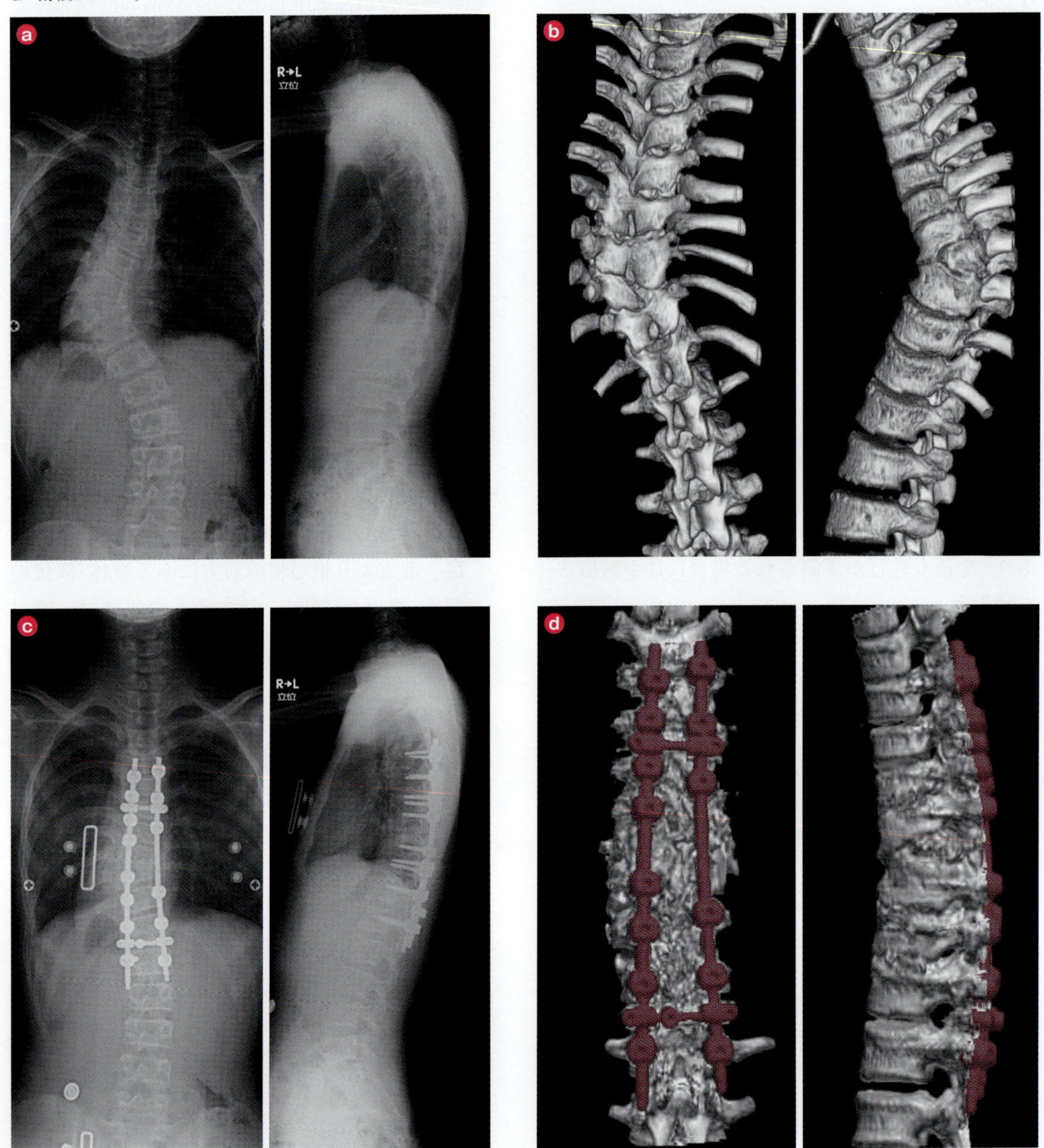

◇ Growing rod system

幼児期に発症し，保存療法が無効である進行性の症例で，かつ複数の半椎などの多発性の先天異常を有する側弯症に対して用いられる。フックまたはペディクルスクリューを，近位はT3-4，遠位はL3-4付近に設置し，同部に限局的な骨移植を行う（focal fusion）。近位と遠位に上下2本のロッドを左右に設置し，コネクターで連結する（dual rod system）。中間椎は固定せずに発育に合わせて，半年～1年以内にコネクターの部分でロッドを伸ばしていく。先天性側弯症の患者は低身長が多く，延長が得られる本法は身長へのメリットは大きいが，複数回の延長操作を要し，活動量のコントロールも難しいことが多いため，フックの逸脱やロッドの折損，感染などの合併症も多い。また，延長を定期的に行わないと，可動性に乏しい中間椎が癒合することがある（auto-fusion）。なお，後弯が強い患者では特にトラブルが多く，適応を含めて十分な注意を要する。骨成熟に至れば一般的な後方固定の手技に準じて最終固定を行う。

◇ Vertical Expanding Prosthetic Titanium Rib［VEPTR®（DePuySynthes社）］

肋骨癒合を伴う低年齢発症の側弯症はカーブの進行が早く，胸郭の変形によって呼吸器障害をきたしやすい。本法はgrowing rod systemと同様，延長による側弯の矯正術（distraction technique）である。特徴は肋骨にインプラントを設置し，腰椎や骨盤と連結して延長することにより，側弯の矯正と同時に胸郭変形の矯正が可能な点にある。ただし，本法は胸部外科医との協力や術後のICU管理などが必須であり，認可制であるため，わが国では限られた施設でしか行われていない。

まとめ

先天性側弯症は異常のパターンによって進行の速度がある程度予測できるため，経過観察の後，適切な時期に治療選択をすることが重要である。手術療法においては神経麻痺などのリスクが特発性側弯症より高く，綿密な手術計画，術中の脊髄モニタリングおよび習熟した手術手技が要求される。また，本症では多臓器に合併異常を伴うことが多いため，全身の評価を怠らないようにする。

（二見　徹）

文献

1) Purkiss SB, et al. Idiopathic scoliosis in families of children with congenital scoliosis. Clin Orthop Relat Res 2002；401：27-31.
2) Winter RB. Congenital scoliosis. Clin Orthop Relat Res 1973；93：75-94.
3) Shands AR Jr, et al. The incidence of scoliosis in the state of Delaware；a study of 50,000 minifilms of the chest made during a survey for tuberculosis. J Bone Joint Surg Am 1955；37：1243-9.
4) Giampietro PF, et al. Congenital and idiopathic scoliosis：clinical and genetic aspects. Clin Med Res 2003；1：125-36.
5) Belmont PJ Jr, et al. Intraspinal anomalies associated with isolated congenital hemivertebra：the role of routine magnetic resonance imaging. J Bone Joint Surg Am 2004；86：1704-10.
6) 駒形正志. 先天性脊柱側弯症. 今日の整形外科治療指針. 第7版. 土屋弘行, ほか編. 東京：医学書院；2016. p585-6.
7) Hedequist D, et al. Congenital scoliosis. J Am Acad Orthop Surg 2004；12：266-75.
8) Hedequist D, et al. Congenital scoliosis. a review and update. J Pediatr Orthop 2007；27：106-16.
9) Kawakami N, et al. Classification of congenital scoliosis and kyphosis：a new approach to the three-dimensional classification for progressive vertebral anomalies requiring operative treatment. Spine（Phila Pa 1976） 2009；34：1756-65.
10) McMaster MJ, et al. The Natural History of congenital scoliosis. A study of two hundred and fifty-one patients. J Bone Joint Surg Am 1982；64：1128-47.

特発性側弯症

Key words

●特発性側弯症(idiopathic scoliosis) ●診断(diagnosis) ●治療(treatment)

概念

特発性側弯症とは，脊柱の側弯変形以外に明らかな身体の異常がなく，原因が不明である構築性の側弯症のことである。今後原因の解明が待たれる種々の疾患が混在する一群であることを認識する必要がある。

疫学

特発性側弯症の80～90%は胸椎右凸の弯曲をもつ思春期特発性側弯症であり，全側弯症例の70～80%を占める。女子に多い。

10°以上の側弯の頻度は1.5～3%，20°以上は0.3～0.5%である[1]。

分類

年齢による分類

◇**乳幼児期側弯(3歳以下)**

男児に多く，胸椎左凸の弯曲が多い。

◇**学童期側弯(3～10歳)**

女子にやや多く，胸椎右凸の弯曲がやや多い。

◇**思春期側弯(10歳以上)**

女子に多く，胸椎右凸の弯曲が多い。

弯曲のパターンによる分類

Single curveとdouble curveがあり，2つの弯曲度の差が10°以内の場合にはdouble major curveとよぶ。このほかにmultiple curveがある。

頂椎の部位による分類

主弯曲の部位によって以下のように分類される。

◇**胸椎側弯**

頂椎が第11胸椎より頭側にある側弯。

◇**胸腰椎側弯**

頂椎が第12胸椎または第1腰椎の側弯。

◇**腰椎弯曲**

頂椎が第2腰椎より尾側にある側弯。

このほかに頚椎側弯や腰仙椎側弯がある。

診断

特発性側弯症とは，脊柱の回旋変形を伴う原因不明の構築性側弯症で，Cobb角が10°以上のものとアメリカ側弯症学会で定義されている。

他の疾患を除外するために，身体診察は綿密に行う。身長と体重を計測し，①棘突起列の弯曲，②肩の高さの左右差，③waist lineの左右差，④肋骨隆起(**図1**)，⑤眼振などの眼症状，⑥脳神経症状，⑦背部のみならず胸郭の異常，⑧Marfan症候群にみられるhigh arched palate，⑨耳介低位やlow haired line(先天異常)，⑩骨盤傾斜(脚長差)，

⑪体幹のバランス，⑫関節弛緩，⑬疼痛の有無（類骨骨腫などの腫瘍や分離すべり症など），⑭tight hamstrings，⑮皮膚の異常（神経線維腫症や潜在性二分脊椎など），⑯錐体路症状や錐体外路症状，⑰筋力低下や筋萎縮，⑱知覚障害（特に解離性知覚障害は脊髄空洞症を疑う），⑲腹壁反射などの反射の異常，をチェックする。

X線検査は，全脊椎の立位正面像と側面像，臥位正面像を撮影し，①椎骨の異常や腰椎すべり症，②Arnord-Chiari奇形，③脚長差，④股関節疾患，などがないことを確認する。

治療方針の決め方

治療方針を決めるには，弯曲度と成熟度を指標にする。

弯曲度

Cobb角（**図2**）を用いる。

成熟度

骨成熟度と性成熟度を調べる。

◇骨成熟度

Risserの分類を用いる（**図3**）。

図1　側弯症の身体所見

①：肋骨隆起
②：waist lineの左右差
③：肩甲骨の左右差
④：肩の左右差

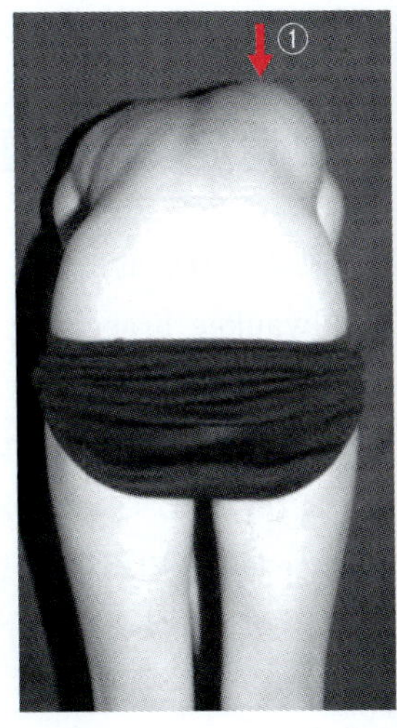

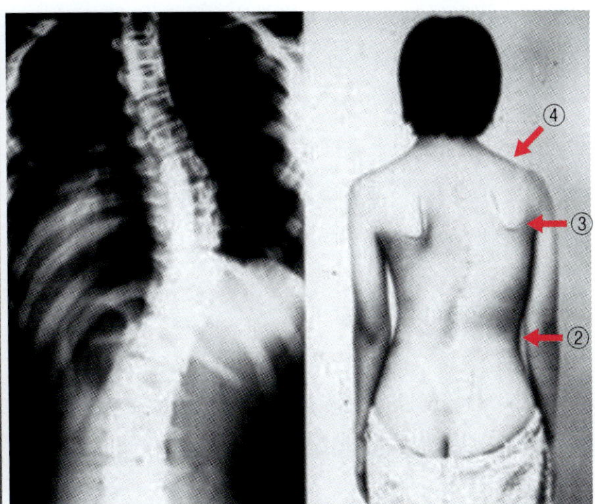

図2　側弯角の計測法（Cobb法）

Cobb角は上位終椎椎体上縁と下位終椎下縁のなす角を計測する。

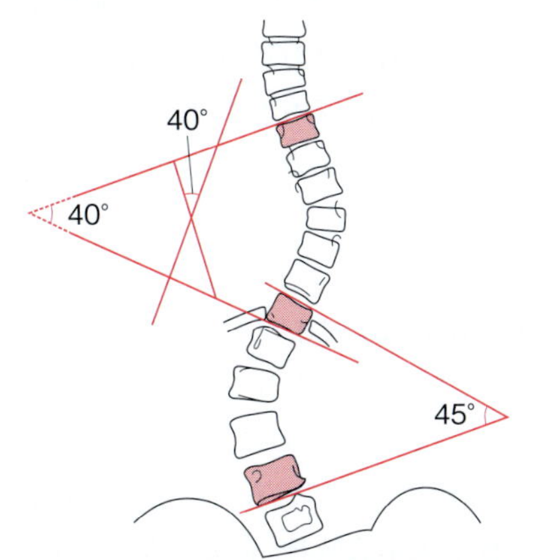

図3　Risserの分類

腸骨の骨端線は成長するに従い外側から骨端の骨化が進み，内側まで骨化核が出現した後，内側から骨端線の閉鎖が起こる。骨端線が内側に達するとRisser 4とする。内側から骨端線の閉鎖が始まるとRisser 5とする。

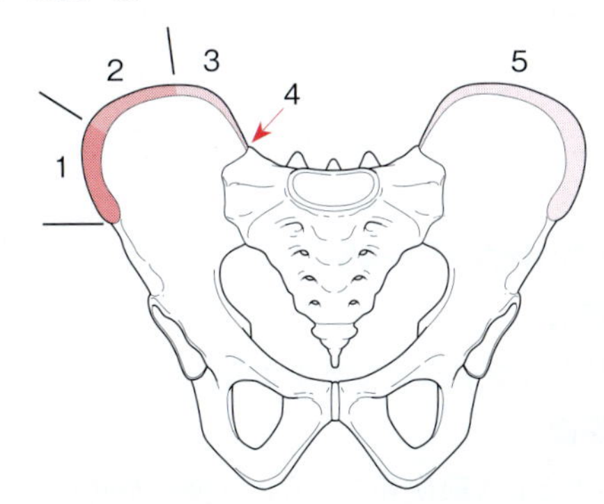

◇性成熟度

女子では初潮時の年齢，男子では声変わりの年齢を第二次性徴の開始時期とする。またTannerのstage分類も用いられる。

◇身長の延び

1年間に1cm以下の延びとなった時期を成熟とする。

総合的な成熟度については上記項目のうち1項目でも成熟に達していない場合は成熟完了としない。以上の判定方法の下に治療の適応を定める。

装具療法の適応

以下，特発性側弯症の大半を占める思春期特発性側弯症の装具療法プログラムについて述べる。

弯曲の進行は成長と大きくかかわりがある。思春期のgrowth spurtとよばれる急速に身長が伸びる時期に一致して，弯曲は悪化する。20°程度の弯曲をもつ側弯症の場合，月に約1°悪化するとされている。

Cobb角が10〜25°

◇成熟前

経過観察し，5°以上増悪するものに装具療法を開始する。直ちに夜間装具を用いて治療を行うこともある。

◇成熟後

治療は不要である。

Cobb角が25〜35°

◇成熟前

装具療法の最もよい適応である。

◇成熟後

30°未満は治療を必要としないが，30°を超える場合は，5年ごとに単純X線検査を行う。

Cobb角が35〜45°

◇成熟前

装具とギプスなどで矯正する。

◇成熟後

5年ごとにX線検査を行う。可撓性が残っている場合や，体幹の変形が著しい場合に装具療法を行うことがある。

Cobb角が45°を超す場合

成熟度にかかわらず，将来の呼吸機能障害を防止する目的で脊柱後方矯正固定術を行う。ただしCobb角の計測誤差が約3°であることを鑑み，慎重に判断する必要がある。

以上は原則であり，腰椎・胸腰椎弯曲ではCobb角が小さくても，強い偏位などでバランスを崩すおそれがある場合などでは，Cobb角が40°でも手術を行うことがある。

社会的条件や本人と保護者の治療に対する積極性などにより，治療の適応を決定する[2)]。

側弯症装具の種類

初めて科学的にさまざまな検討が加えられたMilwaukee braceは，一定の効果があることが認められている。しかし，この装具は長大な装具のため，患者への受け入れは容易ではない。

これに対して，より装着感の優れたunderarm braceが現在の側弯装具の主流を占めている。以下，代表的な装具を紹介する。

Lumbo-sacral orthosis (LSO)

腰椎と仙骨部を矯正固定する装具で，Boston braceとよばれることもあるが，この呼称は間違いである。通常プラスチックを用いた硬性装具が用いられる。この装具は3点矯正原理に基づいた装具であるが，上位胸椎の代償弯曲の立ち直り反射を期待するものであり，この反射が不十分である症例には不向きである。

Underarm brace

立ち直り反射が不十分な症例や，胸椎弯曲症例にも適応を広めるために開発された装具で，現在最もよく使用されている。大阪医科大学式装具（図4），徳島大学式装具，高知大学式装具，TLSO

図4　大阪医科大学式装具(OMC装具)

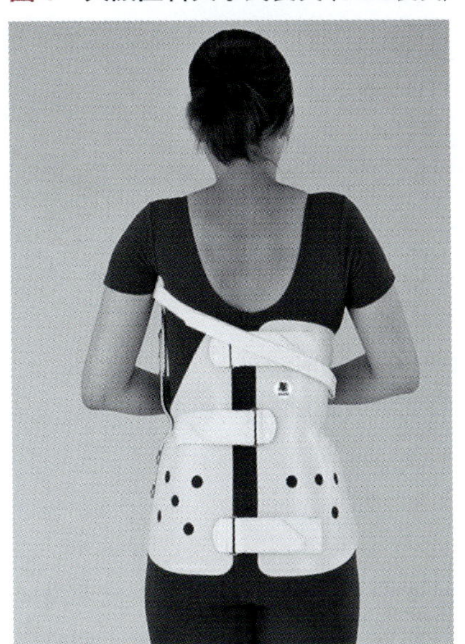

(永野義肢より提供)

図5　瀬本永野式夜間装具(SNNB)

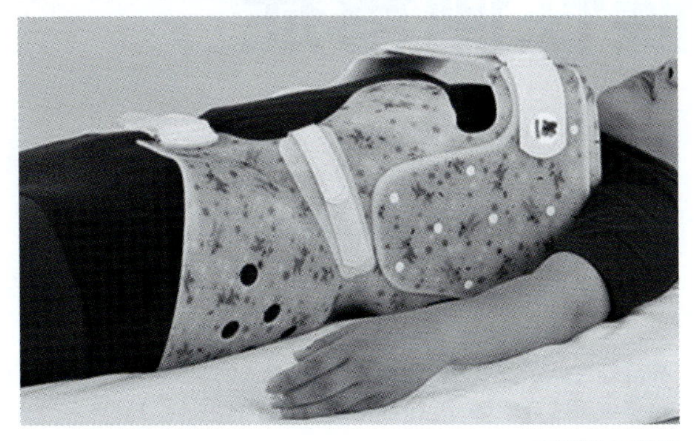

(永野義肢より提供)

(Hiroshima)がよく使用されている。

Night brace

夜間のみ装着する装具で，Charleston bending braceや瀬本永野式夜間装具[3](Semoto Nagano night brace：SNNB，永野義肢，**図5**)がある。

Charleston bending braceは，体幹を強く屈曲させて最大限に主弯曲を矯正するもので，瀬本永野式夜間装具はギプス矯正法を基に開発され，主に回旋変形を矯正する装具である。どちらも夜間7～8時間の装着で，full time装着の装具と同等の弯曲進行予防効果があるとされており，コンプライアンスは非常によい。

手術療法

現在行われている特発性側弯症の手術療法は，大部分が脊柱後方矯正固定術である。12歳未満で十分な身長が得られていない場合は，矯正のみ行うwithout fusion法が行われる。

予後

無治療の場合，Risser徴候が0～1で，弯曲度が20～29°の側弯症は68％が進行すると報告されている。さらに一般にdouble curveはsingle curveより進行しやすいとされている。Milwaukee braceは弯曲の改善が期待できるとされていたが，最近の長期経過観察の結果によると治療開始前の角度付近に戻るものが多いと報告されている。

大阪医科大学式装具による一次矯正率は40％近くであるが，治療終了後1年以上経過した症例の弯曲改善率は約7％である。装具療法は角度の進行予防に効果はあるが，弯曲の改善は期待できないことを認識しておくことも必要である。

(瀬本喜啓)

文献

1) Reisenborough EJ, et al. A genetic survey of idiopathic scoliosis in Boston, Massachusetts. J Bone Joint Surg Am 1973；55：974-82.
2) Lonstein JE, et al, authors. Idiopathic scoliosis. Moe's textbook of scoliosis and other spinal deformities. 3rd ed. Philadelphia：W.B. Saunders；1995. p219-56.
3) 瀬本喜啓. 装具治療. 側弯症治療の最前線－基礎編. 日本側彎症学会編. 大阪：医薬ジャーナル社；2013. p136.

症候性側弯症

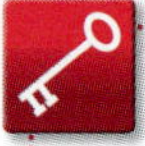

Key words

- 神経筋性側弯症(neuromuscular scoliosis)
- 神経線維腫症Ⅰ型(neurofibromatosis type 1)
- 脊髄空洞症(syringomyelia)
- 脳性麻痺(cerebral palsy)
- Marfan症候群(Marfan syndrome)

概念

特発性，先天性以外のさまざまな病態に伴って生じる脊柱側弯症である。あまりにも多岐にわたるため，本項では代表的な，①脳性麻痺，②神経線維腫症Ⅰ型(neurofibromatosis type 1；NF-1)，③Marfan症候群，④脊髄空洞症に伴う側弯症について解説する。

1 脳性麻痺に伴う神経筋性側弯症

疫学

側弯の合併率は，麻痺の程度に大きく影響を受ける。片麻痺，対麻痺，四肢麻痺と重症度が増すにつれ増加し，痙直型四肢麻痺では80%に側弯が生じるとされる[1, 2]。側弯角の重症度も麻痺の程度と関連が強い。

分類

Lonsteinらの分類が知られている(**図1**)[3]。

治療

旧来のハードマテリアルによるthoraco-lumbar-sacral orthosis(TLSO)は，①褥瘡，②熱こもり，③装着の煩雑さ，④ストレスによる痙攣発作の増

図1　脳性麻痺児の側弯症分類

特に治療上問題となってくるのは骨盤傾斜を伴う**c**，**d**が多い。

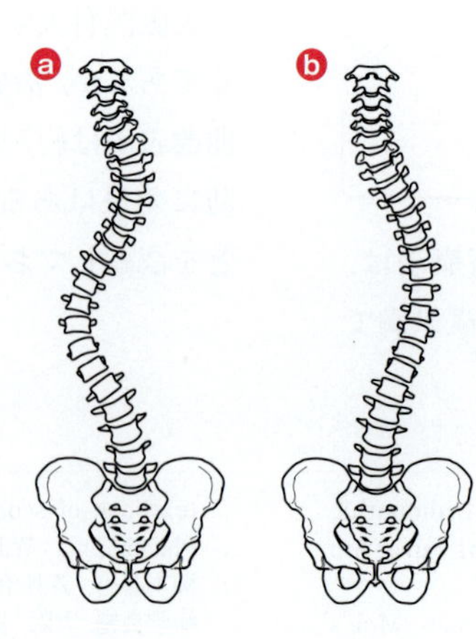

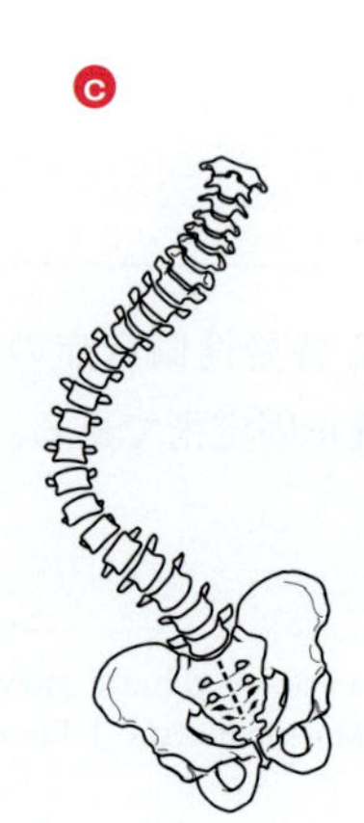

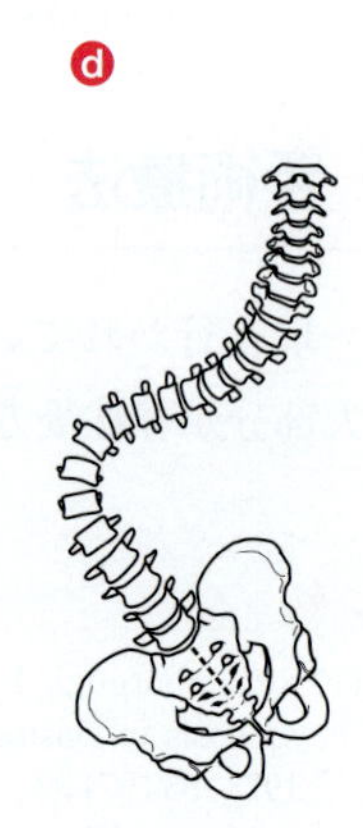

(文献3より)

悪など，コンプライアンスが悪いことが多い。近年，梶浦らによって開発された動的脊柱装具(dynamic spinal brace；DSB)を選択する医師が増えている。これは装着率も高く，座位の安定も得られ，介護者評価も高い[4, 5]。しかし，重症例に対する保存療法の側弯進行抑制に関しては懐疑的である[6, 7]。

全身状態が許せば，本症は十分に手術対象である。著者らは，①臥位でCobb角70°以上，②11歳以上，③体重25kg以上，④BMI $13\,kg/m^2$以上を目安としている。合併症率は，特発性側弯症と比較するとはるかに高い[8]。しかし，近年は手術療法の有益性が多く報告されている[9~12](**図2**)。

予後

Saitoら[13]の報告によると，15歳で40°が高度進行の分岐点になるとされ，四肢麻痺，歩行不能児ほど重症化することが示されている。これは著者らの臨床感覚ときわめて合致する。重症例は，座位バランスの破綻のみならず，①rib-pelvic ulcer，②胸郭変形による呼吸器障害，③嚥下障害，④胃食道逆流症，⑤便秘，⑥上腸間膜動脈症候群などの消化管障害も出現する。特に呼吸器障害は，主弯曲が腰椎部にあっても，高度弯曲によって腹腔容積が減少して横隔膜を押し上げる機序もある。重症心身障害児の死因の第1位は肺炎であるが，その要因に少なからず重度脊椎変形が関与している。

> **Point**
>
> 手術の適切なタイミングを逸しないことが重要であり，小児科医や麻酔科医，看護師，理学療法士などのメディカルスタッフとの連携が必須である。また，家族の意向も十分尊重する必要があり，患児のよりよく生きる権利をサポートするべきである。

2 神経線維腫症Ⅰ型(NF-1)に伴う脊柱側弯症

主に末梢神経を侵すNF-1(17番染色体異常，常染色体優性遺伝)に脊柱変形が発生する。

疫学

NF-1は約4,000人に1人の割合で発生する。側弯症の有病率は20～60%である[14]。5%は悪性化する。

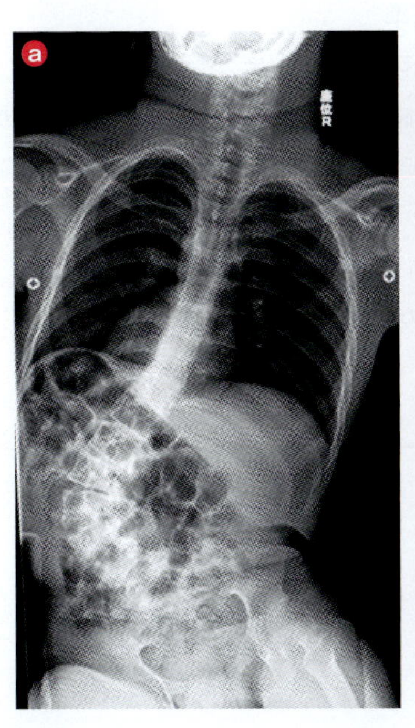

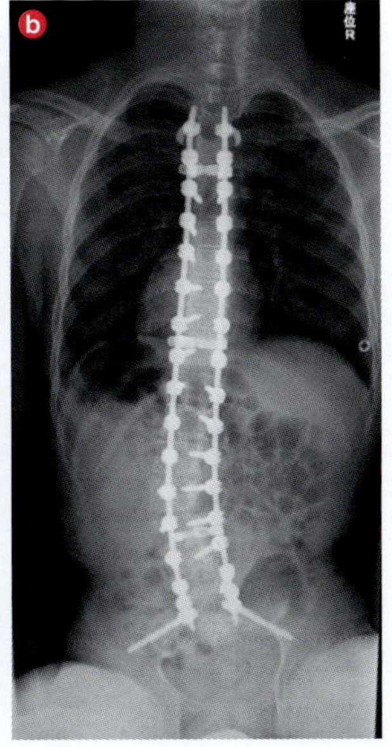

図2　アテトーゼ型脳性麻痺

14歳，男子。粗大運動機能分類システム(gross motor function classification system；GMFCS) level Ⅳ。

a：術前X線正面像。DSB装着にても座位が崩れるようになってきていた。

b：術後X線正面像。コルセットなしで安定した座位を得，本人，家族の満足度は高い。

分類

Non-dystrophic type

固定術後の偽関節率が高いことを除けば，臨床像は特発性側弯症と類似している。

Dystrophic type

Dystrophic changeとは，①重度の椎体回旋，②椎体侵食(scalloping)，③横突起の紡錘状変化(spindling)，④椎間孔拡大，⑤鉛筆状肋骨(rib pencilling)などを示す。高度な椎体楔状化を伴う短く鋭い変形を形成する。

診断

Von Recklinghausen病の診断基準は，National Institutes of Health(NIH)の分類[15](**表1**)が流布している。

治療

保存療法の適応は少ない。早期発見・早期治療が重要となる。Dystrophic typeに装具療法の適応はない[16]。術前に硬膜管拡張，脊柱管内神経線維腫，肋骨頭の脊柱管進入などの有無を評価しておく。高度変形となる前に後方固定を行う。後弯変形は前方支柱必要とする。

予後

Dystrophic typeの骨破壊は生涯にわたって進行する。腓骨を利用した支柱骨(strut bone)での再建が，矯正固定された脊柱の長期維持には肝要となる。脊柱固定術後の変形進行も少なくない[17, 18](**図3**)。

> **Point**
> Dystrophic typeの脊柱変形進行に対して経過観察は不適切である[16]。外科的介入が遅くなると，元来の骨脆弱性に加え，硬膜管拡張や腫瘍浸潤による椎弓根や椎弓の菲薄化により，強固なアンカーの設置が難しくなる。

表1　神経線維腫症Ⅰ型の診断基準

これら7項目のうち2項目以上を満たすもの。

1. 思春期後では直径1.5cm，思春期前では直径5cmを超えるカフェオレ斑が6カ所以上
2. タイプを問わない2個以上の神経線維腫，または1個以上の蔓状神経膠腫
3. 鼡径部または腋下部に雀卵斑
4. 視神経膠腫
5. 細隙灯顕微鏡検査により2個以上の虹彩小結節(Lisch結節)
6. 明らかな骨病変
7. 神経線維腫症の確定診断を受けた一親等の親族

(文献15より)

図3　神経線維腫症Ⅰ型（NF-1）

7歳，男児。
a：術前3D-CT。近位胸椎カーブが急速に進行。傍椎体過誤腫による椎体浸潤が著しく，short angulationの素地となった。
b：術中写真。腓骨からのstrut boneを棘突起間に打ち込むように移植した。
c：術後reconstruction CT。腓骨以外にも大量の骨移植を周囲に追加した。

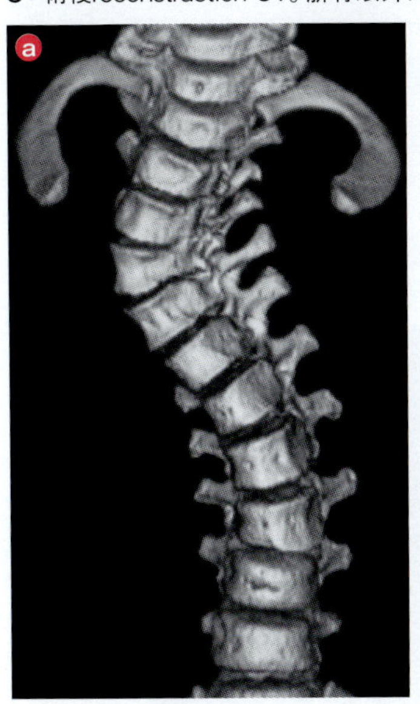

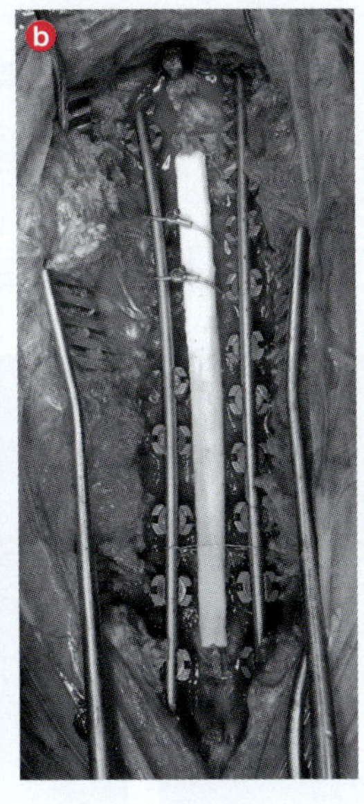

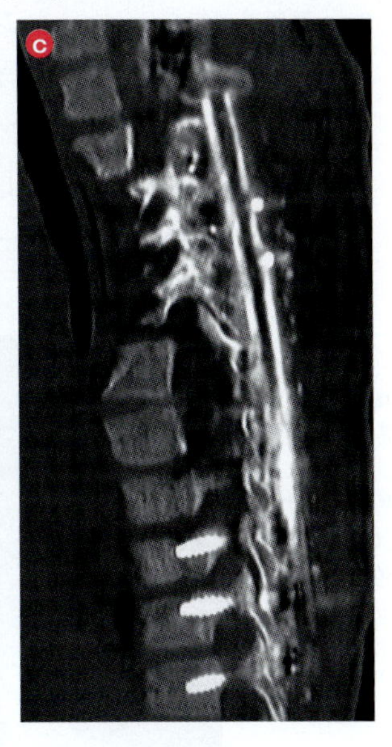

3 Marfan症候群に伴う脊柱側弯症

疫学

約10,000人に1人とされる。常染色体優性遺伝で，75％の患者に家族歴がある。本症の60％に脊柱側弯症が生じる。発症も早く，6歳までに約半数が発症する。

分類

下記の2種類がある。結合組織の障害である。

Type 1：フィブリリン1（fibrillin 1；*FBN1*）の変異

Type 2：Transforming growth factor-β receptor Ⅱ（TGFBR2）の変異

診断

改訂版Ghent分類が世界基準である[19]（**表2**）。鑑別疾患に，①Shprintzen-Goldberg症候群，②Loeys-Dietz症候群，③Beals症候群，④Ehlers-Danlos症候群などがある。いずれも脊柱変形を合併しやすいが，特にLoeys-Dietz症候群は小児期の大動脈解離や破裂が多く，要注意である。

治療

特発性側弯症に比べ装具療法の効果は少ない[20]が，time savingにはなる。早期発症側弯症の原因となるが，3歳未満で発症の重症型はgrowth friendly surgeryの成績も不良であり，10歳未満の早期固定術も選択肢となる[21]。手術は概して出血が多く，周術期の心不全にも留意する。胸椎前弯の強い例や漏斗胸を残したまま脊柱矯正を行う例では，椎体移動や回旋矯正より心臓圧迫を招き，心停止する例もある。著者らも経験があり，矯正操作は慎重に行うことを勧める。硬膜管拡張により椎弓根スクリュー挿入が困難な症例や，インプラントの脱転も多い。

表2　改訂版Ghent基準

1〜7のどれかを満たせばMarfan症候群と診断する。Aortic root Z-scoreとは，大動脈基部径の拡大を示す値である。

家族歴がない場合	1．大動脈基部病変（aortic root Z-score≧2）があり，かつ水晶体偏位がある
	2．大動脈基部病変（aortic root Z-score≧2）があり，かつ*FBN1*遺伝子の変異がある
	3．大動脈基部病変（aortic root Z-score≧2）があり，かつsystemic scoreが7ポイント以上
	4．水晶体偏位があり，かつ*FBN1*遺伝子の変異および大動脈基部病変がある
家族歴がある場合	5．水晶体偏位がある
	6．Systemic scoreが7ポイント以上
	7．大動脈基部病変がある（aortic root Z-score≧2）

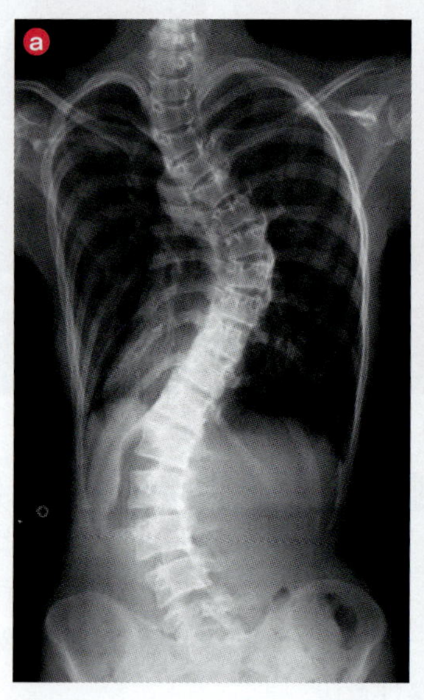

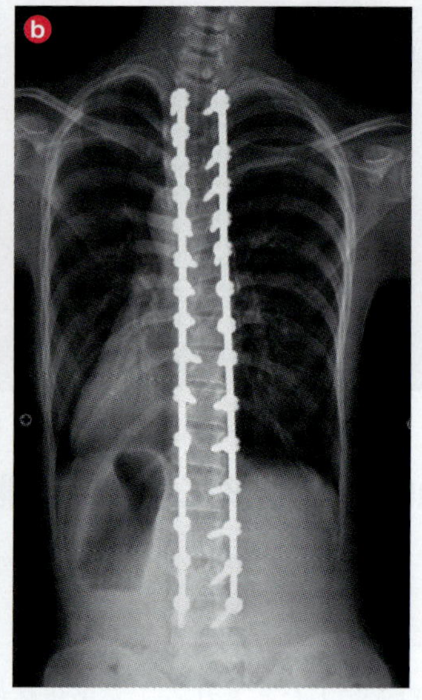

図4　Marfan症候群

10歳，女児。身長170cm。

a：術前X線正面像。装具療法に抵抗し，急速に進行した。

b：術後X線正面像。小児期であれば可撓性が高く，矯正の得られやすい症例が多い。下位腰椎stable zoneまでのlong fusionを選択している。

予後

心血管病変に対する治療成績の向上により，本症患者の寿命は健常者に近付きつつある（**図4**）。

> **Point!**
> 装具療法·手術療法とも特発性側弯症よりも早期開始が望ましい。手術時の固定範囲もstable zoneまで十分に拡大したほうが成績がよい。腰椎の非固定部は，将来的な進行リスクが示唆される[22]。

4 脊髄空洞症に伴う脊柱側弯症

疫学

特発性側弯症と診断されているなかに，本症が紛れている可能性がある。多くは自覚症状がなく，精査にて初めて発見されることが多い。側弯症患者における空洞症の頻度は，3〜20%と幅がある[23, 24]。脊髄空洞症に伴う側弯症の男女比はほぼ同等である。

分類

Chiari奇形は小脳扁桃の下垂程度により4型に分類される（**表3**）。

表3　Chiari奇形の分類

type Ⅰ	小脳扁桃が下方に偏位（5mm以上下垂）
type Ⅱ	小脳虫部・延髄・第4脳室が脊柱管内に偏位，脊髄髄膜瘤・水頭症合併（Arnold-Chiari奇形）
type Ⅲ	小脳頚部の二分脊椎内に嵌入，延髄の下垂，水頭症合併
type Ⅳ	小脳の形成不全伴う

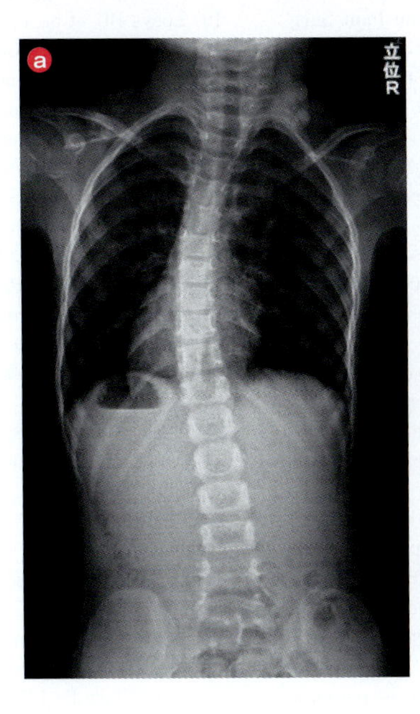

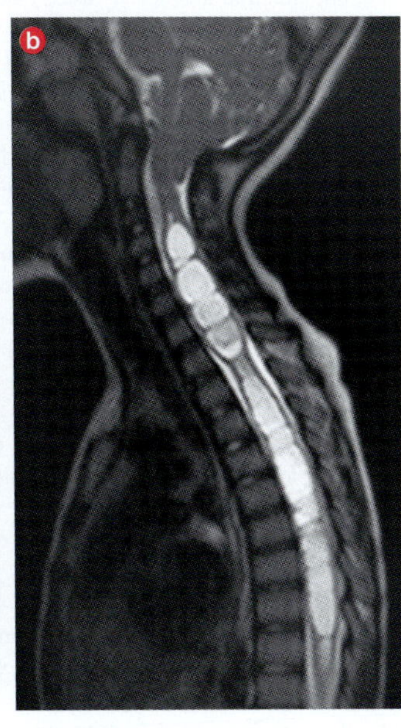

図5　Chiari奇形

6歳，女児。

a：X線正面像。就学時健診で側弯を指摘された。腹皮反射で左側が消失していた。

b：MRI T2強調側面像。Chiari奇形Ⅰ型と広範な脊髄空洞症を認め，脳神経外科で大後頭孔拡大術（FMD）が行われた。

診断

初診時年齢が10歳未満でCobb角が30°を超えていることが多く，左胸椎カーブも30%ほどみられ，特発性側弯症と異なった特徴がある。

治療

装具療法に関しては，矯正効果は良好だが，進行防止は困難である[25, 26]。脊髄空洞症，ChiariⅠ型奇形に対する大後頭孔拡大術（foramen magnum decompression；FMD）やシャント手術などの検討を脳外科医らと相談する必要がある。低年齢，側弯進行前にFMDが行われた症例では，側弯の改善，進行抑制が得られるとする報告もある[27, 28]。また，側弯症に対して手術療法が必要となった際，術前無症状の例は，術後神経症状発現リスクに関して特別高いものはないとする報告が多い[29, 30]。

予後

小児の場合，大後頭孔の成長拡大により小脳扁桃が上昇し，空洞が自然縮小することがある。脊髄空洞症に伴う側弯症は進行が著しく，成長終了後も進行がみられる点に留意が必要である。

Point

脊髄空洞症，Chiari奇形は，髄節型痛覚解離，腹皮反射消失減弱，下肢腱反射亢進がtriasである。腹皮反射は簡便なので側弯患者診療時のルーチン検査とすべきである（**図5**）。

（中村直行）

文献

1) Madigan RR, et al. Scoliosis in the institutionalized cerebral palsy population. Spine (Phila Pa 1976) 1981 ; 6 : 583-90.
2) Majd ME, et al. Natural history of scoliosis in the institutionalized adult cerebral palsy population. Spine (Phila Pa 1976) 1997 ; 22 : 1461-6.
3) Lonstein JE, et al. Operative treatment of spinal deformities in patients with cerebral palsy or mental retardation. An analysis of one hundred and seven cases. J Bone Joint Surg Am 1983 ; 65 : 43-55.
4) Nakamura N, et al. Use of dynamic spinal brace in the management of neuromuscular scoliosis : a preliminary report. J Pediatr Orthop B 2014 ; 23 : 291-8.
5) 吉田　清, ほか. 脳性麻痺の脊柱側弯変形に対する動的脊柱装具の介護者からみた効果の検討. The Japanese Journal of Rehabilitation Medicine 2015 ; 52 : 251-5.
6) McMaster WC, et al. Spinal bracing in the institutionalized person with scoliosis. Spine (Phila Pa 1976) 1980 ; 5 : 459-2.
7) Nash CL, Jr. Current concepts review : scoliosis bracing. J Bone Joint Surg Am 1980 ; 62 : 848-52.
8) Canavese F, et al. Surgical advances in the treatment of neuromuscular scoliosis. World J Orthop 2014 ; 5 : 124-33.
9) Sarwark J, et al. New strategies and decision making in the management of neuromuscular scoliosis. Orthop Clin North Am 2007 ; 38 : 485-96.
10) Teli MG, et al. Spinal fusion with Cotrel-Dubousset instrumentation for neuropathic scoliosis in patients with cerebral palsy. Spine (Phila Pa 1976) 2006 ; 31 : E441-7.
11) Tsirikos AI, et al. Comparison of parents' and caregivers' satisfaction after spinal fusion in children with cerebral palsy. J Pediatr Orthop 2004 ; 24 : 54-8.
12) Watanabe K, et al. Is spine deformity surgery in patients with spastic cerebral palsy truly beneficial ? : a patient/parent evaluation. Spine (Phila Pa 1976) 2009 ; 34 : 2222-32.
13) Saito N, et al. Natural history of scoliosis in spastic cerebral palsy. Lancet 1998 ; 351 : 1687-92.
14) Fienman NL. Pediatric neurofibromatosis : review. Compr Ther 1981 ; 7 : 66-72.
15) Neurofibromatosis. Conference statement. National Institutes of Health Consensus Development Conference. Arch Neurol 1988 ; 45 : 575-8.
16) Winter RB, et al. Spine deformity in neurofibromatosis. A review of one hundred and two patients. J Bone Joint Surg Am 1979 ; 61 : 677-94.
17) Calvert PT, et al. Scoliosis in neurofibromatosis. The natural history with and without operation. J Bone Joint Surg Br 1989 ; 71 : 246-51.
18) Hsu LC, et al. Dystrophic spinal deformities in neurofibromatosis. Treatment by anterior and posterior fusion. J Bone Joint Surg Br 1984 ; 66 : 495-9.
19) Loeys BL, et al. The revised Ghent nosology for the Marfan syndrome. J Med Genet 2010 ; 47 : 476-85.
20) Sponseller PD, et al. Results of brace treatment of scoliosis in Marfan syndrome. Spine (Phila Pa 1976) 2000 ; 25 : 2350-4.
21) Sponseller PD, et al. Infantile scoliosis in Marfan syndrome. Spine (Phila Pa 1976) 1997 ; 22 : 509-16.
22) Lipton GE, et al. Surgical treatment of scoliosis in Marfan syndrome : guidelines for a successful outcome. J Pediatr Orthop 2002 ; 22 : 302-7.
23) Dobbs MB, et al. Prevalence of neural axis abnormalities in patients with infantile idiopathic scoliosis. J Bone Joint Surg Am 2002 ; 84 : 2230-4.
24) 徳永　誠, ほか. 側彎症外来初診患者におけるMRI所見の検討. 脊柱変形 2000 ; 15 : 7-11.
25) Charry O, et al. Syringomyelia and scoliosis : a review of twenty-five pediatric patients. J Pediatr Orthop 1994 ; 14 : 309-17.
26) Phillips WA, et al. Management of scoliosis due to syringomyelia in childhood and adolescence. J Pediatr Orthop 1990 ; 10 : 351-4.
27) Eule JM, et al. Chiari I malformation associated with syringomyelia and scoliosis : a twenty-year review of surgical and nonsurgical treatment in a pediatric population. Spine (Phila Pa 1976) 2002 ; 27 : 1451-5.
28) Yeom JS, et al. Scoliosis associated with syringomyelia : analysis of MRI and curve progression. Eur Spine J 2007 ; 16 : 1629-35.
29) Sha S, et al. Evolution of syrinx in patients undergoing posterior correction for scoliosis associated with syringomyelia. Eur Spine J 2015 ; 24 : 955-62.
30) Wang G, et al. One-Stage Correction Surgery of Scoliosis Associated With Syringomyelia : Is it Safe to Leave Untreated a Syrinx Without Neurological Symptom ? J Spinal Disord Tech 2015 ; 28 : E260-4.

腰痛，分離症

Key words

- 腰痛（low back pain）
- Schmorl結節（Schmorl nodes）
- 腰椎終板障害（lumbar endplate lesion）
- 腰椎分離症（lumbar spondylolysis）

本項では小児に発生する腰痛の原因として頻度の高い，腰椎終板障害と腰椎分離症について述べる。

1 腰椎終板障害

概念

椎体の長軸方向の成長は，成長軟骨層における軟骨内骨化により起こる。二次骨化核である環状骨端核は，単純X線像上10〜12歳ごろに椎体隅角部に出現し，14〜17歳ごろに明瞭となる（**図1**）[1)]。この時期に，スポーツ活動などによる繰り返しの外力が椎体終板に加わると，力学的脆弱部位である成長軟骨層の軟骨細胞に変性を招く。結果的に，椎体終板の変形，椎間板の突出（Schmorl結節）や変性，椎体辺縁分離などの変形を引き起こす。

疫学

成長が終了する前，すなわち成長軟骨層が存在している10〜17歳の発育期に好発する。

図1　発育期の腰椎椎間板と終板

a：Cartilaginous stage。環状骨端核が出現せず，軟骨板は成長軟骨層を介して椎体と連続している。
b：Apophyseal stage。環状骨端核が椎体隅角部に出現する。この時期では成長軟骨層はまだ存在する。
c：Maturation stage。環状骨端核が椎体と癒合し，成長軟骨層も消失する。

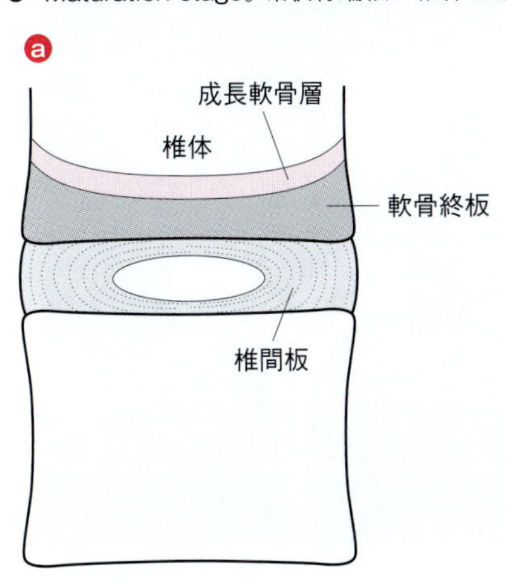

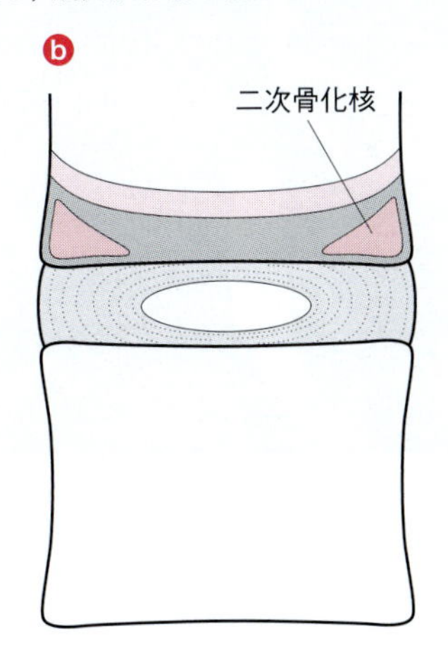

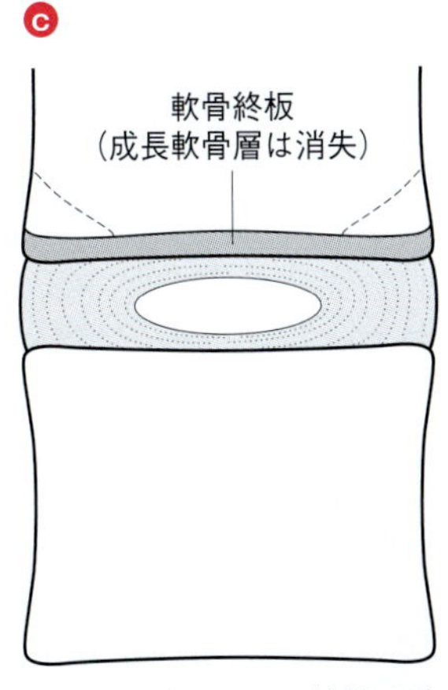

（文献9より）

分類

大別すると，①前方，②中央，③後方に分けられ，それぞれ広範性と限局性に分類される。広範性中央型が最も頻度が高く，広範性前方型は上位腰椎に，限局性後方型は下位腰椎にそれぞれ好発すると報告されている[2)]。中央型で限局性陥凹のSchmorl結節は，臨床症状を呈することが少なく病的意義は低い。一方，前方型で病変が広範な場合では，椎体の変形による脊柱の後弯変形を呈することがある。後方の限局性病変では，後方の環状骨端核が椎体終板から解離し，後方組織である後縦靱帯や神経組織を圧迫することになる(**図2**)。

診断

症状の多くは腰痛である。一方，限局性後方病変が進行すると椎間板ヘルニアと同様に坐骨神経痛を呈することがあり，下肢伸展挙上(straight leg raising；SLR)テストが陽性となり，神経症状を呈する。

単純X線側面像では，二次骨化核である環状骨端核周辺の椎体隅角部の変化が診断に有用である。初期では隅角部の透亮化を呈する。続いて，進行期では環状骨端核周辺の透亮像の拡大と椎体の反応性骨硬化を示し，終末期には島状骨片の分離や遊離となる。変形や解離骨片が大きい場合では，椎間不安定性を示すことがあるので，動態撮影による不安定性の有無を確認する必要がある。限局性後方病変では，CT矢状断像や軸写像が有用である(**図2**)。

治療

発育期のスポーツ障害として発症することが多いことから，スポーツ活動の休止を含めた安静，軟性コルセットによる外固定などの保存療法が中心となる。疼痛が強い場合には，非ステロイド性抗炎症薬(nonsteroidal anti-inflammatory drugs；NSAIDs)も有効である。慢性的な腰痛に対しては，体幹筋を中心としたリハビリテーションを行う。

限局性の後方病変では，解離骨片による下肢症状を呈することがあるが，急性期が過ぎれば症状は消退することが多い。ただし，下肢症状を繰り返す場合や保存療法に抵抗する場合では手術適応がある。このような症例では解離骨片が大きく，介在する線維輪とともに動的不安定を示すことがあり，手術による転位骨片の摘出が必要である。骨片摘出は，両側アプローチにより十分な視野を確保して，正中部の取り残しがないように行う。

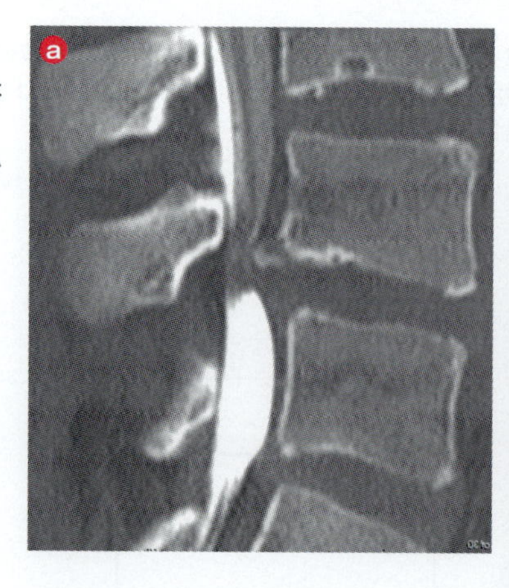

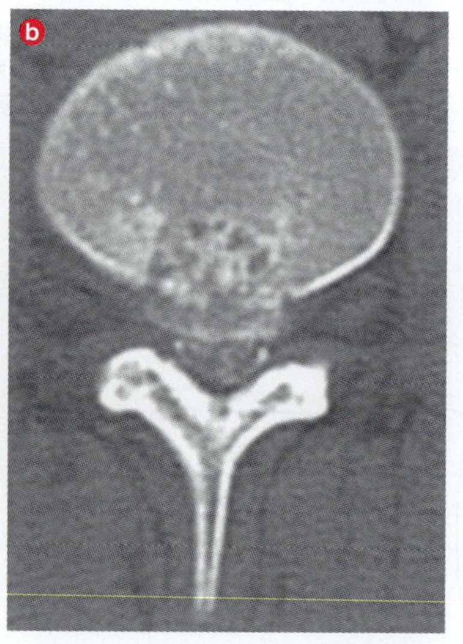

図2　限局性後方型終板病変

a：CT MPR矢状断像。第4腰椎椎体後縁に解離骨片を認める。
b：CT横断像。骨片が硬膜管を中心性に圧迫していることがわかる。

(文献10より)

予後

保存療法例において単純X線像の経過をみると，初期と進行期は約半数において改善を示すが，終末期では改善はみられないことが多い。また，限局性後方型における手術症例の治療成績は良好である。

2 腰椎分離症

概念

スポーツなどの繰り返しの外力により生じる，腰椎の関節突起間部の疲労骨折である。そのほとんどが発育期に発症する。家族内発生例の報告も多く，遺伝的素因の関与も示唆されるが，詳細は不明である。

疫学

日本人の5％程度に分離症が認められ，スポーツ選手では30～40％の発生頻度が報告されている。発症年齢は12～17歳までが90％を占める。体幹の伸展および回旋運動で，関節突起間部に強い応力が加わると報告されている。従って体幹運動の多いスポーツ種目で高頻度に腰椎分離症がみられ，体操やバレエ，投てき競技，ボート，野球，サッカーなどで高い発生頻度が報告されている[3~6]。

分類

単純X線像ないしCTより，①関節突起間部が不規則なhair lineあるいは透亮像を呈する「初期」，②亀裂が明瞭化した「進行期」，③偽関節様の骨硬化像を呈する「終末期」に分類される。このうち保存療法で骨癒合が得られる可能性があるのは「初期」と「進行期」である。

診断

成長期のスポーツ選手が腰痛を訴える場合，常に腰椎分離症を念頭に置く必要がある。理学所見としては，腰部の伸展時痛と分離部の圧痛が大切である。

単純X線像では斜位像でのスコッチテリアの首輪が有名であるが（**図3**），骨折線の方向によっては側面像のほうが判断しやすいこともある。単純X線像で鮮明な分離がみられるときは，すでに偽関節に進行している終末期のことが多い。骨癒合の可能性がある初期および進行期をとらえるには，CTやMRIが有用である。

CTでは椎弓に平行にスライスを切ると，分離部の骨硬化やgapを正確に評価することができる（**図4**）。

MRI T2強調像は，分離初期にみられる椎弓根の浮腫像を高信号領域としてとらえることができ，早期診断に非常に有用である（**図5**）。

図3　単純X線斜位像
スコッチテリアの首輪（矢印）がみられる。

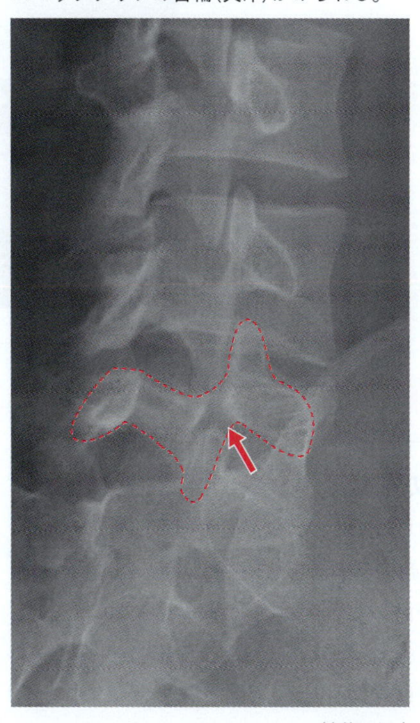

（文献11より）

図4　椎弓に平行に撮影したCT

分離部の骨硬化（矢印）やgap（矢頭）の描出に優れている。

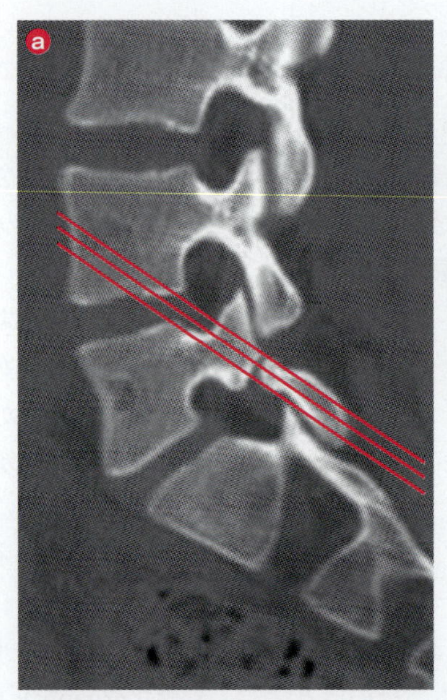

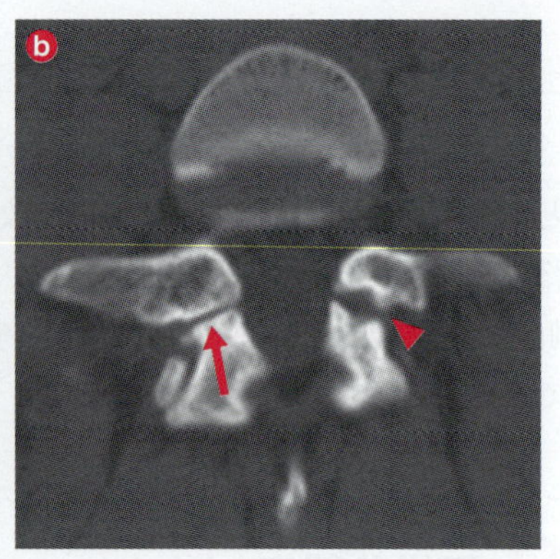

（文献11より）

図5　MRI T2強調横断像

分離初期にみられる椎弓根の浮腫像が高信号領域として描出されている（矢印）。

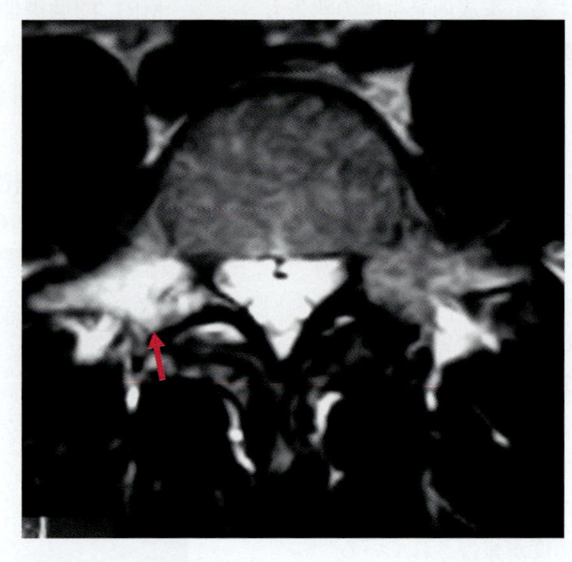

（文献11より）

治療

治療法の選択

骨癒合の可能性を評価し，治療方針を決定する。MRI T2強調像における椎弓根部高信号は，骨癒合の可能性が高いことを示す所見だとされている[7]。分離初期と進行期の一部がこれに相当し，このような症例では骨癒合を目指す治療を行う。骨癒合の可能性がない症例では保存的な疼痛管理が主体となるが，保存療法に抵抗し，スポーツ活動や日常生活に著しい支障をきたす場合は手術療法を考慮する。また，cartilaginous stage（**図1a**）における腰椎分離症は，力学的脆弱部位である成長軟骨層が剪断力に耐え切れずに，すべり症へ移行する可能性が高い[8]。すべり椎の楔状化や仙骨の円形化などの椎体変形も生じうる（**図6**）。そのため，スポーツ活動を中止するなど厳重な管理が必要となる。

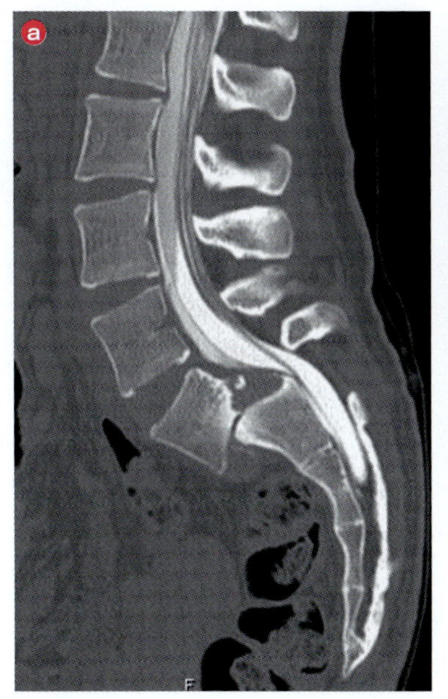
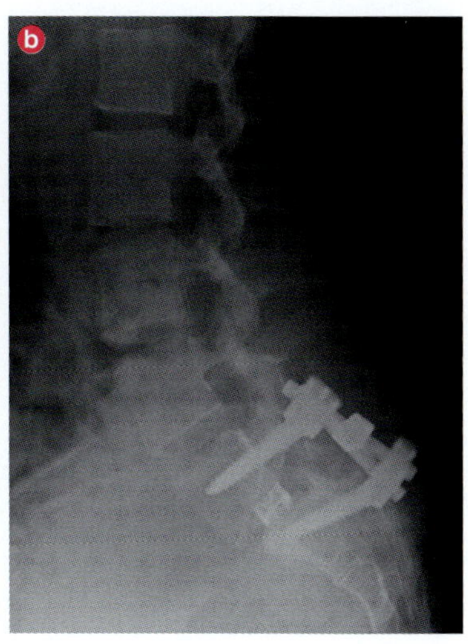

図6　腰椎分離症に伴う高度すべり症例

17歳，女子。14歳時に腰痛を自覚し，近医でMeyerding分類grade 2の腰椎分離すべり症を指摘されたが，その後もスポーツ活動を継続した。徐々に腰痛は悪化し，下肢痛と会陰部のしびれも自覚するようになった。

a：CT MPR矢状断像。第5腰椎の高度のすべりを認める。すべり椎の楔状化と仙骨の円形化，そして後方に解離骨片も認める。

b：術後単純X線側面像。後方進入椎体間固定術を施行した。

保存療法

骨癒合を目指す症例では，体幹装具の装着と，最低3か月のスポーツ活動の休止を指示する。骨癒合が見込めない症例では疼痛管理が主体となる。薬物療法やリハビリテーション，分離部ブロック，伸展を制限する体幹装具などを用いる。

手術療法

一般に，腰痛のみの症例では分離部修復術が，下肢痛が主体の症例では分離部除圧術がそれぞれ適応となる。また，高度の不安定性やすべりを伴う症例では椎体間固定術が選択される(**図6**)。

予後

分離部に骨癒合が得られなかったとしても，基本的に予後は良好であり，必ずしも腰痛の発生やスポーツ活動の制限につながるわけではない。

（吉本三徳）

文献

1) 加藤真介，ほか．発育期の後方終板障害と椎間板ヘルニア．MB Orthop 2003；16(9)：42-7.
2) 加藤真介，ほか．発育期におけるスポーツと腰痛 腰椎分離症と終板障害の病態と治療．脊椎脊髄ジャーナル 2000；13：496-506.
3) Jackson DW, et al. Spondylolysis in the female gymnast. Clin Orthop Relat Res 1976；117：68-73.
4) 松本 學．腰部障害の保存的治療．臨スポーツ医 2006；23：1301-9.
5) Seitsalo S, et al. Spondylolistesis in ballet dancers. J Dance Med Sci 1997；1：51-4.
6) Soler T, et al. The prevalence of spondylolysis in the Spanish elite athlete. Am J Sports Med 2000；28：57-62.
7) Sairyo K, et al. MRI signal changes of the pedicle as an indicator for early diagnosis of spondylolysis in children and adolescents：a clinical and biomechanical study. Spine(Phila Pa 1976) 2006；31：206-11.
8) 西良浩一．発育期腰椎分離症の早期診断と保存療法の最前線 つくかつかないか，すべるかすべらないか．J Spine Res 2010；1：30-40.
9) 竹林庸雄．腰椎終板障害．スポーツと腰痛 メカニズム＆マネジメント．山下敏彦編．東京：金原出版；2011. p65-8.
10) 竹林庸雄，ほか．腰椎椎間板ヘルニア・終板障害．整・災外 2012；55：65-70.
11) 吉本三徳，ほか．脊椎外科．関節外科 2011；30(4月増刊)：78-84.

Ⅷ　骨系統疾患

FGFR3異常症
(軟骨無形成症，軟骨低形成症，タナトフォリック骨異形成症)

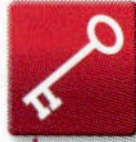

Key words

- 線維芽細胞増殖因子受容体3型(fibroblast growth factor receptor-3)
- 軟骨無形成症(achondroplasia)
- 軟骨低形成症(hypochondroplasia)
- タナトフォリック骨異形成症(thanatophoric dysplasia)

概念

FGFR3異常症は，骨系統疾患のなかで線維芽細胞増殖因子受容体3型(fibroblast growth factor receptor-3；FGFR3)の遺伝子変異を示す疾患群であり，2015年版の骨系統疾患国際分類[1]には，**表1**に示す7疾患が含まれる。FGFR3は線維芽細胞増殖因子のシグナルに抑制的に働くと考えられており，*FGFR3*遺伝子の変異により線維芽細胞増殖因子抑制シグナルが常に働き，軟骨内骨化の障害が起きる。FGFR3異常症のなかで最も代表的なのは，軟骨無形成症(achondroplasia)であり，より軽症の表現型を示すのが，軟骨低形成症(hypochondroplasia)，重症の表現型を示すのがタナトフォリック骨異形成症(thanatophoric dysplasia)1型と2型である。軟骨無形成症と軟骨低形成症の間には，表現型・遺伝子型のオーバーラップが多く，また軟骨低形成症では*FGFR3*以外の遺伝子の関与も考えられている[2]。黒色表皮腫を伴うCrouzon様頭蓋骨癒合症(Crouzon-like craniosynostosis with acanthosis nigricans)，Muenke型頭蓋骨癒合症(craniosynostosis, Muenke type)でも同様に*FGFR3*の遺伝子変異が確認されているが，国際分類では頭蓋骨癒合症候群のグループに分類されている。

表1 骨系統疾患国際分類(2015)に含まれるFGFR3異常症

1. タナトフォリック骨異形成症1型(thanatophoric dysplasia type 1；TD1)
2. タナトフォリック骨異形成症2型(thanatophoric dysplasia type 2；TD2)
3. 重症軟骨無形成症・発達遅滞・黒色表皮腫 (severe achondroplasia with developmental delay and acanthosis nigricans；SADDAN)
4. 軟骨無形成症(achondroplasia)
5. 軟骨低形成症(hypochondroplasia)
6. 屈指・高身長・難聴症候群(camptodactyly, tall stature and hearing loss syndrome；CATSHL)
7. 軟骨低形成症様異形成症[hypochondroplasia-like dysplasia(s)]

(文献1より改変)

疫学

軟骨無形成症の発生頻度は1万出生当たり0.36～0.60であり，タナトフォリック骨異形成症は1万出生当たり0.21～0.30と報告されている[3]。軟骨低形成症の発生頻度は明らかでない。いずれの疾患も常染色体優性遺伝形式をとるが，軟骨無形成症の80～90％が新突然変異であり，この場合父親の年齢が高いことが知られている[3, 4]。軟骨無形成症のホモ接合は重症で致死性である。

診断

いずれの疾患も臨床所見とX線所見により診断することが多いが，遺伝子検査を行うこともある。

軟骨無形成症は四肢短縮型低身長を示し，治療を受けていない日本人の軟骨無形成症患者では，17歳時の平均身長は男子130.4 cm，女子124.0 cmと推定されている。本症の四肢短縮は特に近位肢節に著しい。

上肢では肘関節の伸展制限を示すことが多い。手指は太く短く，三叉手（trident hand）を示す（**図1a**）。下肢では膝は内反膝であることが多く，内・外反方向に不安定である。足関節は内反位をとる。体幹では胸腰椎移行部は後弯し，腰椎前弯は増強する。頭部は大きく，前額部は突出している。鼻根部は陥凹し，顔面中央部低形成を示す（**図1b**）。軽度の筋緊張低下がみられることが多く，運動発達は遅延する[6]。知能発達・生命予後は正常と考えられる。

X線所見では，管状骨は太く短く，骨端核は小さく，骨幹端部は盃状変形（cupping）を示す。腓骨が脛骨より相対的に長く，足関節は内反する（**図2a**）。手では，基節骨・中節骨が小弾丸様であり，三叉手を示す（**図2b**）。脊椎では，腰椎正面像で椎弓根間距離が頭側から尾側に向かうに従い狭くなる（interpediculate narrowing，**図2c**）。側面像では椎体後縁は後方凹で（posterior scalloping），椎体辺縁は丸みを帯び（**図2d**），胸腰椎移行部は後弯する。胸腰推移行部の後弯が強い症例では，同部の椎体は楔状変形を示す。大後頭孔は狭小である。骨盤では，腸骨翼は方形で，腸骨遠位側は短

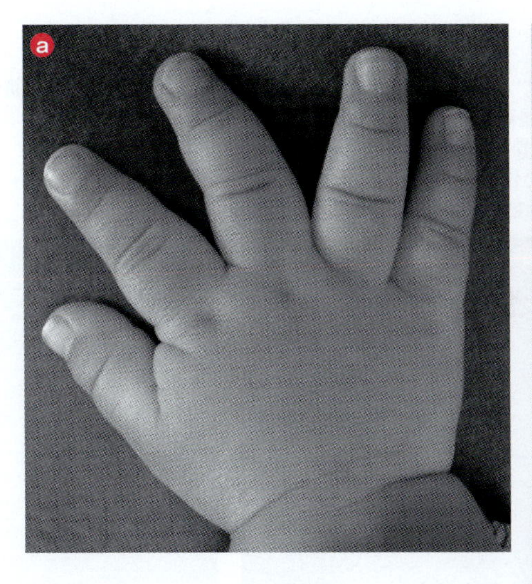

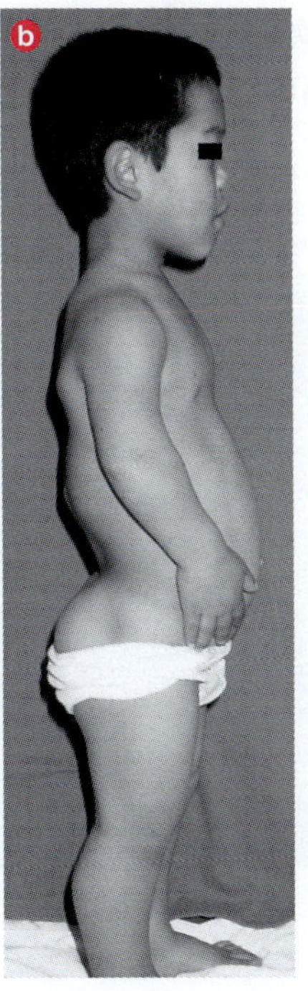

図1　軟骨無形成症の臨床像

a：3歳。手指の短縮と三叉手。
b：10歳。四肢短縮，肘関節伸展制限，前額部突出，顔面中央部低形成，胸腰椎移行部後弯，腰椎前弯増強。

縮し坐骨切痕が小さくなる。また臼蓋は水平である(**図2a**)。

軟骨無形成症は厚生労働省が指定する難病であり，その診断基準を**表2**に示す。

軟骨低形成症[7, 8]は軟骨無形成症よりも軽症の表現型を示し，低身長の程度も軽く，軽症例では正常範囲内のこともある。出生時には明らかな四肢短縮を示さず，幼児期に低身長が明らかになることが多い。顔貌は正常であるが大頭を示すことがある。三叉手を認めない。軟骨無形成症と異なり，約9%に軽度の精神発達障害を認める。X線所見も同様に軟骨無形成症に比較して軽症である(**図3**)。椎弓根間距離の狭小化あるいは平行化(第1・第5腰椎の椎弓根間距離が等しい)は診断上重要とされる[7]。

タナトフォリック骨異形成症[9]は，①皮膚ひだを伴う重度の四肢短縮，②手足の短縮，③前額部突出を伴う大頭，④顔面中央部低形成，⑤胸郭低形成，⑥腹部隆起を示し，X線所見により1型と2型に分類されるが，いずれも軟骨無形成症より著しく重症のX線像を示す(**図4**)。1型では大腿骨の受話器様変形(telephone-receiver shaped femora)，2型ではクローバーリーフ状の頭蓋骨をそれぞれ示す。

近年は軟骨無形成症やタナトフォリック骨異形成症に対する胎児診断が可能になってきている。胎児超音波像で四肢短縮を認めた場合，胎児CTや胎児MRIを撮影する場合がある。臍帯血などを用いた遺伝子検査も行われている。

軟骨無形成症・軟骨低形成症と鑑別すべき疾患は，四肢短縮型低身長を示す骨系統疾患であり，偽性軟骨無形成症，骨幹端異形成症，点状軟骨異形成症などが含まれる。

タナトフォリック骨異形成症と鑑別すべきは，四肢短縮と胸郭形成不全を示す疾患で，軟骨無発生症，軟骨低発生症，呼吸不全性胸郭異形成症などが含まれる。それぞれX線所見の特徴，さらに必要であれば遺伝子検査で鑑別する。

治療と予後

軟骨無形成症・軟骨低形成症の低身長，四肢短

図2　軟骨無形成症のX線像

a：2歳10か月。太く短い管状骨，小さい骨端核，骨幹端部の盃状変形，相対的に長い腓骨と足関節内反，方形の腸骨翼，腸骨遠位側の短縮と小さい坐骨切痕，水平な臼蓋。
b：4歳。小弾丸様の基節骨・中節骨を伴う三叉手。
c：6歳。腰椎椎弓根間距離の狭小化。
d：6歳。後方凹の椎体後縁，丸みを帯びた椎体辺縁。

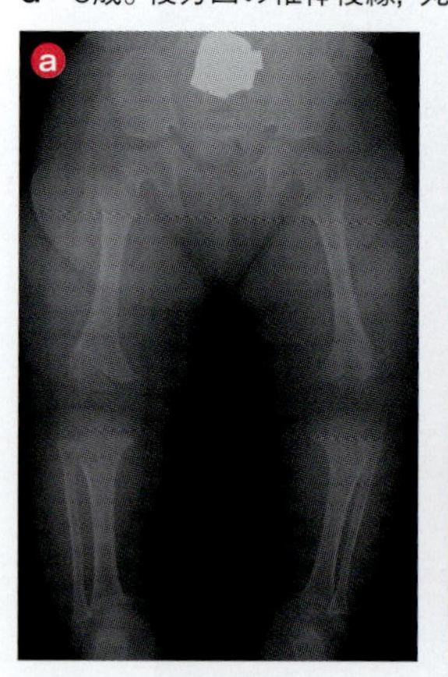

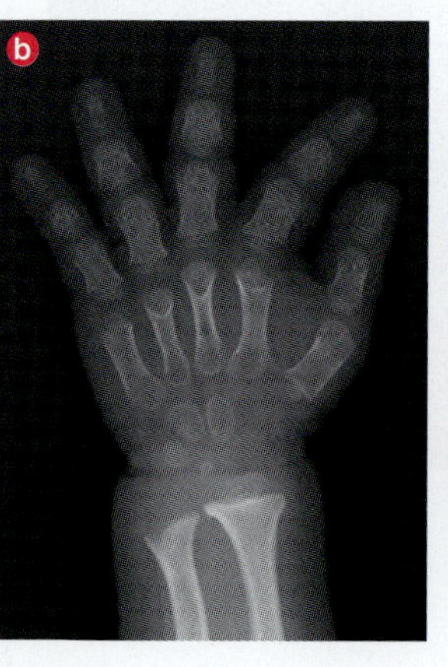

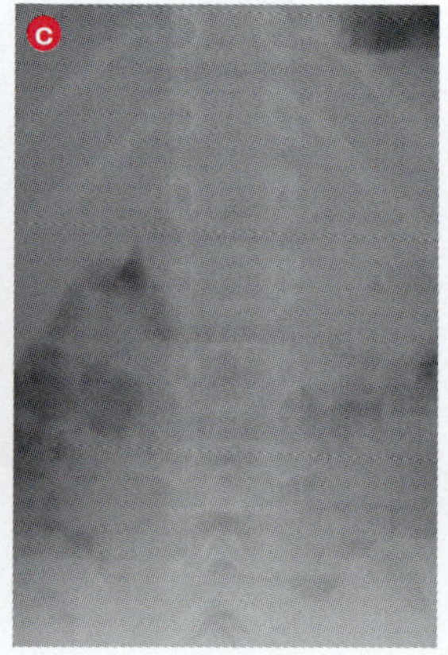

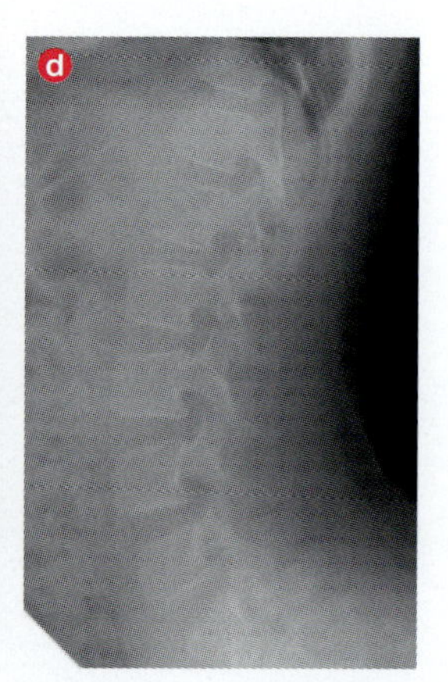

縮に対して骨延長手術が行われる[10, 11]。成長ホルモンの投与が行われる場合もある[12]。下腿など長管骨の変形に対して骨切り術が行われる。軟骨無形成症では乳幼児期に大後頭後狭窄による睡眠時無呼吸や運動発達遅延を合併することがあり，大後頭拡大術を行うことがある[13]。また成人後に脊柱管狭窄症の症状を呈することがあり，手術療法の適応となる場合もある。脊柱管狭窄症の症状出現には，胸腰椎移行部の後弯変形などの脊柱変形が関係するといわれており，進行予防のために体幹装具を処方することがある[14]。これらのほか，軟骨無形成症では，上気道狭窄，中耳炎，不正咬合などを合併することがある。軟骨無形成症・軟骨低形成症の生命予後は良好である。

タナトフォリック骨異形成症は，以前は周産期致死性といわれていたが，新生児期の呼吸管理などの進歩により長期生存例が報告されるようになっている[15]。

表2　指定難病としての軟骨無形成症の診断基準

A. 症状		・近位肢節により強い四肢短縮型の著しい低身長(－3SD 以下の低身長，指極/身長＜0.96の四肢短縮) ・特徴的な顔貌(頭蓋が相対的に大きい，前額部の突出，鼻根部の陥凹，顔面正中部の低形成，下顎が相対的に突出)：頭囲＞+1SD ・三尖手(手指を広げたときに中指と環指の間が広がる指)
B. 検査所見(単純X線検査)	四肢(正面)	・管状骨は太く短い ・長管骨の骨幹端は幅が広く不整で盃状変形(cupping) ・大腿骨頚部の短縮 ・大腿骨近位部の帯状透亮像 ・大腿骨遠位骨端は特徴的な逆 V 字型 ・腓骨が脛骨より長い(腓骨長/脛骨長＞1.1)
	脊椎(正面，側面)	・腰椎椎弓根間距離の狭小化(椎弓根間距離 L4/L1＜1.0) ・腰椎椎体後方の陥凹
	骨盤(正面)	・坐骨切痕の狭小化 ・腸骨翼は低形成で方形あるいは円形 ・臼蓋は水平 ・小骨盤腔はシャンパングラス様
	頭部(正面，側面)	・頭蓋底の短縮 ・顔面骨低形成
	手(正面)	・三尖手 ・管状骨は太く短い
C. 鑑別診断		・軟骨低形成症 ・変容性骨異形成症 ・偽性軟骨無形成症 ・その他の骨系統疾患
D. 遺伝学的検査		・遺伝子検査の実施(線維芽細胞増殖因子受容体3型(*FGFR3*)遺伝子のG380R変異の有無)

Definite	Aのうち3項目＋Bのうち5項目以上を満たし，Cの鑑別すべき疾患を除外
Definite	Probable，Possible のうちDを満たす
Probable	Aのうち2項目以上＋Bのうち3項目以上を満たし，Cの鑑別すべき疾患を除外
Possible	Aのうち2項目以上＋Bのうち2項目以上を満たし，Cの鑑別すべき疾患を除外

図3　軟骨低形成症のX線像（15歳）

a：三叉手を認めない。
b：椎弓根間距離の平行化。
c：大腿骨頸部の短縮。

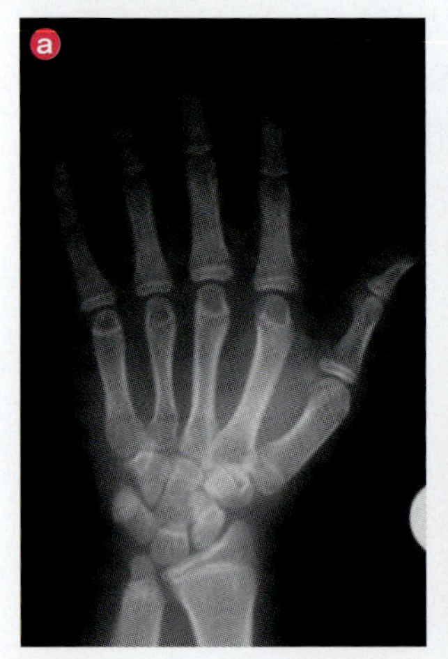

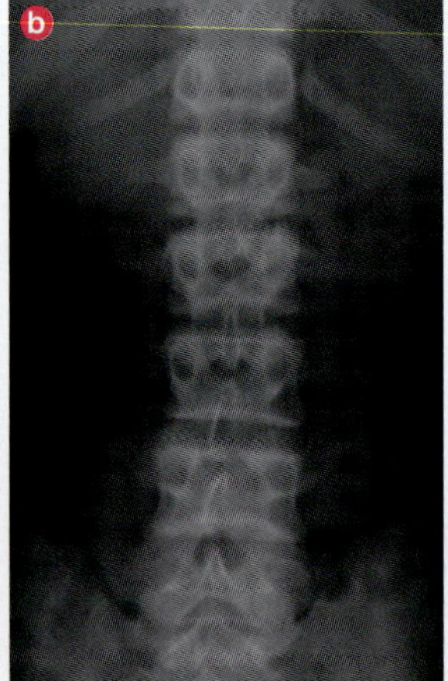

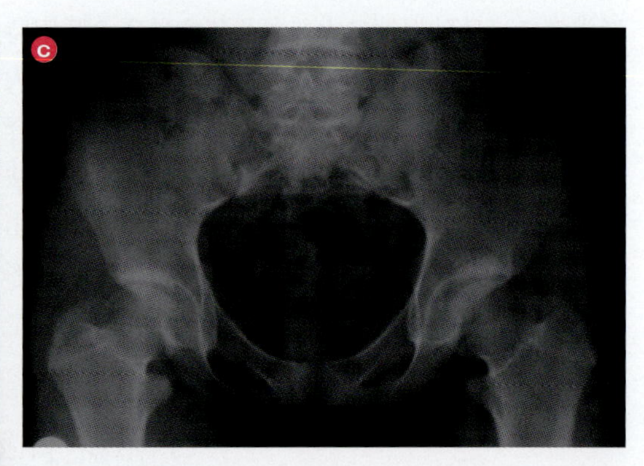

図4　タナトフォリック骨異形成症1型（出生直後）

a：骨幹端異形成を伴う長管骨短縮，大腿骨の受話器様変形，胸郭低形成，H字型の椎体，腸骨低形成。
b：著しい扁平椎。

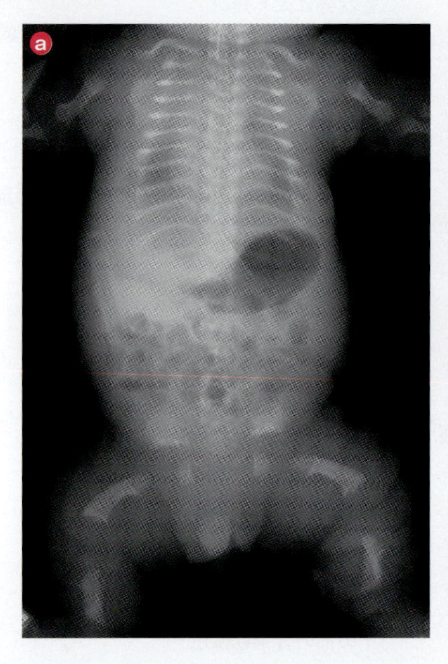

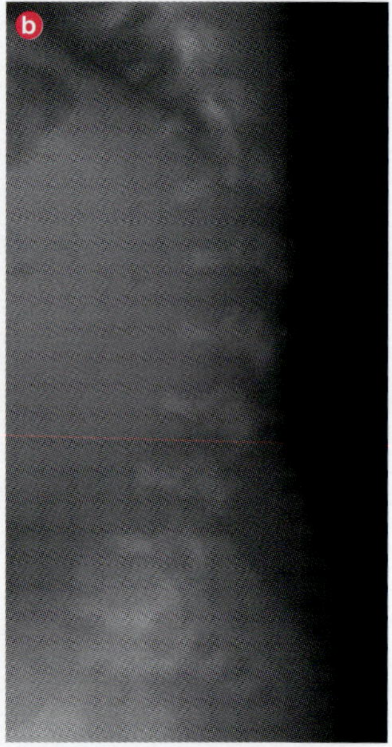

FGFR3異常症に対しては，C型ナトリウム利尿ペプチド（C-type natriuretic peptide；CNP）アナログ[16]，スタチン[17]などがモデル動物における骨成長に有効であるとの報告がされており，今後臨床応用される可能性がある。

（芳賀信彦）

文献

1） Bonafe L, et al. Nosology and classification of genetic skeletal disorders：2015 revision. Am J Med Genet A 2015；167：2869-92.
2） Xue Y, et al. FGFR3 mutation frequency in 324 cases from the International Skeletal Dysplasia Registry. Mol Genet Genomic Med 2014；2：497-503.
3） Waller DK, et al. The population-based prevalence of achondroplasia and thanatophoric dysplasia in selected regions of the US. Am J Med Genet A 2008；146：2385-9.
4） Richette P, et al. Achondroplasia：from genotype to phenotype. Joint Bone Spine 2008；75：125-30.
5） 立花克彦，ほか．全国調査に基づいた軟骨無形成症患児の身長の検討．小児診療 1997；60：1363-9.
6） Todorov AB, et al. Developmental screening tests in achondroplastic children. Am J Med Genet 1981；9：19-23.
7） Hall BD, et al. Hypochondroplasia：clinical and radiological aspects in 39 cases. Radiology 1979；133：95-100.
8） 難波範行．軟骨無形成症・低形成症．小児臨 2013；66（増刊号）：1389-96.
9） Wainwright H. Thanatophoric dysplasia：A review. S Afr Med J 2016；106：10993.
10） Aldegheri R, et al. Limb lengthening in short stature patients. J Pediatr Orthop B 2001；10：238-47.
11） Park KW, et al. Limb lengthening in patients with achondroplasia. Yonsei Med J 2015；56：1656-62.
12） Hertel NT, et al. Growth hormone treatment in 35 prepubertal children with achondroplasia：a five-year dose-response trial. Acta Paediatr 2005；94：1402-10.
13） White KK, et al. Best practices in the evaluation and treatment of foramen magnum stenosis in achondroplasia during infancy. Am J Med Genet A 2016；170：42-51.
14） Misra SN, et al. Thoracolumbar spinal deformity in achondroplasia. Neurosurg Focus 2003；14：e4.
15） Baker KM, et al. Long-term survival in typical thanatophoric dysplasia type 1. Am J Med Genet 1997；70：427-36.
16） Longet F, et al. Evaluation of the therapeutic potential of a CNP analog in a Fgfr3 mouse model recapitulating achondroplasia. Am J Hem Genet 2012；91：1108-14.
17） Yamashita A, et al. Statin treatment rescues FGFR3 skeletal dysplasia phenotypes. Nature 2014；513：507-11.

骨形成不全症

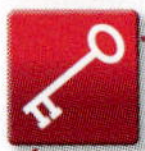

Key words

- 骨脆弱性(bone fragility)
- 骨変形(bone deformity)
- 青色強膜(blue sclera)
- 歯牙形成不全(dentinogenesis imperfecta)

概念

全身の骨脆弱性を示す疾患であり，易骨折性を呈し，多数回骨折による骨変形を生じる。①青色強膜，②歯芽形成不全，③難聴を合併する。易骨折性の程度はさまざまで，子宮内で多発骨折を認めている重症例から，骨折をほとんど起こさない軽症例まである。成長終了後に骨折頻度は減少するが，女性では閉経後に再び骨折頻度が増加する。原因はⅠ型コラーゲンの遺伝子変異による量的・質的異常であり，Ⅰ型コラーゲン遺伝子である*COLA1*と*COLA2*の変異を約90％に認める。遺伝形式は常染色体優性遺伝が多いが，一部は常染色体劣性遺伝である[1)]。

疫学

頻度は約2万人に1人，人種に関係ないとされている。軽症例で骨形成不全とわからない場合があり，正確な頻度は不明である。

分類

臨床症状・遺伝形式・重症度により分類したSillence分類が多く使用されているが，この分類以外の遺伝子異常・症状をきたす例があり，Glorieuxらが追加している[1~4)](**表1**)。

Type Ⅰ(図1)

易骨折性とそれに伴う骨変形は軽症である。青色強膜がみられるが，加齢に伴う変化はない。難聴もみられる。遺伝形式は常染色体優性遺伝であり，コラーゲンの量的異常による。乳児期の骨折は少ないが，歩行開始後に徐々に骨折回数が増加する。同部位を繰り返し骨折することがあるため，治療による一時的な局所安静の繰り返しにより，比較的軽症とされるType Ⅰであっても骨脆弱性が強くなることがある。

歯牙形成不全なしがType ⅠA，歯牙形成不全ありがType ⅠBとなる。

Type Ⅱ

子宮内での多数回骨折を認め，胸郭低形成による重症の呼吸障害や，頭蓋内出血により周産期に死亡してしまう例が多く，最重症型である。遺伝形式は遺伝子の突然変異や常染色体劣性遺伝で，コラーゲンの質的異常による。

Type Ⅲ(図2)

新生児期には青色強膜であるが，成長とともに白色となる。初回骨折は出生前か出生時であり，骨変形が強い。頻回の骨折による骨変形を呈し，

Type Ⅱの次に重症である。遺伝形式は常染色体優性遺伝であり，コラーゲンの質的異常により起こる。骨変形が重度であり，車椅子を必要とする場合がしばしばみられる。側弯症・胸郭変形による呼吸障害をきたしてくるなど，Type Ⅰ・Ⅳに比べ寿命が短い。

Type Ⅳ

青色強膜なし。易骨折性で骨変形の程度はさまざまであり，Type Ⅰより重症で，Type Ⅲとオーバーラップするものもある。遺伝形式は常染色体優性遺伝である。

歯牙形成不全なしがType ⅣA，歯牙形成不全

表1　骨形成不全のSillence分類

Type	遺伝子異常	遺伝形式	特徴
Ⅰ	*COLA1*, *COLA2*	AD	・青色強膜がみられるが加齢に伴う変化はない ・難聴あり ・骨変形は軽症である
Ⅱ	*COLA1*, *COLA2*	AD	・子宮内多発骨折を認める ・周産期に死亡してしまう例が多く最重症である
Ⅲ	*COLA1*, *COLA2*	AD, AR	・初回骨折が出生前か出生時であり骨変形が強い ・青色強膜は成長とともに白色となる
Ⅳ	*COLA1*, *COLA2*	AD	・白色強膜 ・表現型の程度はさまざまで，Type Ⅰより重症でType Ⅲと一部一致する
Ⅴ	*IFITM5*	AD	・Type Ⅳに類似するが，過剰な仮骨形成，前腕骨間膜の石灰化を認める
Ⅵ	*SERPINF1*	AR	・Type Ⅳより頻回な骨折を認め，脊椎圧迫骨折を認める
Ⅶ	*CRTAP*	AR	・生下時より骨折がみられ，重度な変形をきたし，ときに致死性である

図1　Sillence分類Type Ⅰ

a：2か月。初回左大腿骨骨折時。その後2回骨折あり。
b：5歳。左大腿骨矯正骨切り術・伸張性髄内釘術（telescopic rod）を施行した。術後，独歩している。

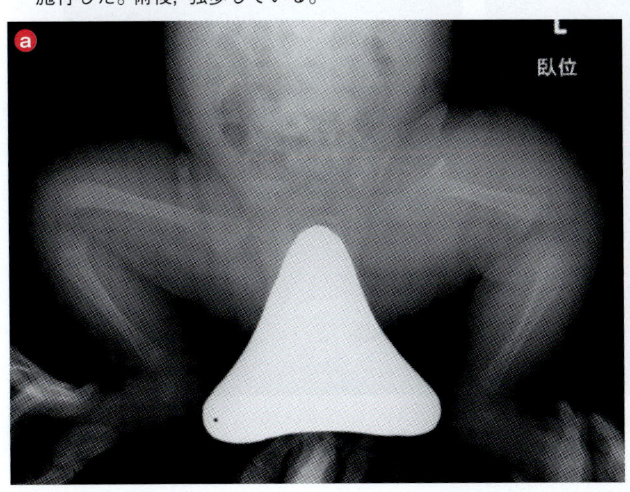

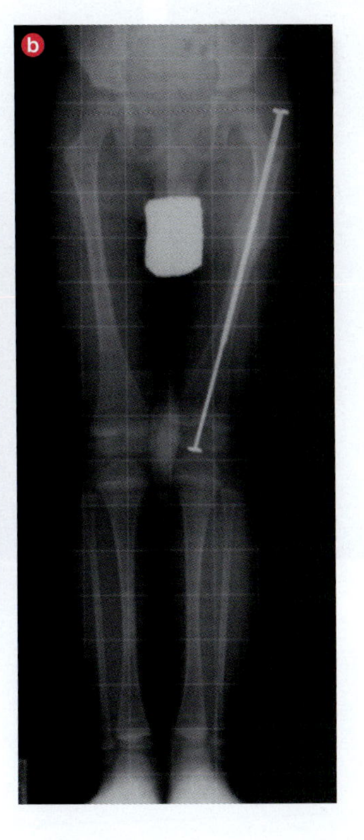

図2　Sillence分類Type Ⅲ

a〜d：4か月。多数回骨折による両大腿骨前方凸内反変形(**a**)，右下腿骨前方凸変形(**b, c**)，左上腕骨・前腕骨弯曲変形，骨皮質の菲薄化を認め，長管骨の弯曲変形を認める(**d**)。

e, f：25歳。両大腿骨・下腿骨髄内釘術(telescopic rod, K-wire)を施行している。車椅子での移動であるが，両短下肢装具装着にてつかまり立ちが可能である。著しい側弯と胸郭変形を認める。股関節の臼底突出(Otto骨盤)を呈している。

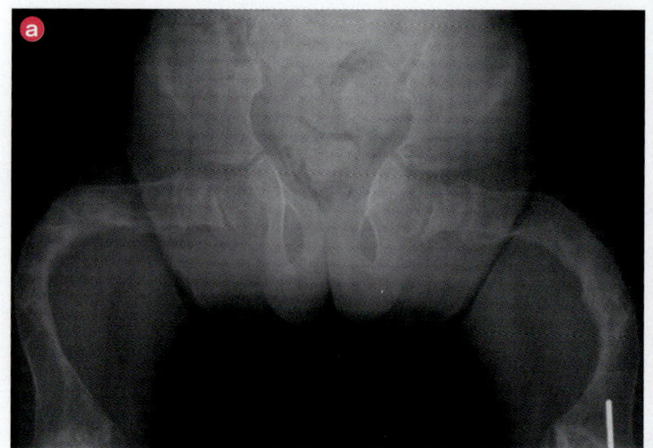

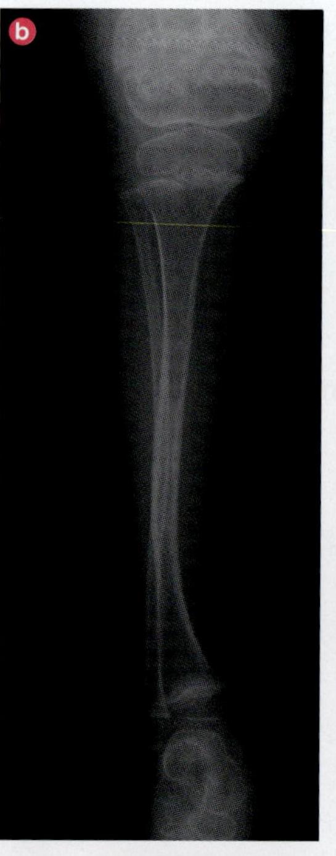

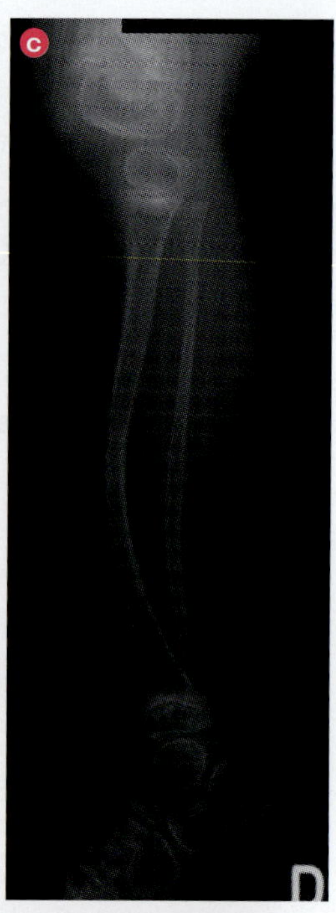

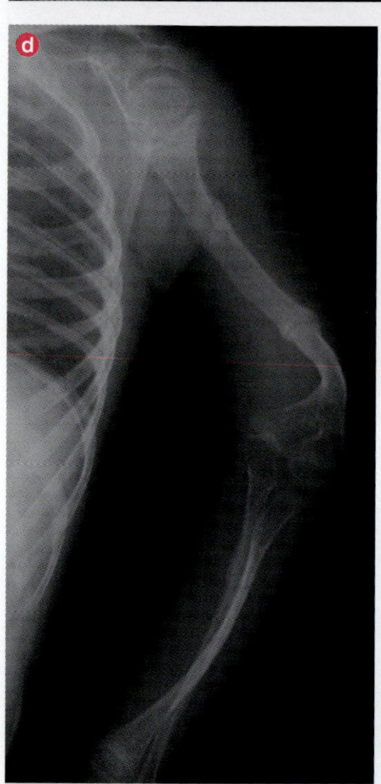

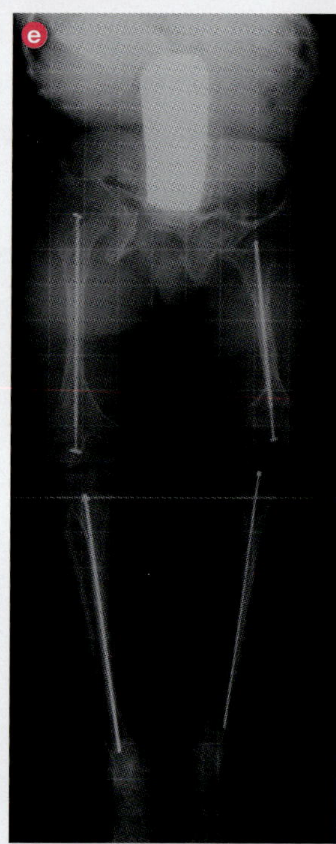

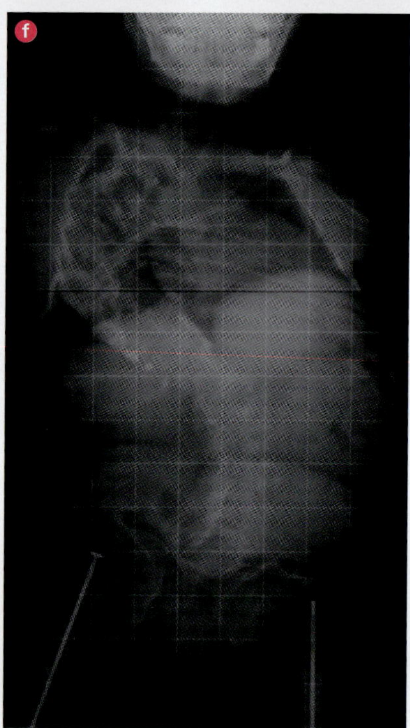

ありがType ⅣBとなる。

診断

臨床症状

Ⅰ型コラーゲンは骨以外に，①歯，②皮膚，③強膜，④中耳など全身に存在するため，以下の症状を呈する。

①易骨折性，四肢骨変形，脊椎変形，胸郭変形：骨折は大腿骨や上腕骨などの長管骨の骨幹に多くみられ，脊椎，骨盤，頭蓋骨などの骨折もみられる。
②青色強膜
③歯牙形成不全
④難聴
⑤皮膚脆弱性・関節弛緩性：関節弛緩性により外反足を呈して，荷重時の不安定性を認める。
⑥胸郭変形による呼吸障害
⑦低身長

X線診断

Ⅰ型コラーゲンの異常のため膜性骨化が妨げられる。長管骨骨幹部の横径減少と骨皮質の菲薄化を認め，長管骨の弯曲変形を認める。短管骨も骨皮質の菲薄化を認めるが，骨折は少ない。頭蓋骨の菲薄化，Worm骨（頭蓋縫合周囲のモザイク状の骨化遅延），頭蓋骨の横径増大も認められる。椎体は扁平である。股関節の臼底突出（Otto骨盤）を呈することがある。

骨密度

本症では著しい低骨密度となる。

鑑別診断

◇低フォスファターゼ血症

組織非特異的アルカリフォスファターゼ（tissue-nonspecific alkaline phosphatase；TNSALP）の欠損が原因である。血清アルカリフォスファターゼが低値で，X線像では骨の低石灰化，くる病様変化を認める。

◇特発性若年性骨粗鬆症

生下時および幼少期に骨折歴がなく，思春期前ごろより骨折を認める。思春期を過ぎると骨折を認めなくなるものがあるが，必ずしも自然治癒するとは限らない。頚椎圧迫骨折と長管骨骨幹部骨折が特徴的である。

◇被虐待児症候群

皮膚のあざや火傷などがみられる。①長管骨骨幹部が細い，②Worm骨などの骨形成不全の所見がないこと，③青色強膜や歯牙形成不全がないこと，④骨密度測定により鑑別される。

治療

薬物療法

骨脆弱性に対する薬物療法として，ビスフォスフォネート治療が行われており，骨密度の改善や骨折数の減少が明らかにみられている[5]。一方で，骨折後の骨癒合が遷延する例がみられる。

ビスフォスフォネート使用時の注意 Point

小児におけるビスフォスフォネート薬剤誘発性大理石骨病が報告され，ビスフォスフォネートの過剰な投与は骨密度が増加するにもかかわらず，成長期の骨質を損なう可能性があることを警告している[6]。骨折回数を減らし，生活の質（QOL）を向上させることに明らかに効果を上げてきた本薬剤の使用において，過度な使用にならないよう注意を要する。

骨折・変形に対する治療

骨折に対する治療および骨変形に対する治療が行われる。

骨折に対しては，まずは外固定により骨癒合を得る。繰り返す骨折や，骨変形を認める場合は手術療法を行う。手術は伸張性の髄内釘（telescopic rod）を用いることが多い。本疾患では髄腔がかなり狭い場合が多いので，X線2方向像で髄腔幅を確認し，挿入可能なロッド径を選択する。再骨折予防・支持性のために可能な範囲で径があるほうがよいが，皮質骨を削り込まない径である必要がある。かなり狭い場合は，伸張性髄内釘の挿入はできないので，Kirschner鋼線（K-wire）の刺入を行う。骨変形が強くなると力学的に骨折をきたしやすい要因になるため，矯正骨切り術を行い，伸張性髄内釘挿入が行われる。矯正骨切り術では，弯曲が強い場合，矯正後に伸張された側の軟部組織に配慮した骨長調整が必要である。

外固定による保存療法，ならびに手術療法でも廃用性萎縮を少なからずきたすため，理学療法は重要である。また，治療中の他部位の骨折などにも配慮する必要があり，ねじれが加わると骨折しやすいといった本疾患の特徴を，かかわるすべてのスタッフと共有する必要がある。骨折をきたさないように過度の安静を強いることは全身の筋力を落とし，骨強度も下がり，結果的により骨折をきたしやすくなるので注意する。

脚長不等に対しては，側弯との関係を考慮しながら補高を行う。

外反足など関節弛緩性による荷重時の不安定に対しては，インソールや短下肢装具を使用する場合がある。

予後

ほとんど骨折をきたさずに暮らせる例から，子宮内で多発骨折し，早期に死亡してしまう例までさまざまである。予後を最も左右するのは胸郭変形による呼吸障害である。呼吸器感染を起こすと重症化しやすく，死亡する原因になる場合がある。

（髙橋祐子）

文献

1） Spranger JW, et al. Osteogenesis imperfect. Bone Dysplasia. 3rd ed. Spranger JW, et al, authors. New York：Oxford University Press；2012. p505-23.
2） Sillence DO, et al. Genetic heterogeneity in osteogenesis imperfecta. J Med Genet 1979；16：101-16.
3） Glorieux FH, et al. Type V osteogenesis imperfecta：a new form of brittle bone disease. J Bone Miner Res 2000；15：1650-8.
4） Glorieux FH, et al. Osteogenesis imperfecta type Ⅳ：a form of brittle bone disease with a mineralization defect. J Bone Miner Res 2002；17：30-8.
5） Glorieux FH, et al. Cyclic administration of pamidronate in children with severe osteogenesis imperfecta. N Engl J Med 1998；339：947-52.
6） Whyte MP, et al. Bisphosphonate-induced osteopetrosis. N Engl J Med 2003；349：457-63.

多発性骨端異形成症

Key words

- 多発性骨端異形成症(multiple epiphyseal dysplasia)
- *COMP*(cartilage oligomeric matrix protein)
- *MATN3*(matrilin-3)
- X線学的表現型(radiologic phenotype)

概念

原因遺伝子が多様なため表現型も多様であるが，四肢大関節を中心に管状骨骨端部の異形成(骨化遅延，不整，扁平化など)が多発する骨系統疾患である。脊椎の変化はない，または軽度である。

疫学

正確な発生頻度は不明であるが，少なくとも1万人に1人の頻度といわれている[1)]。日本整形外科学会小児整形外科委員会が編集している『骨系統疾患全国登録一覧表』によると，1990～2014年までの25年間の骨系統疾患登録者総数は6,276名で，うち176名(2.8%)は多発性骨端異形成症であり，登録者数は第4位に位置する。

分類

以前は臨床所見とX線像に基づき重症型のFairbank型と軽症型のRibbing型に分類されていた。しかし，重度のFairbank型と軽度のRibbing型でも身長やX線所見で両者を明確に分けることはできないでいた[2)]。そんななか，遺伝子解析が進み原因遺伝子が次々と同定された。2015年版の骨系統疾患国際分類では，グループ10「多発性骨端異形成症および偽性軟骨無形成症グループ」に分類されている。多発性骨端異形成症は原因遺伝子により1～6型と他の型に分類されており，4型以外はグループ10に属する。わが国を含む東アジアでは5型が最も多く，次いで1型が多い[3)]。しかし，多発性骨端異形成症患者のうち，既知の原因遺伝子が同定できるのは，多い報告でも87%に止まる[4)]。

◇**1型(EDM1)**：常染色体優性遺伝。偽性軟骨無形成症と同じ*COMP*の異常による。白色人種では最も頻度が高い。

◇**2型(EDM2)**：常染色体優性遺伝。原因遺伝子は*COL9A2*。

◇**3型(EDM3)**：常染色体優性遺伝。原因遺伝子は*COL9A3*。

◇**4型(EDM4)**：常染色体劣性遺伝。原因遺伝子は*DTDST*。捻曲性骨異形成症と同一の原因遺伝子でグループ4，硫酸化障害グループに属する。

◇**5型(EDM5)**：常染色体優性遺伝。原因遺伝子は*MATN3*。日本や韓国などの東アジアでは最も頻度が高い。

◇**6型(EDM6)**：常染色体優性遺伝。原因遺伝子は*COL9A1*。一家系の報告のみ[5)]で，きわめてまれである。

診断

顔貌や知能は正常で，四肢短縮型または均衡型の体型である。1型は－3SDの低身長から正常身長まで幅が広く，5型は正常身長である[6]。

X線像で四肢大関節を中心に管状骨骨端部の異形成を生じるが，原因遺伝子によりそのX線像はそれぞれ特徴がある（**表1**）[4,7]。

1型の大腿骨近位骨端部は4～9歳では球形で小さいのが特徴であるが，思春期には扁平化し早期に変形性股関節症（osteoarthritis；股OA）に至る（**図1**）。

一方5型は小児期に大腿骨近位骨端部は扁平化しているが，大腿骨頭壊死がなければ思春期にはほぼ正常な骨頭形態となる（**図2a, c**）。5型の膝では骨端部の扁平化，不整に加えて骨幹端部の骨線条を伴うことが多い（**図2b**）。

4型の膝蓋骨はX線側面像でdouble-layered patellaを呈する（1型や2型でdouble-layered patellaを生じた例の報告もある）[4,8]（**図3**）。

1型ではstubby fingerとよばれる短くて太い指を呈する。また，手根骨の骨化が短管骨の骨化より遅延し，手根骨の輪郭は不整である。1型や5型の脊椎では，椎体終板の不整や軽い椎体高の減少をみることもよくある[4]。

鑑別すべき疾患として，①偽性軟骨無形成症，②脊椎骨端異形成症，③甲状腺機能低下症，④両側Perthes病などがある。

表1　各型のX線像の特徴

型	原因遺伝子	遺伝形式	X線像の特徴			その他
			手	股	膝	
1（EDM1）	*COMP*	AD	手根骨の骨化が短管骨の骨化より遅延する。手根骨の輪郭は不整である	4～9歳では大腿骨近位骨端部は丸く小さいが，思春期には異形成が目立つ。臼蓋は不整で，臼蓋縁に骨棘を伴うことがある	思春期前の大腿骨遠位骨端部のglacier crevice sign	偽性軟骨無形成症と同一の原因遺伝子。白色人種では最も頻度が高い
2（EDM2）	*COL9A2*	AD			骨端部の変化は膝で目立つ。double-layered patellaを呈した症例報告あり	
3（EDM3）	*COL9A3*	AD		大腿骨近位骨端部は正常な形態	骨端部の変化は膝で目立つ	
4（EDM4）	*DTDST*	AR	短管骨骨端部の骨化は遅延するが，手根骨の骨化は正常または進んでいる	小さくて扁平な骨端部	側面像でdouble-layered patellaを呈する	捻曲性骨異形成症と同一の原因遺伝子で，骨系統疾患国際分類ではグループ4に属する
5（EDM5）	*MATN3*	AD	特徴的な変化なし	早期小児期では大腿骨近位骨端部は扁平化しているが，大腿骨頭壊死を生じなければ思春期にはほぼ正常な骨頭形態となる	骨幹端部の骨線条を伴い骨端部は扁平で不整	日本や韓国など東アジアでは最も頻度が高い
6（EDM6）	*COL9A1*	AD				一家系のみが報告されている

図1　1型(それぞれ別症例)

a：5歳，女児。小さく丸い大腿骨近位骨端部。臼蓋縁の骨棘(spur，左)。
b：12歳，女子。大腿骨近位骨端部は扁平化し，大腿骨頚部は短縮している。

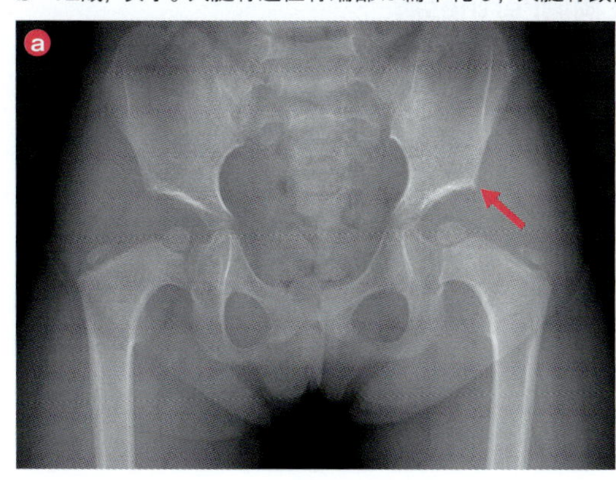

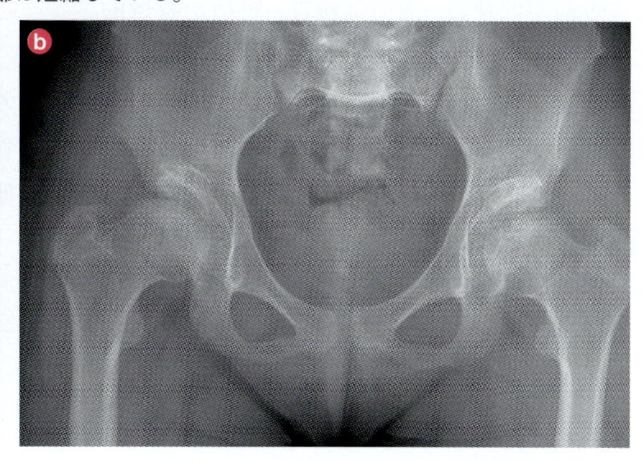

(Ajou University Hospital Ok-Hwa Kim先生のご厚意による)

図2　5型

男子。
a：7歳時股関節。両大腿骨近位骨端部は著しく扁平化している。
b：7歳時右膝関節。骨端部の扁平化および骨幹端部の骨線条。
c：13歳時股関節。大腿骨骨端部の扁平化は軽度となっている。

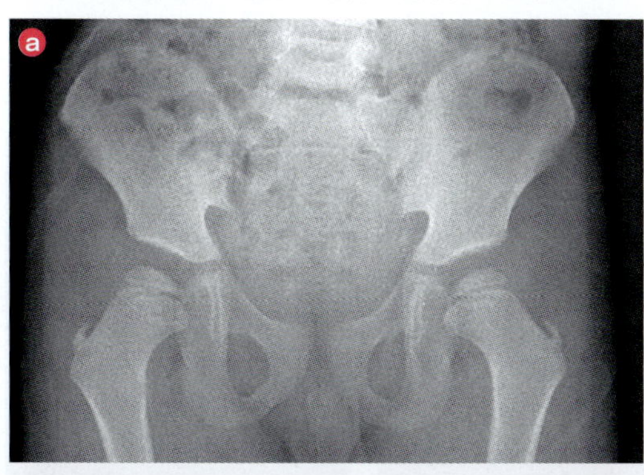

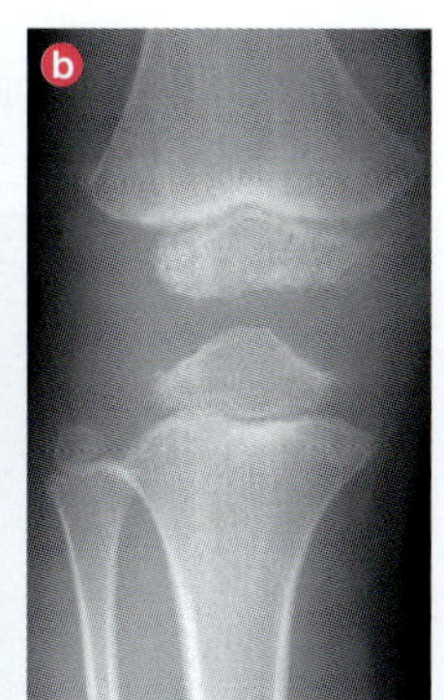

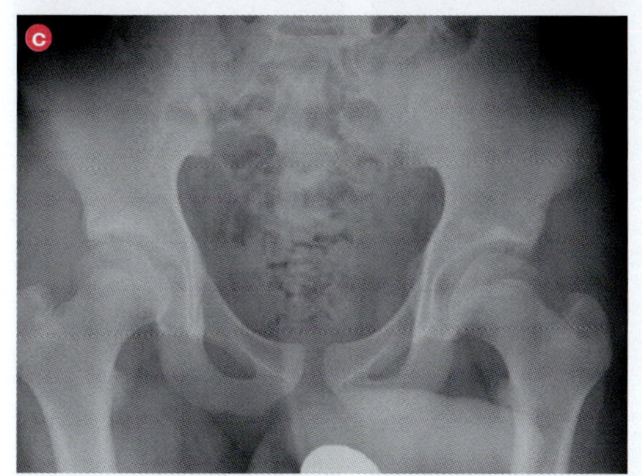

図3　Double-layered patella

10歳7か月，男子。原因遺伝子検索未実施例の右膝X線側面像。

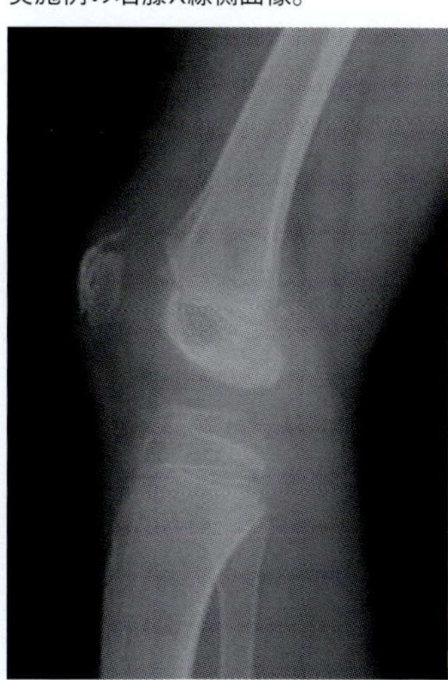

偽性軟骨無形性症

1型と同じ*COMP*の異常が原因であるが，著明な四肢短縮型低身長，関節弛緩性，短指が特徴的で，X線像では骨端部に加えて骨幹端部の異形成像も示す。また，小児期の脊椎X線側面像の前方舌状突出像などから鑑別が可能である。

脊椎骨端異形成症

体幹短縮型低身長を呈することが多い。X線像では四肢長管骨骨端部の異形成に加えて，脊椎の異形成像を示す。

甲状腺機能低下症

無治療だと骨格成熟の著明な遅延を示し，X線像では大腿骨近位骨端の分節化などを生じる。胸腰椎移行部の椎体変形も呈する。血清検査で甲状腺刺激ホルモン（thyroid stimulating hormone；TSH）が高値である。

両側Perthes病

同時期に両側で発症することはないため，左右の病期が異なる。そのため，X線像は大腿骨近位骨端部の形態が左右で異なることが多い。また，他の大関節の骨端部に変化はない。

治療

主症状は四肢大関節の変形，疼痛，可動域制限である。小児期には診断がつかず，成人後に早発性の変形性関節症として診断がつくこともよくある。小児期に最も手術療法機会の多いのは膝関節の角状変形（外反膝が多い）である。eight-Plate®（Orthofix社）やスクリューなどによる部分骨端線抑制術などで変形矯正する（**図4**）。

図4　右外反膝PETS（percutaneous epiphysiodesis using transphyseal screw）治療例

a：13歳（術前），**b**：13歳7か月，PETS後2か月，**c**：15歳，スクリュー抜去前，**d**：15歳8か月，最終。

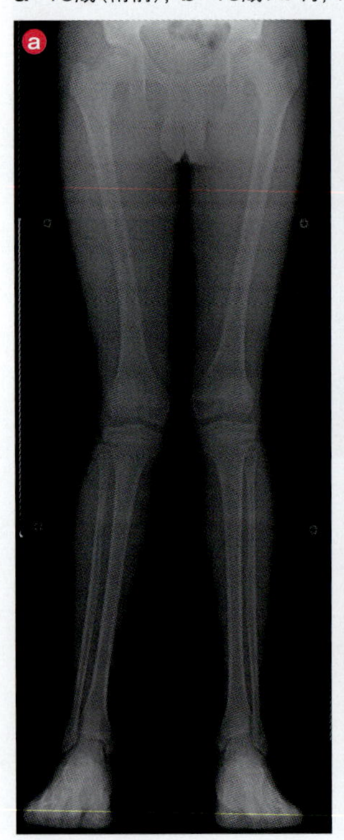

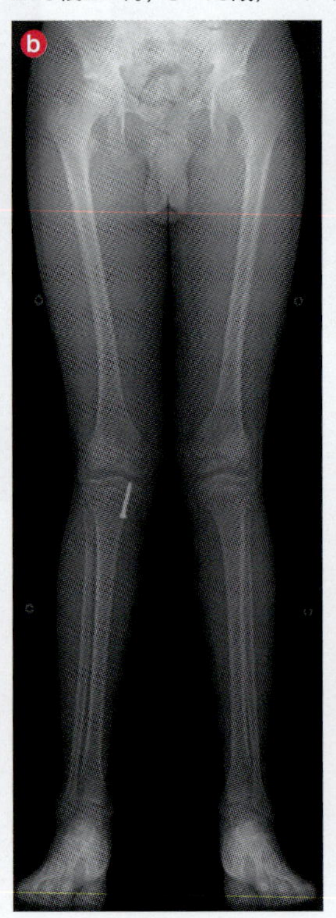

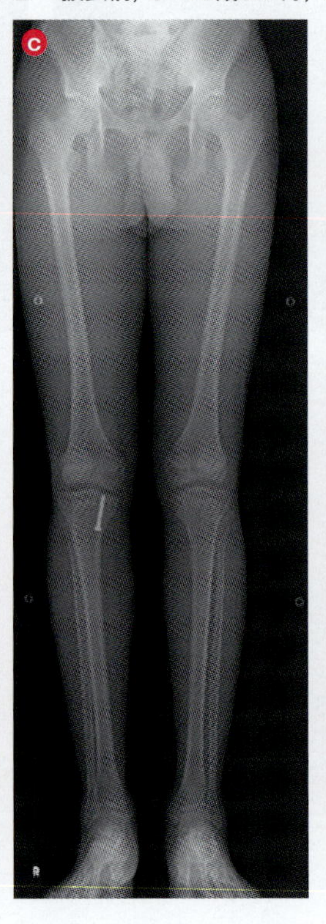

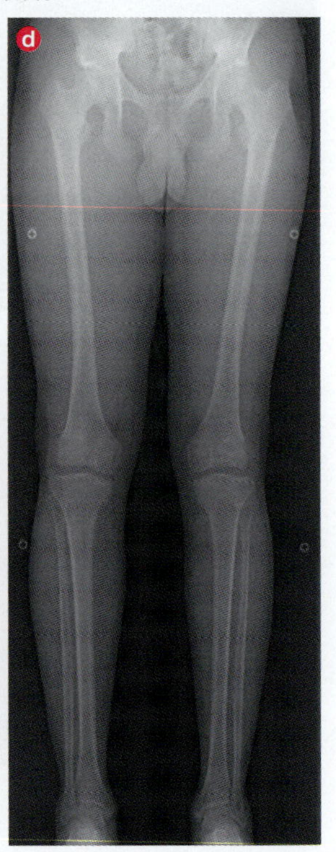

変形性股関節症

人工股関節全置換術（total hip arthroplasty；THA），Chiari骨盤骨切り術，大腿骨外反骨切り術などが行われている。

変形性膝関節症

人工膝関節全置換術（total knee arthroplasty；TKA）に加え，近年では大腿骨内側顆部軟骨病変に対する自家骨軟骨移植術も報告されている[9]。また，4型のdouble-layered patellaを伴う習慣性膝蓋骨脱臼に対する手術療法も報告されている[10]。

予後

生命予後は良好である。下肢の変形性関節症に対する治療を行わないと早期に歩行能力は低下する。1型は5型より身長が低く，股関節機能障害や歩行障害を生じやすい。つまり，1型は5型より整形外科的には重症である[6]。

Point

- 原因遺伝子の違いにより，X線像での管状骨骨端部の所見や部位に特徴があり，整形外科的な重症度にも差がある。しかし，既知の原因遺伝子が同定できないことも多い。
- 症状がなくても，疾患の特性から定期的な受診が必要であることや，疾患の内容や予後について患者本人や保護者に説明する。
- 骨系統疾患全般にいえることだが，骨端線閉鎖以降で特に変形性関節症性変化が加わるとX線像による診断が困難となる。

（滝川一晴）

文献

1) Briggs MD, et al. Pseudoachondroplasia and multiple epiphyseal dysplasia：Mutation review, molecular interaction, and genotype to phenotype correlation. Hum Mutat 2002；19：465-78.
2) Haga N, et al. Stature and severity in multiple epiphyseal dysplasia. J Pediatr Orthop 1998；18：394-7.
3) Itoh T, et al. Comprehensive screening of multiple epiphyseal dysplasia mutations in Japanese population. Am J Med Genet A 2006；140：1280-4.
4) Kim OH, et al. Revisit of multiple epiphyseal dysplasia：ethnic difference in genotypes and comparison of radiographic features linked to the COMP and MATN3 genes. Am J Med Genet A 2011；155：2669-80.
5) Czarny-Ratajczak M, et al. A mutation in COL9A1 causes multiple epiphyseal dysplasia：further evidence for locus heterogeneity. Am J Hum Genet 2001；69：969-80.
6) Seo SG, et al. Comparison of orthopaedic manifestations of multiple epiphyseal dysplasia caused by MATN3 versus COMP mutations：a case control study. BMC Musculoskelet Disord 2014；15：84.
7) Unger S, et al. Multiple epiphyseal dysplasia：clinical and radiographic features, differential diagnosis and molecular basis. Best Pract Res Clin Rheumatol 2008；22：19-32.
8) Nakashima E, et al. Double-layered patella in multiple epiphyseal dysplasia is not exclusive to DTDST mutation. Am J Med Genet A 2005；133：106-7.
9) Taketomi S, et al. Osteochondral autograft for medial femoral condyle chondral lesions in a patient with multiple epiphyseal dysplasia：long-term result. J Orthop Sci 2012；17：507-11.
10) Hinrichs T, et al . Recessive multiple epiphyseal dysplasia (rMED) with homozygosity for C653S mutation in the DTDST gene--phenotype, molecular diagnosis and surgical treatment of habitual dislocation of multilayered patella：case report. BMC Musculoskelet Disord 2010；11：110.

Ⅱ型コラーゲン異常症 (先天性脊椎骨端異形成症, Kniest骨異形成症, Stickler症候群1型)

Key words

- Ⅱ型コラーゲン(type Ⅱ collagen)
- 先天性脊椎骨端異形成症(spondyloepiphyseal dysplasia congenita)
- 脊椎骨端異形成スペクトラム(spondyloepiphyseal dysplasia spectrum)
- Kniest骨異形成症(Kniest dysplasia)
- Stickler症候群(Stickler syndrome)

概念

Ⅱ型コラーゲン異常症は，骨系統疾患のなかでⅡ型コラーゲンα1鎖をコードする*COL2A1*遺伝子の異常を示す疾患群であり，2015年版の骨系統疾患国際分類[1]には，**表1**に示す10疾患が含まれる。

Ⅱ型コラーゲンは3本のα1(Ⅱ)鎖からなるホモトライマーで，硝子軟骨のコラーゲン線維と硝子体の主成分である。*COL2A1*遺伝子の異常は，骨格系と目の異常のほか，聴力障害や口蓋裂などを引き起こす。

Ⅱ型コラーゲン異常症には主に，さまざまな重症度の脊椎骨端異形成(spondyloepiphyseal dysplasia；SED)スペクトラム，Stickler症候群1型(Stickler syndrome type 1)，Kniest骨異形成症(Kniest dysplasia)が含まれる[2~4]。

SEDスペクトラムのなかで最も代表的なのは先天性脊椎骨端異形成症(spondyloepiphyseal dysplasia congenita；SEDC)であり，より重症のものが脊椎骨端骨幹端異形成症(spondyloepimetaphyseal dysplasia；SEMD)，Strudwick型，さらに重症で致死性のものが軟骨低発生症(hypochondrogenesis)と軟骨無発生症2型(achondrogenesis type 2)である。SEDCより軽症の表現型を示すのが，早発性関節症を伴う軽症脊椎骨端異形成症(mild SED with

表1 骨系統疾患国際分類(2015)に含まれるⅡ型コラーゲン異常症

1. 軟骨無発生症2型(Langer-Saldino型)：Achondrogenesis type 2(ACG2)(Langer-Saldino)
2. 扁平椎異形成症，Torrance型：platyspondylic dysplasia, Torrance type
3. 軟骨低発生症：hypochondrogenesis
4. 先天性脊椎骨端異形成症：spondyloepiphyseal dysplasia congenita(SEDC)
5. 脊椎骨端骨幹端異形成症，Strudwick型：spondyloepimetaphyseal dysplasia(SEMD), Strudwick type
6. Kniest骨異形成症：Kniest dysplasia
7. 脊椎末梢異形成症：spondyloperipheral dysplasia
8. 早発性関節症を伴う軽症脊椎骨端異形成症：mild SED with premature onset arthrosis
9. 中足骨短縮を伴う脊椎骨端異形成症(以前のCzech異形成症)：SED with metatarsal shortening(formerly Czech dysplasia)
10. Stickler症候群1型：Stickler syndrome type 1

(文献1より改変)

premature onset arthrosis)である。Stickler症候群には1型以外に, Ⅺ型コラーゲン遺伝子(*COL11A1*, *COL11A2*)の異常による2型, 3型(耳脊椎巨大骨端異形成症), Ⅸ型コラーゲン遺伝子(*COL9A1*)の異常による4型(劣性型)があり, 国際分類に含められている。*COL9A2*遺伝子の異常にStickler症候群5型も報告されている[5]。

疫学

SEDCの発生頻度は不明であるが, 10万出生に1程度と考えられている。Kniest骨異形成症はSEDCよりもまれである。Stickler症候群全体の発生頻度は7,500～9,000出生に1と高く, なかでも1型が最も多い[3]。国際分類に含まれるⅡ型コラーゲン異常症は, いずれも常染色体優性遺伝形式をとる。

診断

SEDCは体幹短縮型低身長を示す骨系統疾患の代表であり, 低身長は生下時より明らかである。最終身長は104～145cmと幅が広い[6]。樽状胸郭, 腰椎前弯増強, 側弯, 股関節の外転制限と屈曲拘縮があり, 跛行を示す。膝関節変形や先天性内反足を合併することがある。骨格系以外では, 口蓋裂, 重度近視, 網膜剥離を合併することがある[7]。

X線所見では, 管状骨の骨端異形成が特徴であり, 特に大腿骨近位骨端核の出現の遅れ, 変形, 内反股が特徴的である(**図1a, b**)。脊椎椎体は扁平化し(**図1c**), 小児期の胸腰椎側面像で特に後方の椎体高が低く, 西洋梨状変形とよばれる(**図1d**)。環軸椎の不安定性を示すことがある(**図1e**)。SEDCには内反股と低身長の程度が重いタイプと

図1　先天性脊椎骨端異形成症(SEDC)

a：8か月。長管骨骨端核の骨化遅延, 内反膝。
b：9歳。大腿骨近位骨端核の不整と著しい内反股。
c：4歳。樽状胸郭, 肋骨前縁のsplaying, 扁平椎と側弯変形。
d：4歳。西洋梨状の椎体。
e：9歳。頚椎前屈位での環軸椎亜脱臼と扁平椎。

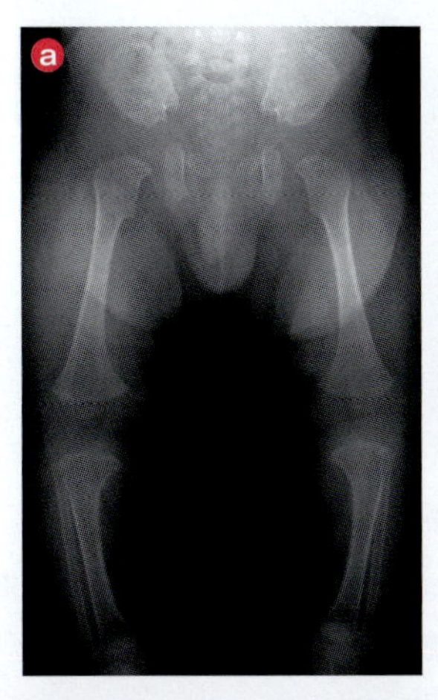

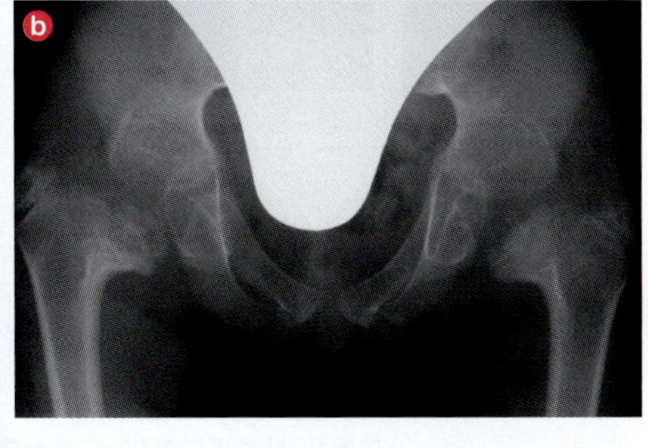

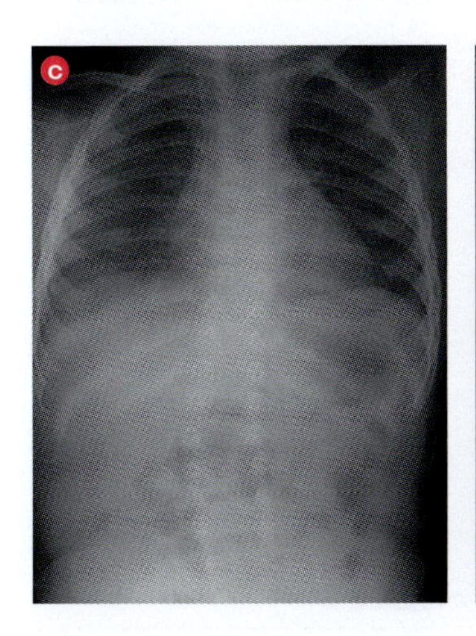

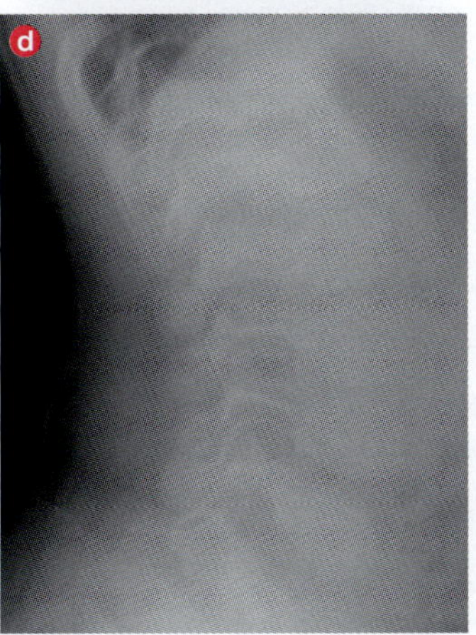

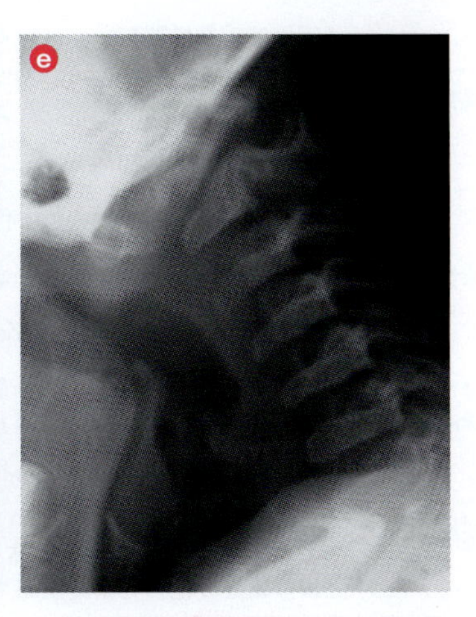

軽いタイプがあるとの報告がある[6]。

Stickler症候群は，脊椎骨端異形成と早発性の変形性関節症（osteoarthritis；OA），関節弛緩性，先天性硝子体異常を伴う近視，網膜剥離のリスク，聴力障害（伝音性，感音性），口蓋裂や二分口蓋垂，小顎，顔面中央部の低形成を伴う疾患群である[8,9]。低身長は明らかでない。

X線所見では，管状骨骨端核の出現遅延や扁平化，不整像を示し，特に大腿骨近位と脛骨遠位の変化が強い。骨幹端の横径も拡大する（**図2a, b**）。軽度の扁平椎や椎体終板の不整を示す（**図2c**）。成人後には早発性のOA像を示す。Stickler症候群1型は*COL2A1*遺伝子の異常を示すもので，**表2**に示すStickler症候群の診断基準がよく当てはまる[10]。

図2　Stickler症候群1型（11歳）

a：骨端核の扁平化と変形，骨幹端の横径拡大。**b**：大腿骨頭の著しい変形と頚部短縮。**c**：軽度の扁平椎と椎体終板の不整。

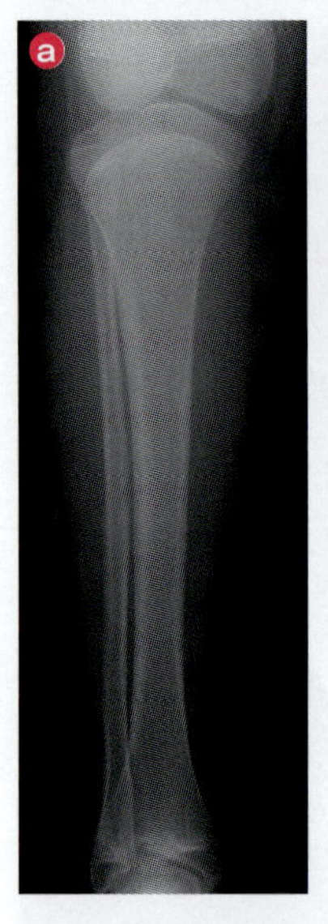
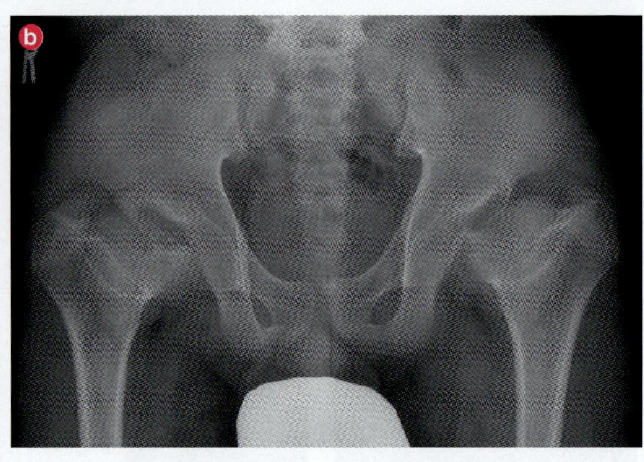
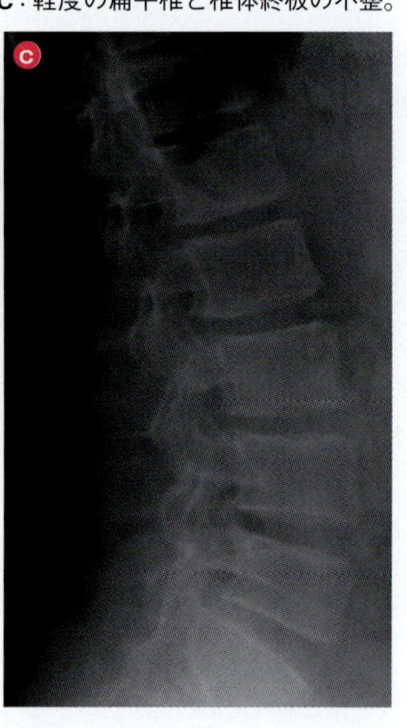

表2　Stickler症候群の診断基準

口腔・顔面の異常	・口蓋裂（粘膜下口蓋裂，口蓋垂裂を含む）	2点（主徴候）
	・特徴的顔貌（頬部低形成，広いまたは平坦な鼻梁，小顎または後退顎）	1点
眼異常	・特徴的な硝子体の変化または網膜の異常（格子状変性，網膜円孔，網膜剥離，網膜裂孔）	2点（主徴候）
聴覚異常	・高周波感音性難聴　＜20歳：閾値≧20 dB（4～8 kHz） 20～40歳：閾値＞30 dB（4～8 kHz） ＞40歳：閾値＞40 dB（4～8 kHz）	2点（主徴候）
	・鼓膜の可動性増加	1点
骨格系異常	・大腿骨頭の異常（骨端核のすべり，Perthes病様変化）	1点
	・40歳までにX線像で明らかな関節症	1点
	・側弯症，脊椎すべり症，Scheuermann病様の後弯変形	1点
家族歴・分子学的解析	・常染色体優性遺伝形式に矛盾しない第一度近親者の罹患，またはStickler症候群に関係する*COL2A1*，*COL11A1*，*COL11A2*遺伝子の変異	1点
診断基準	以下のすべてを満たす必要がある ・合計5点以上 ・1つ以上の主徴候（2点）を含む ・より重症の他の骨系統疾患や症候群（例：身長＜5パーセンタイル）が否定できる	

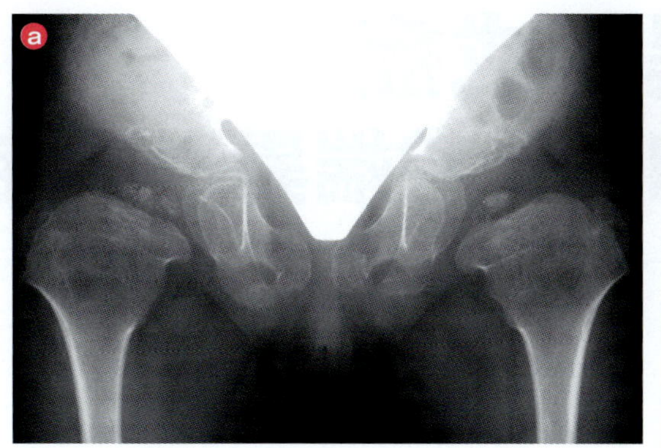
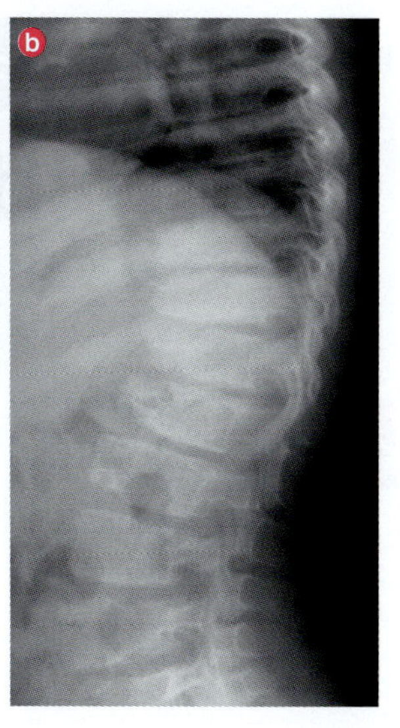

図3 Kniest骨異形成症(3歳)

a：大腿骨近位骨端核の出現遅延と不整，短く幅の広い頚部。
b：特に前方の高さが低い扁平椎。

Kniest骨異形成症[11]は，体幹短縮型低身長，顔面中央部低形成を伴う円形顔貌，関節部の肥大と拘縮，手指の拘縮，ベル状の胸郭，近視を示す疾患で，口蓋裂や聴力障害，網膜剥離を示す疾患である。最終身長は106～145 cmとされている。

X線所見では，長管骨骨幹端は拡大(ダンベル様変形)，骨端部は扁平化，大腿骨近位骨端核は出現が遅延し，頚部は短縮する。腸骨遠位は低形成である(**図3a**)。脊椎は前方突出を伴う扁平椎を示す(**図3b**)。

SEDCやKniest骨異形成症と鑑別すべき疾患は，体幹短縮型低身長を示す遅発性脊椎骨端異形成症，Dyggve-Melchior-Clausen骨異形成症，変容性骨異形成症(学童期以降)などである。

Stickler症候群は，多発性骨端異形成症などとの鑑別を必要とする。

治療と予後

SEDC，Kniest骨異形成症，Stickler症候群は，いずれも生命予後は良好であるが，早発性のOA，眼病変，聴力障害などによる障害が残ることがある。SEDCでは環軸椎亜脱臼・脱臼による脊髄障害のリスクがあり，特に低身長や内反股の程度が強い患者では注意が必要である[12]。

(芳賀信彦)

文献

1) Bonafe L, et al. Nosology and classification of genetic skeletal disorders：2015 revision. Am J Med Genet A 2015；167：2869-92.
2) Spranger J, et al. The type Ⅱ collagenopathies：a spectrum of chondrodysplasias. Eur J Pediatr 1994；153：56-65.
3) Nishimura G, et al. The phenotypic spectrum of *COL2A1* mutations. Hum Mutat 2005；26：36-43.
4) Barat-Houari M, et al. The expanding spectrum of *COL2A1* gene variants in 136 patients with a skeletal dysplasia phenotype. Eur J Hum Genet 2016；24：992-1000.
5) Baker S, et al. A loss of function mutation in the *COL9A2* gene causes autosomal recessive Stickler syndrome. Am J Med Genet A 2011；155：1668-72.
6) Wynne-Davies R, et al. Two clinical variants of spondylo-epiphysial dysplasia congenita. J Bone Joint Surg Br 1982；64：435-41.
7) Terhal PA, et al. A study of the clinical and radiological features in a cohort of 93 patients with a *COL2A1* mutation causing spondyloepiphyseal dysplasia congenita or a related phenotype. Am J Med Genet A 2015；167：461-75.
8) Stickler GB, et al. Hereditary progressive arthro-ophthalmopathy. Mayo Clin Proc 1965；40：433-55.
9) Stickler GB, et al. Clinical features of hereditary progressive arthro-ophthalmopathy (Stickler syndrome)：a survey. Genet Med 2001；3：192-6.
10) Rose PS, et al. Stickler syndrome：clinical characteristics and diagnostic criteria. Am J Med Genet A 2005；138：199-207.
11) Spranger J, et al. Kniest dysplasia：Dr. W. Kniest, his patient, the molecular defect. Am J Med Genet A 1997；69：79-84.
12) Miyoshi K, et al. Surgical treatment for atlantoaxial subluxation with myelopathy in spondyloepiphyseal dysplasia congenita. Spine (Phila Pa 1976) 2004；29：E488-91.

骨幹端異形成症（Schmid型骨幹端異形成症）

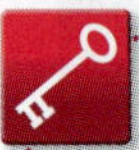

Key words

- 骨幹端異形成症（metaphyseal dysplasia type Schmid；MCDS）
- 内反膝（genu varum）
- 内反股（coxa vara）

概念

骨幹端異形成症Schmid型（metaphyseal dysplasia type Schmid；MCDS）は，長管骨骨幹端の変形により中等度の四肢短縮型低身長と，内反膝および内反股を伴った下肢変形を認めるが，骨端は異常を示さない。

疫学

MCDSは非常にまれな骨系統疾患で，その発生頻度は100万人当たり3～6例である。本症ではtype X型コラーゲン遺伝子（*COL10A1*）の変異が報告されている[1]。*COL10A1*遺伝子は染色体6q21-22.3にマップされており，X型コラーゲンは軟骨内骨化を司る肥大軟骨細胞において多く発現している。常染色体優性遺伝（AD）の形式をとり，いくつかの家族内発症が報告されているが，孤発例も散見される。

徴候・症状

MCDSでは，異常な軟骨形成と骨形成が長管骨の骨幹端から骨端線において起こるため，四肢の関節近傍に変形がみられる。骨端線の異常により四肢が短くなり四肢短縮型の低身長が徐々に目立つようになり，通常は2歳ぐらいまでに診断されることが多い。

歩行開始後にO脚がみられるようになり，腰椎の前弯増強を伴って歩容はwaddling gait（あひる歩行）である。内反股による股関節の外転制限を主体とした可動域制限と歩行時痛を訴えることもあり，成長とともに増悪する。

分類

2010年版骨系統疾患国際分類では骨幹端異形成症にはSchmid型のほか，McKusick型，Jansen型，Spahr型など11種に分類[2]されており，Schmid型が最も頻度が高く，その他はきわめてまれな疾患である。それぞれ原因遺伝子が同定されており，Schmid型は*COL10A1*遺伝子が，McKusick型は*RMRP*遺伝子，Jansen型では*PTHR1*遺伝子異常を有する。

診断（鑑別診断）

問診

本症はAD遺伝形式をとることから家族歴を有することが多く，低身長や治療歴の有無を聴取する。

視診

歩行開始後にO脚を主訴として受診することが

多い(**図1a**)。四肢短縮型の低身長を示すが，成長に伴ってより明らかとなる。そのほかに，腰椎の前弯増強がみられるが，顔貌の異常はみられず，知能は一般的に正常である。

画像診断

骨幹端から骨端線にかけて不整像を認め，flaringやcuppingなど，一見すると，くる病の所見である(**図1b**)。大腿骨近位骨幹端の拡大や内反股を認め，骨幹端内側に三角骨を伴うことがある(**図2a, b**)。大腿骨近位骨幹端よりも遠位に強い不整像を認めるが，骨端が侵されることはなく，椎骨の形態は正常(**図2c**)である[3]。

本症を疑った場合は全身骨を評価する必要があり，MCDSでは内反股(**図2b**)や腰椎の過前弯(**図2d**)が特徴的である。O脚を主訴に来院し，そ

図1　下肢変形

a：歩行開始後のO脚。
b：立位全下肢単純X線像。

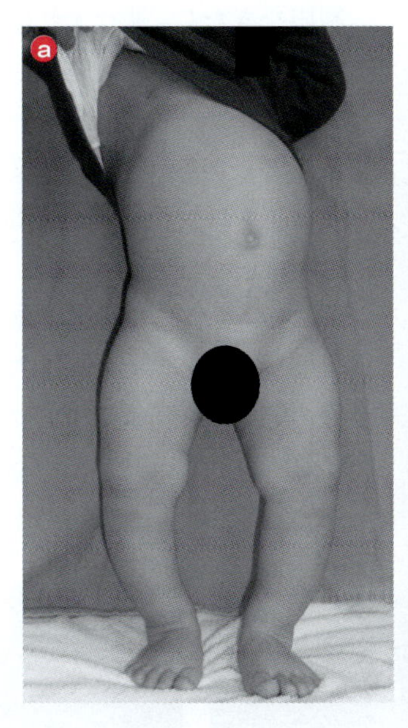

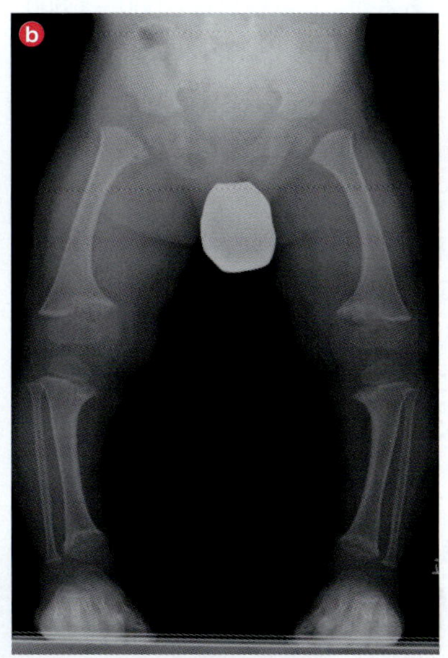

図2　単純X線所見

a：骨幹端の拡大と骨端線の不整像。骨端は正常である。
b：三角骨を伴った内反股。
c：脊椎立位単純X線正面像。椎体の形態は正常である。
d：脊椎立位単純X線側面像。腰椎の前弯増強を認める。

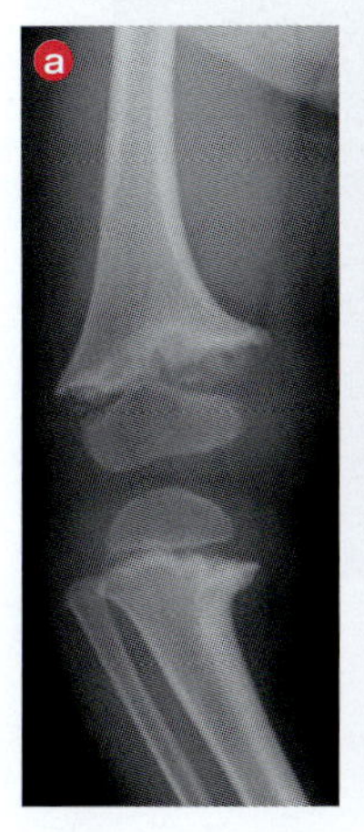

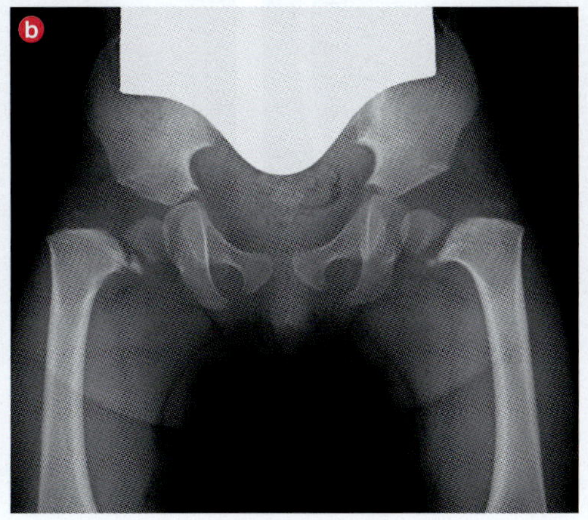

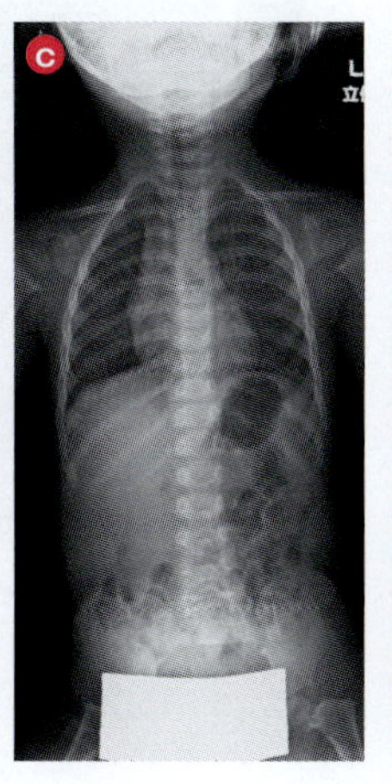

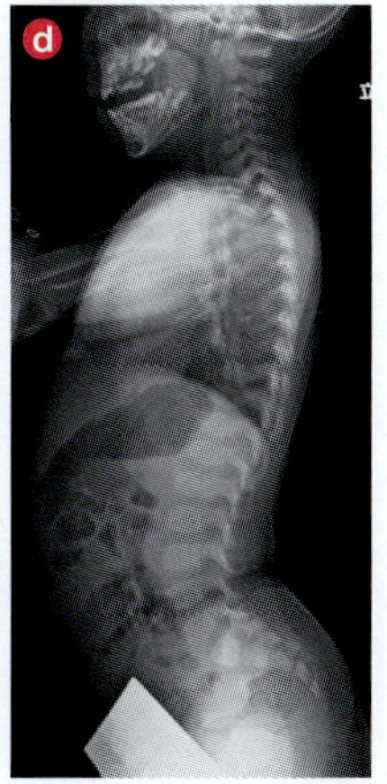

の程度はさまざまであるが，骨幹端の不整像を認めることから，特にくる病との鑑別が重要で，くる病と診断して余計なビタミンDなどの薬物投与は避けるべきである[4]。くる病では採血でアルカリフォスファターゼ（ALP），副甲状腺ホルモン（PTH），活性型ビタミンDやカルシウムが異常を示すのに対し，MCDSでは正常である。特に小児のALPは成人よりも高値で，3〜4倍の値を示すこともしばしばである。2歳におけるALPの上限は約1,200IU/Lであるが，くる病では2,000〜4,000IU/Lに達することが多い。

治療

一般的に内反膝や内反股は改善に乏しく，手術療法が必要になることが多い。

内反膝に対して装具療法が行われることがあるが，運動制限による進行防止程度で十分な矯正は得られない（**図3**）。

内反膝と内反股，脚長差，低身長に対しては，成長終了まで長期的な治療計画が必要である。

内反膝と内反股に対するeight-Plate®（Orthofix社）を用いた骨端軟骨成長抑制術[5]は，手術侵襲が小さく，幼児期から使用が可能であり，著者は2歳以降で行っている（**図4**）。内反膝に対する骨端軟骨成長抑制術は良好な矯正が得られるが，内反股では十分矯正されにくい（**図4c**）。

内反股は，疼痛や股関節外転制限などの可動域制限をきたし，進行すれば骨頭すべりを生じる可能性もあるため，大腿骨近位部で外反骨切り術[6]を行う（**図5**）。強固な固定力と正確な骨切りが可能であることから，現在は外反骨切り用の小児用ロッキングプレート［LCP Pediatric Hip Plate（DePuy Synthes社）］を用いている。内反股の再発と骨頭すべりを予防するために骨端線が水平化する程度に十分矯正することが重要で，症例によっては骨端線を貫いて骨端核までスクリューを挿入する。また，骨切り部をopen wedgeにすることで脚延長の

図3　装具療法

a：2歳。内反膝に対するツイスター装具。
b：6歳。内反膝は残存している。

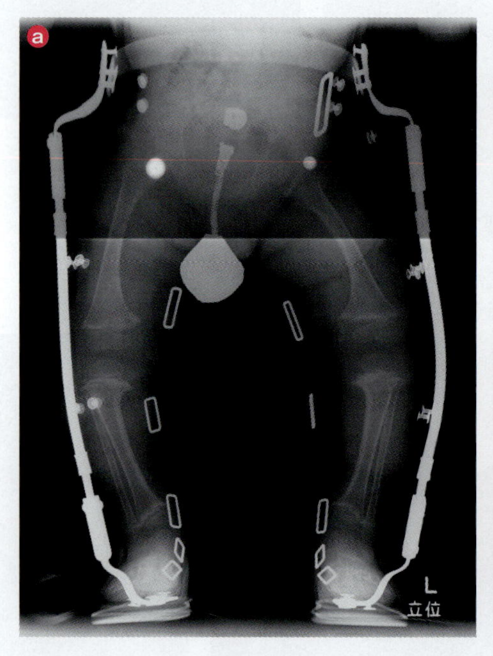

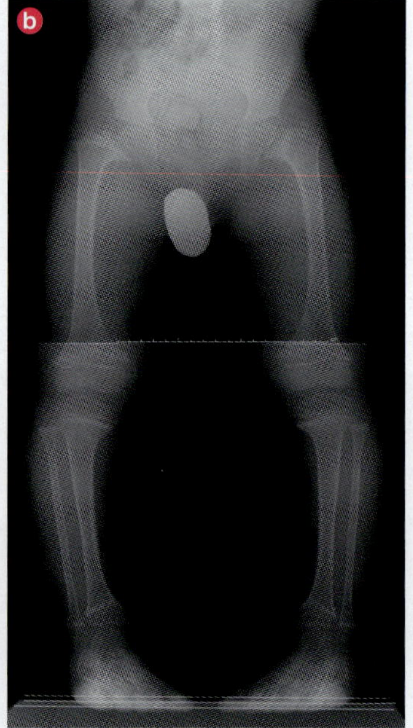

図4　骨端軟骨成長抑制術

a：2歳。術前の内反膝変形。内反股と内反膝に対してeight-Plate®を用いた骨端成長抑制術を施行した。
b：術後8か月。改善がみられる。
c：術後16か月。アライメントは矯正され，抜釘を行った。

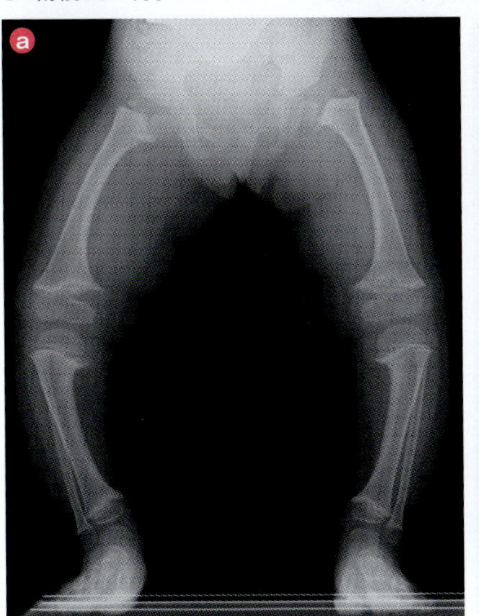

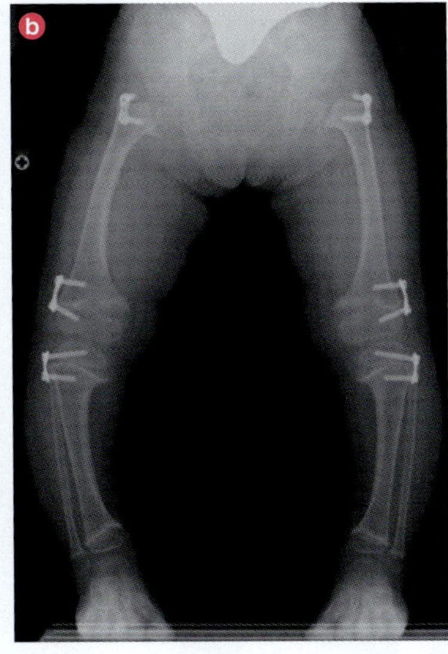

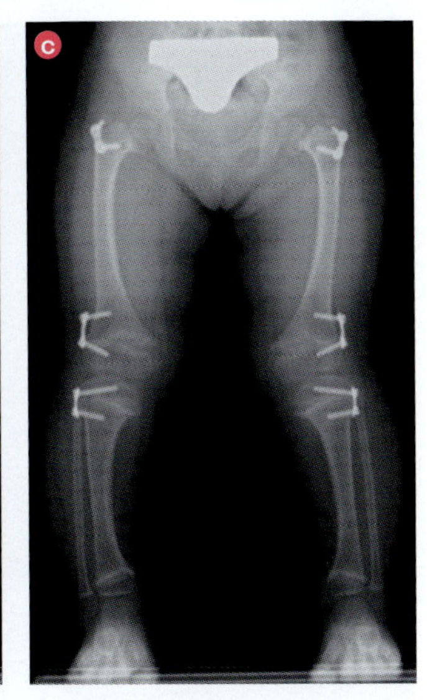

図5　大腿骨外反骨切り術

a：8歳。術前の股関節造影像。骨頭の求心性は良好である。
b：両大腿骨外反骨切り術後。

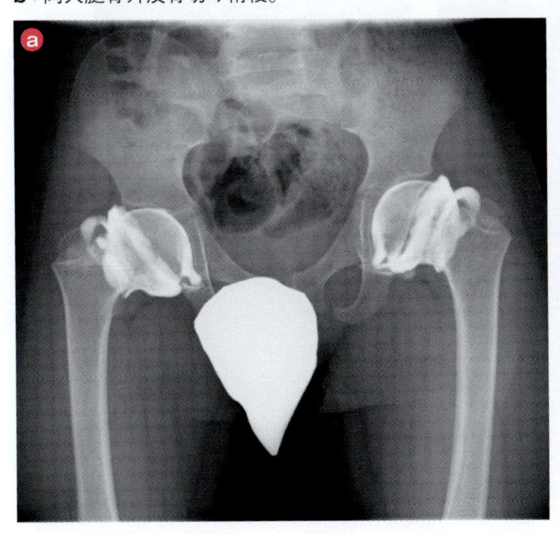

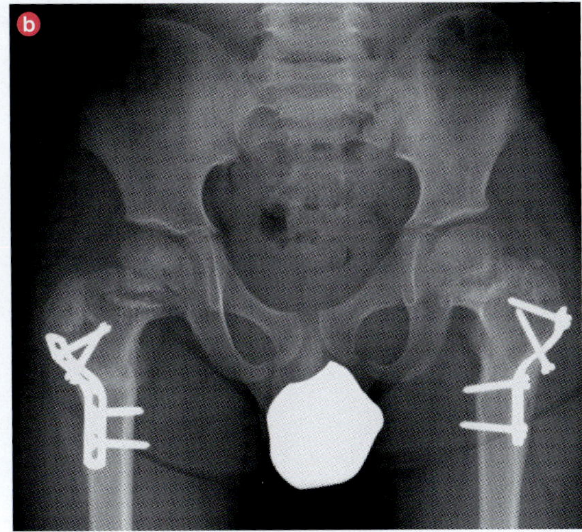

図6　一期的矯正と緩徐延長

a：11歳。術前。
b：両下腿の一期的矯正骨切り＋脚延長術後。
c：9cmの脚延長後。

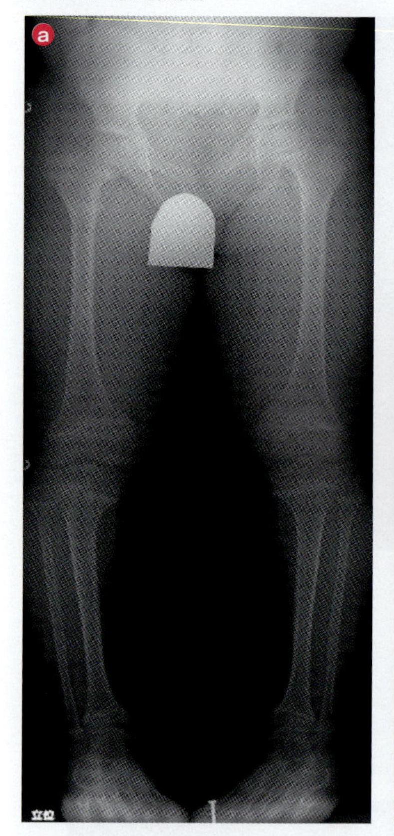

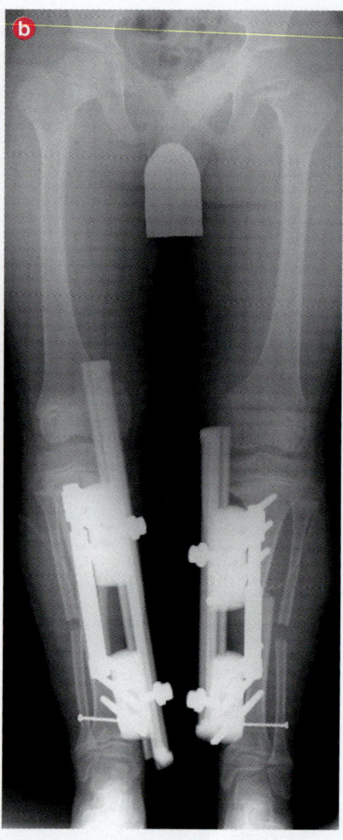

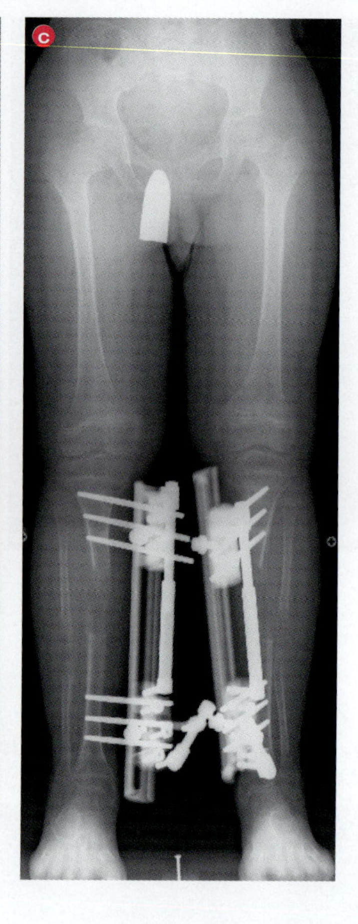

効果もある。

骨成長終了前の遺残した内反膝や脚長差に対しては，骨端軟骨成長抑制術で治療するが，骨成長終了時期の遺残した内反膝，脚長差，低身長に対しては，創外固定器を用いて一期的矯正と緩徐延長により治療する（**図6**）。

（中村幸之）

文献

1） Warman ML, et al. A type X collagen mutation causes Schmid metaphyseal chondrodysplasia. Nat Genet 1993；5：79-82.
2） Warman ML, et al. Nosology and classification of genetic skeletal disorders：2010 revision. Am J Med Genet A 2011；155：943-68.
3） Lachman RS, et al. Metaphyseal chondrodysplasia, Schmid type. Clinical and radiographic delineation with a review of the literature. Pediatr Radiol 1988；18：93-102.
4） Dimson SB. Metaphyseal dysostosis type Schmid. Proc R Soc Med 1968；61：1260-1.
5） Stevens PM, et al. Multilevel guided growth for hip and knee varus secondary to chondrodysplasia. J Pediatr Orthop 2012；32：626-30.
6） Trigui M, et al. Coxa vara in chondrodysplasia：prognosis study of 35 hips in 19 children. J Pediatr Orthop 2008；28：599-606.

Ⅷ 骨腫瘍

悪性(骨肉腫, Ewing肉腫, ほか), 良性(類骨腫, 好酸球性肉芽腫症, 骨嚢腫, 線維性異形成症, ほか)

Key words

- 悪性骨腫瘍(malignant bone tumor)
- 良性骨腫瘍(benign bone tumor)
- 骨腫瘍類似疾患(tumor-like conditions of bone)

1 悪性骨腫瘍

骨肉腫

概念

骨肉腫とは，腫瘍が類骨または骨組織を形成する腫瘍である。組織学的に，①通常型骨肉腫，②血管拡張性骨肉腫，③骨内高分化骨肉腫，④円形細胞骨肉腫，⑤二次性骨肉腫に分けられるが，通常型骨肉腫が最も一般的である。2013年WHO骨腫瘍分類では，骨肉腫は**表1**のように分類されている。

骨内通常型骨肉腫が最も一般的であり，以降は骨内通常型骨肉腫に焦点を当てる。

疫学

わが国における発生率は人口100万人に2～3人である。原発性悪性骨腫瘍のなかでは最も発生頻度が高い。50～60歳にも第2のピークがあるが，主として10～20歳代に好発し，10歳代が60%，20歳代が15%，男女比が約1.5:1とやや男子に多い。好発部位は長管骨骨幹端であり，大腿骨遠位，脛骨近位，上腕骨近位に比較的多い。

診断

臨床所見としては，発赤，熱感，腫脹，疼痛を伴い，採血では血清アルカリフォスファターゼ上昇を認めることが多い。

◇X線像(**図1**)

不規則な骨硬化を示す。皮質骨破壊も散見され，骨外腫瘍を形成することが多い。骨肉腫ではCodman三角やspiculaなどの骨膜反応を認める場合がある。溶骨型，造骨型，両者の混合する混合

表1　2013年WHO骨腫瘍分類における骨肉腫の分類

骨内骨肉腫 [central(medullary) osteosarcoma]
・骨内通常型骨肉腫(conventional central osteosarcoma) ・血管拡張性骨肉腫(telangiectatic osteosarcoma) ・骨内高分化骨肉腫[intraosseous well-differentiated(low-grade) osteosarcoma] ・円形細胞骨肉腫(round-cell osteosarcoma)
表在性骨肉腫(surface osteosarcoma)
・傍骨性骨肉腫(parosteal osteosarcoma) ・骨膜性骨肉腫(periosteal osteosarcoma) ・表在性低分化骨肉腫(high-grade surface osteosarcoma)

型に分類される。

◇MRI

骨内・骨外病変範囲の把握，周囲組織への浸潤や，血管神経束との位置関係などの把握に重要な検査である。T1強調像で低信号，T2強調像で高信号であり，造影効果を伴う像を呈する。

◇骨シンチグラフィー

^{99m}Tc-MDP（technetium-99m methylene diphosphonate）を用いる。骨肉腫は骨形成を伴う腫瘍であるため，強く集積する。全身骨への転移の評価にも有用である。

◇タリウムシンチグラフィー

^{201}Tl-Cl（thallium chloride）を用いる。生体内でカリウムイオンと相関した取り込みが行われ，腫瘍細胞に高集積する。悪性度の高い腫瘍では取り込まれたタリウムが残留しやすい。

治療

わが国では，骨肉腫に対しての標準的化学療法としてNECO95-J[1]が行われていたが，近年JCOG0905というイホスファミド（ifosfamide；IFM）併用の有効性を評価するための比較試験が行われている。化学療法の効果判定は，X線像，MRI，タリウムシンチグラフィーで行うが，有効例では単純X線像で病変部の硬化像が認められることが多い。近年ではPET-CTでの評価も行われている。

手術では，広範切除術を行うが，切除後の再建法が大きく2つに分かれる。腫瘍の存在する骨を，液体窒素処理や熱処理を行って処理骨として再建する場合と，人工関節による再建がある。患肢温存が困難である場合は切断術や回転形成術が行われる。

図1　骨肉腫のX線像

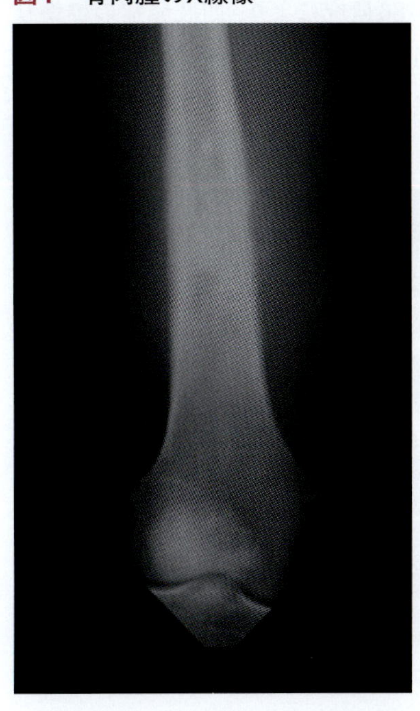

予後

以前は患肢切断を行っても5年生存率は10〜15%程度であったが，術前後の化学療法が行われるようになり，5年生存率は70〜80%まで改善した。しかし，術前化学療法での効果が乏しい場合は予後不良である[2]。

Ewing肉腫ファミリー腫瘍

概念

Ewing肉腫ファミリー腫瘍（Ewing sarcoma family of tumors；ESFT）は骨および軟部に発生する小円形細胞の悪性腫瘍である。神経形質を有する原始神経外胚葉腫瘍（primitive neuroectodermal tumor；PNET）は同一のキメラ遺伝子を有する疾患であり，①骨および骨外性Ewing肉腫，②PNET，③neuroepithelioma，④Askin腫瘍（胸壁原発のPNET）の4疾患がESFTと総称されている。

疫学

50%以上が10〜20歳に集中しており，20歳未満は合計で約70%である。男女比が約1.3：1とやや男子に多い。小児・青年期における原発性骨悪性腫瘍では，Ewing肉腫は骨肉腫に続いて2番目に代表的な疾患である。アメリカでは100万人当たり約3人，わが国においては日本整形外科学会骨・軟部腫瘍委員会による全国腫瘍登録データによると，2006〜2013年でEwing/PNETとして241例（平均約30例/年）が新規登録されている。好発部位としては，①四肢，②骨盤，③胸壁，④椎体，⑤頭蓋骨の順に多く，骨幹に発生することが多い。限局性は約75%であり，転移性では肺，骨髄，骨に多い。

診断

◇X線像

骨幹部〜骨幹端部に発生し，タマネギの皮状（onion peel like）の骨膜反応（**図2**）が特徴的所見としてみられることがある。浸潤性の溶骨性変化を示し，虫食い状の破壊像を示す。

◇MRI

T1強調像で等信号，T2強調像で高信号を示し，造影効果は強い。骨外腫瘤形成を伴いやすい。

◇分子生物学的診断

病理学的診断に加え分子生物学的診断を行うことで診断を行う。免疫組織学的染色では*MIC2*遺伝子産物であるCD99陽性が特徴的であるが，滑膜肉腫や非Hodgkinリンパ腫などでも陽性になることに留意する。組織診断には，組織量確保の観点から，切開生検が好ましい。染色体転座t(11；22)(q24；q12)によって形成されるEWS-FLI1，t(21；22)(q22；q12)によるEWS-ERG，その他EWS-ETV1，EWS-EIAF，EWS-FEVなどのキメラ遺伝子が同定されている。なかでもEWS-FLI1は約85%の症例でみられる。

治療

化学療法・手術療法・放射線療法を含めた集学的治療が必要である。①ビンクリスチン（vincristine；VCR），②ドキソルビシン（doxorubicin；DXR），③シクロホスファミド（cyclophosphamide；CPA），④IFM，⑤エトポシド（VP-16），⑥アクチノマイシンD（actinomycin-D；ACT-D）の6剤が有効である。アメリカの研究で，VCR，DXR，CPA（VDC；VCR＋DXR＋CPA）とIFM，VP-16（IE）の交互療法（VDC-IE）が，VDC単独より非遠隔転移例において優位性を有することが示され[3]，わが国でも現在の標準治療となっている。

しかし，アメリカにおいて，顆粒球コロニー刺激因子（granulocyte-colony stimulating factor；G-CSF）を併用し，従来の3週間から2週間間隔に短縮した治療の有効性が，より高いことが証明された[4]。そのため，現在日本でも日本ユーイング肉腫研究グループ（Japan Ewing Sarcoma Study Group；JESS）が第Ⅱ相臨床試験として，2週間の短縮プロトコール効果の検証を始めているところである。

ヨーロッパではCooperative Ewing's Sarcoma Study（CESS）86研究により，四肢発症の標準リスク（standard risk；SR）群に対するVACA（VCR＋ACT＋CPA＋DXR）や，体幹部発生の高リスク

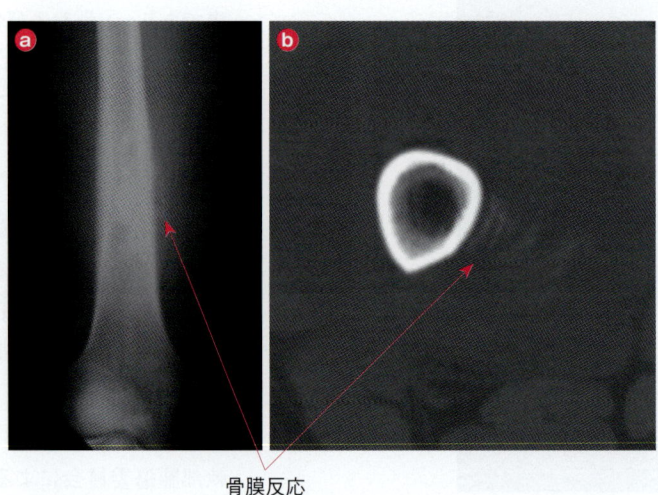

図2　X線像（a）とMRI（b）での骨膜反応

(high risk；HR)群に対するVIVA(VCR＋ACT＋IFM＋DXR)などの化学療法の有効性が示された[5]。

また，European Intergroup Cooperative Ewing's Sarcoma Study(EICESS)92研究により，体幹部原発もしくは腫瘍体積が100mL以上のHR群に対して，VIVAとEVAIA(VP-16＋VCR＋ACT＋IFM＋DXR)が比較された。転移のないHR群ではEVAIA群の結果が良好であり，VP-16を加えた治療が推奨された[6]。

その後検討されたEuro-Ewing99を経て，VIDE(VCR＋IFM＋DXR＋VP-16)療法が寛解導入療法に使用されている[7]。

放射線感受性が高く，根治的切除が難しい症例や，患肢温存のために十分な切除縁が確保できない症例など，放射線療法は大きく貢献している。標準治療の一環として用いられているが，二次がんの発生や放射線による骨端線障害のリスクがあり，切除可能な腫瘍は手術が第1選択である。広範切除を原則とするが，放射線感受性が高いことから，切除縁が十分とれない症例では術後に放射線療法を追加するが，切除縁の不十分な症例では局所再発率が高いとする報告がある。化学療法奏効例では，広範切除を行うことができれば放射線療法は不要であるが，奏効度不良例では，切除後でも放射線療法が局所制御には有効である[8]。

予後

予後不良因子として，①15歳以上，②体幹部発生，③腫瘍体積100mL以上，④転移例，⑤診断から2年以内の再発，⑥組織学的治療効果の不良例などが挙げられる[9]。Picciら[10]の報告では，術後化学療法の組織学的奏効度によって予後は変わり，術後組織学的奏効度をGrade Ⅰ～Ⅲまで分類し，5年無病生存率はGrade Ⅰ：34%，Grade Ⅱ：68%，Grade Ⅲ：95%としている。

2 良性骨腫瘍

骨軟骨腫

概念

長管骨骨幹端に好発し，骨外へ隆起して軟骨帽を有する。骨端線の閉鎖とともに腫瘍の発育も停止する。骨軟骨腫から軟骨肉腫の二次発生が起きる場合があり，軟骨帽が1cm以上になるときは注意が必要である。

単発性と多発性があり，多発性骨軟骨腫症は，これまでに8q24に位置する*EXT1*と，11p11-12に位置する*EXT2*が原因遺伝子として特定されており，常染色体優性遺伝であり，二次性軟骨肉腫の頻度が通常よりもやや高い。

疫学

約半数が10歳代にみられ，原発性骨腫瘍のなかで最も発現頻度が高い良性腫瘍である。

診断

X線像(**図3**)，CTで骨皮質より連続性に隆起し，骨髄腔の海綿骨と腫瘍の海綿骨が連続していることが特徴である。MRIでは軟骨帽が確認できる。

図3 骨軟骨腫のX線像

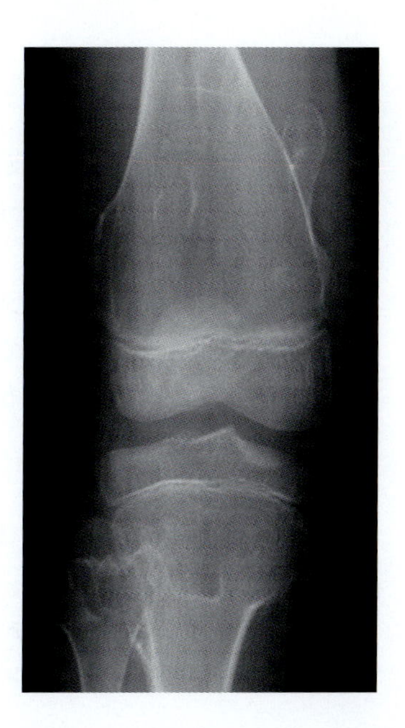

治療

軟骨帽が残存した場合は再発する確率が高くなるため，軟骨帽を含めて基部より腫瘍を切除する。

予後

成長期以降は腫瘍の増大を認めないので，症状がなければ経過観察することも可能である。骨成長終了後の腫瘍の増大は悪性化を考える必要がある。

類骨骨腫

概念

長管骨骨幹部の骨皮質内または骨髄内に好発し，大腿骨，脛骨，腓骨での発生が多いが，大腿骨頚部や椎体発生例もある。夜間痛と非ステロイド性抗炎症薬（nonsteroidal anti-inflammatory drugs；NSAIDs）への反応が良好であることが特徴的な所見として挙げられる。

疫学

10〜20歳代に好発する。日本整形外科学会骨・軟部腫瘍委員会による全国骨腫瘍登録データでは，2006〜2013年の平均では良性骨腫瘍全体の約6%で，やや男子に多い。

診断

◇X線像

病巣（nidus）を中心として，皮質発生例では反応性の骨硬化像と皮質骨の肥厚を認める。

◇CT（図4）

骨髄発生例では骨硬化が乏しい例も多く，CTでのnidusの同定が診断にきわめて有用である。また椎体や関節内発生例でもCTが有用である。

治療

Nidusの切除が基本である。術野では肉眼的なnidusの同定が難しく，イメージ併用や，施設によってはナビゲーションシステムを用いて切除を行っている。近年ではCTガイド下ラジオ波焼灼が低侵襲であり，自費診療ではあるが行う施設も増えてきている。関節内発生例では関節鏡下切除術も有用である。

図4　類骨骨腫のCT

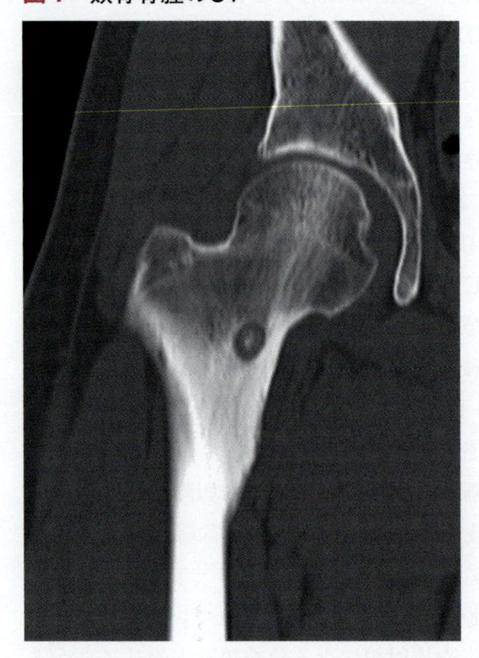

予後

不完全切除で再発することがあり，確実な切除や焼灼が大切である。

内軟骨腫

概念

骨内に発生する硝子軟骨良性骨腫瘍のうち，骨軟骨腫の次に発生頻度の高い疾患である。多発性で片側半身にのみできるOllier病と，血管腫を合併するMaffucci症候群が存在する。内軟骨腫が多発する場合は遺伝性の場合があり，15〜30%程度に軟骨肉腫の発生がみられる[11, 12]。

疫学

10〜40歳までと好発年齢は幅広いが，半数が10〜20歳代であり，やや女子に多い。手指骨，足趾骨，大腿骨，上腕骨に好発する。

診断

◇X線像(図5)

骨幹端〜骨幹にかけて皮質骨の菲薄化と膨隆を伴った辺縁硬化の乏しい地図状の骨透亮像を呈する。腫瘍内に石灰化を認める場合が多い。

◇CT・MRI

CTではより詳細な骨評価，MRIでは軟骨基質によりT2強調像で高信号として描出される。

治療

掻爬を基本とし，症例により骨移植を行う場合もある。

予後

多発例では軟骨肉腫への悪性化の可能性があり，注意が必要である。手足の短管骨からの軟骨肉腫発生はまれであり，長管骨かつ体幹に近接した部分からの発生が多い。骨梗塞は石灰化を生じ，周囲に骨硬化像を認めるが，画像上判別が困難な場合がある。

図5　内軟骨腫のX線像

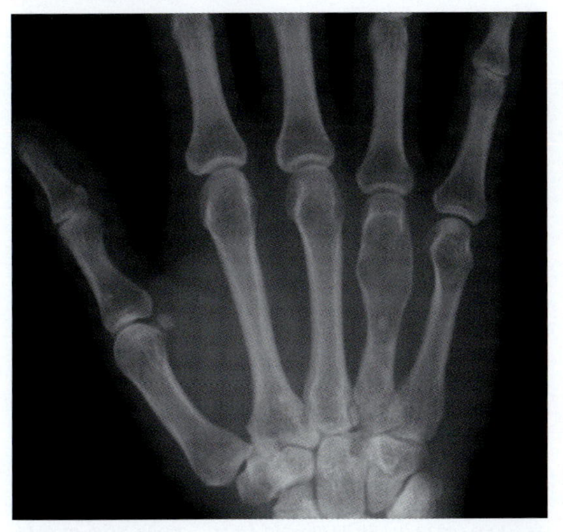

軟骨芽細胞腫

概念

比較的まれではあるが，骨端に発生し，組織学的には軟骨芽細胞周囲の輪状石灰化(chicken-wire calcification)が特異的である。好発部位は大腿骨，脛骨，上腕骨などである。

疫学

骨端線閉鎖前，特に10歳代に多い。男女比は約2：1である。

診断

◇X線像(図6)

骨端に境界明瞭な楕円形の骨透亮像としてみられ，腫瘍内には石灰化陰影がみられるときもある。

治療

切除と必要に応じて骨移植を行う。

予後

予後は良好であり，再発率は低い。

図6　軟骨芽細胞腫のX線像

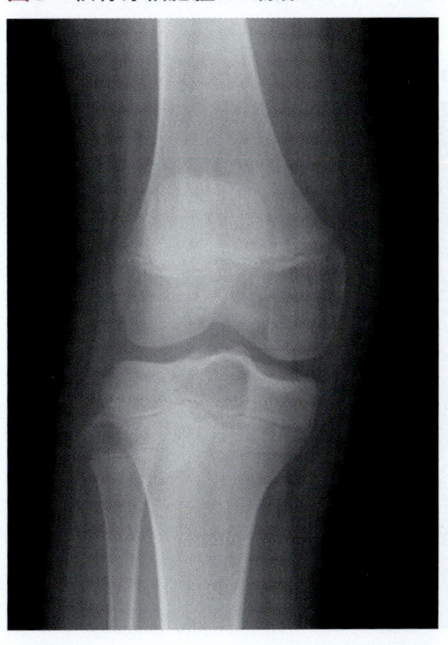

3 骨腫瘍類似疾患

Langerhans細胞組織球症

概念

Langerhans細胞組織球症（Langerhans cell histiocytosis；LCH）は歴史的に，①好酸球性肉芽腫，②Hand-Schüller-Christian病，③Letterer-Siwe病と症状により分けられていたが，すべてLangerhans細胞がかかわっており，総称としてLangerhans細胞肉芽腫症が用いられる。

疫学

5万人に1人程度であり，10歳未満に好発する。好酸球性肉芽腫はLCH全体の60～80％と最多であり，Hand-Schüller-Christian病は15～30％，Letterer-Siwe病は10％程度とされている。

診断

◇X線像（図7）

多彩な骨病変を示し，頭蓋骨，肩甲骨，長管骨骨幹部などに通常は比較的辺縁明瞭であるが，骨硬化像は認められず円形の骨透亮像として認められることが多い。しかし，長管骨の骨幹発生で骨膜反応を伴い，Ewing肉腫などの悪性疾患や骨髄炎と同じような像を示すこともあり，鑑別を要する。脊椎罹患例では椎体が圧潰して扁平化（Calvé扁平椎）する場合がある。

図7　Langerhans細胞肉芽腫症（LCH）のX線像

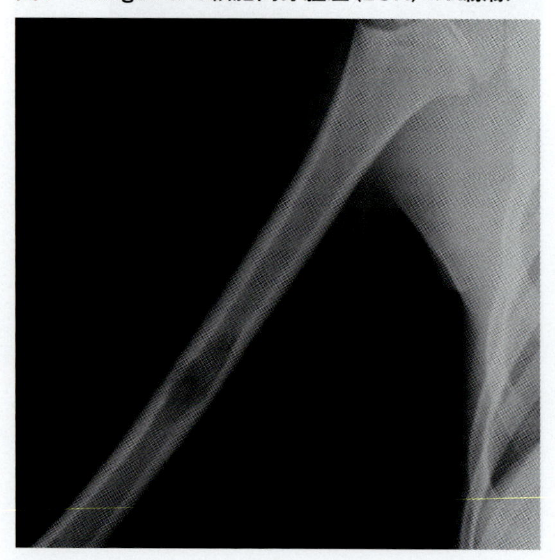

治療

小さく，数の少ないものは切除を行うが，多発病変の場合はステロイド投与を，巨大病変の場合は放射線療法もそれぞれ行われる。しかし，小児例では骨病変は経過で消失する場合もあり，経過観察を行う場合もある。多臓器転移を示す症例では化学療法の適応を検討される例もある。

予後

前述のように好酸球性肉芽腫は自然軽快することもあり，予後良好であるが，Hand-Schüller-Christian病，Letterer-Siwe病は脾臓や肝臓など，多臓器に病変が広がる疾患であり，予後不良である。

単発性骨嚢腫

概念

多くは10歳代に生じ，上腕骨，大腿骨に多好発する。基本的に無症状であるが，嚢腫の増大により皮質骨が菲薄化し，骨折を起こすと疼痛を伴う。

疫学

男女比は約1.6：1である。日本整形外科学会骨・軟部腫瘍委員会による全国腫瘍登録データでは，2006～2013年で約1,700例が登録されている。病巣部が骨端軟骨に接している場合をactive phase，離れている場合をlatent phaseとよぶ。

診断

X線像（図8）で辺縁明瞭で硬化を伴う像を呈し，内部には黄色血性状の貯留液があることもあるが，MRIではT1強調像で低信号，T2強調像で高信号が確認できる。

治療

ステロイド注入や，掻爬術に加えて持続的な減圧を目的とした中空ピン挿入などがある。

予後

局所の再発や骨破壊が問題となるが，予後良好である。Active phaseでの再発率は，latent phaseと比較して高い傾向にある。

図8　単発性骨嚢腫のX線像

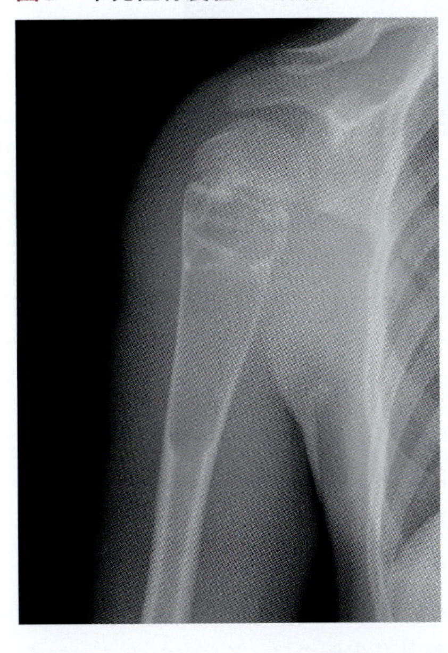

非骨化性線維腫 / 線維性骨皮質欠損

概念

両疾患は組織学的に線維性組織球性細胞の増殖を伴う同一の所見を示し，発育期の大腿骨遠位，脛骨近位･遠位に好発する線維性良性疾患である。骨化障害と考えられている。

疫学

好発年齢は4～20歳程度であるが，線維性骨皮質欠損は非骨化性線維腫よりも若干低年齢でみられる傾向にあり，4～8歳ごろに好発する。8歳を過ぎると退縮することが多い。

診断

長管骨骨幹端に好発し，X線像(**図9**)やMRIで，皮質骨内に限局する場合は線維性骨皮質欠損を，皮質外に伸展している場合は非骨化性線維腫を考える。MRIでは組成により多様な信号を示す。非骨化性線維腫は偏在性に骨髄腔内に増殖し，辺縁硬化像を示すことが多い。

図9　非骨化性線維腫および線維性骨皮質欠損のX線像

a：非骨化性線維腫
b：線維性骨皮質欠損

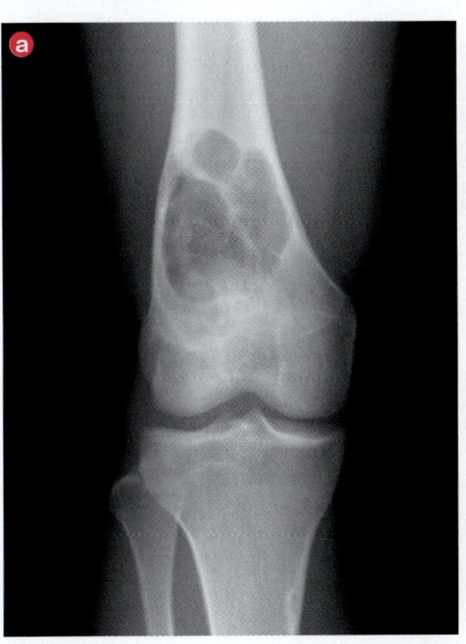

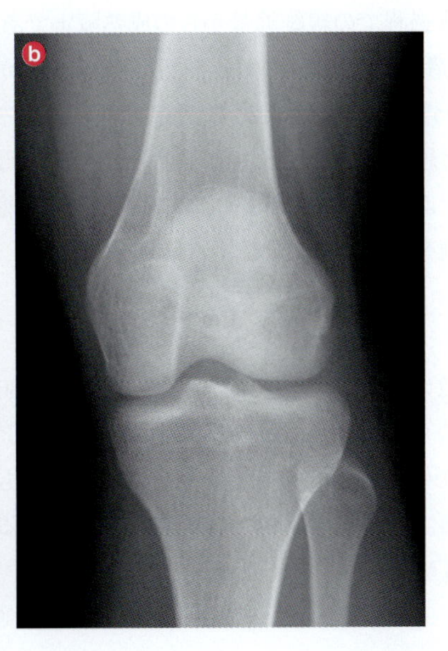

図10　線維性骨異形成のX線像

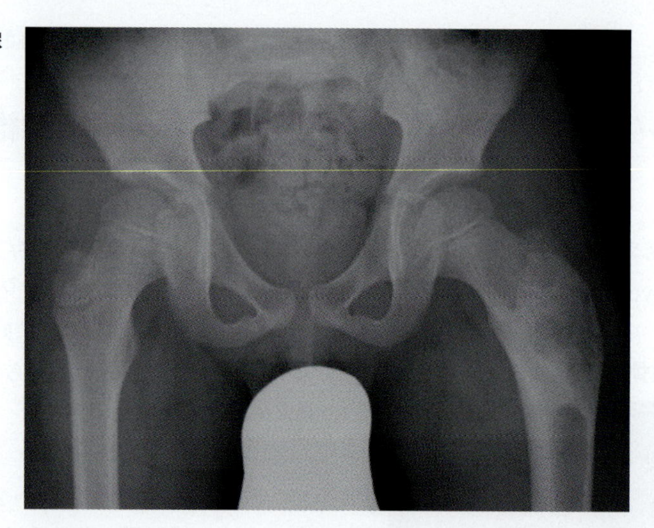

治療

線維性骨皮質欠損は経過観察が基本であるが，非骨化性線維腫で，自発痛や病巣拡大傾向にある場合，病的骨折の可能性がある場合は手術適応を考える。

予後

予後良好である。

線維性骨異形成

概念

骨形成過程での線維性骨からの成熟障害であり，*GNAS1*遺伝子変異を認める。単骨性と多骨性が存在し，多骨性で皮膚色素沈着（カフェオレ斑），内分泌異常と思春期早発症を伴う例はMcCune-Albright症候群とよばれる。組織学的には線維性結合組織と骨芽細胞を伴わない未熟な骨形成がみられる。

疫学

約半数は10歳未満に発症し，その他は20〜30歳代に認められる。単骨性では大腿骨，脛骨，肋骨，頭蓋骨が好発部位であり，多骨例では骨盤にも認められる。多骨例では90％が片側性に発症するといわれている。

診断

X線像ですりガラス様陰影（ground glass appearance）とよばれる，単房性または多房性の半透明巣を呈し，皮質は菲薄化と骨の膨隆を認める。大腿骨近位骨幹端の症例では，度重なる骨折の結果，羊飼いの杖変形（shepherd's crook deformity）とよばれる内反股が特徴的である（**図10**）。

全身検索や活動性の評価には骨シンチグラフィーが有効である。鑑別として，掻爬後繰り返し再発を認める場合は，骨内高分化型骨肉腫を念頭に置く。脛骨発生例では，アダマンチノーマや骨線維性異形成と間違われやすい。

治療

病的骨折の可能性が高いものや，変形の進行が危惧される症例では手術（掻爬＋骨移植など）が適応となる。

予後

基本的に発育期が終了すると腫瘍増大も停止する。まれに悪性転化して骨肉腫，軟骨肉腫，線維肉腫になることがあり，その場合は予後不良である。

（長谷井　嬢，尾﨑敏文）

文献

1) Iwamoto Y, et al. Multiinstitutional phase Ⅱ study of neoadjuvant chemotherapy for osteosarcoma(NECO study) in Japan：NECO-93J and NECO-95J. J Orthop Sci 2009；14：397-404.
2) Bacci G, et al. Prognostic factors for osteosarcoma of the extremity treated with neoadjuvant chemotherapy：15-year experience in 789 patients treated at a single institution. Cancer 2006；106：1154-61.
3) Grier HE, et al. Addition of ifosfamide and etoposide to standard chemotherapy for Ewing's sarcoma and primitive neuroectodermal tumor of bone. N Engl J Med 2003；348：694-701.
4) Womer RB, et al. Randomized controlled trial of interval-compressed chemotherapy for the treatment of localized Ewing sarcoma：a report from the Children's Oncology Group. J Clin Oncol 2012；30：4148-54.
5) Paulussen M, et al. Localised Ewing tumor of bone：final results of the cooperative Ewing's sarcoma study CESS 86. J Clin Oncol 2001；19：1818-29.
6) Jürgens H, et al. Multidisciplinary treatment of primary Ewing's sarcoma of bone. A 6-year experience of a European Cooperative Trial. Cancer 1988；61：23-32.
7) Le Deley MC, et al. Cyclophosphamide compared with ifosfamide in consolidation treatment of standard-risk Ewing sarcoma：results of the randomized noninferiority Euro-EWING99-R1 trial. J Clin Oncol 2014；32：2440-8.
8) Schuck A, et al. Local therapy in localized Ewing tumors：results of 1058 patients treated in the CESS 81, CESS 86, and EICESS 92 trials. Int J Radiat Oncol Biol Phys 2003；55：168-77.
9) Bacci G, et al. Prognostic factors in nonmetastatic Ewing's sarcoma of bone treated with adjuvant chemotherapy：analysis of 359 patients at the Istituto Ortopedico Rizzoli. J Clin Oncol 2000；18：4-11.
10) Picci P, et al. Chemotherapy-induced tumor necrosis as a prognostic factor in localized Ewing's sarcoma of the extremities. J Clin Oncol 1997；15：1553-9.
11) Sun TC, et al. Chondrosarcoma in Maffucci's syndrome. J Bone Joint Surg Am 1985；67：1214-9.
12) Gnepp DR, author. Diagnostic surgical pathology of the head and neck. 2nd ed. Philadelphia：Saunders Elsevier；2009.

Ⅸ　血液疾患

白血病，悪性リンパ腫

Key words

- 白血病(leukemia)
- 悪性リンパ腫(malignant lymphoma)
- 跛行(limping)
- 整形外科的対応(orthopaedic management)

白血病ならびに悪性リンパ腫は，小児の悪性新生物のなかでは最も頻度の高い疾患である。現在では決して生命予後は悪くないが，これらの病名が患者に与えるインパクトは大きい。厄介なことに，これらの患者は小児科ではなく整形外科を初診することがまれではない。診断が遅れたことにより予後に悪い影響が出た場合，患者との信頼関係が崩壊するばかりか最悪訴訟にまで発展しかねない。よって整形外科医はこれらの疾患に対する知識をもっておく必要がある。

著者ら[1]は整形外科医による白血病ならびに悪性リンパ腫の早期診断の指針を作成すべく，2007年の日本小児整形外科学会において，兵庫県立こども病院，千葉県こども病院，静岡県立こども病院，国立成育医療研究センター，福岡市立こども病院の5病院において，multicenter studyを行いこれを報告した。そのときのデータ，および文献的考察を加えこれらの疾患について述べる。

概念と分類

白血病

遺伝子変異を起こした造血細胞(白血病細胞)が骨髄で自律的に増殖して正常な造血を阻害し，多くは骨髄のみに止まらず末梢血中にも白血病細胞があふれ出てくる血液疾患である。腫瘍細胞が骨髄内を占拠するために造血が阻害されて正常な血液細胞が減ることにより，貧血，出血傾向などの症状が出現し，あるいは骨髄から血液中にあふれ出た白血病細胞が，さまざまな臓器に浸潤して症状を呈することもある。

小児の白血病のうち約70%は急性リンパ性白血病(acute lymphocytic leukemia；ALL)，25%が急性骨髄性白血病(acute myeloid leukemia；AML)であり，その他が5%を占める。小児において慢性白血病は非常にまれである。ALLはサブタイプとして，①B前駆細胞型ALL，②T細胞型ALL，③Ph陽性ALLに分類される[2]。

原因として放射線被ばくやある種の抗がん剤投与で白血病を起こすことが知られている。またDown症候群の患者はAMLの頻度が高く，血管拡張性失調症ではALLの合併頻度が高いとされているが，ほとんどの場合小児の白血病の原因は不明である。

悪性リンパ腫

悪性リンパ腫とは，白血球のなかのリンパ球が腫瘍性の増殖をきたしたものである。発生する部位は，リンパ系組織とリンパ外臓器(節外臓器)の2つに大きく分けられる。悪性リンパ腫は腫瘍細胞の形や性質から，大きくホジキンリンパ腫と非ホジキンリンパ腫の2種類に分けられる。わが国ではホジキンリンパ腫は11％ほどしかなく非ホジキンリンパ腫が89％を占める。非ホジキンリンパ腫はさらに組織学的に，リンパ芽球性リンパ腫，Burkitリンパ腫，大細胞型リンパ腫に分けられる[3]。

小児のALLと非ホジキンリンパ腫は病態が非常に似ており鑑別が困難である。また腫瘍細胞の性質や治療が同じと考えられているため，区別されない傾向にある。原因として，細胞増殖の調節と患者の免疫能のバランスが崩れた結果，腫瘍細胞の増殖が起こると考えられているが詳細な発症機序は不明である。

疫学

白血病は小児の悪性新生物の約40％を占め，最も頻度の高い疾患である。小児人口10万人に約3～4人の発症率である。発症のピークは3～5歳である。一方悪性リンパ腫は小児悪性新生物の約10％程度で人口10万人に1～1.5人とされる。好発年齢は10歳代で3歳以下には少ない。

以下，悪性リンパ腫はALLに含めて解説する。

臨床所見

白血病の臨床症状は多彩であり特異的な症状はない[4]。全身症状としては，①発熱，②正常な白血球の減少に伴う感染症，③赤血球減少に伴う倦怠感，④めまい，⑤リンパ節腫大，⑥血小板減少に伴う易出血性（歯肉出血など）などが挙げられる（**表1**）。整形外科的症状としては，白血病細胞の骨髄浸潤と骨膜浸潤による疼痛がメインとなる。具体的には，①跛行，②骨痛，③関節痛，④腰痛などである（**表2**）。

Tutenら[5]は，急性白血病患者の11.6％は跛行を主訴として受診することを報告しており，整形外科的愁訴のなかで最も多いと考えられる。著者らのデータでも跛行が最も多い主訴であった。下肢の症状が多いが腰痛を主訴とすることもある。

Blattら[6]は350人のALL患者のうち脊椎に病変が認められたのは2例のみであったと報告している。しかしながら著者らのデータからは，16例中4例（25％）が腰痛を主訴としており，決して珍しくはない。多くは白血病細胞の椎体浸潤により骨の脆弱性をきたし腰痛を訴えることになる。圧迫骨折が認められることもある。

血液検査所見

白血球数の異常，貧血，血小板減少，末梢血への芽球出現がある。ただし骨関節症状を有する白血病患者の血液異常所見は著明でない場合が多く，この事実が診断を遅らせる原因の1つといえる。

Jonssonら[7]は骨痛を有する白血病患者の白血球数は，骨痛のない白血病患者と比較して有意に低く，正常像を示すことが多いとしている。著者らのデータからも，一般的に白血病に特徴的とされる白血球増多は12.5％，貧血は50％，末梢血への芽球出現は31.3％と決して高くない（**図1**）。そのため，これらが認められないからといって，白血病を否

表1　白血病患者の初診時臨床症状

症状	頻度
肝脾腫	68％
脾腫	63％
発熱	61％
リンパ節腫大	50％
出血傾向（紫斑，点状出血など）	48％
骨痛	23％

（重複あり）　（文献4より）

表2　整形外科初診時の主訴

主訴	例数
跛行	9例（56％）
腰痛	4例（25％）
下腿痛	3例（25％）
膝関節痛	2例（12.5％）
上肢痛	1例（6.3％）
多関節痛	1例（6.3％）

（重複あり）　（文献1より）

I II III IV V VI VII VIII IX X XI XII 血液疾患

定することにはならないことに留意すべきといえる。最も頻度の高い所見はCRP陽性であり，62.5%に認められたが特異的な所見とはいえない。

単純X線所見

X線像上の異常は，文献的には確定診断時に44～69%，経過中に70～90%でそれぞれ認められるとされている。著者らのデータを示す(**図2**)。症状を有する部位に最も多く認められる所見は，病変部の骨萎縮であり60%に認められた。以下osteolytic lesion，骨膜反応，病的骨折，骨硬化像，metaphyseal bandと続く。まったく異常が認められない症例は1例のみ(6%)であった。白血病に特徴的とされる，いわゆるmetaphyseal bandは12.5%と決して頻度は高くない。

図3はRogalskyら[8)]がosteolytic lesionがどこに認められたかを示したものである。著者らのデータでは上肢の病変は少なかったが，前腕は好発部位といえる。基本的に白血病の病変は全身どの部位でも生じうると考えたほうがよい。

図1　白血病患者の初診時血液検査所見

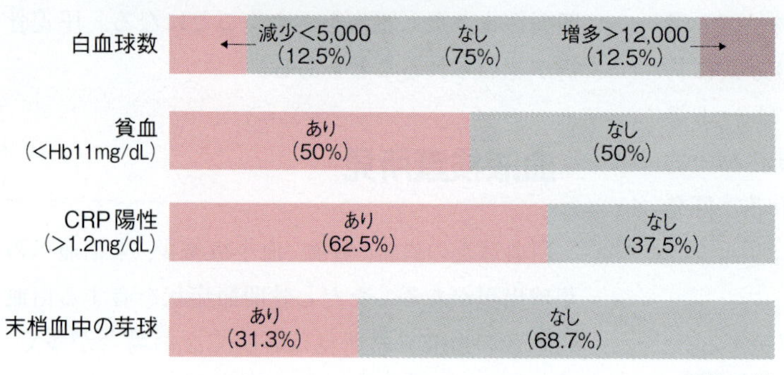

(文献1より)

図2　白血病患者の症状を有する部位における単純X線所見

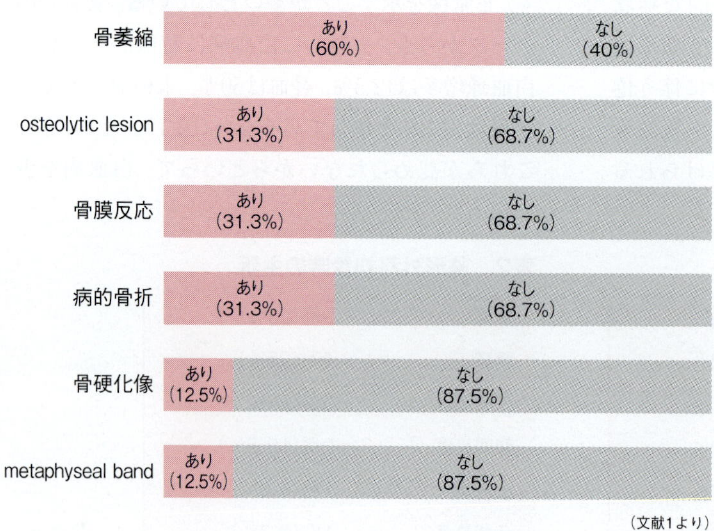

(文献1より)

図3　X線像上osteolytic lesionが認められた部位

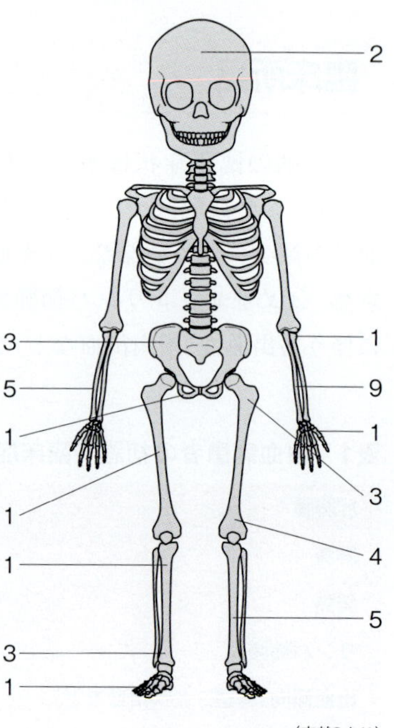

(文献8より)

鑑別診断

臨床症状，血液検査所見，画像所見から，①若年性特発性関節炎(juvenile idiopathic arthritis；JIA)，②骨髄炎を含む感染性疾患，③Langerhans細胞組織球症(Langerhans cell histiocytosis；LCH)，④悪性腫瘍の転移，⑤単純性股関節炎などが鑑別診断に挙げられる(**表3**)。

確定診断

骨髄穿刺，骨髄生検による白血病細胞の確認が不可欠である。小児の骨髄穿刺は腸骨稜から行うことが多く，成人のように胸骨から採取することは少ない。重ねて腫瘍細胞表面のマーカー，染色体検査，遺伝子検査を行うことで白血病のタイプ分類，予後判定，治療指針を調べることができる。

治療

小児血液腫瘍専門医による治療が必要である。多種多剤併用の抗がん剤を用いた化学療法が基本となる。兵庫県立こども病院血液腫瘍科では，2003年に結成された日本小児白血病リンパ腫研究グループ(Japanese Pediatric Leukemia/Lymphoma Study Group；JPLSG)による治療プロトコールに基づき治療を行っている。寛解導入成功例や再発例に対しては造血幹細胞移植が行われる場合もある。

表3　確定診断に至るまでの病名

化膿性骨髄炎	3
若年性特発性関節炎(JIA)	2
単純性股関節炎	1
原因不明	10

(文献1より)

予後

一般的に骨症状を有する白血病のなかで，最も多いALLの生命予後は決して悪くない。現在悪性リンパ腫を含め5年生存率は80%を超える。骨髄性白血病も化学療法により治癒する率が増えてきている。

整形外科的症状に関しては対症的に対応することとなる。

代表症例提示

症例1

初診時年齢2歳10か月，男児。

◇ **主訴**

両膝関節痛。

◇ **現病歴**

特に誘因なく両膝関節痛が出現した。近医にて化膿性骨髄炎の診断により抗菌薬投与を受けるも改善なく，発症後約4週間で紹介受診となる。

◇ **全身所見**

37.7℃の微熱と倦怠感を訴えていた。

◇ **初診時血液検査所見**

白血球数12,700/μL，Hb 9.6g/dL，血小板418,000/μL，CRP 5.7g/dLと炎症反応，貧血を認めた。末梢血には芽球は認められなかった。

◇ **初診時単純X線像**

両大腿骨遠位・両脛骨近位・右腓骨近位に骨膜反応および骨溶解像を認めた(**図4**)。また大腿骨遠位骨幹端部には帯状のlucent zoneいわゆるmetaphyseal lucent bandが認められた。

◇ **経過**

臨床所見，血液所見，X線所見よりなんらかの血液疾患を疑い骨髄穿刺を行った。その結果ALLであると判明し，直ちに血液腫瘍科にて化学療法が施行された。

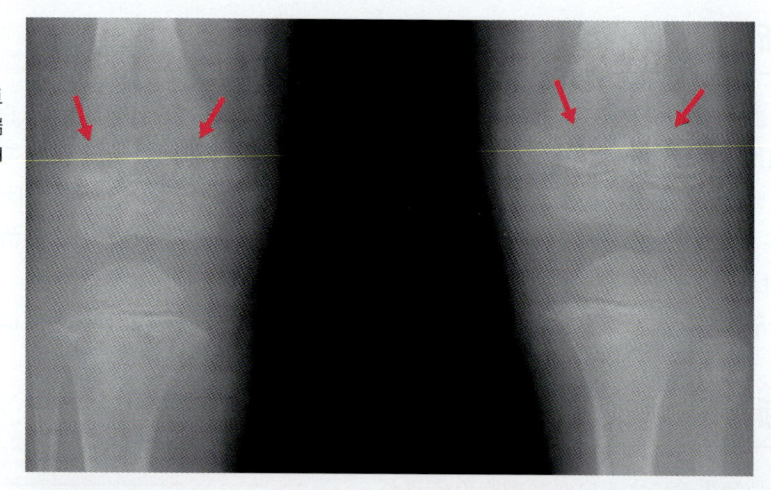

図4　症例1

2歳10か月，男児。
主訴は両膝関節痛。単純X線像で大腿骨骨幹端にいわゆるmetaphyseal bandが認められる。

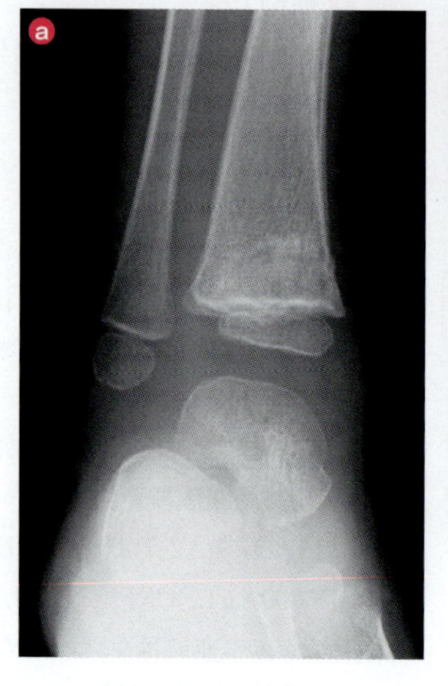

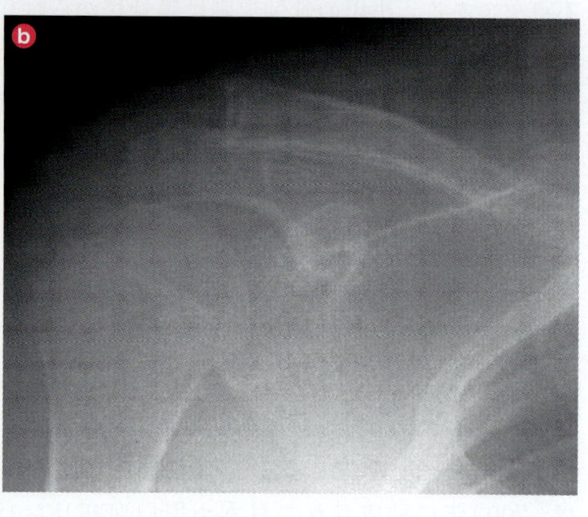

図5　症例2

9歳，女子。
主訴は右足関節痛。
a：単純X線像で脛骨遠位の病的骨折と骨膜反応が認められる。
b：肩関節単純X線像。鎖骨遠位端の骨膜反応が認められる。

症例2

初診時年齢9歳，女子。

◇ 主訴

右足関節痛。

◇ 現病歴

受診2週間前より特に誘引なく右足関節痛が出現した。徐々に右の鎖骨部の腫脹も出現したため精査目的で当科受診となる。既往歴としてDown症候群があった。

◇ 全身所見

体温が37.4℃と微熱が認められた。

◇ 初診時血液検査所見

白血球数9,000/μL，Hb 13.7g/dL，血小板145,000/μL，CRP 0.9g/dLであり末梢血には芽球は認められなかった。

◇ 初診時単純X線像

脛骨遠位に病的骨折，右鎖骨に骨膜反応が認められた（**図5**）。Down症候群であることからなんらかの腫瘍性疾患の可能性もあると考え，右鎖骨の骨生検を行ったところALLであると診断され，血液腫瘍科にて化学療法が施行された。

症例3

初診時年齢4歳8か月，男児。

主訴

腰痛。

現病歴

特に誘因なく腰痛が出現。他院にて保存的に対応されるも症状改善しないため，発症後4週で紹介受診となる。

全身所見

特になし。

初診時血液検査所見

白血球数4,700/μL，Hb 12.2 g/dL，血小板60,000/μL，CRP 0.8g/dLであり末梢血には芽球は認められなかった。

初診時単純X線像

脊椎側面像では多椎体にわたる圧迫骨折と骨萎縮が認められた（**図6**）。なんらかの腫瘍性疾患を疑い骨髄穿刺を行いALLであることが判明した。

症例4

初診時年齢2歳9か月，男児。

主訴

右股関節痛。

現病歴

特に誘因なく右股関節痛が出現。他院にて単純性股関節炎の診断にて経過観察されていたが疼痛が徐々に増強したため，発症後約16週で当科初診となる。

全身所見

37.2℃の微熱，顔面蒼白，肝脾腫が認められた。

初診時血液検査所見

白血球数5,500/μL，Hb 7.7g/dL，血小板81,000/μL，CRP 1.3g/dLであり末梢血には芽球は認められなかった。

初診時単純X線像

股関節には特異な所見はなかったが，軽度の骨萎縮が認められた（**図7**）。なんらかの腫瘍性疾患を疑い骨髄穿刺を行いALLであることが判明した。

図6　症例3
4歳8か月，男児。主訴は腰痛。単純X線像で多椎体にわたる圧迫骨折が認められる。

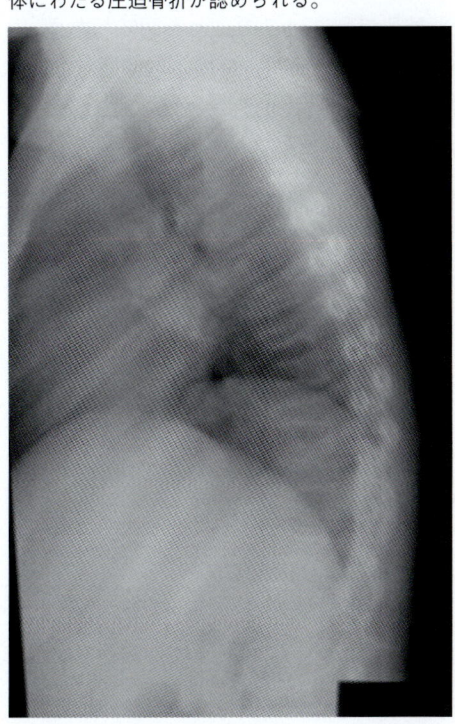

図7　症例4
2歳9か月，男児。主訴は右股関節痛。単純X線像で軽度の骨萎縮が認められる。

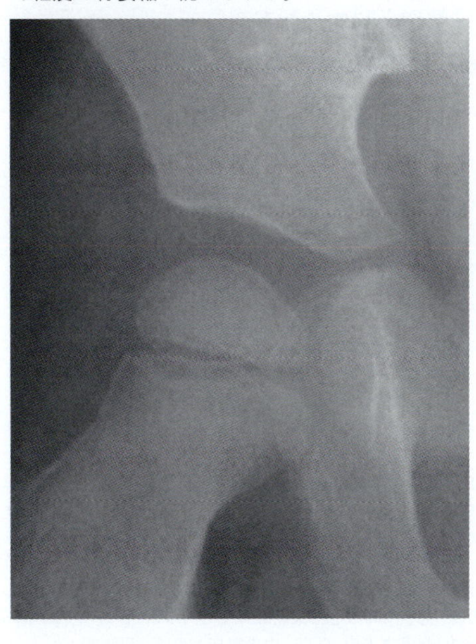

図8　発症から確定診断までの期間

最も多いのは4～12週であり平均7.2週であった。

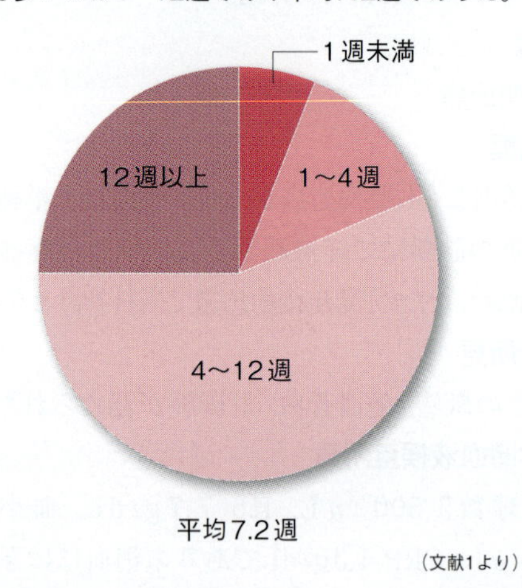

（文献1より）

表4　白血病，悪性リンパ腫の早期診断のポイント

- 骨痛を訴える白血病患者の血液像では白血球数は正常であることが多い。
- 末梢血への芽球出現は認められないことが多い。
- 単純X線像上，最も多く認められる所見は非特異的な骨萎縮である。
- 疑いをもったなら骨髄穿刺をためらうべきではない。

Point

治療に関しては上記のように小児血液腫瘍専門医に委ねることとなり，整形外科医は関与することはない。整形外科医の責任はいかに本疾患の疑いをもって，どれだけ早期に小児血液腫瘍専門医にコンサルトできるかということにある。

Rogalskyら[8]は，白血病患者の約20%は初診時に整形外科的愁訴を有しており，経過中約45%の患者は骨痛など整形外科的愁訴が出現すると報告している。著者らのデータからも白血病患者の約7%は小児科ではなく整形外科を初診している。整形外科医がこれらの疾患を念頭に置いてないと診断は遅れる。著者らのデータからは症状出現から確定診断までの期間は平均7.2週であり決して早くない（**図8**）。原因不明の骨痛･関節痛があり跛行を認める患者で，①微熱，②貧血，③白血球増多を伴わないCRP上昇，④骨萎縮･骨溶解像，⑤骨膜反応などの所見は，白血病を示唆する因子と考えられる。整形外科医はこのことを認知したうえで診療に当たる必要がある。骨髄穿刺あるいは骨生検のみが確定診断の方法であり，疑いがある症例に対してはこれをためらうべきではない（**表4**）。

（小林大介）

文献

1) Kobayashi D, et al. Musculoskeletal conditions of acute leukemia and malignant lymphoma in children. J Pediatr Orthop B 2005；14：156-61.
2) 樋口万緑．白血病．最新ガイドライン準拠 小児科診断･治療指針．遠藤文夫編．東京：中山書店；2012. p808-14.
3) 樋口万緑．悪性リンパ腫．最新ガイドライン準拠 小児科診断･治療指針．遠藤文夫編．東京：中山書店；2012. p824-20.
4) Margolin JF, et al, editors. Principles and Practice of Oncology. 4th ed. Philadelphia：Lippincott Williams & Wilkins；2002.
5) Tuten HR, et al. The limping child：a manifestation of acute leukemia. J Pediatr Orthop 1998；18：625-9.
6) Blatt J, et al. Characteristics of acute lymphoblastic leukemia in children with osteopenia and vertebral compression fractures. J Pediatr 1984；105：280-2.
7) Jonsson OG, et al. Bone pain as an initial symptom of childhood acute lymphoblastic leukemia：association with nearly normal hematologic indexes. J Pediatr 1990；117：233-7.
8) Rogalsky RJ, et al. Orthopaedic manifestations of leukemia in children. J Bone Joint Surg Am 1986；68：494-501.

X　症候群

Down症候群, Marfan症候群, Ehlers-Danlos症候群, Larsen症候群

Key words

- Down症候群(Down syndrome)
- Marfan症候群(Marfan syndrome)
- Ehlers-Danlos症候群(Ehlers-Danlos syndrome)
- Larsen症候群(Larsen syndrome)

1 Down症候群

概念

21番染色体異常症の1つで，約95%が，染色体数が47本の21トリソミーである。その他に21番染色体の一部が過剰となって発症する転座型や，トリソミー細胞と正常細胞が混在するモザイク型も存在する。

疫学

出生1万人に対して約14人であり，母体の年齢が高くなると発症頻度が高くなることが知られている。

診断

新生児・乳児期の筋緊張低下や精神運動発達遅滞，眼瞼裂斜上や鼻根部低形成などの特徴的な顔貌によって診断可能である。精神運動発達の遅れや先天性心疾患などの合併症のため，小児科医によってフォローされていることが多く，整形外科医を受診するのは2歳以降で歩行開始前後からが多い。

整形外科的な合併症は，筋緊張低下と関節弛緩性が原因となっていることが多い。

脊椎関連では，頚椎，特にC1-2間での異常可動性が認められることがある。Down症候群患者において，この異常可動性を有する頻度は報告によりさまざまであるが，9～31%程度とされている。診断には，頚椎前後屈位X線側面像が必要であり(**図1**)，それぞれの側面像でC1前弓後縁とC2歯突起前縁との間の距離(atlas-dens interval；ADI)を測定し，5mm以上あれば異常可動性ありと診断する。前屈位で異常値が出ることが多い。

Point

Down症候群は比較的高頻度の症候群であるため，一般整形外科外来でも診察する機会があるかもしれない。このとき，全身の関節弛緩性のなかでも頚椎の異常可動性は予後にかかわるため，常にこのことを念頭に置いておく必要がある。

約5%の患児に股関節の形成不全や脱臼を認めるとされている。股関節脱臼は先天性ではなく，関節弛緩性により，歩行開始前後の2～10歳ごろにみられることが多い。

膝関節では膝蓋骨の脱臼がみられることがある。膝くずれによる転倒などを引き起こし，歩容異常をきたすこともある。

足部では外反扁平足が一般的であり，足の縦アーチの消失をしばしば認める。

図1　Down症候群患児の頚椎前後屈位X線側面像

前屈位でatlas-dens interval（ADI）の拡大を認め，C1-2間の異常可動性を認める。

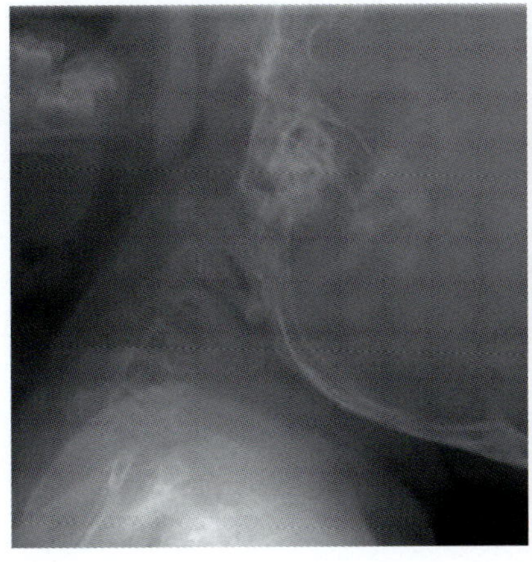
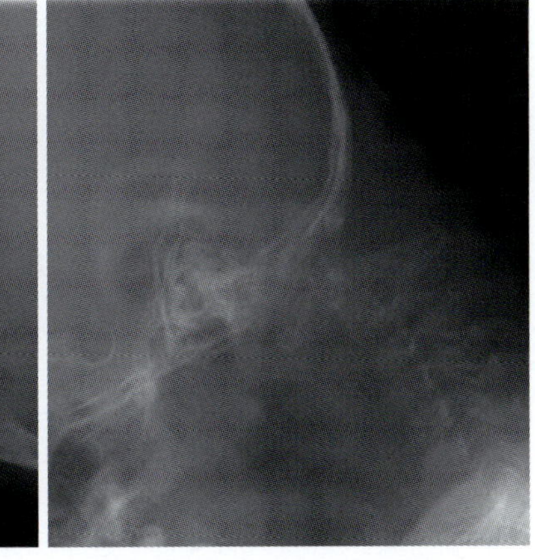

治療

Down症候群に対する根本的な治療はなく，整形外科的合併症に対しては，予防的あるいは対処的な治療を行う。

C1-2間での異常可動性が認められる場合には，前屈位をとるような動きや運動（でんぐり返りなど）を控えるように指導し，歩行が不安定であればヘッドキャップを処方するなどで対応する。しかし，脊髄圧迫症状が認められるようになれば，頚椎後方固定術などの手術介入も必要となる。

股関節や膝蓋骨脱臼に対しては装具療法などを行うが，保存療法にて対応しきれないときには，軟部組織の解離術や縫縮術，骨性手術にて対応することも必要となる。

外反扁平足に対しても足底板などの装具を用いて対応する。

予後

筋緊張低下による運動発達遅滞は存在するが，理学療法や作業療法を組み込んだ整形外科的治療により，自立可能になってきている。生命を脅かすような合併症がない症例では，平均寿命は50〜60歳とされている。

2 Marfan症候群

概念

細胞外基質蛋白であるfibrillin-1をコードする*FBN1*遺伝子（15番染色体上）の変異による常染色体優性遺伝の結合織疾患である。主に，骨格症状，眼症状，心血管症状を呈する疾患で，1896年にフランスの小児科医であるMarfanが最初に報告している。

疫学

約1万人に1人の発生頻度である。常染色体優性遺伝であるが，約25％は新規の突然変異である。

診断

改訂Ghent診断基準[1]（**表1，2**）にて臨床診断される。骨格症状は，四肢が長く［身長に比べ，指極（アームスパン）が長い］，やせ型の高身長であることが多く，くも状指趾を認める。くも状指趾を確認するサインとして，thumb sign（**図2**）やwrist sign（**図3**）がある。結合織疾患であり，靱帯や腱などの弛緩を引き起こすため，脊柱後側弯症や扁平足を認めることも多い。

表1　改訂Ghent診断基準

家族歴	
なし	あり
(1)大動脈拡張＋水晶体亜脱臼 (2)大動脈拡張＋*FBN1*変異あり (3)大動脈拡張＋全身症状スコア7点以上 (4)水晶体亜脱臼＋*FBN1*変異あり	(5)水晶体亜脱臼 (6)全身症状スコア7点以上 (7)大動脈拡張

表2　全身症状スコア

症状	点数
thumb signおよびwrist sign	3点(どちらか一方の場合は1点)
鳩胸	2点(漏斗胸または胸郭非対称で1点)
後足部変形	2点(扁平足は1点)
気胸	2点
硬膜拡張	2点
寛骨臼突出	2点
四肢上節/下節比低下と指極/身長比増大	1点
側弯あるいは胸腰椎後弯	1点
肘関節伸展制限	1点
特徴的顔貌(長頭, 眼球陥没, 眼裂斜下, 頬骨低形成, 下顎後退のうち3項目を満たす)	1点
皮膚線条	1点
強度近視	1点
僧帽弁逸脱	1点
合計	20点

図2　Thumb sign

手を母指を中にして握ると, 小指の尺側から母指の先端が出る。

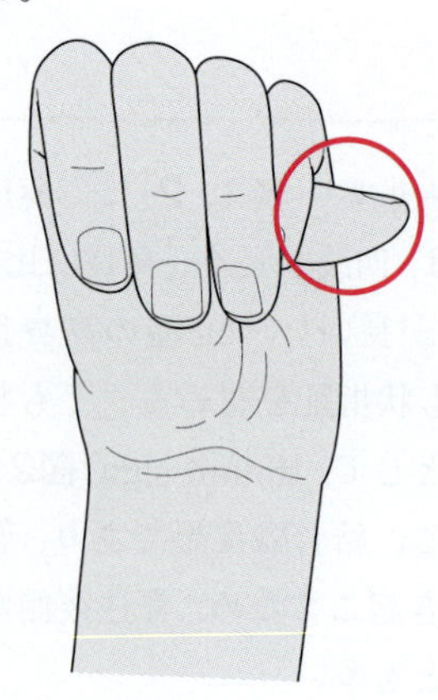

図3　Wrist sign

対側の手首を握ると, 母指と小指の先が重なる。

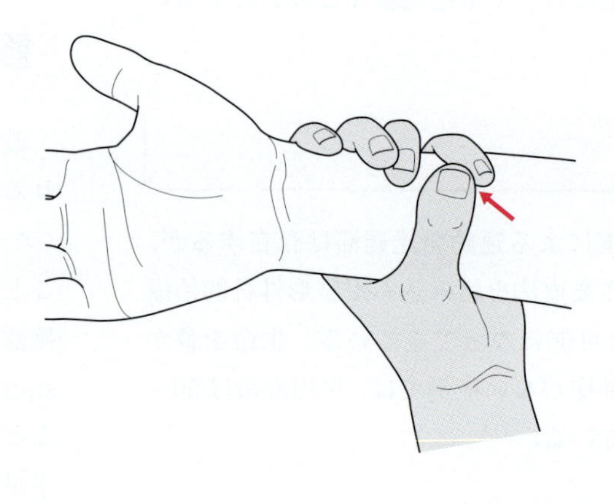

Point

整形外科外来においては，四肢が長く，やせ型の高身長の患者をみたら，thumb signとwrist signを確認後，X線像で側弯症や股関節異常がないかをチェックする。これら項目の多くが当てはまる場合には，Marfan症候群を疑い，循環器内科・心臓血管外科や眼科へ紹介する必要がある。

治療

整形外科的には，扁平足や脊柱後側弯症に対する治療が主となる。後側弯変形は成長とともに増悪することがあるため，定期的な経過観察が必要である。変形の進行を認めた場合には装具療法を行う。脊柱変形に対する手術は，胸部変形や気胸の問題もあり，注意を必要とする。

予後

大動脈解離や心臓弁不全などの心血管症状のコントロールが生命予後と関連する。

3 Ehlers-Danlos症候群

概念

皮膚および血管の脆弱性，関節の過弛緩性を主徴とする遺伝性の結合織疾患群である。

疫学

全型合わせて約5,000人に1人と推定されている。

分類

Villefranche分類がある。①古典型，②関節可動亢進型，③血管型，④後側弯型，⑤関節弛緩型，⑥皮膚弛緩型に分けられる。Ⅰ・Ⅱ・Ⅲ・Ⅴ型コラーゲンなど，いくつかの原因遺伝子が認められる。

診断

原因がはっきりしない，以下の症状のときには同疾患を疑う必要がある。また，家族歴も考慮する。

- 関節の過剰，あるいは異常可動性による処女歩行遅延や歩容異常，脱臼。
- 皮膚の過伸展性ならびに，異常な皮下出血や血腫。
- 原因不明の血管破裂などの血管症状。

治療

関節の異常可動性や脱臼などに対して，整形外科的な治療が必要となることがある。また，軽い外傷でも裂傷などの皮膚症状を引き起こしうるため，注意を促すことが必要である。

予後

血管型以外の生命予後は良好である。

4 Larsen症候群

概念

1950年にLarsenらによって報告された，先天性多発性関節脱臼，内反足，脊椎変形などを主症状とする症候群である。アクチン結合性細胞骨格蛋白であるfilamin Bをコードする*FLNB*遺伝子変異，ならびに常染色体優性遺伝の結合織疾患である。

図4　Larsen症候群患児の両下肢および両肘関節X線像

両膝関節(**a**)と両肘関節(**b**)の脱臼を認める。

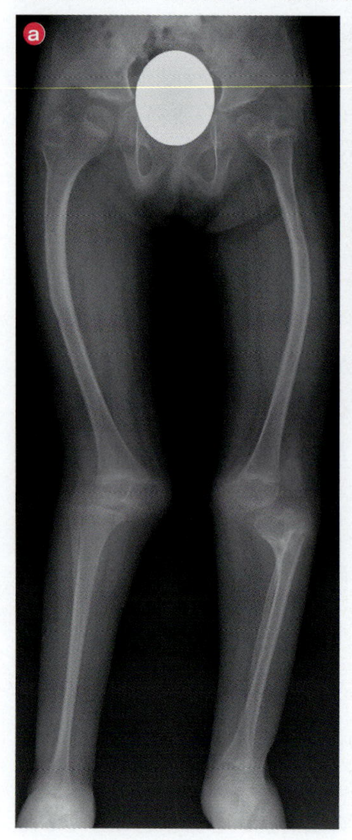

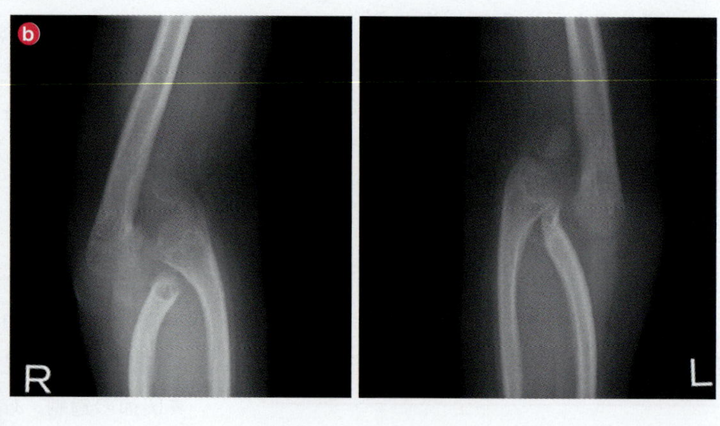

疫学

出生10万人に対して約1人の発生頻度である。新生の突然変異によるものも多い。

診断

股関節や膝関節，肘関節などの大関節の両側性の多発性脱臼を認め(**図4**)，約75%に内反尖足や外反足を主とした足部変形を認める[2)]。頚椎後側弯や胸腰椎側弯を認めることもあり，約15%に頚髄症合併を認めるとする報告もある[2)]。このため，画像評価は大関節脱臼評価に加え，脊椎も必要である。顔貌は前頭部突出，顔面中央の扁平，眼間解離が特徴的である。均衡型の低身長を認めることが多い。

Point

①特異顔貌，②多発性関節脱臼，③へら状母指･短い指趾が三徴とされているが，前述のとおり足部変形を伴う頻度も高いとされている。

治療

股関節脱臼に関しては保存療法に抵抗性で，手術的に脱臼の整復が必要である。膝関節脱臼も矯正ギプスなどに抵抗性であり，手術療法が必要となることが多い。股関節および膝関節は手術を必要としても，脱臼整復を試みる必要がある。肘関節脱臼に関しては，可動域制限はあるものの経過観察されることが多い。内反足は拘縮が強い変形で，保存療法には抵抗性であることが多く，手術療法が必要となるが，外反足は関節弛緩によるもので，装具療法などが試みられる。

予後

成人期までの生命予後は，合併症の重症度が低ければ良好とされている。

（樋口周久）

文献

1） Loeys BL, et al. The revised Ghent nosology for the Marfan syndrome. J Med Genet 2010；47：476-85.
2） Bicknell LS, et al. A molecular and clinical study of Larsen syndrome caused by mutations in FLNB. J Med Genet 2007；44：89-98.

先天性多発性関節拘縮症

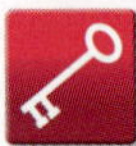

Key words

- 先天性多発性関節拘縮症(arthrogryposis multiplex congenita)
- 筋形成不全症(amyoplasia)
- 遠位関節拘縮症(distal arthrogryposis)
- Freeman-Sheldon症候群(Freeman-Sheldon syndrome)
- 距骨摘出術(talectomy)

概念

先天性多発性関節拘縮症(arthrogryposis multiplex congenita；AMC)は診断名というよりは，生下時より複数部位の関節の拘縮を示す非進行性の疾患群である。胎内での運動性の低下(fetal akinesia)が主因とされている。

Hall[1]は広義の多発性関節拘縮を示す病態を以下の3つに分類している。

①四肢の関節拘縮のみのもの。

②四肢の関節拘縮に他の奇形を伴うもの。

③神経筋の異常に中枢神経系の障害や知能障害を伴うもの。

狭義の多発性関節拘縮症は，いわゆるclassic arthrogryposis(古典型の多発性関節拘縮症)とよばれるamyoplasia(筋形成不全症)と，狭義のdistal arthrogryposis(遠位関節拘縮症)であるが，いずれも①に分類される。②にはdistal arthrogryposisに他の奇形を伴ったFreeman-Sheldon症候群[2](主徴は口笛顔貌，鼻翼低形成，手指の尺側偏位)，Beals症候群[3](主徴は多発性関節拘縮，長い指趾，耳介の変形)，またLarsen症候群[4](多発性関節脱臼，特異顔貌，内反足，脊椎奇形)などが含まれる。③にはAntley-Bixler症候群[5, 6](多発性関節拘縮，くも状指，頭蓋骨癒合，足根骨癒合など)や脊髄髄膜瘤も含まれている。発生頻度は多発性関節拘縮症が出生3,000〜5,000人に1人，amyoplasiaは10,000人に1人である[1]。

胎内での運動性の低下(fetal akinesia)の原因についてHallは，①筋原性(重度な先天性ミオパシー[7]も含む)，②神経原性(中枢および末梢性)，③神経筋接合部の異常，④結合組織の異常，⑤子宮内の狭さ(双角子宮など)，⑥母親の疾患，⑦母親の薬物曝露，⑧胎児の血流供給異常，⑨内分泌異常，⑩後成的な異常を推測しているが，はっきりした原因は不明である。また遺伝子異常が発見されている疾患もあるが，amyoplasiaは完全に散発性である[1]。

> **Point**
>
> AMCは生下時より異常があり，新生児科から紹介されることが多いが，四肢の症状のみで整形外科単独に紹介されることもある。そのような場合でも，気管軟化症や他の内臓奇形の検索や中枢神経系および脊髄の精査も含め，小児科医にも診察を依頼して総合的に経過をみていく必要がある。

臨床所見

AMCで最も一般的なamyoplasiaについて述べる。四肢の関節が対称性に罹患する[8]。肩関節は内転，内旋し三角筋の筋力が減弱している。肘関節は上腕二頭筋の筋力が弱く，重力に抗して屈曲できない。手関節は掌屈，尺側に偏位し，回内変形していることが多い。手指は屈指変形や握り母指がみられる（**図1**）。股関節は屈曲，外転，外旋変形が多い。約1/3の症例で片側性または両側性の股関節脱臼を認める。膝関節は大腿四頭筋力が減弱し，屈曲拘縮が多いが反張膝変形もみられる。足部は重度な先天性内反足や先天性垂直距骨がみられることが多い（**図2**）。幼児期～思春期にかけての側弯も約1/3の症例でみられる。

狭義のdistal arthrogryposisでは手指や足部に変形がみられるが，体幹や四肢近位の筋力低下は認めない。

検査所見

他の疾患との鑑別が重要である。なるべく早い時期に脳・脊髄のMRI検査を行い，脳性麻痺，二分脊椎，尾部後退症候群（spinal regression syndrome）などを否定する。神経・筋疾患が疑われる場合には，血清クレアチニンキナーゼ（creatine kinase；CK）の測定や筋電図検査を行う。手術を施行する際には先天性ミオパシーの鑑別も含め，筋生検をしたほうがよい症例もある[1,7]。

治療法

治療法は発達状況や他の全身状態などを考慮し，総合的に判断する必要がある。①上肢，②下肢，③脊椎に分けて治療法を述べる。

上肢

生下時より肘や手指の拘縮を示す例があるが，徐々に改善することも多い。作業療法士に評価してもらい，重症度に応じて可動域訓練や，スプリント，ハンドロールを作製する。1歳を過ぎても改善が不良な場合には，小児上肢の専門医に紹介することも必要である。

森澤ら[9]は，classic AMCとdistal arthrogryposisに対する上肢の手術成績を報告した。5例9肘に対して，2例3肘に受動術を，1例1肘に受動術に加えて二期的にSteindler法[10]をそれぞれ行った。自動屈曲の改善目的で，Steindler法を1例1肘，広背筋移行を1例2肘，大胸筋移行を1例1肘にそれぞれ行った。また前腕回内拘縮に対して橈骨頭切除あ

図1　両手の握り母指変形

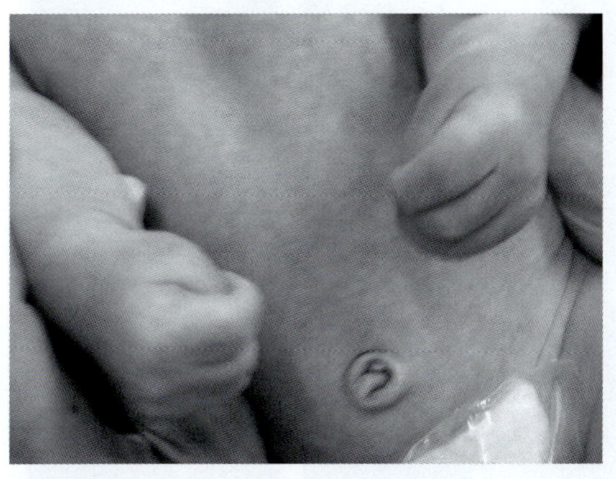

図2　生下時のamyoplasia

両手の屈指変形，両膝の屈曲拘縮，重度の両先天性内反足がみられる。

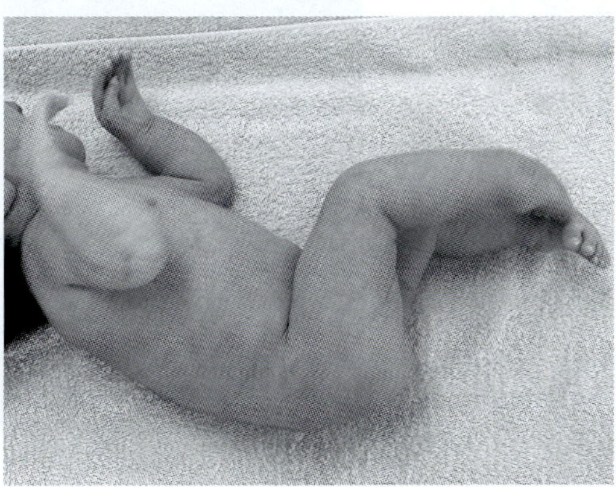

るいは橈骨矯正骨切りを6肘に，関節屈曲拘縮に対して手関節の屈筋腱剥離あるいは延長，関節包切除を5手関節でそれぞれ施行した。母指は18例28指に対して，内転筋切離や長母指屈筋腱の延長，短母指外転筋腱の移行，皮膚形成などをそれぞれ行った。手術に際しては，日常生活上の困難程度と手術療法による改善見込みとのバランスが大事であると述べている。

下肢

下肢変形の矯正順序については，成長発達や歩行能力に応じて決める。片側性の発育性股関節形成不全（脱臼）は治療すべきだが，保存療法は困難であるという報告が多い[11]。

Wadaら[12]はamyoplasiaの11例17股の治療成績を報告している。片側例5例と両側例6例をSmith-Petersenの前方進入法により整復し，良好な成績であったとしている。両側性の股関節脱臼を治療すべきかどうかは議論が分かれる。医原性の股関節の可動域制限や骨頭壊死をおそれ，放置する報告も多い。しかし整復に成功すれば歩行能力が上がる可能性がある[13]。歩行開始後の症例では，観血的整復と骨盤や大腿骨骨切りの合併手術[14]を行うこともある（**図3**）。

膝関節の屈曲拘縮は大腿骨顆上部の伸展骨切り術（**図4**）やIlizarov創外固定器による緩徐な伸展

図3　AMCに伴う両発育性股関節形成不全（脱臼）
a：4歳，術前，b：両股関節観血的整復およびSalter骨盤骨切り術施行後8年。

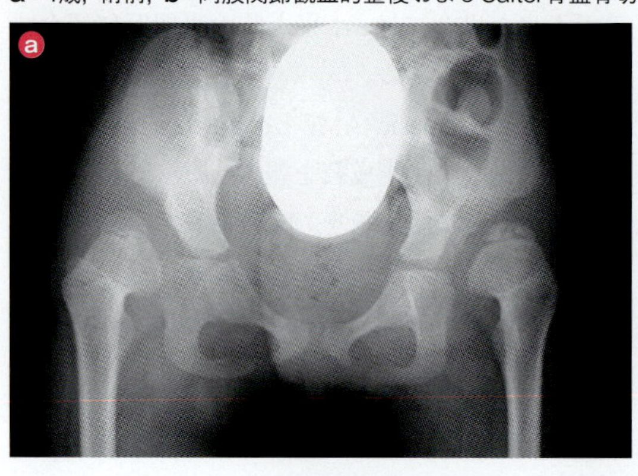

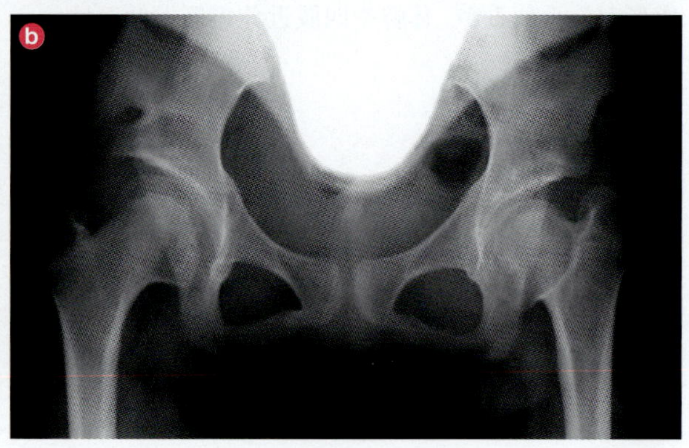

図4　AMCに伴う膝屈曲拘縮
a：4歳，術前
b：大腿骨顆上部の伸展骨切り術直後
c：術後3か月

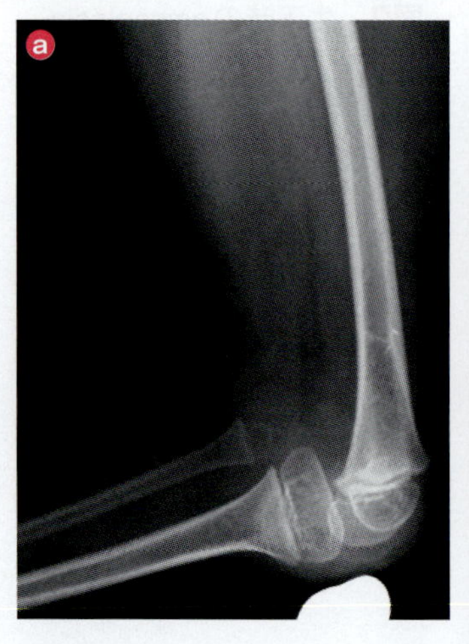

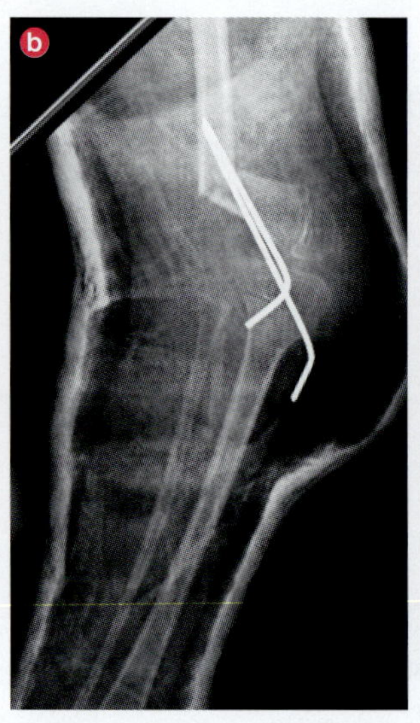

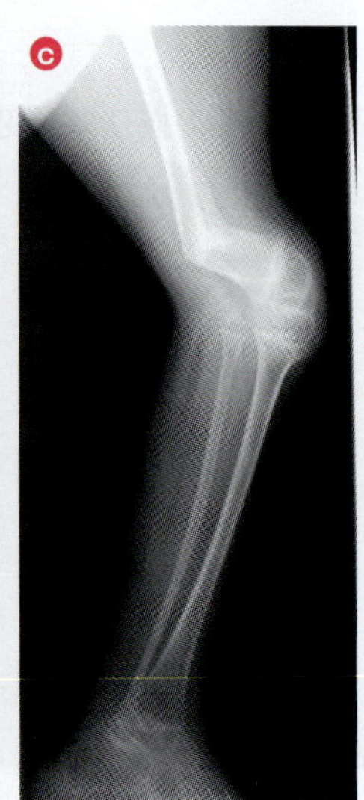

を行う[15]。膝蓋骨の恒久性脱臼を伴っている場合には，まずその整復を行う。反張膝や膝関節脱臼または亜脱臼を伴っている場合には，可及的膝屈曲位で膝上からギプス矯正を行う。それでも改善しない場合には，1歳前後で観血的受動術を行う。先天性内反足や先天性垂直距骨は，生後，全身状態が落ち着いてからギプス矯正を行える症例もある。その場合には特発性先天性内反足と同様に，アキレス腱切腱や後内側解離術で対処できることもある[16, 17]。

垂直距骨も歩行能力などをみながら，2〜4歳で後内側・後外側解離術を行うことが多い[18]。内反尖足変形があまりに重度な場合には成長発達をみながら，2〜4歳で距骨摘出術（**図5**）を行う[19]。Pirpirisら[20]は，内転変形の矯正を確実にするため，踵立方関節固定も同時に行うことを報告しており，著者も併用している。

距骨摘出術後の屋内歩行は装具なしでも可能だが，屋外歩行はなんらかの装具を使用することが多い。

図5　AMCに伴う重度の先天性内反足

a：3歳，術前の外反矯正位X線正面像，**b**：術前の背屈矯正位X線側面像，**c**：術前の底屈矯正位X線側面像，
d：距骨摘出術後5年の立位X線正面像，**e**：距骨摘出術後5年の立位X線側面像。

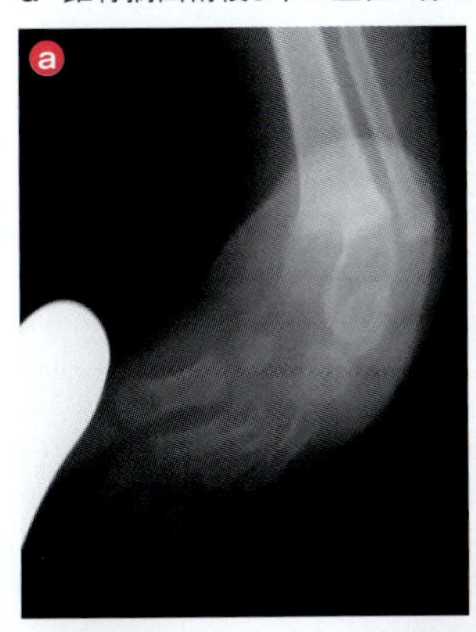

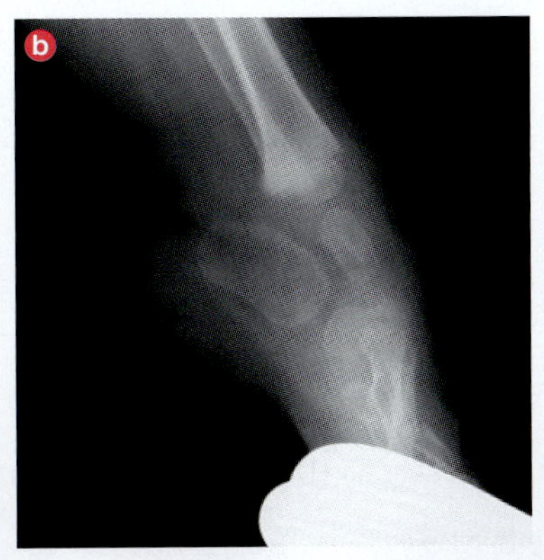

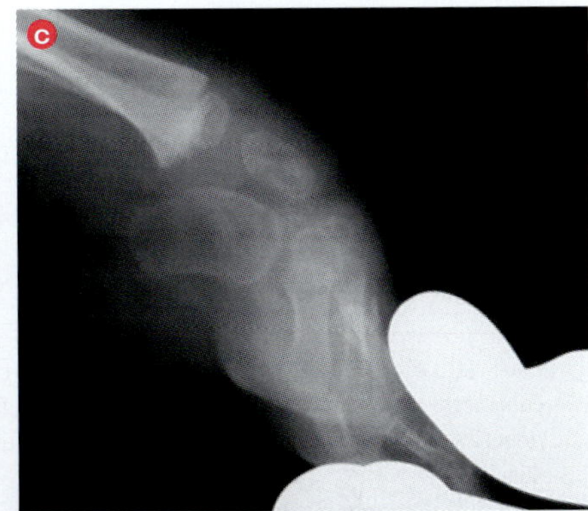

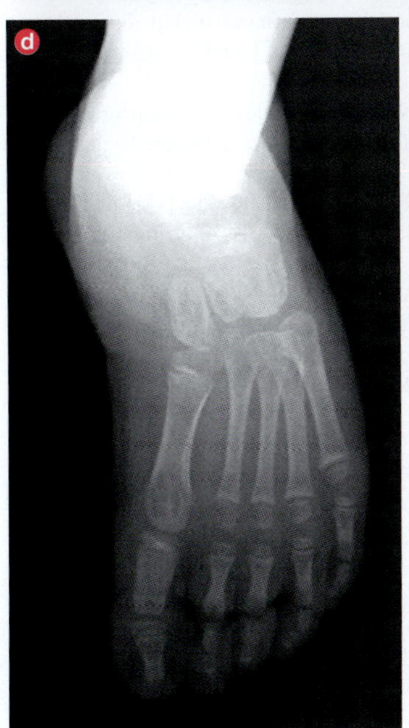

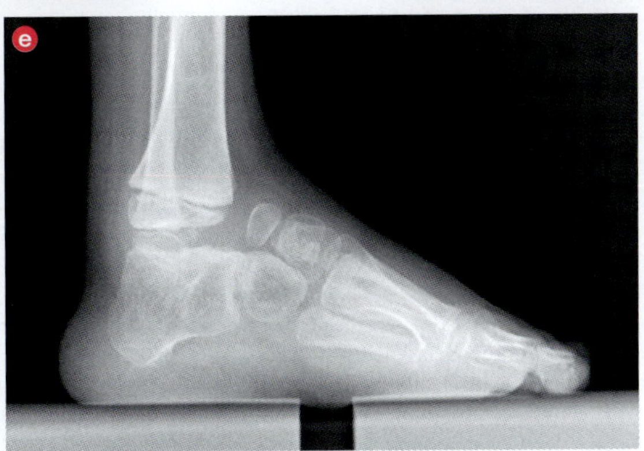

脊椎

通常のamyoplasiaでは先天性側弯はまれであり，存在する場合には他の疾患を考えるべきである。AMCに伴う側弯では保存療法は無効のことが多く，50°以上のカーブで手術を考慮すべきである[11]。

(町田治郎)

文献

1) Hall JG, et al. Arthrogryposis (multiple congenital contractures): diagnostic approach to etiology, classification, genetics, and general principles. Eur J Med Genet 2014 ; 57 : 464-72.
2) 近藤達郎. Freeman-Sheldon症候群. 新 先天奇形症候群アトラス. 改訂第2版. 梶井　正, ほか監, 成富研二, ほか編. 東京：南江堂；2015. p210-1.
3) 小崎健次郎. Beals症候群. 新 先天奇形症候群アトラス. 改訂第2版. 梶井　正, ほか監, 成富研二, ほか編. 東京：南江堂；2015. p314-5.
4) 薩摩眞一. Larsen症候群. 骨系統疾患マニュアル. 改訂第2版. 日本整形外科学会小児整形外科委員会編. 東京：南江堂；2007. p42-3.
5) 中村直行. Antley-Bixler症候群. 骨系統疾患マニュアル. 改訂第2版. 日本整形外科学会小児整形外科委員会編. 東京：南江堂；2007. p148-9.
6) Nakamura N, et al. Foot anomalies in Antley-Bixler syndrome : three case reports. J Pediatr Orthop B 2008 ; 17 : 241-5.
7) Watanabe H, et al. Surgery for foot deformity in patients with congenital myopathy (multicore disease, congenital fiber-type disproportion, and centronuclear myopathy). J Pediatr Orthop B 2009 ; 18 : 179-84.
8) Sarwark JF, et al. Current Concept Review Amyoplasia (A common form of arthrogryposis). J Orthop Bone Joint Surg Am 1990 ; 72 : 465-9.
9) 森澤　妥, ほか. 先天性多発性関節拘縮症の機能障害と治療(肘関節, 前腕・手関節, 母指). 日手外科会誌 2016；32：433-8.
10) Takagi T, et al. Isolated muscle transfer to restore elbow flexion in children with arthrogryposis. J Hand Surg 2016 ; 21 : 44-8.
11) Bevan WP, et al. Arthrogryposis multiplex congenital (amyoplasia) : an orthopaedic perspective. J Pediatr Orthop 2007 ; 27 : 594-600.
12) Wada A, et al. Surgical treatment of hip dislocation in amyoplasia-type arthrogryposis. J Pediatr Orthop B 2012 ; 21 : 381-5.
13) Yau PW, et al. Twenty-year follow-up of hip problems in arthrogryposis multiplex congenita. J Pediatr Orthop 2002 ; 22 : 359-63.
14) 町田治郎, ほか. 3歳以上で発見された先天性股関節脱臼に対する観血整復とSalter骨盤骨切り合併手術の治療成績. 日小児整外会誌 2012；21：263-6.
15) Yang SS, et al. Ambulation gains after knee surgery in children with arthrogryposis. J Pediatr Orthop 2010 ; 30 : 863-9.
16) 町田治郎. 先天性内反足の手術的治療. 最新整形外科学大系 18 下腿・足関節・足部. 越智光夫, ほか編. 東京：中山書店；2007. p113-22.
17) Machida J, et al. Flexibility of idiopathic congenital clubfeet treated by posteromedial release without talocalcaneal joint release. J Pediatr Orthop B 2014 ; 23 : 254-9.
18) 町田治郎, ほか. ストレスX線像による先天性垂直距骨の診断と重症度分類. 日足の外科会誌 2012；33：97-100.
19) 町田治郎. こどもの足の変形. 靴の医学 2008；22：89-93.
20) Pirpiris M, et al. Calcaneocuboid fusion in children undergoing talectomy. J Pediatr Orthop 2005 ; 25 : 777-80.

XI 筋・神経疾患

脳性麻痺，二分脊椎

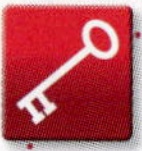

Key words

- 脳性麻痺(cerebral palsy)
- 粗大運動分類システム(Gross Motor Function Classification System；GMFCS)
- 二分脊椎(spina bifida)

1 脳性麻痺

概念

脳性麻痺(cerebral palsy；CP)は，脳の器質的な損傷による非進行性の運動と姿勢の障害である。このため，早期の診断には運動の遅れとともに筋緊張の異常や常同的運動パターン，そして異常な運動性を注意深く観察する。脳損傷の局在によって，①知的障害，②感覚障害，③情緒障害，④てんかんなどが併発する。合併する併発症状の観察と評価も併せて行う。

疫学

CPの発生頻度は，出生1,000対2前後で国内・外ともに一致している。1970年代はCPの発生率が一時減少したが，最近は，救命可能な低出生体重児の増加で，頻度はほぼ一定である。重度な心身障害児や発達障害の増加など障害の質的変化がいわれている。

診断と分類

筋緊張の程度による，①麻痺のパターン(病型)，②麻痺の広がり(部位別)，③麻痺の原因別の分類を考慮して診断する(**表1**)。

病型

筋緊張の亢進を特徴とした痙直型のほか，緊張の変動するアテトーゼ型や失調型，低緊張型などがある。混合するタイプも少なくない。

部位別

麻痺の広がりによって，四肢麻痺，両麻痺，片麻痺などがある。

原因別

原因により運動障害と合併症の発現・程度は大きく異なる。従って，CT・MRIなどの画像診断から脳病変を正確に確定することが大切である。fMRI，SPECTなどの機能的脳画像が活用されてもよい。

原因を特定して，病型・部位別の分類を明確にしたCPの診断分類，例えば「脳室周囲出血を原因とした白質軟化による痙直型両麻痺を示すCP」と診断することが，CPの運動の特徴の理解とその運動障害に対する有効な治療法の選択，そして併発する症状に対する集学的な治療の糸口となる[1)]。

> **Point**
> CPでは，運動や姿勢異常の評価と合併する併発症（呼吸・摂食機能・知的機能・感覚・情緒障害，てんかんなど）の評価が大切である。

予後予測と治療法

CPの移動能力の区分として，カナダのMcMaster大学のPalisanoら[2]により開発された粗大運動能力分類システム（Gross Motor Function Classification System；GMFCS）を用いる。6歳以降で最終到達の運動レベルを5段階に分類している（**表2**）。おおむね2歳ごろには，「頚定があるか？」「座位は自力で保持できるか？」「物につかまって立てるか？」で将来の運動機能が予測できる[3]。

どのタイミングでどのような治療法で介入するかによって，本来もっている潜在能力を最大限に引き出し，さらに年齢とともに生じる二次障害でのレベルの低下を引き起こさないようにする治療の目安として，『CP児に対する治療のヨーロッパコンセンサス2009』[4]が参考になる（**図1**）。選択すべき治療法の種類を線の数で，必要度を線の太さで各レベルごとにそれぞれ経年的に示している。治療法には，①セラピー，②装具療法，③痙性抑制の薬物療法，④ボツリヌス毒素注射，⑤バクロフェンの持続髄腔内投与，⑥整形外科的手術の6種類が推奨されている。手術は，各レベルともに必要な治療であり，それぞれのレベルで手術を検討する時期が異なる。例えば，GMFCS Level Ⅳ・Ⅴでは，6歳前後すなわち就学前後に75〜100%

表1　脳性麻痺の分類

麻痺のパターン（病型）		・痙直型（spastic） ・アテトーゼ型（athetotic） ・失調型（ataxic） ・低緊張型（hypotonic） ・固縮型（rigidity） ・振戦型（tremor） ・混合型（mixed） など
麻痺の広がり（部位別）		・単麻痺（monoplegia） ・両麻痺（diplegia） ・片麻痺（hemiplegia） ・三肢麻痺（triplegia） ・四肢麻痺（quadriplegia） など
麻痺の原因別	出生前（胎生期）	脳形成異常，染色体・遺伝子異常，胎児内感染（風疹，トキソプラズマ，ヘルペスなど）
	周産期	低出生体重，仮死に伴う低酸素虚血脳症，核黄疸など
	出生後	脳炎，髄膜炎，脳室内/周囲出血，脳梗塞など

表2　CPの粗大運動能力分類システム（GMFCS）

Level Ⅰ	制限なしに歩く
Level Ⅱ	歩行補助具なしに歩く
Level Ⅲ	歩行補助具を使って歩く
Level Ⅳ	自力歩行に制限（主に車椅子移動レベル）
Level Ⅴ	電動車椅子や環境制御装置を使っても自力移動が困難（介助移動レベル）

図1　CP児に対するボツリヌス毒素治療を用いた治療のヨーロッパコンセンサス2009

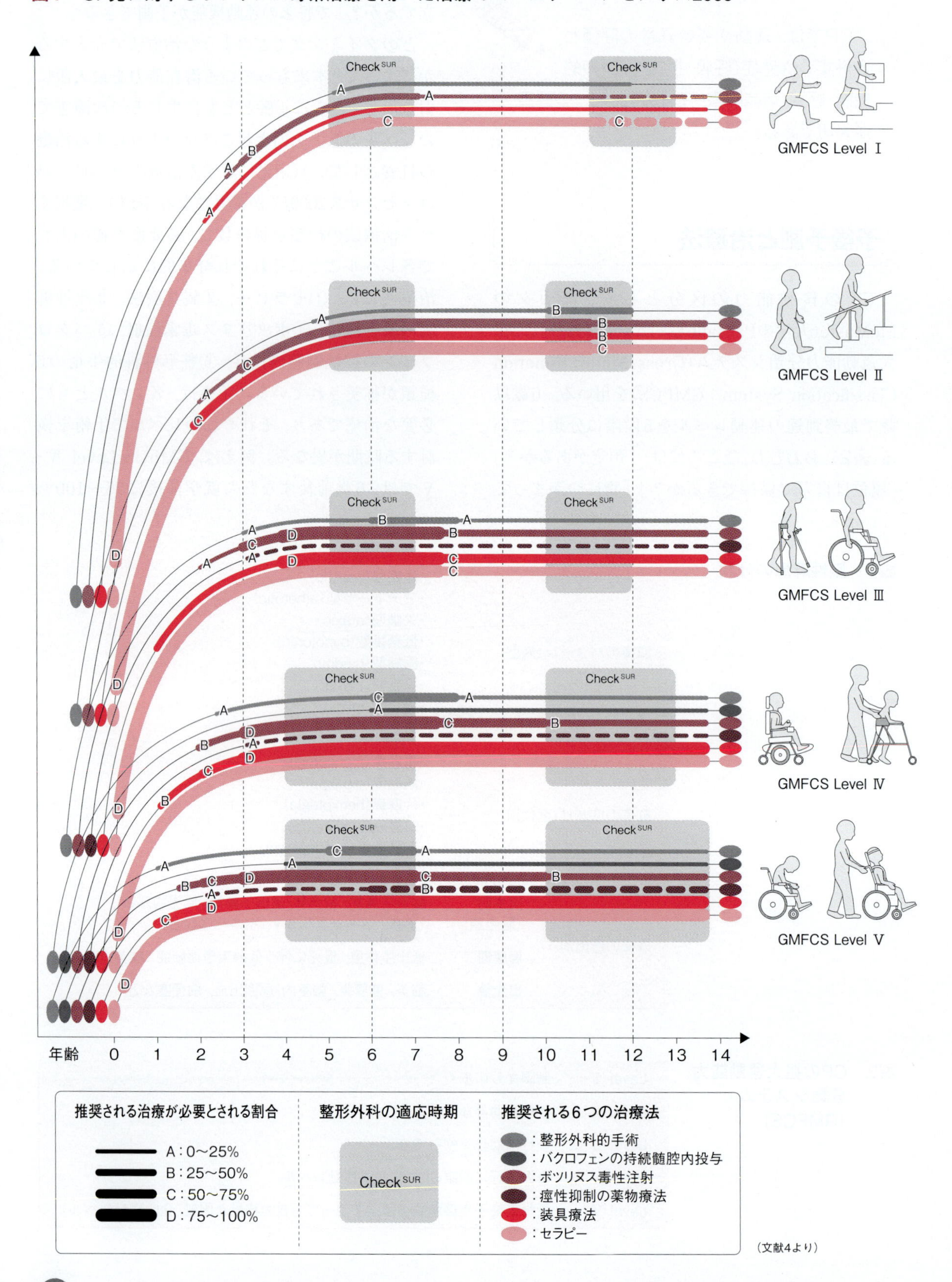

（文献4より）

で手術が適応になる変形が生じる可能性がある。Level Ⅱでは，就学前後からも0～25%で手術の必要性のある時期が続く。10～12歳の小学校高学年から中学校就学にかけては，その頻度が25～50%に高まる。経年的なフォローが必要であることを示している。なんといっても適切な時期での適切な治療法が大切である。

CPでの手術の原則は，適切な軟部組織解離，なかでも痙縮や拘縮により不均衡な筋バランスを，患児の麻痺に応じて加減して整える筋解離手術にある(**図2**)。同時に関節の脱臼や変形が生じた場合には，併せて，骨・関節手術(矯正骨切り術，骨長調整手術)や観血的脱臼整復術を行い，運動学的に正常な骨・関節アライメントの再建を図る(**図3**)。筋バランスを整える方法として，松尾[5]の整形外科的選択的痙性コントロール手術(orthopaedic selective spasticity-control surgery；OSSCS)をそれぞれの関節部位で応用する多関節同時筋解離手術(multiple muscle-tendon surgery)がよい(**表3**)。

> **Point**
> 予測される麻痺レベル(GMFCS)に応じて，適切な時期に応じて有効な方法を組み合わせて治療する。いずれの麻痺レベルでも，年齢に応じては軟部手術と骨・関節手術が必要となる可能性がある。

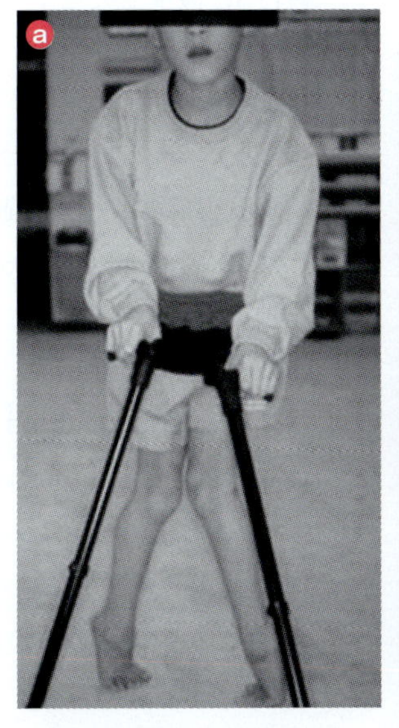

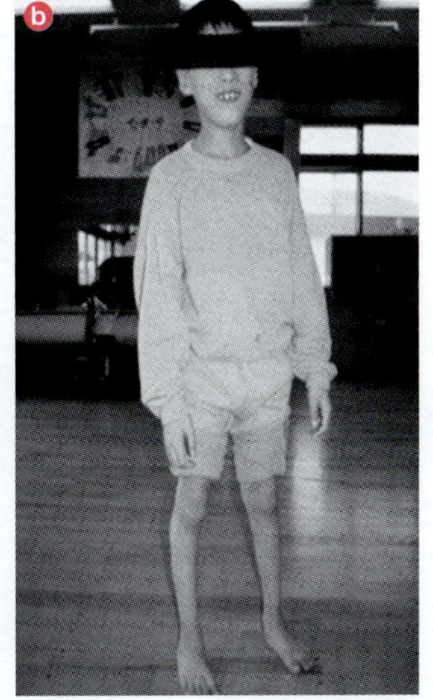

図2　痙直型両麻痺CP

8歳，男子。GMFCS Level Ⅱ。両股関節の内転内旋屈曲拘縮＋stiff knee＋尖足拘縮の両下肢の不良拘縮変形を呈している。両股・膝・足関節に対する多関節同期筋解離手術を行った。
a：術前
b：術後

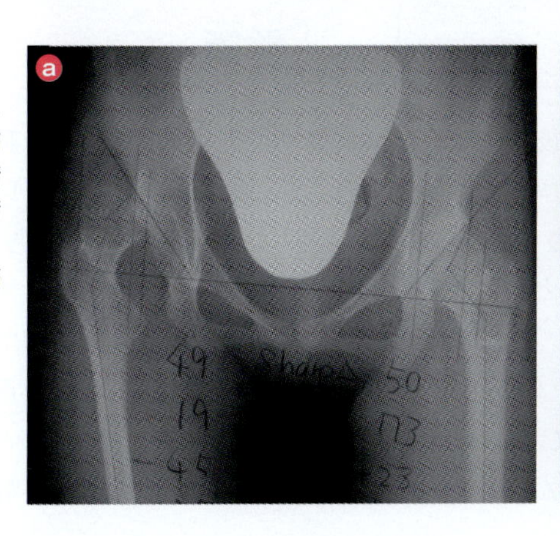

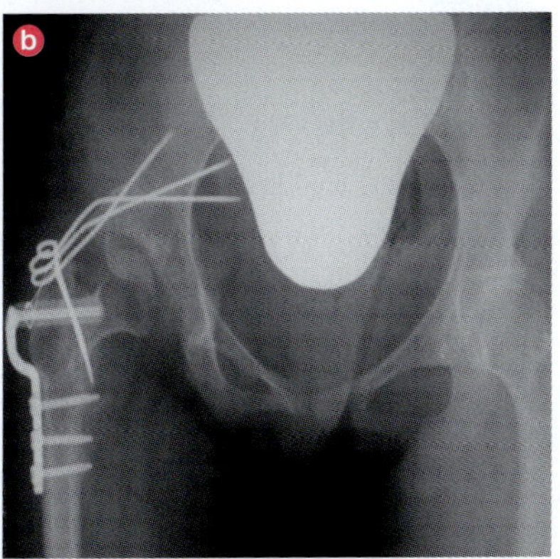

図3　痙直型四肢麻痺CP

14歳，男子。GMFCS Level Ⅳ。右股関節脱臼に対する骨・関節手術(観血的股関節脱臼整復術＋右大腿骨減捻内反骨切り術＋右骨盤骨切り術)と併せて，両側の股・膝関節同時多関節筋解離術を行った。
a：術前
b：術後

表3 CPに対する整形外科的な各種手術

軟部手術 (筋解離手術)	・整形外科的選択的痙性コントロール手術 (orthopaedic selective spasticity-control surgery；OSSCS) ・多関節同時筋解離手術 (multiple muscle-tendon surgery) ・筋・腱移行術 (muscle-tendon transfer)
骨・関節手術	・観血的脱臼整復術 ・矯正骨切り術(例：大腿骨減捻内反骨切り，骨盤骨切り) ・骨長調整術 ・関節固定術 ・人工関節全置換術

2 二分脊椎

概念

二分脊椎は，椎弓の癒合不全によって発生する先天性の脊椎形成不全である。髄膜や神経組織の脱出のない潜在性二分脊椎(spina bifida occulta)と，椎弓部を脱出してしまった嚢胞性二分脊椎(spina bifida cystica)に大別される。嚢胞が皮膚から破裂して開放した場合は，神経組織に感染が生じるため，原則24時間以内の早期閉鎖が併発する水頭症のコントロールとともに必要となる。脊髄障害の程度により下肢の運動や知覚障害，排尿・直腸障害のほか，水頭症や脳形成の程度で知的発達や精神機能に影響を受けることが多い。下肢は麻痺の筋力不均衡による拘縮や変形，脱臼が発生する。整形外科医ばかりではなく，小児神経科，脳神経外科，泌尿器科などとのチーム医療が必須である。

疫学

発生はわが国では，1万人に3人前後で，欧米に比較して少ない。世界的には平均発生率は0.1％程度といわれる。成因は遺伝的素因とさまざまな環境素因の組み合わせにより発症するといわれる。椎弓の癒合の時期は胎生8週ごろで，この時期に催奇性として，①過高温，②高血糖，③栄養・ビタミン不足(葉酸，ビタミンB2・B12・C欠乏)，④抗悪性腫瘍薬(葉酸拮抗薬)，⑤抗てんかん薬(バルプロ酸，フェニトインなど)が影響するといわれる。欧米では受胎計画中の女性に対して，葉酸の内服(high riskでは5mg/日，low riskでは0.4mg/日)を推奨している。結果，イギリスでは発生頻度が約1/3に減少したといわれる[6]。

分類

下肢の麻痺レベルと運動レベルの分類には，それぞれSharrard分類とHoffer分類がある。Sharrard分類は6群に分類する。Hoffer分類は移動能力の評価で，①community ambulatory(屋内・外で歩行可能)，②household ambulator(屋内歩行，屋外は車椅子)，③non-functional ambulator(リハビリテーション場面のみ補装具歩行可能)，④non ambulator(歩行不能)の4段階に分類される[7]。それぞれの残存筋力と必要とする補装具は**表4**のようになる[8]。

診断

乳幼児では四肢の自動運動や原始反射を観察して，残存筋力から麻痺レベルを推定する。知覚範囲は，不正確になりがちである。このため，麻痺レベルの診断は早急にせずに繰り返し診察する。また経年的な評価も大切である。生下時の変形に加えて，筋力の不均衡や重力，不良肢位の影響で変形が変化する。さらに，①水頭症，②Arnold-Chiari奇形，③脊髄係留症候群，④脊髄空洞症などの神

表4　二分脊椎における麻痺レベル（Sharrard分類）と歩行能力（Hoffer分類），残存筋力，必要とする下肢装具

Sharrard分類	麻痺レベル	髄節レベルと残存する主要筋の筋力									必要とする下肢装具
		Th12	L1	L2	L3	L4	L5	S1	S2	S3	
1群	胸髄レベル	股関節随意性なし									骨盤帯付き長下肢装具
2群	腰髄高位（L1，L2）		＋腸腰筋	＋内転筋							
3群	腰髄低位（L3，L4）				＋四頭筋	＋前脛骨筋					長下肢装具
4群	腰髄近位（L5）						＋後脛骨筋 ＋腓骨筋群				短下肢装具
5群	仙髄高位（S1，S2）							＋下腿三頭筋 ＋趾屈筋群			靴型装具
6群	仙髄低位（S3）									＋足内在筋	なし
Hoffer分類（歩行能力）		non ambulator		non-functional ambulator		household ambulator	community ambulatory（杖歩行群）（独歩群）				

経系の悪化に起因する変形が加わることもしばしばである。

> 脊髄障害の麻痺レベルの決定は，経時的に繰り返して慎重に行う。神経系の悪化で，下肢の変形が変化する可能性も忘れない。
>
> Point

治療

下肢と脊椎の安定性と可動域を維持して，獲得可能な移動機能を確立させて社会参加を促す。年齢に伴う変形や機能の退行を予防することが目標となる。

足部変形

足部に関しては，足底で接地できる状態（plantigrade foot）で，装具が装着可能（braceable foot）な状態を維持することが治療の目標である。生下時から乳幼児期でflexibleな場合は，矯正ギプスや装具で治療する。装具の装着が困難な場合や褥瘡を繰り返す場合は手術の適応となる。後内側解離などの軟部解離と腱の切離，延長，移行，固定などの筋バランスの矯正を3歳ごろまでは行い，関節固定は4～5歳まで待機する（**図4，5**）。

膝変形

大腿四頭筋と膝屈筋の筋バランスの不均衡で生じる。新生児期に多い過伸展は，60～70°の屈曲位スプリント固定やserial castで90°屈曲を目標にする。成長とともに屈曲拘縮が多くなる。20°を超える拘縮で保存療法に抵抗する場合は，膝屈筋の切離・延長が適応になる。学童期以降で歩行機能がよい場合には，大腿骨顆上部での伸展骨切り術や遠位前方部骨端線抑制術なども行われることがある。

股関節変形

二分脊椎の股関節脱臼は発育性股関節形成不全（developmental dysplasia of the hip；DDH）とは異なり，下肢の弛緩性麻痺でありリーメンビューゲル（Riemenbügel；Rb）装具での整復は難しく，むしろ下肢の運動をさらに阻害する。高位麻痺では40％に股関節脱臼がみられる。歩行機能が得られない場合は，股関節の脱臼整復を行わない。車椅子などの姿勢保持に支障がある可動域制限に対しては，股関節の周囲筋解離が適応になる。歩行が可能な片側脱臼では，股関節の脱臼整復と大腿骨内反骨切り＋骨盤骨切りを併用して骨性の股関節の安定化を図るとともに，種々の腱移行（外腹斜筋，内転筋，薄筋）を行い，整復位の保持を期待してもよい。

脊椎変形

本来の脊椎変形に加え，先天性奇形や脊髄空洞症，脊髄係留症候群などの神経障害の影響も加わり，8歳ごろから進行することが多い。X線像での経年的評価が欠かせない。予防のため座位姿勢の管理，理学療法，装具管理が必要となる。

多くは筋力低下に起因して，乳児期から発症して進行性である。25°以上では装具療法が勧められる。40°以上では手術適応とされる。しかし，腰仙椎の後方要素や軟部組織の欠損，脊髄や脊椎の先

図4　Sharrard分類4群の二分脊椎児①

足変形（a）と足底外側の褥瘡（b）（右：内反足，左：内反内転凹足変形）。生下時3か月まで矯正ギプス治療。右はflexibleであった。左はrigidであり，内反凹足変形が遺残した。装具療法を行っていたが，褥瘡が生じて3歳時に後内側解離＋後脛骨筋の外側移行を行った。その後は装具管理を継続している。

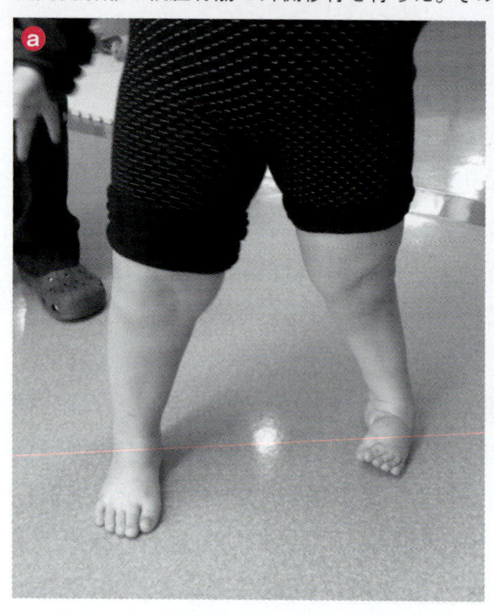

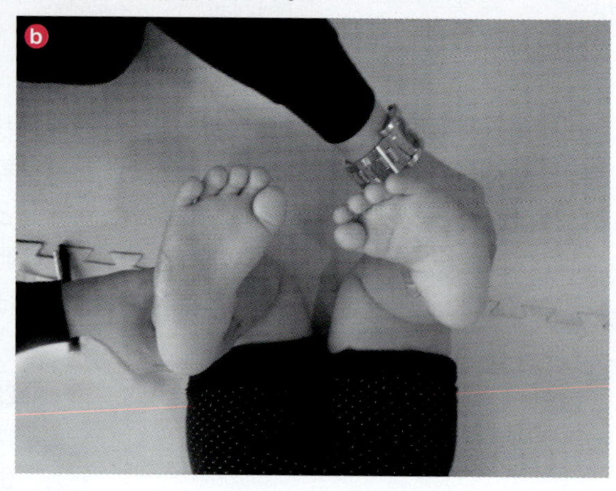

図5　Sharrard分類4群の二分脊椎児②

両足の外反踵足変形。両短下肢装具で管理して独歩可能であったが，足部褥瘡を生じた。6歳時に両距骨下関節固定術と足関節周囲筋解離を行った。

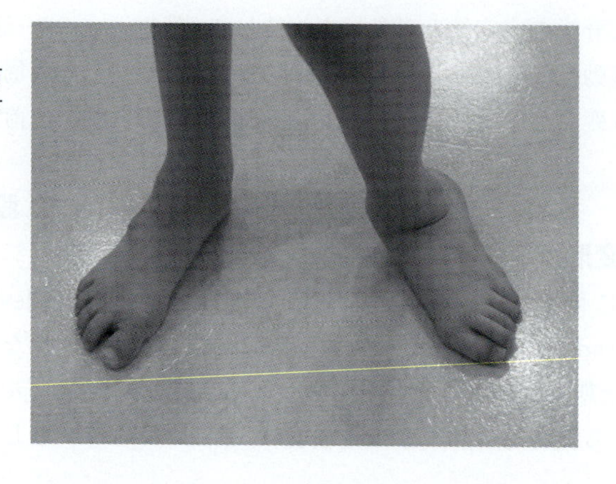

天性奇形の存在がある。術後の感染や偽関節の発生も多く，手術は，疾患をよく理解している習熟した小児脊椎の専門医に相談することが大切である。

予後

二分脊椎は先天性の疾患であるが，出生直後より成長に応じて，さまざまな身体的問題に直面する。①下肢変形と歩行機能の維持，②脊椎の変形，③骨折，④褥瘡，⑤排尿管理と腎機能の悪化，⑥水頭症の管理などがある。加えて，社会生活や結婚，性機能などの成人に達してからの問題があり，生涯を通じた集学的な治療支援が大切である。

Point

合併症である排尿管理と腎機能および水頭症の悪化の予防管理のため，小児神経科，脳神経外科，泌尿器科などとのチーム医療が必須である。

下肢変形と歩行機能の維持，脊椎の変形，骨折，褥瘡の治療が必要である。

（松山敏勝）

文献

1） 松山敏勝. 脳性麻痺①診断と治療方針. 整形外科 Knack & Pitfalls 小児整形外科の要点と盲点. 藤井敏男編. 東京：文光堂；2009. p358-60.
2） Palisano R, et al. Development and reliability of a system to classify gross motor function in children with cerebral palsy. Dev Med Child Neurol 1997；39：214-23.
3） Rosenbaum PL, et al. Prognosis for gross motor function in cerebral palsy. Creation of motor development curves. JAMA 2002；288：1357-63.
4） Heinen F, et al. The updated European Consensus 2009 on the use of Botulinum toxin for children with cerebral palsy. Eur J Paediat Neurol 2010；14：45-66. doi：10.1016/j.ejpn.2009.09.005.
5） 松尾　隆著. 診断と評価. 脳性麻痺の整形外科的治療. 東京：創風社；1998. p67-79.
6） Lemke L, et al. Spina bifida. Orthopaedic surgery essentials series Pediatrics. Cramer KE, et al, editors. Philadelphia：Lippincott Williams & Wilkins：2004. p203-10.
7） Hoffer MM, et al. Functional ambulation in patients with myelomeningocele. J Bone Joint Surg Am 1973；55：137-48.
8） 沖　高司. 二分脊椎 A. 診断・評価・医療的ケア. こどものリハビリテーション医学. 第2版. 陣内一保, ほか監, 伊藤利之, ほか編. 東京：医学書院；2008. p172-80.

進行性筋ジストロフィー症

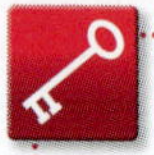

Key words

- 進行性筋ジストロフィー(progressive muscular dystrophy)
- Duchenne型
- 登攀性起立(Gowers sign)

概念

進行性筋ジストロフィーは骨格筋の壊死と再生を主な病態とする疾患で，なかでも最も頻度が高いのがDuchenne型である。遺伝子座Xp21に存在するジストロフィン遺伝子の変異により，筋線維膜直下に存在するジストロフィン蛋白質が欠損することで生じる。X連鎖遺伝性疾患で，変異が同定された場合は母親が保因者であり，次子は男児の50%に発症し，女児は50%が保因者となる。女性保因者はジストロフィン変異遺伝子を有し，易疲労性や筋痛，筋力低下がみられることもある。孤発例では遺伝子変異が新たに生じることもある。知的に優れた者もいるが，精神遅滞を伴う頻度は約40%で，平均IQは85前後といわれている。

疫学・予後

出生男児3,500～5,000人に1人の割合で発症し，生命予後は20歳前後で呼吸不全や心不全がみられるようになり，18～20歳で死に至る。近年は呼吸管理の進歩により30歳を超えて生存する例もまれでなく，死因も以前大半を占めていた呼吸不全は減少し，心不全が約半数を占める。長期生存に伴って肺出血や肺梗塞による突然死の増加もみられる。

障害の経過[1]

運動機能

乳児期に軽度の運動発達の遅れがみられることもあり，歩行開始が1歳6か月を過ぎる者が30～50%にみられる。早期の筋力低下の症状として段差を飛び下りることやジャンプができないなどの症状がみられ，通常3～5歳ごろから転びやすい，階段を昇りにくい，など歩行に関する症状がみられるようになり，8歳ごろには階段昇降が困難になる。風邪や骨折などによる臥床や休暇中の安静や訓練中断など，わずかなことで機能が低下する。10歳前後で独歩不能となるが，歩行不能となってからの期間が3～4週以内であれば長下肢装具による歩行が数年間は維持される。歩行不能になると脊柱変形は進行し，15歳ごろ座位が困難になる。筋萎縮や筋力低下は近位筋に著明にみられ，骨盤帯筋，大腿近位筋から遠位へ進行する。

偽性肥大(pseudohypertrophy)

肥大部の筋は脂肪と結合織によって置換され，腓腹筋部の肥大は歩行開始後ほぼ全例にみられ，上腕や殿部にもみられる(**図1**)。

登攀性起立(Gowers徴候)

近位筋優位に筋力低下があるために，蹲踞の姿

図1　登攀性起立と腓腹筋部の偽性肥大

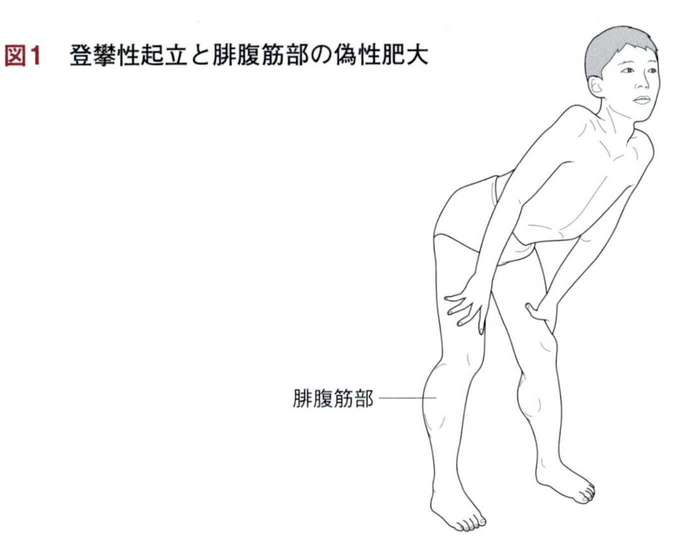

勢から起立するときに殿部を上げ，膝に手を当てて立ち上がる（**図1**）。

あひる歩行（waddling gait）

筋力低下が進むと，つかまらないと起立できなくなり，歩行は体を左右に揺するようにして歩く。

変形・拘縮

筋線維が結合織で置換された結果，筋の伸展性がなくなり筋力不均衡，重力の影響，姿勢，筋の過使用・不使用，習慣，痛みなどが絡み合って発現する。腸脛靱帯やアキレス腱の短縮が特徴的で腸腰筋，ハムストリングスの短縮により股関節や膝関節の屈曲拘縮，足部の内反・尖足拘縮がみられる。歩行不能となると70％以上に20°以上の脊柱側弯がみられ，特に身長が伸びる時期や肥満例で増強する例が多い。

呼吸障害

呼吸筋の変性・萎縮と脊柱・胸郭変形により，肺胞低換気の状態となる。これに気道感染が加わると，換気血流比不均などや拡散障害などが起こる。

ADL

入浴，排泄，更衣は早期より要介助となるが，整容，食事などの上肢動作は末期まで保たれる。

診断[2)]

ジストロフィン遺伝子解析，あるいは筋生検組織のジストロフィン蛋白の解析が行われ，出生前や着床前診断も行われている。ジストロフィン遺伝子の1ないし複数エクソン欠失が60％，重複が8％にみられる。

> **Point**
> MPLA（multiplex ligation-dependent probe amplification）法では約70％で診断可能だが，遺伝子検査は倫理的に十分配慮する必要があり，安易に行うべきではない。診断への必要性を詳しく説明し，遺伝カウンセリングを行って十分納得が得られたうえで行うべきである。

血液生化学的検査

骨格筋崩壊が起こると細胞内に存在する蛋白が血清中に逸脱する。その代表がクレアチンキナーゼ（creatine kinase；CK）である。CKはクレアチンとATPからクレアチンリン酸を生成する反応を触媒する酵素であり，骨格筋ではMM型（筋型アイソザイム），心筋ではMB型（心筋型アイソザイム）が主に存在する。筋細胞の崩壊があるとMM型のアイソザイムが血清中に増加する。CKは運動後，てんかん発作後などでも上昇し，筋肉注射や外傷後も上昇することがある。その他ミオグロビン，AST，ALT，LDH(筋由来のアイソザイムはLDH_2)，アルドラーゼなども筋崩壊時に血清中で上昇する蛋白として知られている。臨床の現場では，肝障害の検査で調べられたAST，ALT，LDHが上昇していることで，早期診断されることが多い。

多臓器合併症の検査

骨格筋以外に心筋病変が合併することが多い。心電図，心臓超音波検査などの心機能の評価は重要である。

鑑別診断

Becker型筋ジストロフィーは，同じジストロフィン遺伝子の変異により発症するが，より軽症である。多発性筋炎，脊髄筋萎縮症などの神経筋疾患との鑑別が必要となる。

治療[2)]

幼児期から足関節の背屈制限が生じるため，リハビリテーションを開始する。患児への告知に関しては家族と相談して内容や時期を決める必要がある。

呼吸ケア

慢性肺胞低換気により，朝の目覚めの悪さや酸素飽和度低下や炭酸ガス分圧上昇を認める例では経過により非侵襲的陽圧換気療法(noninvasive positive pressure ventilation；NPPV)を行う。

装具療法

◇ 下肢装具

長下肢装具は下肢変形を予防し，起立可能な期間を延長することで体幹変形の進行を予防し，呼吸機能維持のために処方される。短下肢装具は内反尖足変形増悪防止に有用である。

◇ 車椅子

座位姿勢を保持しての行動範囲を確保するために使用される。自己での駆動が不可能となれば伝導補助ユニットを使用する。座位保持装置の搭載は座位保持を維持するために必要となる。

◇ 体幹装具

体幹筋力の低下による姿勢悪化に対して胸腰椎装具を用いる。脊柱側弯の増悪を防止することはできない。

手術療法

下肢拘縮の手術治療により長期の可動域改善は期待できないが，下肢変形が褥瘡，潰瘍，疼痛や靴，装具の不適合を生じた場合などに考慮されることがある。術後に筋力低下を生じやすく注意を要する。

◇ 脊柱変形に対する手術

脊柱支持性を目的に脊椎固定術が検討される。呼吸機能が低下するほど手術のリスクは高く，変形が軽度なほど矯正しやすく，手術時間や出血量が少なくなるため早期の手術が望ましい。しかし侵襲も大きいため患児･家族に適切な情報提供をする必要がある。

◇ 整形外科的二次性障害

歩行不能となり車椅子になると，股関節痛や腰痛などの疼痛性障害がみられることが多い。立位･歩行が不安定になって転倒による骨折や歩行不能となり，介助で抱き上げられたときの大腿骨などの脆弱性骨折がみられる。

◇ 遺伝子治療

ジストロフィン遺伝子の大きさや全身筋肉へ外来遺伝子を導入する困難さなどにより，いまだ臨床応用に至っていない。遺伝子あるいは遺伝情報を修正する分子治療も報告されている。

◇ ステロイド療法

進行予防に対する有効性が確認されているが，長期的な予後は不明である。筋力増強や運動機能改善の効果があり，呼吸機能や脊柱側弯の進行抑制も期待されており，歩行不能となっても投与を継続する例が増えてきている。根本的治療として遺伝子治療，再生医療，分子標的治療などが研究されている。

心理・社会的ケア

QOL

喪失体験の連鎖，疾病の進行や死に対する不安から，投げやりや諦めの気持ちに支配され内向的になりやすいが，限られた人生を少しでも実りのあるものとすることが重要となる。心理的支持，自助具類の工夫による活動性の向上や創造性を発揮できる陶芸や芸術的な活動，パソコン通信など余暇活動の支援が行われる。電動車椅子サッカーは長く参加できるスポーツとして推奨される。終末期にはターミナルケアとしての援助が必要となる。

Point

運動量は，心肺機能の状況に配慮して筋痛や疲労を訴えない範囲とし，原則的に日常生活上の運動制限はしない。

（朝貝芳美）

文献

1）加藤博之．進行性筋ジストロフィー．中村利孝ほか編．標準整形外科 第11版．東京：医学書院；2011．p395-7.
2）デュシェンヌ型筋ジストロフィー診療ガイドライン作成委員会編．デュシェンヌ型筋ジストロフィー診療ガイドライン2014．東京：南江堂；2014.

Charcot-Marie-Tooth病

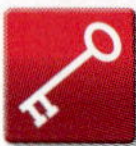

Key words

- 凹足(pes cavus)
- 鉤爪趾(claw toe)
- 鶏歩(steppage gait)
- 遺伝性運動感覚性ニューロパチー(hereditary motor and sensory neuropathy；HMSN)

概念

Charcot-Marie-Tooth病(CMT)は，1886年にJean-Martin CharcotとPierre Marie，Howard Henry Toothにより報告された遺伝性ニューロパチーである。

末梢神経の構造や機能維持にかかわる遺伝子の異常で神経が障害され，筋力低下や筋萎縮，感覚障害をきたし，徐々に下腿から足部の変形を生じる疾患である。

下肢から初発する。歩きにくい，階段でつまずく，スリッパが脱げるなど，足関節背屈筋の筋力低下に伴う症状で医療機関を受診し，診断に至るケースが多い。症状は緩徐進行性で，徐々に上肢にも広がる。麻痺が進行すると足部の変形に伴う疼痛や胼胝に悩まされ，下腿筋萎縮により歩行困難となり，生活の質(quality of life；QOL)や日常生活動作(activities of daily living；ADL)の低下をきたす。

基本的に神経障害は徐々に進行し，改善することは期待できないため，われわれ整形外科医の立場からは，進行する症状に対していかに患者のQOLやADLを維持するかを考え治療に当たる必要がある。

疫学

海外では人口10万人に対し約40人，わが国ではこれより少ない人口10万人に対し10.8人とする報告がある[1)]。一方で近年の世界的にみた大規模調査では，人口10万人につき82.4人とする報告もみられており，潜在的な患者数はより多いとする指摘がある[2, 3)]。

発症年齢は0～20歳前後[4)]とされるが，発症時期や重症度は症例によりさまざまである。軽症例では中高年まで気付かれない場合もある。

また，Dejerine-Sottas症候群(Dejerine-Sottas syndrome；DSS)など，生下時や幼少期から運動発達障害をきたす重症型も存在する。

分類[5, 6)]

電気生理学的分類と遺伝形式により，CMT 1，CMT 2，CMT 3(臨床的にはDSSと同義)，CMT 4，CMT Xに分類される。

電気生理学的分類

神経髄鞘が障害される脱髄型(CMT 1，CMT 4)と，軸索が障害される軸索障害型(CMT 2)に大別される。

正中神経の運動神経伝導速度(motor conduction

velocity：MCV)38m/sを基準とし，MCV 38m/s以下ならば脱髄型，MCV 38m/s以上であれば軸索障害型を疑う。さらに，MCV 38m/s前後の境界領域に位置する中間型が存在し，CMT Xは中間型を示すことが多い。

遺伝形式による分類

①常染色体優性，②常染色体劣性，③X連鎖の3つに分類される。電気生理学的分類で脱髄型に該当するCMTで，常染色体優性遺伝形式のものをCMT 1，常染色体劣性遺伝形式のものをCMT 4，軸索障害型を示すCMT 2は常染色体優性，劣性遺伝形式いずれもある。CMT 3は脱髄型で，多くは常染色体劣性遺伝形式をとるが例外的な場合もあり，臨床的にはDSSとよばれCMT 3の呼称はほとんど用いられない。X連鎖遺伝形式はCMT Xに当たり，電気生理学的には中間型を示すことが多い。

診断

問診

家族歴の聴取は遺伝形式の推定に有用である。また重症度や発症時期が症例により異なるため，詳細な問診を行い，どのような症状に困っているのかを明確にすることも治療方針を立てるうえで重要となる。

身体診察

診察時に留意すべき身体所見を述べる。症状は左右対称性，緩徐進行性に経過する。障害される神経の走行距離が長く，小さい筋肉ほど症状が顕著で，四肢末梢，下肢遠位から始まり上肢に広がる[7]。

◇ 下腿筋萎縮

下腿遠位の筋萎縮が強く，逆シャンパンボトル型の下腿筋萎縮をきたす(**図1a**)。

◇ 足部変形

足部内在筋から萎縮が始まり，外在筋である前脛骨筋，腓骨筋，腓腹筋と徐々に下腿，大腿と近位側へ向かい萎縮が進行する。

足部内在筋の萎縮が進行すると外在筋とのバランスが崩れ，前脛骨筋と短腓骨筋が長腓骨筋よりも先に弱くなることから，内反尖足や足の甲が高い状態となる凹足変形が生じる[8]。足趾はハンマー趾や鉤爪趾変形をきたす(**図1b**)。

さらに足部内反が進行すると，足の外側で体重を支えるようになり，荷重負荷のかかる足底外側に有痛性胼胝や潰瘍を生じる。

Point

足部診察の際には，変形がflexible(可撓性)か，rigid(非可撓性)なのかを確認することが治療法選択に重要となる。

Flexibilityを確かめる方法としては，X線学的検査を含めた荷重時と非荷重時の足部の状態評価，鉤爪趾や内反凹足変形が徒手的に整復可能かどうか，Coleman block testなどの身体所見から確認する[9,10](**図2**)。

◇ 歩容

前脛骨筋や腓骨筋の筋力低下により，足関節背屈や足部を外に返す力が弱くなる。これにより歩行時に足を高く持ち上げないと足が突っかかるようになり，膝を高く挙上し足部を前へ投げ出す鶏歩をきたすようになる。また足関節では捻挫をしやすくなる。

◇ 手部変形

足部と同様に内在筋の萎縮から始まり，外在筋の萎縮は遅れて出現する。障害は正中神経や尺骨神経に多くみられる[11]。正中神経の障害により母指球筋の萎縮，尺骨神経の障害から小指球筋，骨間筋萎縮が進行する。

CMTで特徴的なのは，手根管症候群などの単神経障害と異なり，複数の神経が同時に障害されていく多発神経障害である点で，すべての内在筋が同時に萎縮するため，鉤爪手変形が観察され，母指対立運動やピンチ動作が困難になる。

図1　CMTの特徴的な所見

a：下腿遠位筋の萎縮が強く現れ，逆シャンパンボトル型の変形となる。

b, c：足部は凹足変形をきたし，足趾には鉤爪趾変形がみられる。

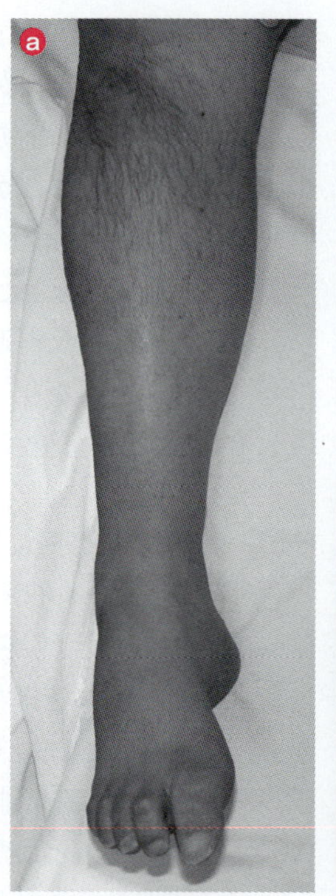

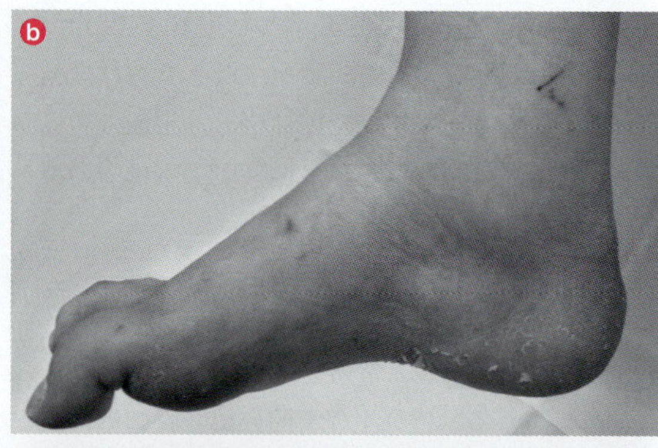

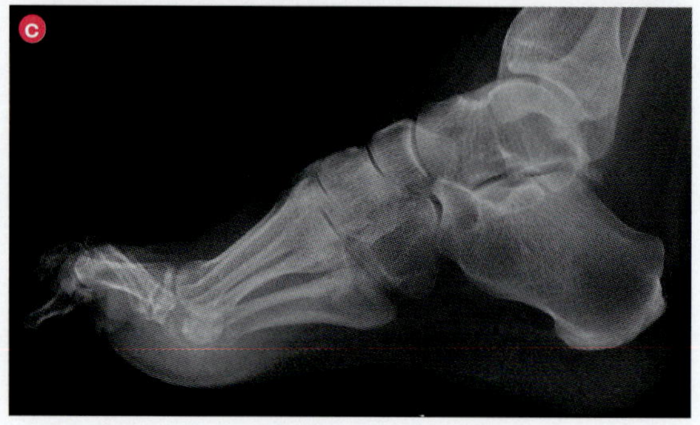

図2　Coleman block test

足底外側に約2.5cmの補高を行う。後足部の柔軟性がある場合は，後足部の内反変形が矯正される。

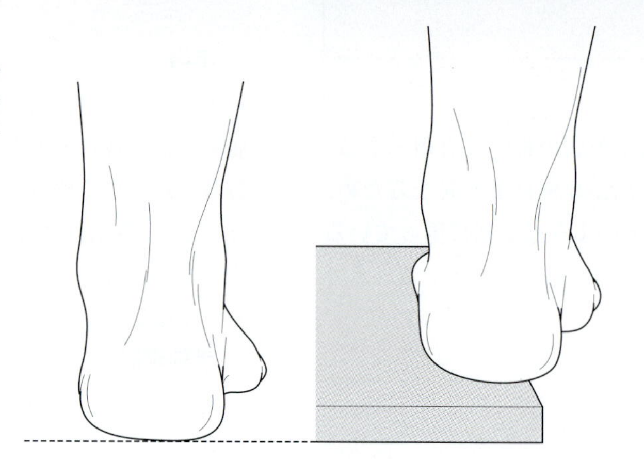

合併症

臼蓋形成不全や脊椎変形(側弯症)の合併が知られており[8]，CMTを疑った場合は足部に止まらず，四肢体幹を系統的に診察する必要がある。

画像診断

確定診断に必須ではないが，X線学的検査で足部凹足変形(**図1c**)の程度や，繰り返す捻挫による足関節の不安定性の評価(**図3**)，関節破壊の有無(**図4**)などを確認することは，装具療法の適応や手術療法を決定するうえで有用な情報となる。

確定診断

整形外科医の視点で大切なのは，CMT患者特有の身体的特徴や症状を理解し，専門医にコンサルトすべき患者を見逃さないようにすること，また症状に対する病態を把握し，的確な治療介入を行うことである。

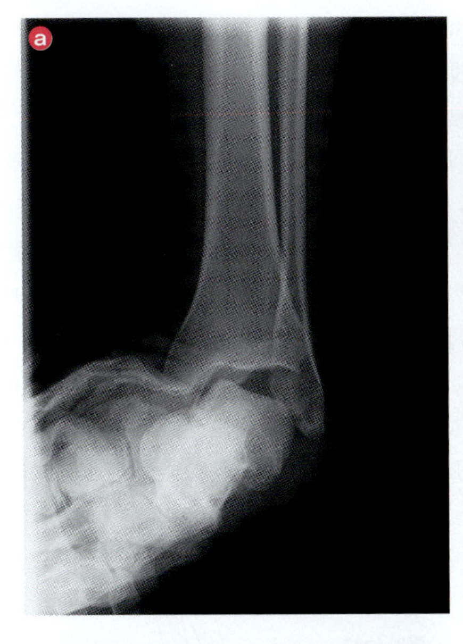

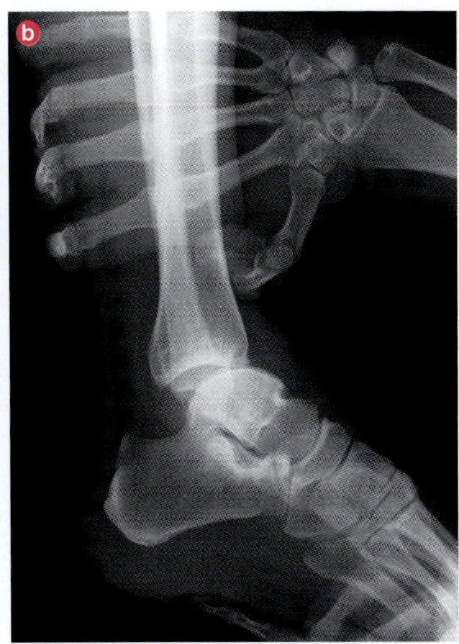

図3　足関節ストレスX線撮影

捻挫を繰り返すことにより，足関節の不安定性をきたした症例。
a：正面像
b：側面像

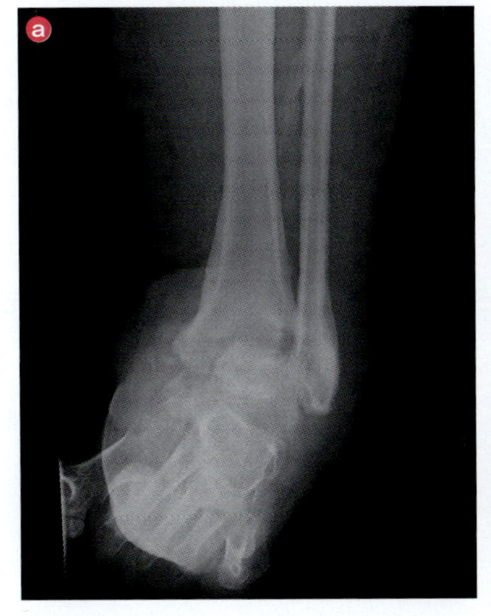

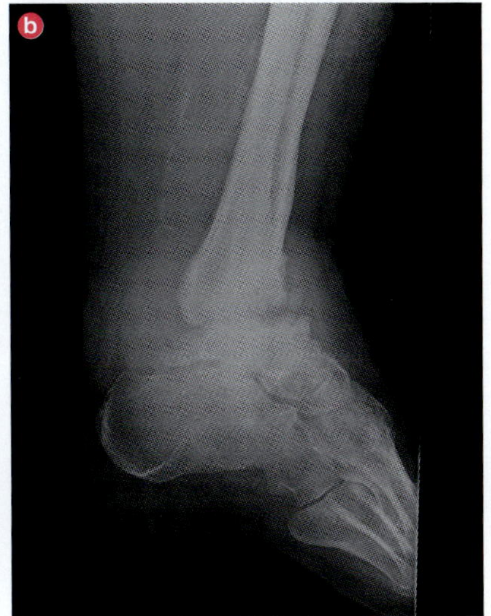

図4　足関節単純X線撮影

繰り返す捻挫と知覚障害により，関節破壊が進行した症例。
a：正面像
b：側面像

最終的な確定診断には，神経内科，小児科領域の専門医と連携し，①身体所見，②家族歴，③電気生理学的検査，④遺伝子検査から複合的に診断を行う。

治療

保存療法

足底挿板，短下肢装具に加え，関節拘縮予防や症状軽減を目的とした理学療法などが挙げられる。足底挿板は足底圧分散による除痛や，胼胝・潰瘍形成予防，短下肢装具は下垂足や捻挫への対策として使用される。また，これらを装用することで歩容や歩行速度の改善が期待できる。しかし，装具療法での変形進行に対する予防効果は立証されておらず[12]，症状に応じ手術療法の提案を適切に行う必要がある。

手術療法

保存療法では効果不十分で，疼痛コントロールが難しい症例や，足底胼胝が悪化して潰瘍形成を繰り返す場合に考慮される。手術は軟部組織手術と骨性手術に分かれ，足部変形が柔軟性の残るflexibleなものであれば軟部組織手術，rigidな変形や筋力低下が著しく，腱移行が困難な場合は骨性手術が選択される。以下に各術式を述べる。

◇ 軟部組織手術

①鉤爪趾変形に対しての手術（図5）[11,13]

Jones法：母趾に対して行われる。母趾指節間（interphalangeal；IP）関節を固定し，長母趾伸筋腱を第1中足骨頭に骨孔を作製して固定する。

Hibbs法：第2～5趾に対する手術で，長趾伸筋腱を切離して外側楔状骨に固定する。

②足底腱膜解離術

凹足変形に対し広く行われるが，他の術式と組み合わせて行われることが多い。

足底外側後方と内側中央の2箇所で足底腱膜を切離する方法[14]や，足底内側後方に皮切を置き，後方のみで足底腱膜を切離するSteindler stripping法[15]がある。足部縦アーチの緊張と踵骨内反を解除することを目的としている。

③後脛骨筋腱移行術（図6）[9,11]

後脛骨筋腱を舟状骨付着部で切離して，下腿骨間膜の後方から前方に引き出して立方骨ないしは外側，中間楔状骨にアンカーで固定する。これに

図5　鉤爪趾変形に対しての手術法

Jones法：母趾IP関節固定と長母趾伸筋腱を切離して中足骨頭へ固定する。

Hibbs法：長趾伸筋を切離して外側楔状骨に固定する。

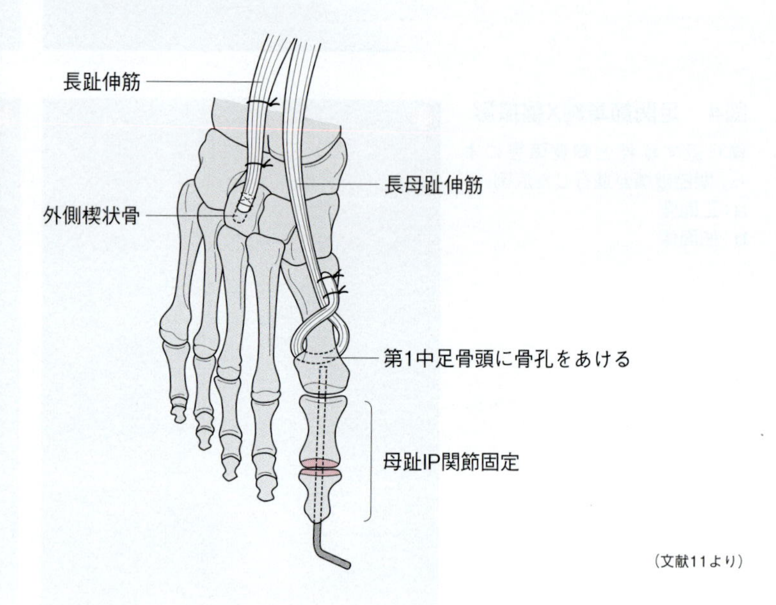

（文献11より）

図6　後脛骨筋腱移行術

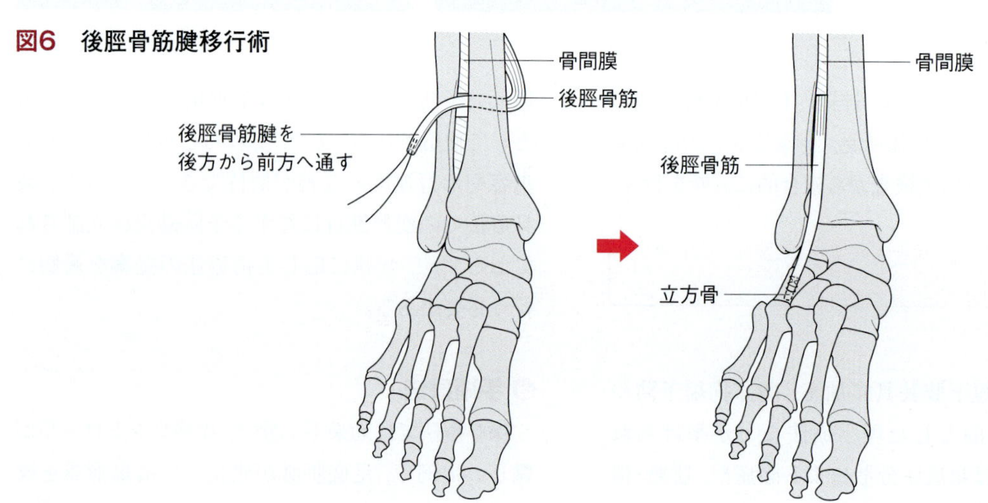

より足部内反力の低減と足関節背屈力の増強が期待できる。

④長腓骨筋腱移行術[8)]

足部外側の第5中足骨基部レベルに皮切を置き，長腓骨筋腱を短腓骨筋腱に移行する。長腓骨筋腱の筋力は病期が進行しても比較的よく残ることを利用して，足部底屈内反に作用する後脛骨筋腱に拮抗させる目的がある。

◇ 骨性手術

①中足部に対する骨切り術

中足骨基部で背側に底をなすwedgeで伸展骨切りを行う中足骨骨切り術[14)]，足根骨レベルで骨切りを行うCole法やJahss法，Japas法[13)]などがある（**図7**）。いずれも凹足変形を矯正する目的で行われるが，足根骨レベルでの骨切りは中足部の広範囲の関節固定となるため，小児期の適応は慎重に考えるべきとする意見もある[9)]。

②踵骨骨切り術

踵骨レベルで骨切りを行う方法である。踵骨外側に底をなすwedgeで骨切りを行い，踵骨結節部を外側へ移動させるDwyer法[16)]，踵骨後方を孤状に骨切りして踵骨結節部を上方に移動させて凹足を矯正するSamilson法[13)]が知られている（**図8**）。

③三関節固定術

距踵関節，踵立方関節，距舟関節を切除し固定する。Rigidな変形となっている重症例や，再発例などに適応となる。

図7　中足部骨切り術

a：中足骨骨切り術，b：Cole法，c：Jahss法，d：Japas法（赤色部分は骨切り部）。

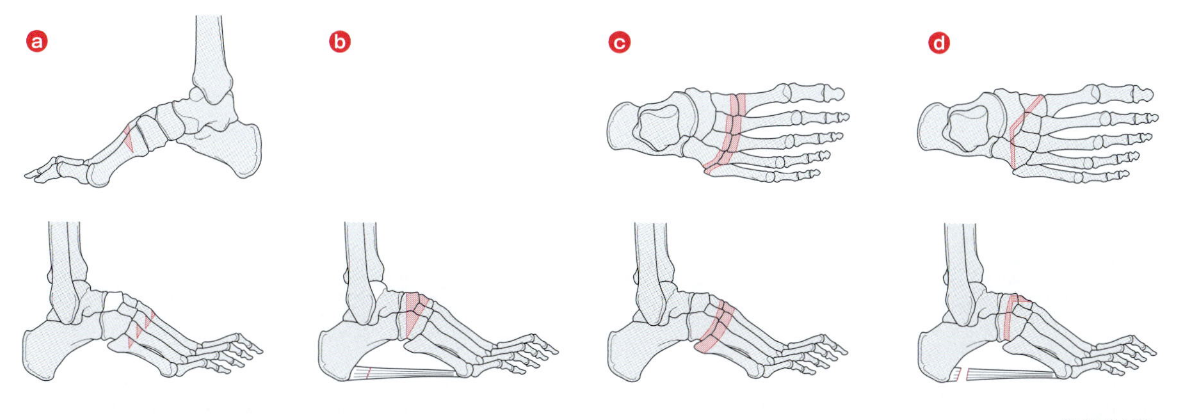

（文献13より）

図8　踵骨骨切り術

a：Dwyer法
b：Samilson法

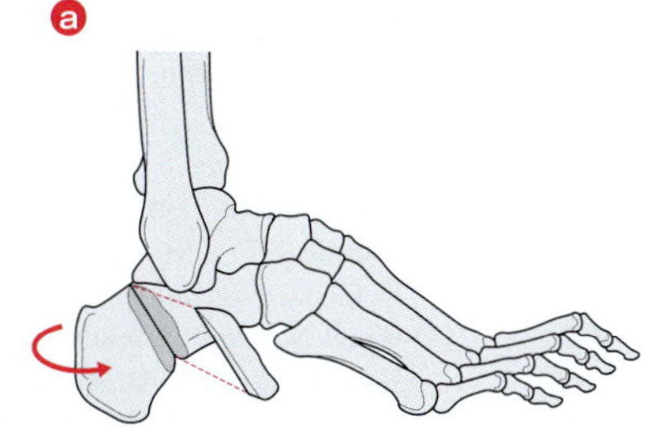

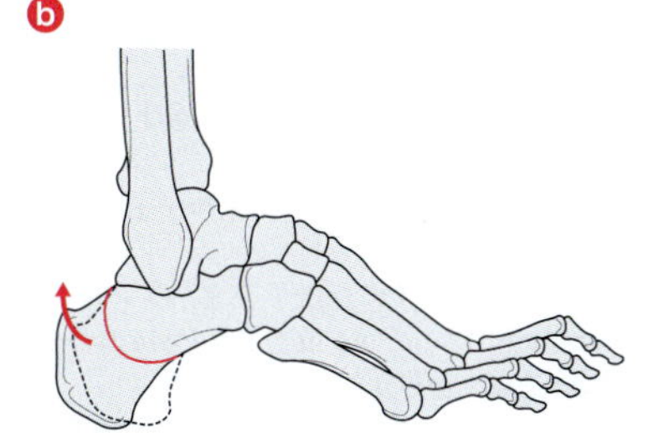

（文献13より）

予後

生命予後は一般に良好とされる。また変形の程度が柔軟な時期に軟部組織手術による治療介入が得られた場合，変形の進行を遅らせることが期待できる。

ただし，神経障害は経年的に進行するため，手術が将来的に複数回必要になる可能性があるため，神経障害の経過に関して十分説明してから治療に当たる必要がある。

（三井寛之，仁木久照）

文献

1) Kurihara S, et al. An epidemiological genetic study of Charcot-Marie-Tooth disease in western japan. Neuroepidemiology 2002；21：246-50.
2) Braathen GJ, et al. Genetic epidemiology of Charcot-Marie-Tooth in the general population. Eur J Neurol 2011；18：39-48.
3) 中川正法. Charcot-Marie-Tooth病の治療戦略. Brain Med 2013；25：243-50.
4) 中川正法. Charcot-Marie-Tooth病の診断と治療・ケア. 末梢神経 2011；22：125-31.
5) 飯島正博. CMTと炎症性ニューロパチー. Brain Nerve 2016；68：31-42.
6) 橋口昭大，ほか. CMTの遺伝子異常. シャルコー・マリー・トゥース病診療マニュアル. 改訂2版. CMT診療マニュアル編集委員会編. 京都：金芳堂；2015. p29-35.
7) 滋賀健介，ほか. シャルコー・マリー・トゥース病とは. シャルコー・マリー・トゥース病診療マニュアル. 改訂2版. CMT診療マニュアル編集委員会編. 京都：金芳堂；2015. p1-8.
8) Coughlin MJ, et al, authors. Congenital Neurologic Disorders. Surgery of the foot and ankle. 8th ed. St. Louis：Mosby；2007. p1763-803.
9) 下園芙紗子，ほか. Charcot-Marie-Tooth病に伴う足部変形に対する治療. 別冊整形外 2016；69：30-5.
10) Coleman SS, et al. A simple test for hindfoot flexibility in the cavovarus foot. Clin Orthop Relat Res 1977；123：60-2.
11) 渡邉耕太. CMTの治療 整形外科の立場から. Brain Nerve 2016；68：51-7.
12) 田中弘志，ほか. シャルコー-マリー-トゥース病に伴う足部変形の手術成績. 日足外会誌 2015；36：166-8.
13) Canale ST, editor. Cavus Foot. Campbell's Operative Orthopaedics. 10th ed. St. Louis：Mosby；2003. p4140-69.
14) Gould N. Surgery in advanced Charcot-Marie-Tooth disease. Foot Ankle 1984；4：267-73.
15) Coughlin MJ, et al, authors. Pes Cavus. Surgery of the foot and ankle. 8th ed. St. Louis：Mosby：2007. p1125-48.
16) Dwyer FC. Osteotomy of the calcaneum for pes cavus. J Bone Joint Surg Br 1959；41：80-6.

XII 炎症性疾患

若年性特発性関節炎

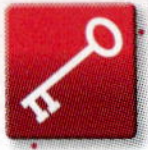

Key words

- 若年性特発性関節炎 (juvenile idiopathic arthritis；JIA)
- 国際リウマチ学会 (International League of Associations for Rheumatology；ILAR)
- 滑膜炎 (synovitis)
- 付着部炎 (enthesitis)
- メトトレキサート (methotrexate；MTX)
- 生物学的製剤 (biologic DMARDs；bDMARDs)

概念

いわゆる「こどものリウマチ」である。以前わが国では，アメリカ同様「若年性関節リウマチ(juvenile rheumatoid arthritis；JRA)」の診断名が用いられていた。JRAは，①全身型，②少関節型，③多関節型の3病型からなる。しかし，国・地域により小児の慢性関節炎の病名や概念が違っており混乱がみられたため，現在は7病型からなる，より大きな疾患概念に統一された。

1995年に国際リウマチ学会(International League of Associations for Rheumatology；ILAR)は，「16歳の誕生日以前に発症した，6週間以上持続する原因不明の慢性関節炎を若年性特発性関節炎(juvenile idiopathic arthritis；JIA)とよぶ」と提唱した[1]。その後2度の改訂を経て，現在は2001年Edmonton版が最新である[2, 3]。JIAには特異的な症状や検査所見は存在せず，他の疾患を除外診断することが重要となる[4]。

Point

慢性関節炎を引き起こす疾患は多岐にわたる(例えばリウマチ性疾患のほとんどは関節炎を生じる)ため，鑑別診断が重要である。その他，①外傷，②感染症，③骨軟骨系統疾患，④悪性疾患，⑤血液疾患(特に白血病)，⑥代謝性疾患，⑦心因性を鑑別に挙げる。重要なことは，これらの疾患が関節痛の原因になりうることを知っておくことである。

分類

ILARのJIA分類を用いる(**表1**)[5]。病型分類は発症から6か月目以降で確定する。また，初期には特徴的な症状(特に乾癬や付着部炎)が出ない症例もあるため，経過中の病型見直しは必要である。

全身型は，成人still病に近い疾患とされており，自然免疫の異常から引き起こされる高サイトカイン血症[特にinterleukin(IL)-1, IL-18, IL-6]が特徴である。

全身型以外の関節炎を主徴とする6病型を「関節型」とよぶ。少関節炎・多関節炎は獲得免疫の異常から，主に腫瘍壊死因子(tumor necrosis factor；TNF)-αやIL-6が過剰産生されて関節炎を生じる。付着部炎関連関節炎，乾癬性関節炎

(psoriatic arthritis;PsA)はヒト白血球抗原(human leukocyte antigen;HLA)の関与が知られており,関節局所で主にTNF-αが過剰産生されて関節炎を生じる。付着部炎関連関節炎は体軸関節の病変が悪化すると,強直性脊椎炎(ankylosing spondylitis;AS)の病型をとるため注意が必要である。

Point

少関節炎の定義を満たすが,リウマトイド因子(rheumatoid factor;RF)が陽性の症例や,PsAの定義を満たすがHLA-B27陽性の症例は未分類関節炎に分類される。

表1　JIAのILAR分類

分類	定義	除外項目
全身型	1箇所以上の関節炎と2週間以上続く発熱(うち3日間は連続する)を伴い,以下の徴候を1つ以上伴う関節炎。 1)暫時の紅斑,2)全身のリンパ節腫脹,3)肝腫大または脾腫大,4)漿膜炎	a, b, c, d
少関節炎	発症6か月以内の炎症関節が1～4箇所に限局する関節炎。以下の2つの型を区別する。 (a)持続型:全経過を通して4箇所以下の関節炎。 (b)進展型:発症6か月以降に5箇所以上に関節炎がみられる。	a, b, c, d, e
リウマトイド因子陰性多関節炎	発症6か月以内に5箇所以上に関節炎が及ぶ型で,リウマトイド因子が陰性。	a, b, c, d, e
リウマトイド因子陽性多関節炎	発症6か月以内に5箇所以上に関節炎が及ぶ型で,リウマトイド因子が3か月以上の間隔で測定して2回以上陽性。	a, b, c, e
乾癬性関節炎	以下のいずれか。 1)乾癬を伴った関節炎 2)少なくとも次の2項目以上を伴う例 (a)指趾炎 (b)爪の変形(点状凹窩,爪甲剥離など) (c)親や同胞に乾癬患者	b, c, d, e
付着部炎関連関節炎	以下のいずれか。 1)関節炎と付着部炎 2)関節炎あるいは付着部炎を認め,少なくとも以下の2項目以上を伴う例 (a)現在または過去の仙腸関節の圧痛±炎症性の腰仙関節痛 (b)HLA-B27陽性 (c)親や同胞に強直性脊椎炎,付着部炎関連関節炎,炎症性腸疾患に伴う仙腸関節炎,Reiter症候群または急性前部ぶどう膜炎のいずれかの罹患歴がある (d)しばしば眼痛,発赤,羞明を伴う前部ぶどう膜炎 (e)6歳以上で関節炎を発症した男児	a, d, e
未分類関節炎	6週間以上持続する小児期の原因不明の関節炎で,上記の分類基準を満たさないか,または複数の基準に重複するもの。	

(文献3, 5より)

除外項目:
a. 患児や親・同胞での乾癬罹患や乾癬既往歴
b. 6歳以降に発症したHLA-B27陽性の関節炎男児
c. 強直性脊椎炎,付着部炎関連関節炎,炎症性腸疾患に伴う仙腸関節,Reiter症候群または急性前部ぶどう膜炎のいずれかに罹患しているか,親・同胞に罹患歴がある
d. 3か月以上の期間をおいて少なくとも2回以上のIgM-RF陽性
e. 全身型JIA

疫学

過去の小児慢性特定疾患登録調査によると[6]，有病率はわが国では小児人口10万人対10〜15人であり，欧米とあまり差はない。小児リウマチ性疾患のなかでは最多頻度であるものの，関節リウマチ(rheumatoid arthritis；RA)の1/30〜1/50程度とまれである。性差・好発年齢・主要症状は病型により異なる(**表2**)。発熱は全身型だけでなく，少関節炎・多関節炎でも20％程度にみられる。

診断

成人同様，問診・視診・触診にて関節を評価するが，自ら訴えができない乳幼児の診察には特に注意が必要である。「動きたがらず，すぐに休憩をとる」「手や足を持って動かすと機嫌が悪い」「歩き方が普段と違う」といった非特異的な症状で発症することがある。症状寡少な関節炎は見逃される可能性があり，すべての関節を触ることが基本である。特に関節可動域は左右を比較することが重要である。

JIAを診断するためには，「慢性」の滑膜炎または付着部炎を確認する必要がある。急性の経過や1か月程度で自然軽快する場合は，感染症によるものや反応性関節炎を鑑別する。画像検査は関節炎や付着部炎の同定に，生体試料(血液・関節液など)を用いた検査は鑑別診断にそれぞれ有用である。

滑膜炎・付着部炎の診断にはMRIや関節超音波検査が有用である(**図1a〜c**)。早期または微小な滑膜炎は単純MRIのみではとらえられないことがあるため，ガドリニウム造影を行う。関節超音波検査は非侵襲的で簡便なことから，近年小児に施行される頻度が増えてきた。しかし，術者の技術や機器の差異，成長による影響が大きいため評価には注意を要する。X線検査は早期診断に向かないが，関節破壊の進行度が確認できる(**図1d**)。また，代謝性疾患や栄養障害(くる病など)が鑑別診断されることがある。脊椎の骨病変はCT検査で評価しやすいが，被ばくが大きいため最小限に止

表2　わが国のJIA分類の特徴

	全身型	少関節炎	RF陰性多関節炎	RF陽性多関節炎
男：女	1：1.2	1：2.5	1：2.2	1：8.0
発症年齢(中央値±SD)	5.8±3.8	5.5±4.2	7.0±4.2	9.9±3.5
発熱(％)	57.5	22.4	42.4	26.6
関節痛(％)	75.7	94.1	100	100
関節腫脹(％)	41.4	87.1	83.1	94.9
好発関節	大関節(特に肩・股関節)	大関節(下肢)	大関節・小関節(上・下肢ともに)	大関節・小関節(上下肢ともに)
C反応性蛋白(CRP)/赤血液沈降速度(ESR)	著明高値	正常〜軽度上昇	軽度〜中等度上昇	軽度〜中等度上昇
MMP-3	関節炎があれば中等度上昇	正常〜軽度上昇	軽度〜中等度上昇	中等度〜著明上昇
RF陽性(％)	7.5	0	0	100
ANA陽性(％)	3.2	27.3	21.6	38.5
抗CCP抗体陽性(％)	0	0	0	50.0

乾癬性関節炎，付着部炎関連関節炎，未分類関節炎に関してはわが国のデータなし。
(文献4，6を基に著者作成)

める(**図1e**)。近年では脊椎病変のフォローにはMRIが推奨される。

他のリウマチ性疾患でも関節炎や付着部炎を生じうる［例：全身性エリテマトーデス(systemic lupus erythematosus；SLE)，Sjögren症候群，若年性皮膚筋炎，血管炎症候群，Behçet病など］が，関節の画像だけでは区別は困難である。鑑別には，関節炎以外の全身症状(①発熱，②皮疹，③口内炎，④検尿所見，⑤眼病変，⑥唾液腺病変など)の有無，特異的自己抗体や画像・病理所見(血管炎・筋炎所見

図1　画像検査

a：単純MRI T2強調像にて滑液貯留(矢印)と骨浮腫(矢頭)を認める。
b：MRIガドリニウム造影像にて増強効果と滑膜肥厚を認める。
c：関節超音波検査(手関節尺骨頭長軸)にて滑膜肥厚(矢印)，液貯留(矢頭)，血流増加(パワードプラ)を認める。
d：単純X線像にて関節裂隙の狭小化，骨びらん，脱臼・亜脱臼，骨密度低下などがみられる。
e：仙腸関節のびらんはCT検査でとらえられやすい(ただし被ばく量に注意)。

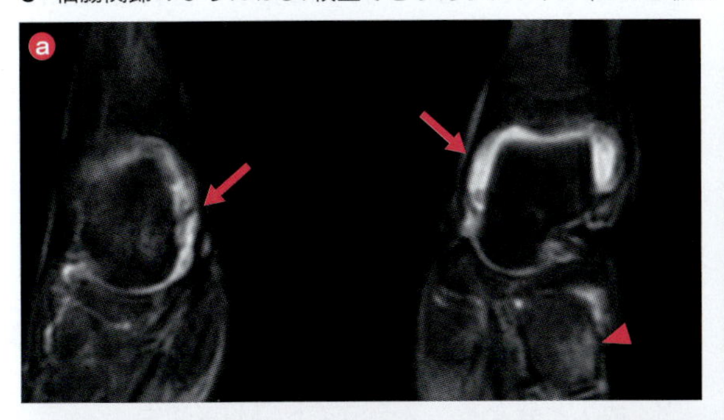

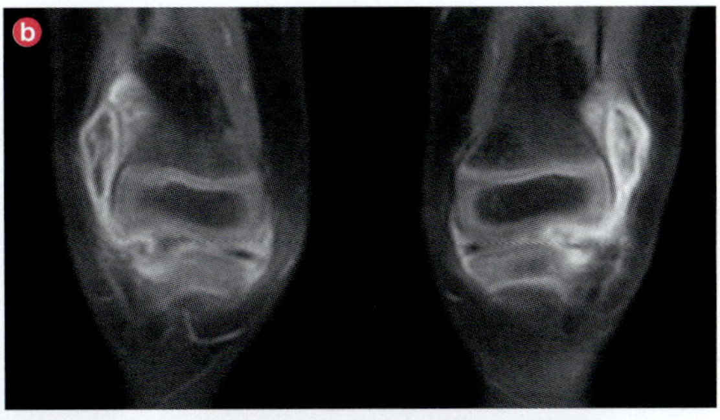

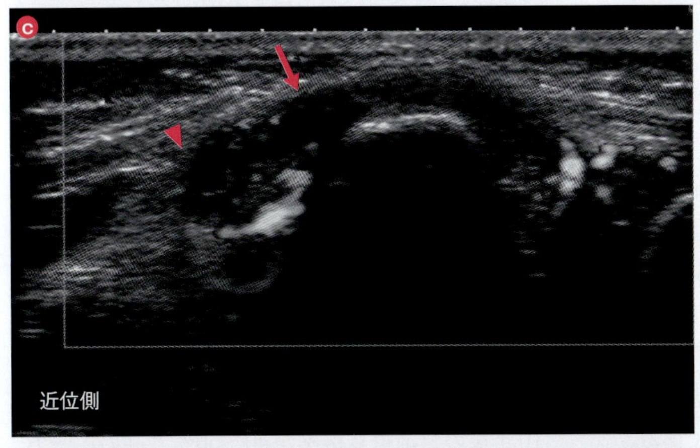

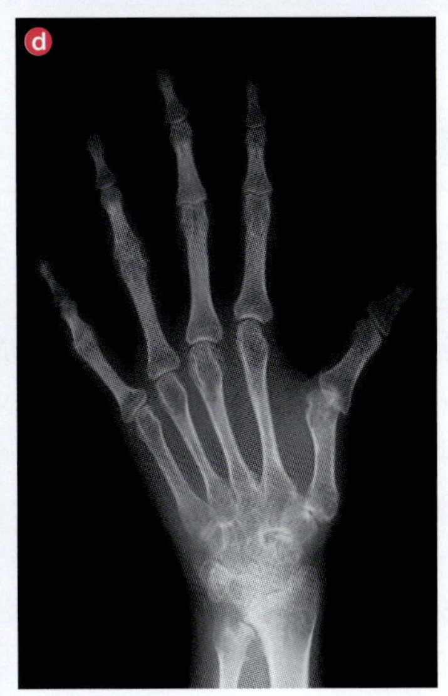

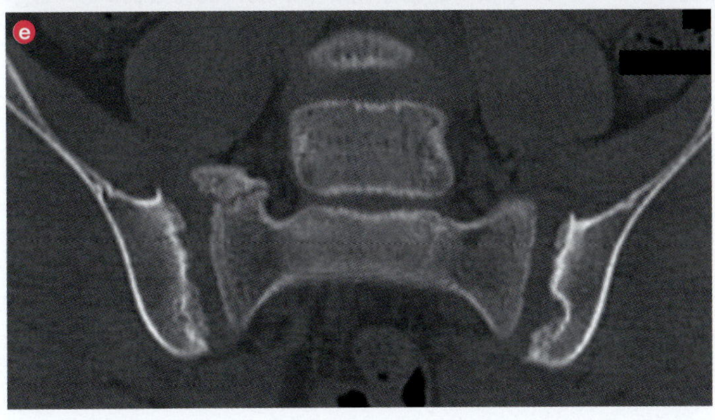

など)の有無の確認が重要である。

関節液検査では非特異的な炎症所見に止まるため，化膿性関節炎や血友病，偽痛風など他の疾患を鑑別するのに有用である。

炎症反応やマトリックスメタロプロテイナーゼ-3(matrix metalloproteinase-3；MMP-3)，は少関節炎では正常～軽度陽性にとどまることが多い(**表2**)。MMP-3は健常小児では<15ng/mLが多いとされている。RFはJIAの病型分類に，抗核抗体(antinuclear antibody；ANA)はぶどう膜炎という眼の合併症リスク判定にそれぞれ用いる。ANAは小児では160倍以上を陽性とする。

> **Point**
> 関節炎発症初期は，単純X線検査にMRIや関節超音波検査を組み合わせて行う。鑑別のために関節外症状の有無を確認する。なお，炎症反応，MMP-3，RF，ANA陰性はJIAを否定するものではない。

治療

『若年性特発性関節炎初期診療の手引き2015』を基に概説する(**図2，3**)。

初期治療はどちらも非ステロイド性抗炎症薬(nonsteroidal anti-inflammatory drugs；NSAIDs)を使用するが，現在小児適応があるのはイブプロフェン(30～40mg/kg，最大2,400mg/日)とナプロキセン(10～20mg/kg，最大1,000mg/日)のみである。

その後の治療は全身型と関節型で大きく異なる。全身型ではグルココルチコイドの全身投与が基礎治療となる。ステロイドパルス療法を行い，改善すれば内服に変更して徐々に減量する。

関節型においては関節破壊リスクの判定を行い，リスクが1つでも当てはまればメトトレキサート(methotrexate；MTX)をアンカードラッグとして用いる。低リスク群でも，NSAIDsのみで改善が乏しい場合はMTXを導入する。薬物代謝速度の速い小児では成人より高用量のMTXが必要で，5～10mg/m^{2}を週に1回空腹時に投与する。嘔気・肝障害など副作用がみられた場合は，MTXの20%程度の葉酸を24～48時間後に投与する。関節炎が改善しているかどうかは，臨床所見だけでなく定期的な画像検査にても確認する(構造的寛解)。

上記にても改善しない場合，生物学的製剤が適応となり，前者ではIL-6受容体拮抗薬であるトシリズマブが，後者ではトシリズマブに加えてTNF-α阻害薬であるエタネルセプトやアダリムマブが使用される［その他の生物学的製剤や古典的疾患修飾抗リウマチ薬(disease-modifying antirheumatic drugs；DMARDs)については，まだ小児適応がない］。なお，生物学的製剤の導入・管理時は，小児リウマチ診療経験豊富な医師と連携を取りつつ行うことが望ましい。

> **Point**
> 小児では治療薬の標準量・承認薬が成人と異なる。ステロイド，MTXや生物学的製剤使用前には，結核およびB型肝炎に対する感染症スクリーニングが義務付けられている。

予後

病型により異なる。わが国の報告では[5]，関節炎を伴わない全身型や少関節炎，RF陰性多関節炎は10年後の無治療寛解率が40～50%と高い。一方，関節炎が遷延する全身型やRF陽性多関節炎では80～90%が治療を要していた。

また，関節型JIAではぶどう膜炎の合併に注意が必要である。特に幼児期発症，ANA高値，PsAなどは高リスク因子である。関節炎が落ち着いているときや，発症から遠隔期に突然生じることもあり，少関節炎・多関節炎では無症状のため，定期的な眼科診察が重要である(**表3**)[5]。

全身型で注意すべき合併症は，マクロファージ活性

図2　全身型JIAの治療アルゴリズム

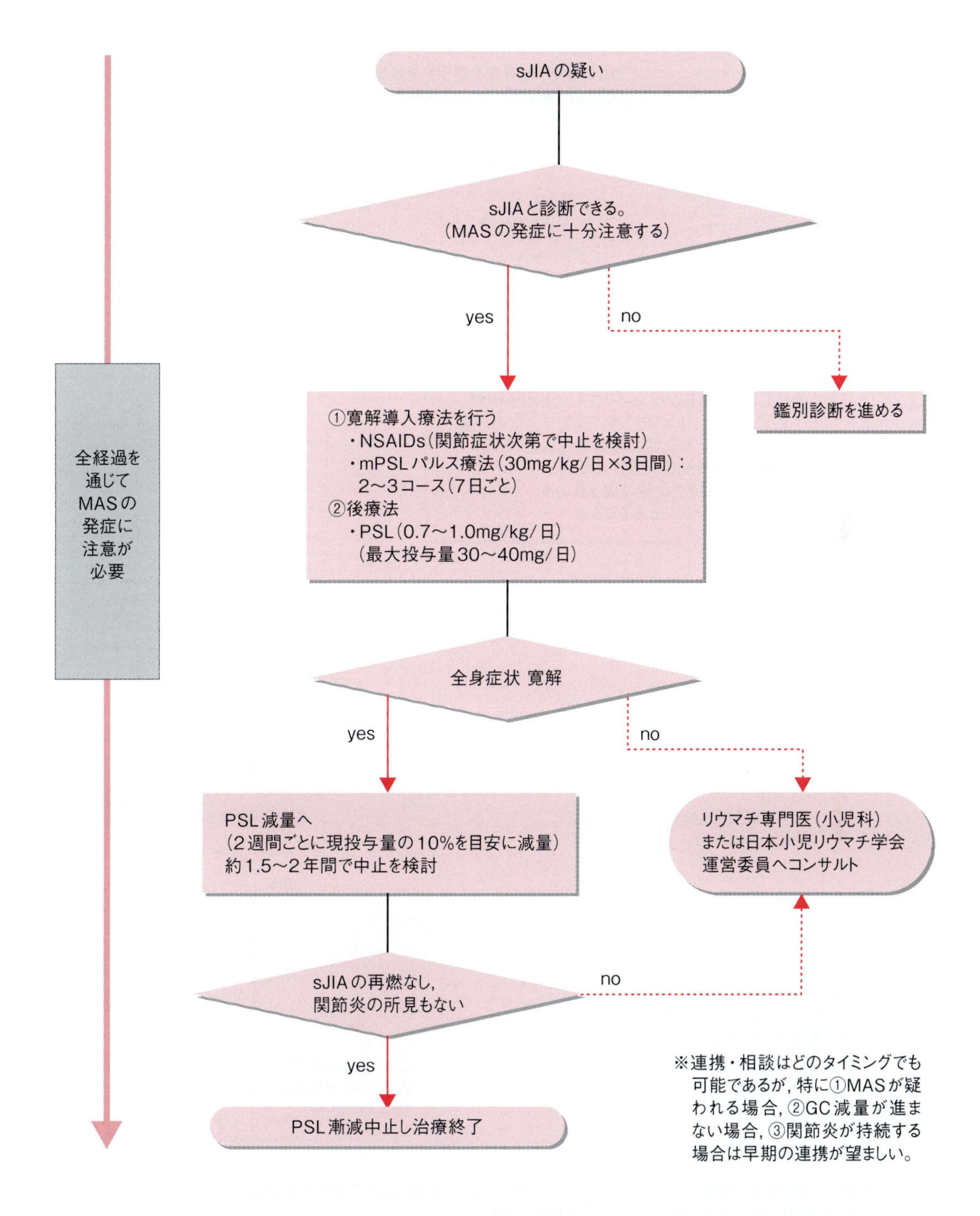

sJIA：systemic JIA（全身型JIA），MAS：マクロファージ活性化症候群，NSAIDs：非ステロイド抗炎症薬，mPSL：メチルプレドニゾロン，PSL：プレドニゾロン，GC：グルココルチコイド

（文献6より）

図3 関節型JIAの治療アルゴリズム

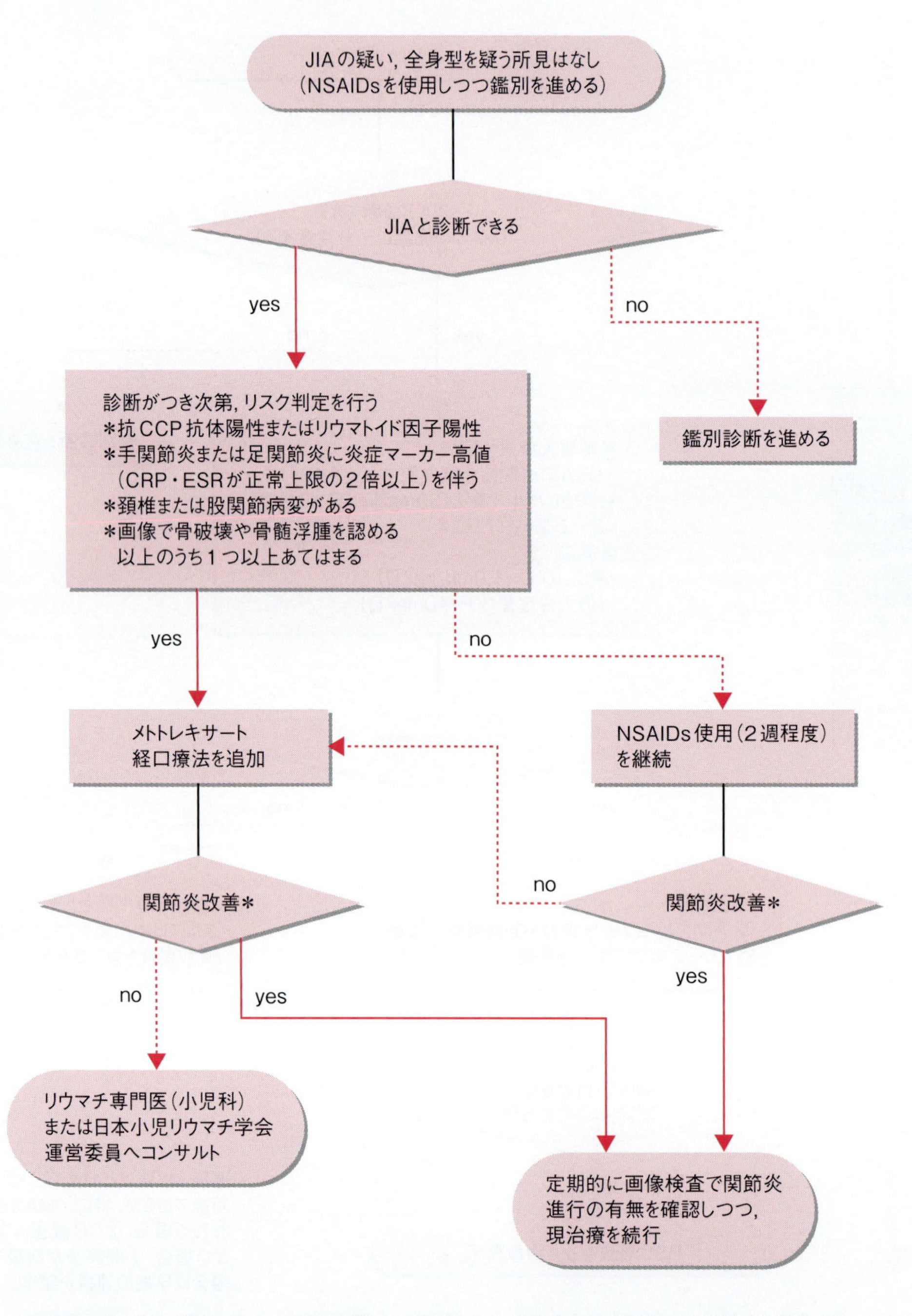

＊関節炎改善の目安：腫脹・疼痛・可動域制限のある関節がない。画像検査で活動性のある関節炎や骨炎がない。
MTX開始後については3か月（ハイリスク群では2か月）時に判定。

（文献6より）

表3 推奨される眼科受診間隔

a：関節炎発症から＜4年

JIA発症型	ANA	眼科受診間隔	
		発症年齢≦6歳	発症年齢≧7歳
少関節炎，RF（－）多関節炎，未分類関節炎	＋	3か月ごと	6か月ごと
少関節炎，RF（－）多関節炎，未分類関節炎	－	6か月ごと	6か月ごと
4歳未満発症PsA	＊	3か月ごと	－
その他	＊	12か月ごと	12か月ごと

b：4年≦関節炎発症から＜7年

JIA発症型	ANA	眼科受診間隔	
		発症年齢≦6歳	発症年齢≧7歳
少関節炎，RF（－）多関節炎，未分類関節炎	＋	6か月ごと	12か月ごと
少関節炎，RF（－）多関節炎，未分類関節炎	－	12か月ごと	12か月ごと
4歳未満発症PsA	＊	6か月ごと	－
その他	＊	12か月ごと	12か月ごと

ANA：anti-nuclear antibody，PsA：psoriatic arthritis（乾癬性関節炎）
＊抗核抗体陽性の有無は問わない。

（文献6より）

化症候群（macrophage activation syndrome；MAS）である。二次性の血球貪食症候群（hemophagocytic syndrome；HPS）と考えられているが，急速に高サイトカイン血症から多臓器不全に至るため，無治療では致死率が高い。疑ったときは早めに診療経験豊富な医師に相談する必要がある。

（岡本奈美）

文献

1）Fink CW. Proposal for the development of classification criteria for idiopathic arthritides of childhood. J Rheumatol 1995；22：1566-9.
2）Petty RE, et al. Revision of the proposed classification for criteria juvenile idiopathic arthritis：Durban 1997. J Rheumatol 1998；25：1991-4.
3）Petty RE, et al. International league of associations for rheumatology classification of juvenile idiopathic arthritis：second revision, Edmonton, 2001. J Rheumatol 2004；31：390-2.
4）Petty RE, et al, authors. Textbook of Pediatric Rheumatology. 7th ed. Philadelphia：Elsevier；2015.
5）一般社団法人日本リウマチ学会小児リウマチ調査検討小委員会編. 若年性特発性関節炎初期診療の手引き2015. 大阪：メディカルレビュー社；2015.
6）武井修治，ほか. 小慢データを利用した若年性特発性関節炎JIAの二次調査. 平成19年度 総括・分担研究報告書 2008；102-13.

化膿性関節炎，細菌性骨髄炎

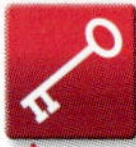

Key words

- 化膿性関節炎（septic arthritis）
- 細菌性骨髄炎（bacterial osteomyelitis）
- 仙腸関節炎（sacroiliac arthritis）
- MRI（magnetic resonance imaging）
- 抗MRSA薬（anti-MRSA drug）
- 血中濃度モニタリング（therapeutic drug monitoring；TDM）

概念

化膿性関節炎（関節炎）や細菌性骨髄炎（骨髄炎）は，関節や骨髄に細菌が生着して増殖することによる炎症であり，小児ではほとんどの症例が血行性感染によるものである。乳幼児期では患児の愁訴がはっきりせず，発熱や跛行，運動制限などの視診にて疾患を疑う必要がある。新生児期には敗血症になっている場合があり，局所の腫脹や熱感だけでは責任病巣の把握が困難な場合があり，経時的な注意深い観察が必要である。

関節炎の場合は，膿の貯留による病的脱臼，関節軟骨・骨端軟骨・骨端部・骨端線の障害なども呈する。骨の欠損や成長軟骨の障害をきたした場合は，炎症治癒後も進行する変形をきたし，予後が不良となる[1~3]。

骨髄炎は，小児では成長軟骨近位の骨幹端部で血行がループ状になり，動態が緩慢となるため，その部位で生じることが多いといわれている。骨幹端部で発症した場合，①大腿骨近位，②上腕骨近位，③脛骨遠位外側，④橈骨近位では骨幹端部が関節内にあるため，関節炎を合併する場合が多くなる。発症初期の骨髄炎では，骨髄腔に病巣を作り，菌の増殖により骨溶解が起こり骨髄圧の上昇をきたす。Havers管や，Volkmann管などから膿が骨髄腔外に波及し，骨膜下膿瘍を形成して周辺組織に炎症が広がっていく[4]。骨溶解を呈した部分でも炎症が治癒すれば再度骨化するが，成長軟骨に障害が生じた場合は成長障害をきたし，成長に伴う変形や相対的短縮を呈するため，迅速な診断と的確な治療が必要である。

関節炎では，滑膜炎から直接発症するものや，骨髄炎や周囲軟部組織の炎症の波及により発症するものなどがある。関節内における菌の増殖と関節内圧の上昇により，関節を構成する骨端部や骨幹端部，骨端線が障害されるため，早期の観血的治療による関節腔の掻爬・洗浄が必要である。骨髄炎や周囲軟部組織の筋炎や蜂窩織炎を合併している場合は治療が長期化し，再手術の可能性も高くなるので正確な診断が必要である。

疫学

わが国での正確な調査はないが，海外での骨髄炎の頻度は10万人中8例程度とされている[5]。骨髄炎の発生部位は，大腿骨と脛骨に多く，骨盤，上腕骨，腓骨，踵骨などがそれに続く。他の部位にも発生するが，頻度は低いとされている。

診断（鑑別診断）

乳幼児では，愁訴から診断を行うことはほぼ不可能であり，臨床所見で大よその部位の見当をつけ，検査で正確な診断を行う必要がある。多くの患児では局所の炎症所見があり，①発熱，②局所の発赤，③腫脹，④熱感，⑤疼痛などの炎症症状を呈する。乳児では，皮下脂肪が豊富であり，股関節や肩関節などの深部の関節では炎症所見がわかりにくい。化膿性関節炎で膿の貯留により関節内圧が上昇して疼痛が増強すると，自動運動を行わなくなり，腕を動かさない，下肢を動かさないという所見を呈するようになる。股関節で起こった場合は仮性麻痺といわれている。

蜂窩織炎などの表層の感染症と，骨髄炎から波及した表層の炎症所見の鑑別は困難な場合がある。

理学所見としては，骨髄炎の場合，骨に病変があるため介達痛を生じるが，小児では判断が難しいことが多く，MRIによる画像診断が望ましい。

下肢の運動障害や歩行困難を伴い炎症所見を呈するものとして，仙腸関節炎や腸腰筋炎，椎間板炎などの体幹部の感染症などが原因となることもある。特に10歳前後では仙腸関節炎の発生が多く注意を要する。下肢の運動時痛の有無などで診断の見当をつけ，造影MRIにて炎症の部位を確認することが重要である[6]（**図1**）。

血液検査

血液検査では，①白血球数の増加，②好中球の増加と左方移動，③C反応性蛋白（CRP）の上昇，④血沈の亢進が認められる。近年プロカルシトニンの検査も他の炎症との鑑別に有用とされている。血液検査は治療効果判定の最も重要な指標であり，経時的な検査が必要である。また起炎菌同定のために必ず血液培養を行う必要がある。

単純X線検査

単純X線検査で判断できることは，骨髄炎や関節炎の炎症の波及による軟部組織の腫脹，関節液貯留による関節腔の拡大や病的脱臼である（**図2**）。

骨溶解などの骨病変は，発症後数日経過して確認できるようになるので発症早期には認められない。初発時に骨溶解像や骨新生像を呈する場合は，神経芽細胞腫の骨転移（**図3**）が最も考えられ，局所の腫脹などがあれば悪性骨腫瘍などを考えなければならない。亜急性骨髄炎や慢性骨髄炎では，成人と同様に骨柩や腐骨を認める（**図4**）。手指や足趾のしもやけ様の腫脹を伴う病変では，骨溶解像を呈する場合がある。マイクロジオディク病とよばれ，血行障害による骨病変と考えられているが（**図5**），骨折に注意しながら経過を観察することにより治癒する[7]。

図1　右仙腸関節炎

11歳。WBC：11,460/μL，CRP：12.0mg/dL。起炎菌として血液培養でメチシリン感受性黄色ブドウ球菌（methicillin-sensitive *Staphylococcus aureus*；MSSA）が同定された。
a：MRI T2強調脂肪抑制像
b：MRI T1強調ガドリニウム造影像

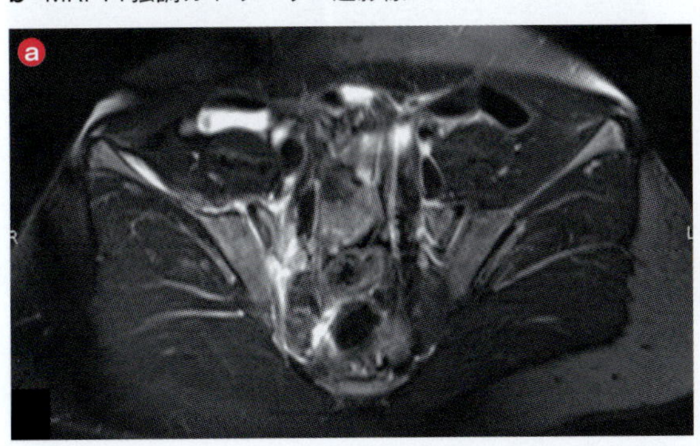

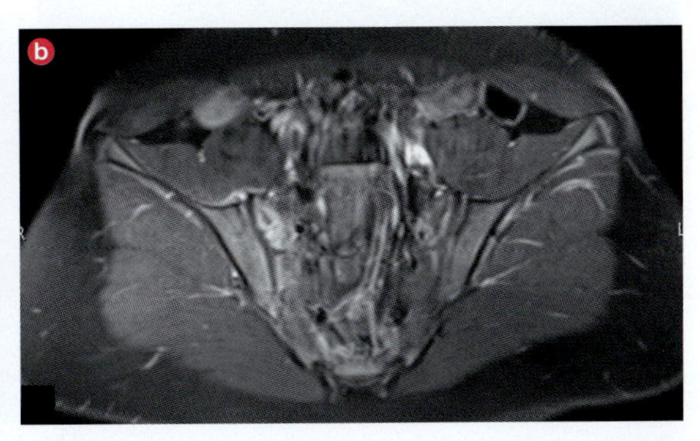

図2　左化膿性股関節炎

2歳1か月。関節液貯留による関節腔の拡大を呈する大腿骨頭の外方化。

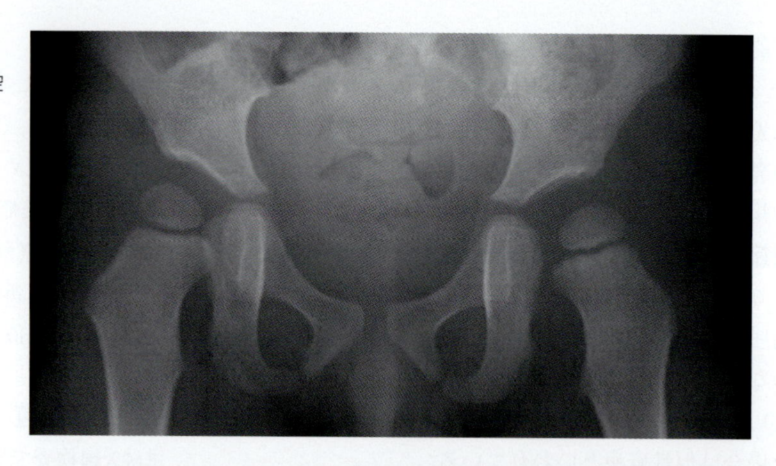

図3　神経芽細胞腫

1歳11か月。左上腕骨近位に骨溶解像と骨新生像が認められる。右上腕骨両大腿骨近位にも同様の病巣あり。

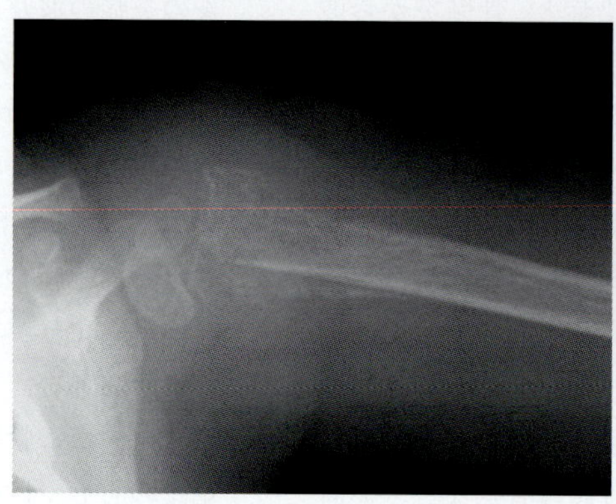

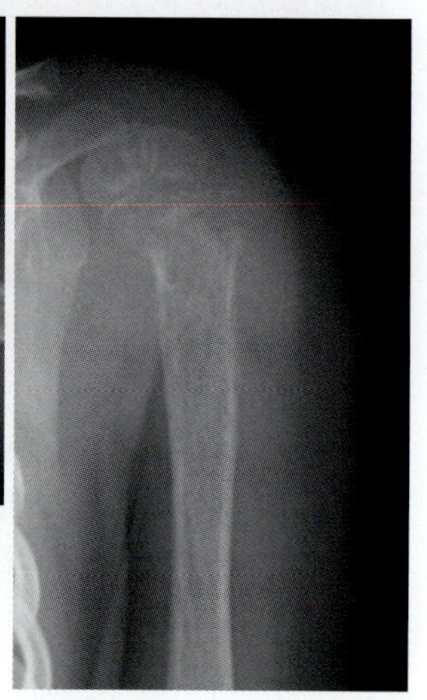

図4　亜急性骨髄炎

1歳5か月。骨溶解像が明瞭に確認できる。

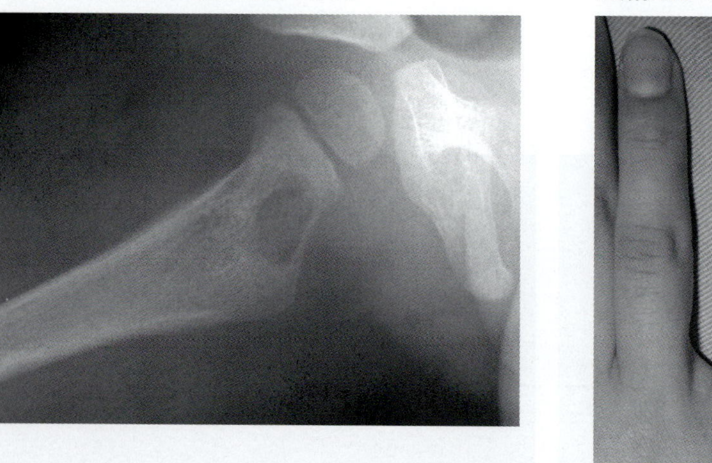

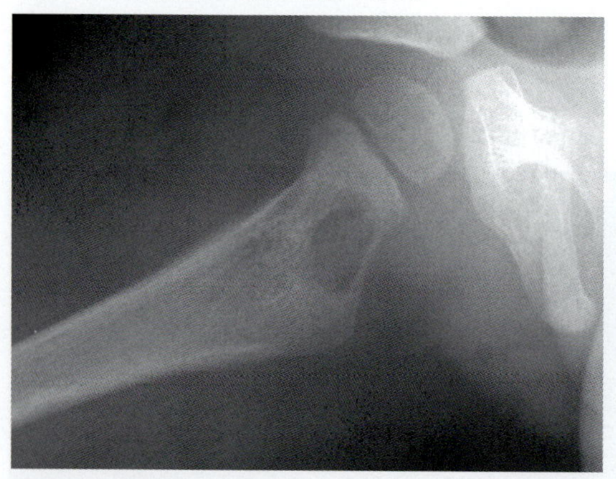

図5　右小指マイクロジオディク病

10歳。CRP＜0.03mg/dL。

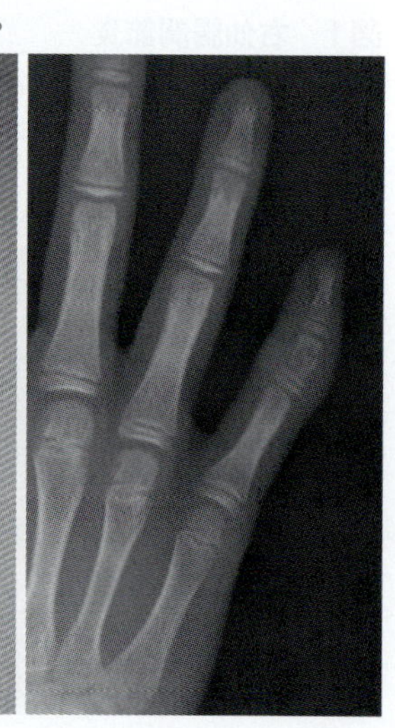

CT検査

CTは，踵骨や椎体などの短骨，扁平骨の単純X線像ではわかりにくい骨溶解や骨髄腔内の病変の検査に有用である（**図6**）。

超音波検査

超音波検査では，関節液の貯留，軟部組織の腫脹，骨膜下膿瘍を含む膿瘍の確認などが可能である（**図7**）。

骨シンチグラフィー

骨シンチグラフィーは病巣の確定が困難な場合に有用とされていたが，現在はMRIの普及によりほとんど用いられなくなっている。

MRI検査

骨髄炎，関節炎の最も有用な画像診断はMRIである[8)]。T2強調脂肪抑制像とT1強調ガドリニウム造影像により，炎症部位が明確に診断可能である。炎症所見がある部位は両画像ともに高信号を呈するが，膿瘍や関節腔の膿の貯留の場合，T1強調ガドリニウム造影像では膿瘍周囲や関節腔の周囲は高信号だが，膿瘍や関節腔の膿は低信号となり，膿の貯留の確認が可能である（**図8**）。

図6　右脛骨慢性骨髄炎

10歳。骨柩と腐骨が認められる。

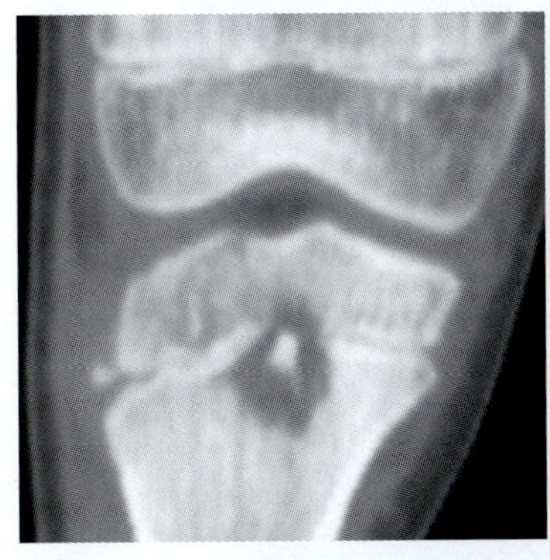

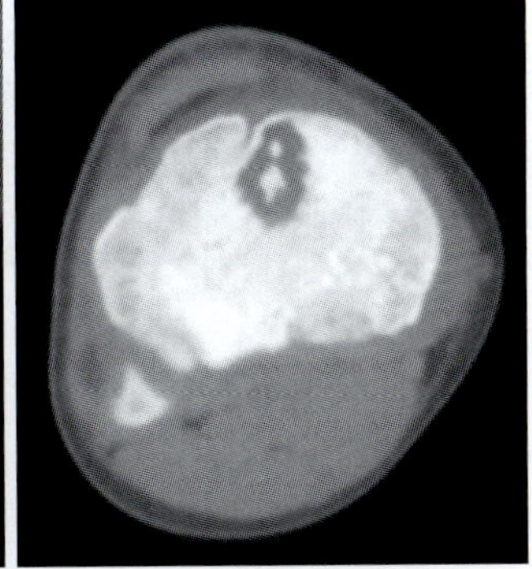

図7　左橈骨骨髄炎に伴う骨膜下膿瘍

2か月。

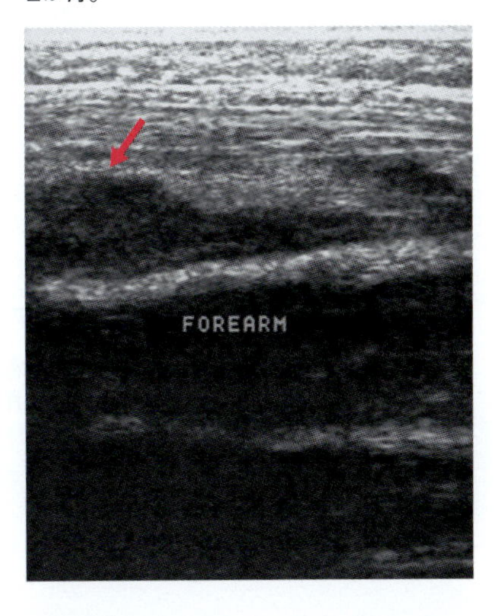

図8　仙腸関節炎から波及した腸骨骨膜下膿瘍

13歳。
a：MRI T2強調脂肪抑制像
b：MRI T1強調ガドリニウム造影像

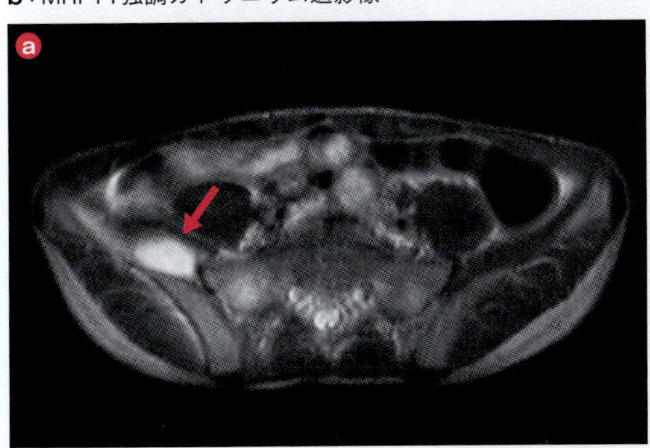

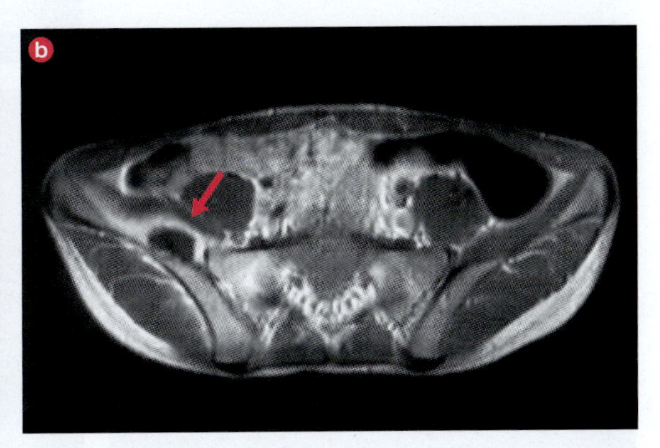

歩行開始時期の小児の骨折として，脛骨に起こりやすいtoddler's fractureがある。軽微な外傷で生じるため，受傷機転が不明なことが多く，軽度の熱感や疼痛がある。単純X線像では骨折線や若木骨折がみられない場合があり（**図9**），MRIでは骨髄炎と似た所見を呈する場合がある。血液検査で炎症反応がないことを確認し鑑別する必要がある。

白血病は四肢の疼痛で初発する場合も多く注意が必要である[9]。白血病では骨の疼痛を訴えるが局所の炎症所見がなく，単純X線検査で異常がないが血液検査で炎症反応を呈することがある。MRIで脂肪髄の消失が特徴的であり，均等に消失している場合や，モザイク様に消失している場合もある（**図10**）。

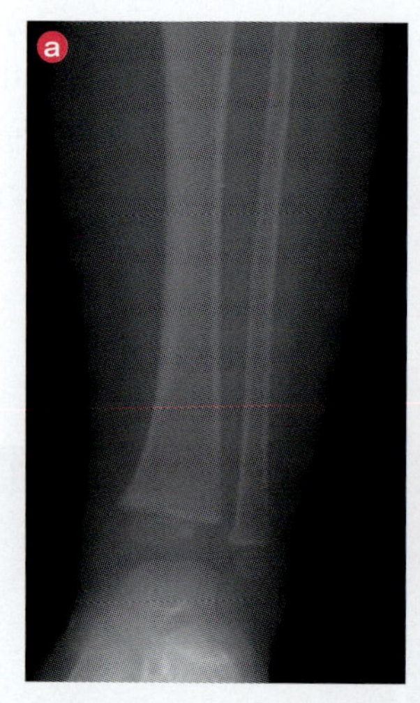

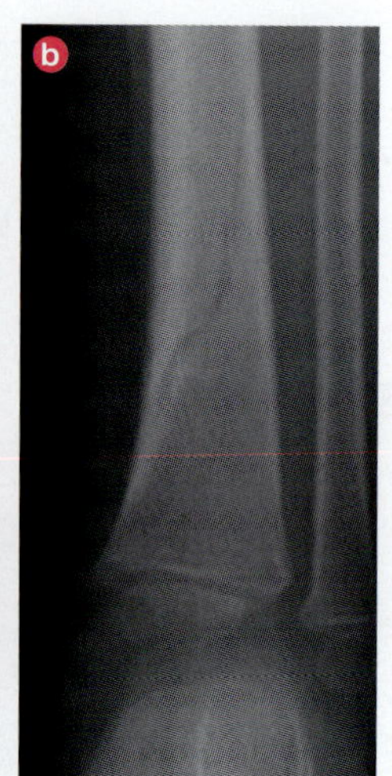

図9　左脛骨toddler's fracture

2歳3か月。歩行しなくなったという主訴で来院。4週後仮骨形成とともに骨折線が明瞭になってきている。
a：受診直後X線像
b：受診4週後X線像

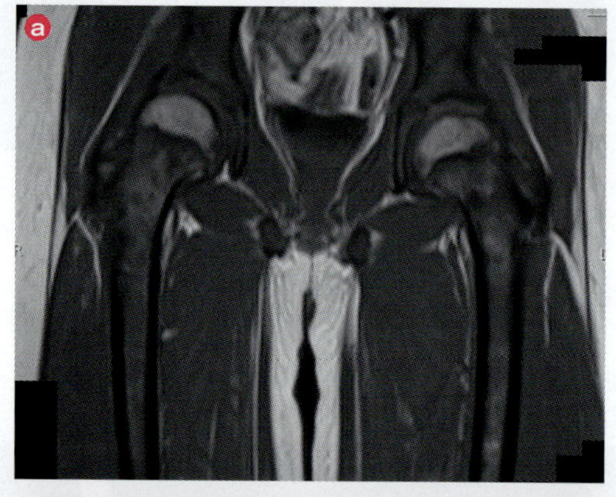

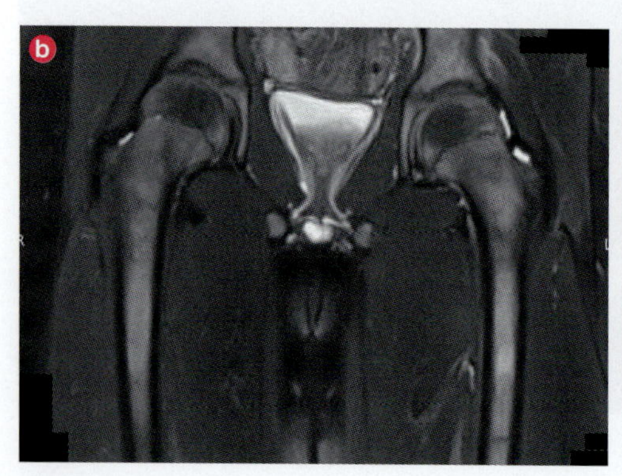

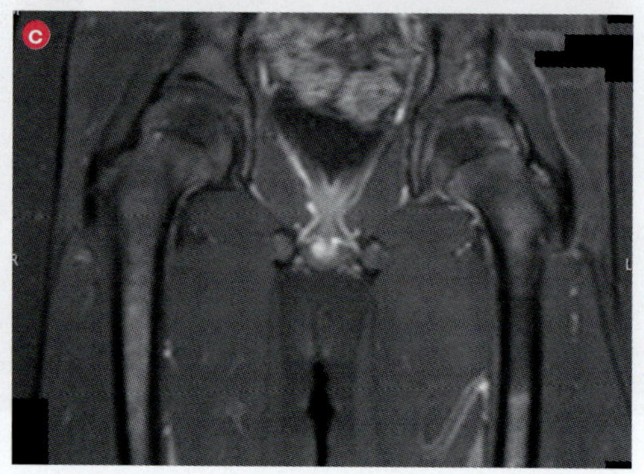

図10　急性リンパ性白血病の骨病変部

11歳。大腿部痛。急性リンパ性白血病（acute lymphoblastic leukemia；ALL）。脂肪髄の消失と髄腔のモザイク様像。
a：MRI T1強調像
b：MRI T2強調脂肪抑制像
c：MRI T1強調ガドリニウム造影像

骨髄炎で疼痛部位に骨溶解がある症例で，血液の炎症所見が鎮静化している場合でも，MRIでは病巣部を大きく拾いやすいので注意が必要であり，病状の把握は血液検査の結果を考慮して行う必要がある（**図11**）。

単純性股関節炎では関節液の貯留は認められるが，周辺軟部組織の炎症所見がないため鑑別することが比較的容易である（**図12**）。

小児ではMRI検査を施行する際，鎮静が必要になる場合が多い。適切な薬剤を使用し，モニタリングを行い施行する[10]。

関節穿刺

関節穿刺は，単純性股関節炎や反応性関節炎との鑑別が困難な場合に行う。関節液が膿であれば化膿性関節炎が確定するが，混濁した関節液の場合は判定が難しい。細菌塗抹にて菌が確認できる場合は化膿性関節炎であり，関節液の糖が低下し

図11　左第4中足骨骨髄炎

6歳。受診時に局所の腫脹なく（CRP 0.14mg/dL），炎症は鎮静化しているため経口抗菌薬内服のみで治癒した。
a：発症後25日の単純X線像
b：MRI T1強調ガドリニウム造影像
c：MRI T2強調脂肪抑制像

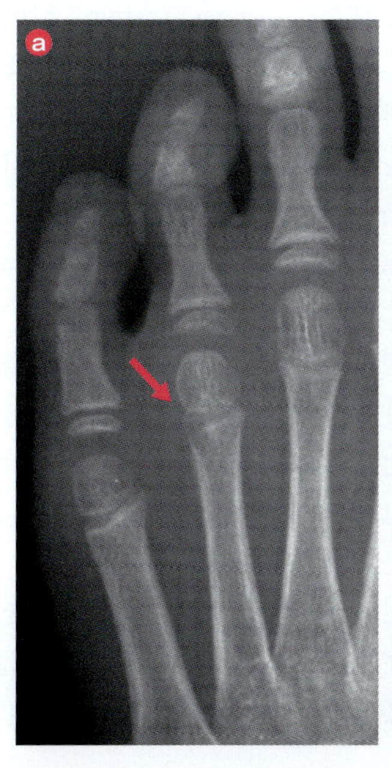

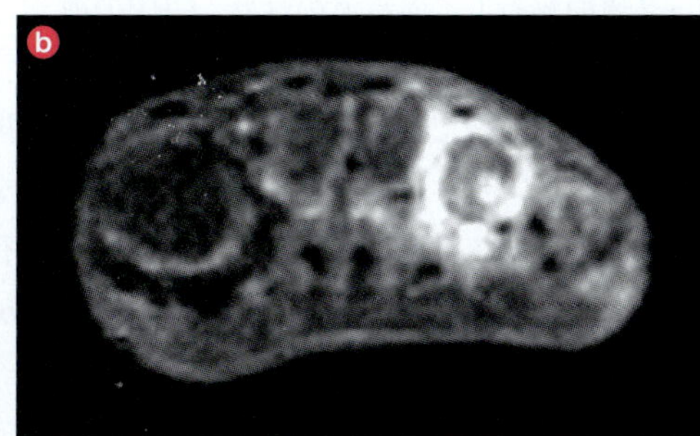

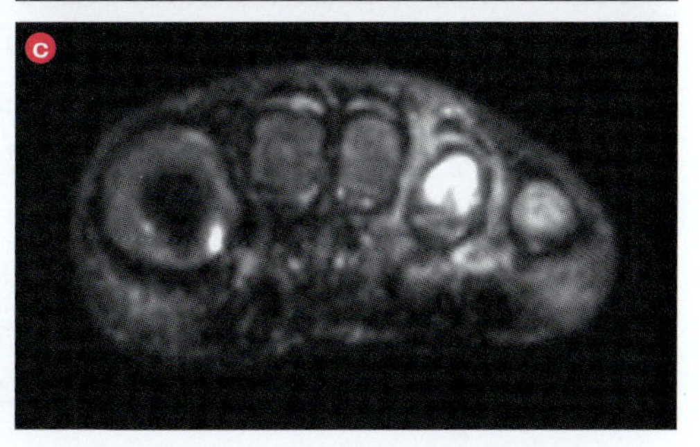

図12　左単純性股関節炎

5歳。CRP：1.34mg/dL。MRI T2強調脂肪抑制像。

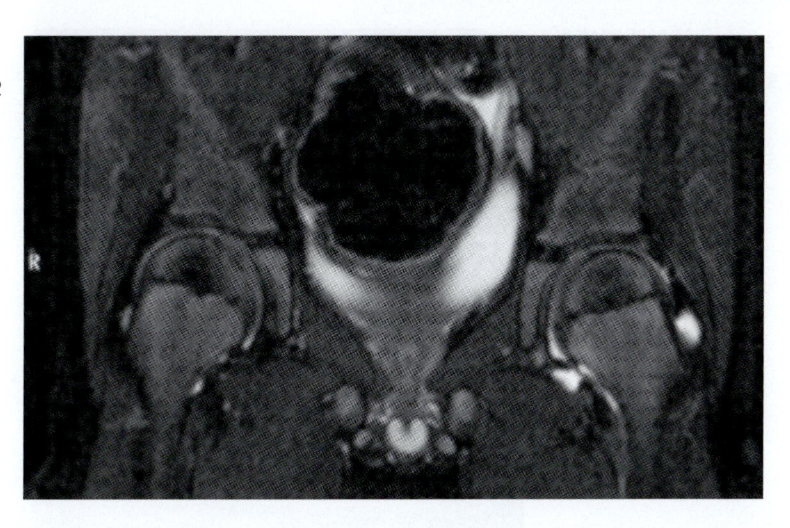

ている場合は化膿性関節炎が強く疑われる。関節液は必ず塗抹・培養検査を行う。

治療

急性骨髄炎の場合は，局所の安静，適切な抗菌薬の投与が必要であり，膿瘍を形成している場合は膿瘍の切開排膿を行う。亜急性骨髄炎や慢性骨髄炎では，切開排膿と掻爬・洗浄を行い，抗菌薬入りの潅流液を用いて持続潅流を施行する。潅流は1～2週間施行し，潅流液の性状，CRPの改善を目安として終了する。

化膿性関節炎では，可能な限り早期に切開排膿を行い，(ドレナージ)可能であれば掻爬・洗浄を行い，抗菌薬入りの潅流液を用いて持続潅流を施行する(**図13**)。潅流の終了時期は骨髄炎と同様である。潅流が困難な場合はドレーンを必ず入れておく。

骨髄炎や周囲軟部組織から波及した関節炎では特に関節内病変が再発しやすくなっており，注意が必要である。保護者にも関節炎では再発の可能性があることを十分に説明し，再発が起こればできるだけ早期に再度手術を行う。

抗菌薬治療は，骨髄炎，関節炎ともに共通している。敗血症などを合併し，起炎菌が同定されている場合はその菌に対する治療を行う。起炎菌が同定されていない場合はempiric therapyとして，メチシリン耐性黄色ブドウ球菌(methicillin-resistant *Staphylococcus aureus*；MRSA)および他の菌の感受性を考えてバンコマイシン(vancomycin；VCM)とセフトリアキソン(ceftriaxone；CTRX)もしくはセフォタキシム(cefotaxime；CTX)の併用が推奨されている[11]。小児のMRSAは市中型がほとんどで，カルバペネム系薬剤が有効であり，カルバペネムの使用も検討されている[12]。感受性が確認されれば最小発育阻止濃度(minimum inhibitory concentration；MIC)が最も低く，抗菌スペクトルが最も狭い薬剤に変更する。抗MRSA薬のVCM，テイコプラニン(teicoplanin；TEIC)，アルベカシン(arbekacin；ABK)は腎毒性と聴器毒性があり注意が必要であり，十分に効果がある濃度を保つために血中濃度モニタリング(therapeutic drug monitoring；TDM)を行うことが望ましい[13]。細菌感染症は十分な治療を行わなければ再発する可能性が高くなる。1週間に2回血液検査を行って副作用の発現のチェックをするとともに，白血球数，CRP，血沈値の確認を行う。白血球数が正常化し，CRPが0.15 mg/dL，血沈が15 mm/hrとなった時点で抗菌薬を経口の薬剤に変更して3～4週投与し，炎症の再燃がないことを確認して投薬を終了する[12]。局所の安静は経口に変更した時点から徐々に解除する。

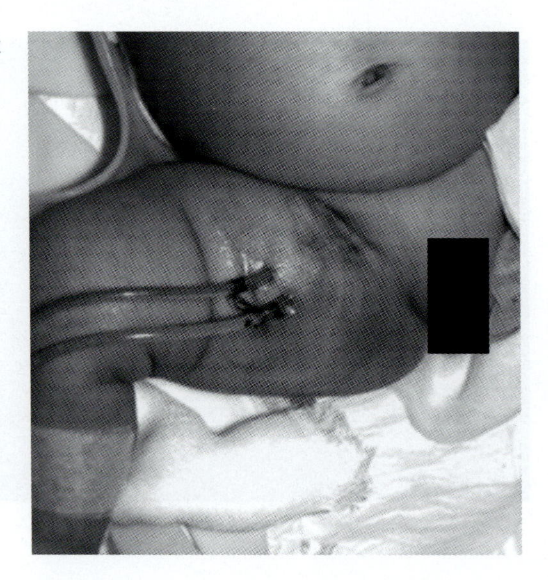

図13　右化膿性股関節炎
持続潅流施行中。

図14　化膿性関節炎後の著明な変形
a：右大腿骨頭の消失と左外反膝
b：右大腿骨成長障害と左内反膝

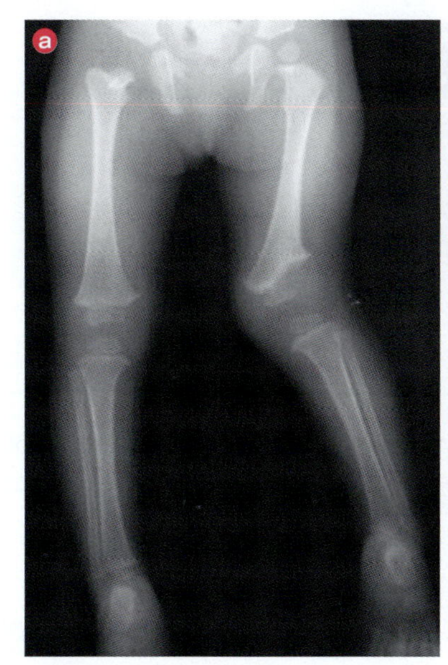
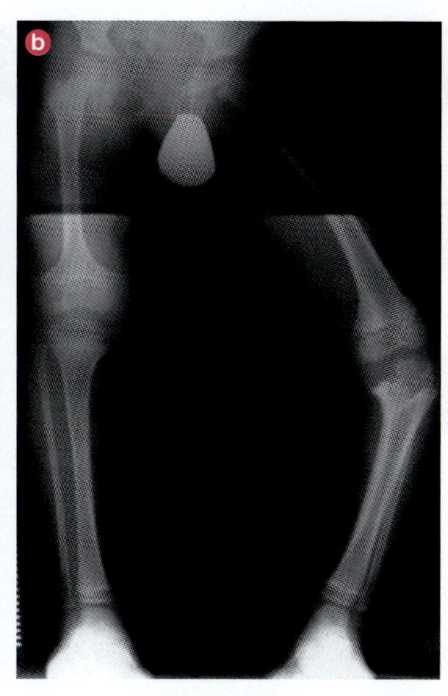

予後

現在の医療状況では，合併症のない患児が骨髄炎や関節炎で死亡することはほとんどないと考えられる。しかし関節炎や骨髄炎で骨端軟骨の損傷や関節溶解，成長軟骨の損傷をきたした場合は，重篤な関節変形や成長障害を生じる場合が多く（**図14**），そのほとんどが成長終了まで増悪傾向を呈する。

股関節炎で股関節に変形が生じた場合は，骨頭消失や臼蓋形成異常により関節形成術の適応になるが，十分な臨床成績を獲得するのは非常に困難である。膝関節炎では骨端部の障害や骨端線の損傷により，膝関節の変形や下肢alignmentの成長に伴う変形，脚長差などが生じる。肩関節では上腕骨骨頭の変形や上腕骨の成長障害による相対的短縮が生じる。肘関節では関節変形や橈骨頭脱臼などが生じる。

感染症の正確な早期診断と迅速な治療によって正常な関節を維持し，成長軟骨の障害を起こさないことが最も重要である。

（髙村和幸）

文献

1) Vidigal Jr EC, et al. Avascular necrosis as a complication of septic arthritis of the hip in children. Int Orthop 1997；21：389-92.
2) Betz RR, et al. Late sequelae of septic arthritis of the hip in infancy and childhood. J Pediatr Orthop 1990；10：365-72.
3) 増田義武，ほか. 新生児・乳児の化膿性股関節炎の初期治療の成績. 整形外科 2002；53：1255-60.
4) Hobo T. Zur pathogenese der akuten haematogenen Osteomyelitis, mit Berücksichtigung der Vitalfärbungsleher. Acuta Scolar Med Kioto 1921；4：1-29.
5) Peltora H, et al. Acute osteomyelitis in children. N Engl J Med 2014；370：352-60.
6) Doita M, et al. Acute pyogenic sacroiliitis without predisposing conditions. Spine(Phila Pa 1976) 2003；28：E384-9.
7) 森本典夫，ほか. Microgeodic diseaseの5症例. 整外と災外 1984；33：230-3.
8) McAndrew PT, et al. MRI is best technique for imaging acute osteomyelitis. BMJ 1998；316：147.
9) 小林大介，ほか. 下肢痛で初診した白血病，悪性リンパ腫患者の検討. 日小児整外会誌 2008；17：359-62.
10) 日本小児科学会，日本小児麻酔学会，日本小児放射線学会. MRI検査時の鎮静に関する共同提言. 2013.
11) 砂川啓介，ほか編著. 小児感染症治療ハンドブック2013-2014. 東京：診断と治療社；2012. p26-31.
12) 髙村和幸. 抗菌薬. 関節外科 2015；35(10月増刊号)：175-9.
13) MRSA感染症の治療ガイドライン作成委員会編. MRSA感染症治療のガイドライン2014改訂版. 東京：日本化学療法学会/日本感染症学会；2014 p73-80.

単純性股関節炎

Key words

- 単純性股関節炎(transient synovitis of the hip)
- 化膿性関節炎(septic arthritis)
- Perthes病(Perthes disease)
- 若年性特発性関節炎(juvenile idiopathic arthritis)

概念

単純性股関節炎は，小児期において股関節痛を生じる疾患のなかでは頻度の高い疾患である。症状としては，股関節の炎症を原因とする強い股関節痛，可動域制限が主である。症状の持続期間は数日で軽快する場合もあれば，1か月以上にわたることもある。症状は一過性であり，罹患骨頭が骨頭径差2mm程度に増大することもあるが[1)]，後遺障害を残すことはない。上気道感染などが先行することが多く，ウイルス感染との関連性が指摘されている[2~4)]。4～6歳ごろに発生することが多く，複数回発症することもある。幼時期および学童期に股関節痛をきたす他の疾患には後遺障害を残すものもあるため，鑑別診断が重要である[5~8)]。

疫学

好発年齢は3～10歳(平均6歳)で，男児に多く女児の2～3倍[7~9)]の割合でみられる。

Perthes病で4～8歳[10)]，若年性特発性関節炎(juvenile idiopathic arthritis；JIA)で6～15歳[11)]など，疾患により差を認めるが，重複する部分が多く年齢は診断には寄与しない。

診断(鑑別診断)

単純性股関節炎は，発症すると強い疼痛のため歩行できなくなることが多いが予後は良好である。しかしながら小児において急性発症の股関節痛を有する疾患には，頻度は高くないが予後不良なものが含まれるため鑑別診断が重要である。特に化膿性股関節炎は，早期に切開排膿処置を行わないと予後不良となるため，最初に鑑別する必要がある[5~8)]。

鑑別診断には，化膿性股関節炎，股関節周囲の膿瘍などの細菌性感染性疾患，Perthes病，大腿骨頭すべり症，大腿・下腿の外傷，JIA，悪性腫瘍に伴う股関節炎などがある。

症状，経過

単純性股関節炎は，発症は急性で疼痛のため歩行不能となることが多い。症状が比較的軽度で歩行可能な場合，股関節に起因する跛行が必ず存在する。疼痛の程度は化膿性股関節炎がより強い傾向にあるといわれるが，単純性股関節炎も疼痛の強い場合が多い。

膝関節，足関節など他の関節の腫脹がある場合，若年性関節リウマチや外傷など他の疾患を疑う。また，大腿骨や骨盤の骨髄炎など，周囲の炎症性疾患でも股関節周囲に腫脹を生じる。

肢位としては，単純性股関節炎では軽度屈曲，外転位をとることが多い。

疼痛発生前1か月以内に上気道感染，消化器感染などが存在することがある。

疼痛が軽度で，跛行を初発症状とする場合，単純性股関節炎よりもPerthes病である場合が考えられる。

外傷，スポーツ歴によりスポーツその他による外傷性疾患を鑑別する。

発熱と臨床検査

化膿性股関節炎の好発年齢は低年齢であるが高年齢で発症することもあり，治療が遅れると予後不良となるので，最初に鑑別する必要がある。これらは急性細菌性疾患のため，発熱・血液検査などを行い，疑わしい場合は関節穿刺を行う。臨床所見および検査所見を用いてのCairdら[6]の予測因子（表1）にて，その5因子すべてが陽性である場合，98％の確率で化膿性股関節炎であると報告されており，関節穿刺の適応の判断に有用とされる。関節穿刺では，培養，グラム染色による鏡検で判断できることが多いが，抗菌薬がすでに投与されている場合などは菌体の検出ができないこともあり，このような場合は白血球数が参考となる。

股関節可動域

関節可動域の計測や触診による圧痛部位の特定は，非疼痛部位を先に行い，疼痛の強い関節の診察は愛護的に行うよう配慮する[12]。単純性股関節炎，化膿性股関節炎では疼痛が強いことが多いため，疼痛を伴う可動域検査などによって，これ以降の診察が困難になることがある。

表1　Cairdの化膿性股関節炎予測因子

1. 体温38.5℃以上
2. 白血球数 12.0×10⁹/L
3. 血沈40 mm/hr以上
4. 荷重不可
5. C反応性蛋白（C-reactive protein；CRP）20.0 mg/L以上

単純性股関節炎では，内旋・内転が制限されることが多い。大腿骨頭すべり症では，罹患股関節を屈曲させると外旋するDrehmann徴候が発生する。可動域は必ず左右差を比較する必要がある。

画像検査

◇単純X線（図1）

単純性股関節炎では罹患側股関節は外転位をとるため，正面像において骨盤が罹患側に傾斜する。滑膜炎，関節水腫により大腿骨頭の外方への移動を認め，内側関節裂隙の開大として計測され，1 mm以上の開大をもって左右差ありと判断する。また，側面像から大腿骨頭すべり症が鑑別可能である。

◇超音波

大腿骨頭の前方の大腿骨頚部に沿った断層像で（図2），滑膜炎による滑膜腫脹，関節水腫による関節包の前方への移動が描写される。これはultrasonic joint space（UJS）とよばれ，2 mm以上の開大をもって左右差ありと判断される（図3）[13, 14]。また，化膿性股関節炎では関節包内が斑状に描写されることがある。

◇MRI

単純性股関節炎では，関節水腫が必ず描写されるが，炎症の程度が強いと周囲組織にもT2脂肪抑制像にて高信号を呈する部位が観察される（図4）。この周囲組織の高信号部位の範囲が広範囲であるほど治療に時間を要する。滑膜炎による滑膜腫脹は，ガドリニウムにより造影される。

図1　単純X線像

内側関節裂隙（矢印）。

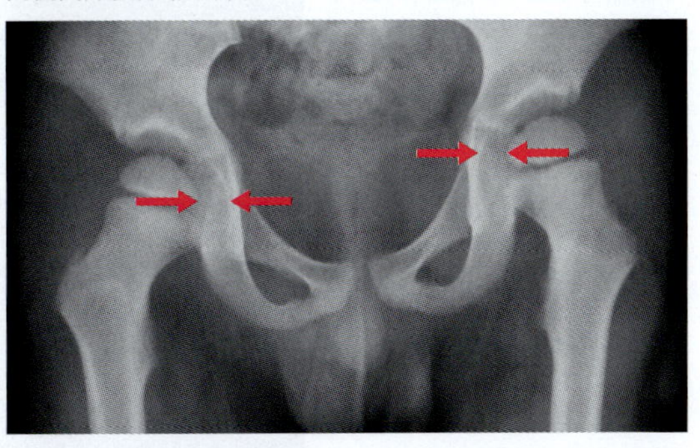

Perthes病では病初期から骨頭内信号変化を認める。白血病，神経芽腫などの悪性腫瘍に伴う関節炎では，広範囲に骨髄内が斑状に描写されることがある。MRIでは骨盤周囲膿瘍，リンパ節腫脹などの周囲軟部組織病変も明瞭に描写される。

◇CT

年齢，病歴，単純X線側面像から大腿骨頭すべり症が診断可能であるが，骨頭のすべりがCTではより明瞭に描写される。

図2　超音波走査方向

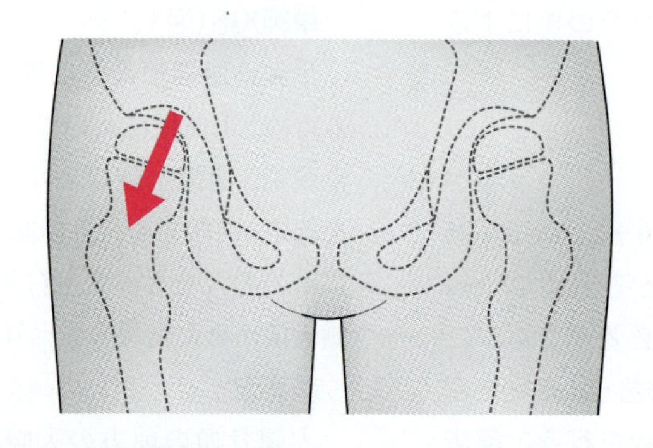

図3　超音波像

Ultrasonic joint space（UJS）（矢印）。

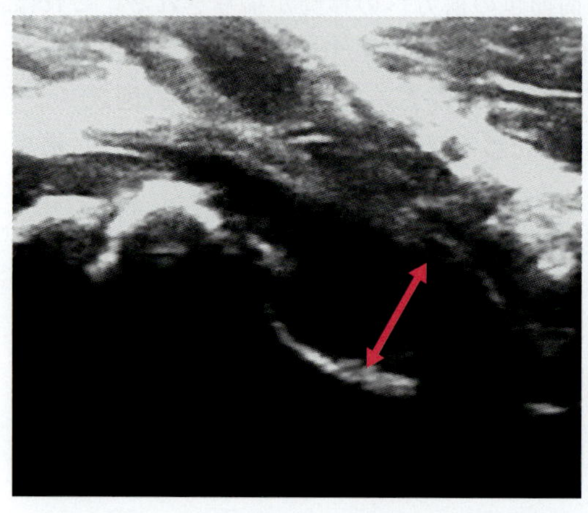

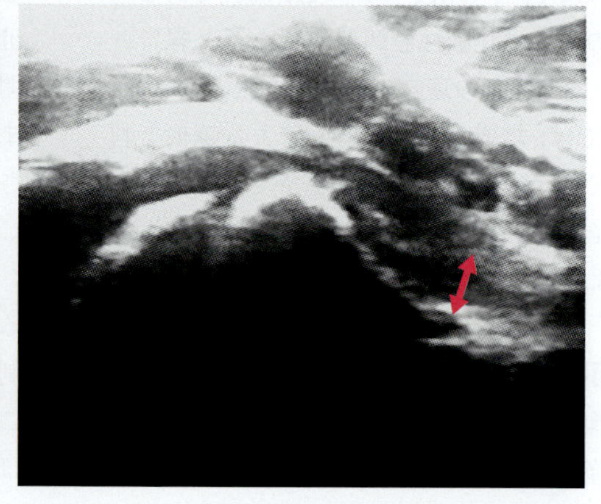

図4　MRI T2脂肪抑制像

関節水腫（矢印）と関節周囲組織で高信号を呈する部位（矢頭）。

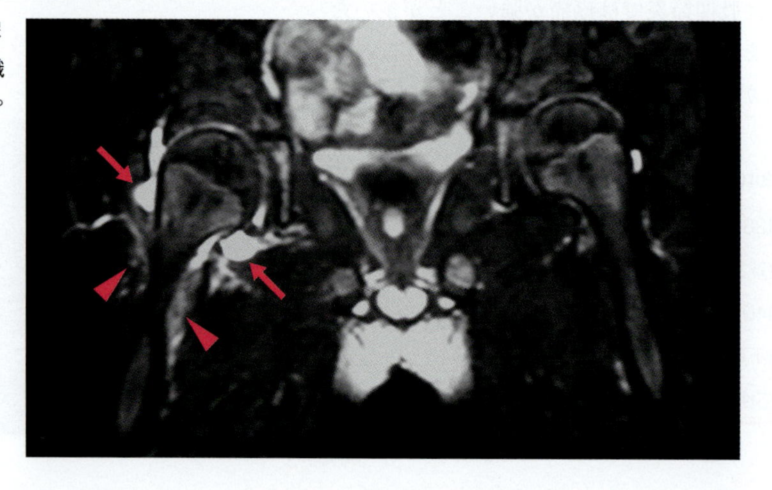

治療（基本的な治療法の流れ）

罹患関節の安静。

消炎鎮痛薬の投与により症状の早期改善が期待できる[15]との報告もあるが，疼痛の緩和により安静を維持できなくなり，その結果症状が長期化するおそれがあるともいわれている。

治療法

自宅で歩行を禁止し，安静を指示する。症状の程度が強い場合や長期化している場合，自宅での安静管理が困難な場合は，入院のうえ牽引療法を選択する。牽引療法では，自宅での安静管理に比較してより早期の症状の改善が期待できる[3]。

牽引方法は両側約2kgの水平外転牽引（**図5**）で，牽引期間は関節可動域制限消失後数日行う。牽引除去後は安静度を少しずつ拡大し，症状の再燃に十分に注意する。

関節穿刺

発熱，血液検査所見から化膿性股関節炎との鑑別を要するときは必ず行う必要がある。関節穿刺が症状の早期軽快に寄与する[16]との報告がある。

図5　牽引

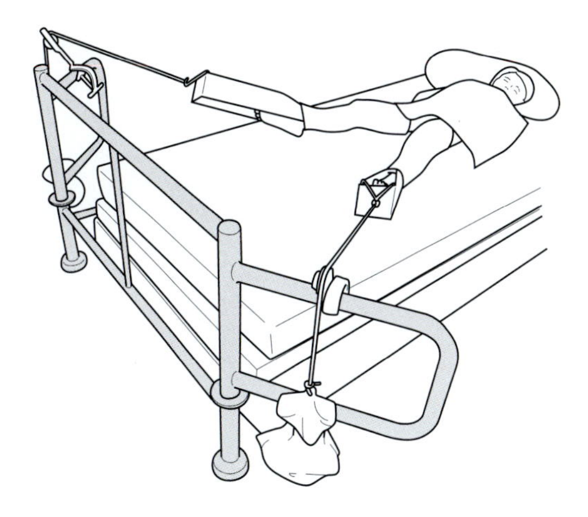

予後（一般的な予後）

単純性股関節炎の予後は良好で機能障害を遺残することはない[17]。発症後数か月経過後骨頭径差2〜3mmの罹患側大腿骨頭の増大を認めることが多い[1]が，これによる機能障害は発生しない。

（日下部　浩）

文献

1) Kallio PE. Coxa magna following transient synovitis of the hip. Clin Orthop Relat Res 1988；228：49-56.
2) Leibowitz E, et al. Interferon system in acute transient synovitis. Arch Dis Child 1985；60：959-62.
3) 日下部　浩，ほか．単純性股関節炎．別冊整形外 1997；32：92-4.
4) Landin LA, et al. Transient synovitis of the hip. Its incidence, epidemiology and relation to Perthes' disease. J Bone Joint Surg Br 1987；69：238-42.
5) Krul M, et al. Acute non-traumatic hip pathology in children：incidence and presentation in family practice. Fam Pract 2010；27：166-70.
6) Caird MS, et al. Factors Distinguishing Septic Arthritis from Transient Synovitis of the Hip in Children. A prospective study. J Bone Joint Surg Am 2006；88：1251-7.
7) Herman MJ, et al. The limping child. Pediatr Rev 2015；36：184-95.
8) Cook PC. Transient synovitis, septic hip, and Legg-Calvé-Perthes disease：an approach to the correct diagnosis. Pediatr Clin North Am 2014；61：1109-18.
9) Vijlbrief AS, et al. Incidence and management of transient synovitis of the hip：a study in Dutch general practice. Br J Gen Pract 1992；42：426-8.
10) Perry DC, et al. The lognormal age of onset distribution in Perthes' disease：an analysis from a large well-defined cohort. Bone Joint J Br 2016；98：710-4.
11) Harrold LR, et al. Incidence and prevalence of juvenile idiopathic arthritis among children in a managed care population, 1996-2009. J Rheumatol 2013；40：1218-25.
12) 日下部　浩．単純性股関節炎．整形外科医のための 小児日常診療ABC．坂巻豊教編．東京：メジカルビュー社；2003. p170-4.
13) Kallio P, et al. Ultrasonography in hip disease in children. Acta Orthop Scand 1985；56：367-71.
14) Koski JM, et al. Hip joint ultrasonography：correlation with intra-articular effusion and synovitis. Br J Rheumatol 1990；29：189-92.
15) Kermond S, et al. A randomized clinical trial：should the child with transient synovitis of the hip be treated with nonsteroidal anti-inflammatory drugs？ Ann Emerg Med 2002；40：294-9.
16) Liberman B, et al. The value of hip aspiration in pediatric transient synovitis. J Pediatr Orthop 2013；33：124-7.
17) 和田郁雄，ほか．単純性股関節炎の予後．中部整災誌 1990；33：109-11.

資料

成長曲線（男児・男子）

身長，体重（0～2歳）

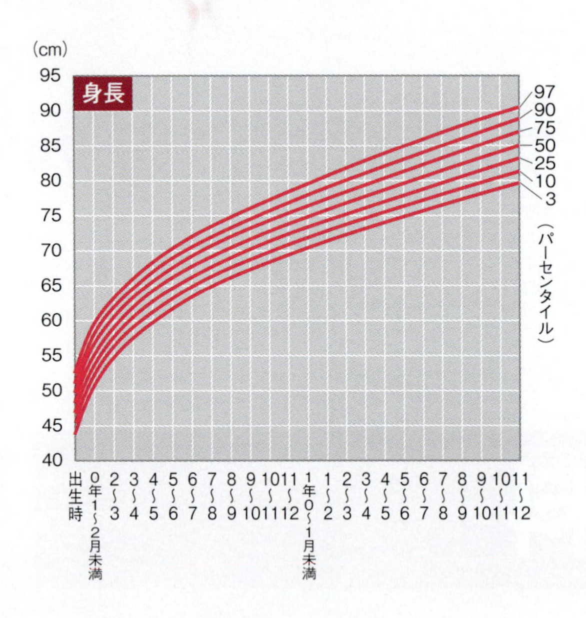

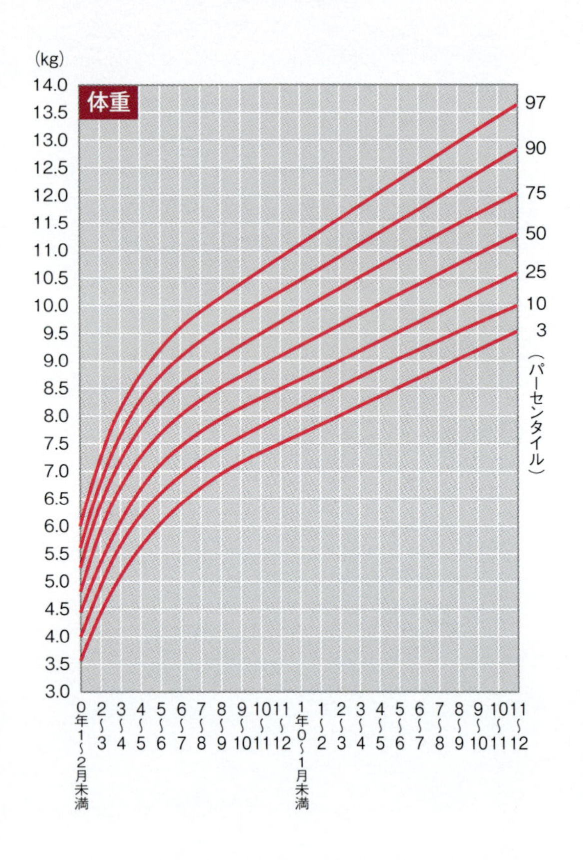

（厚生労働省．平成22年乳幼児身体発育調査報告書，2011より作成）

身長，体重（2～17歳）

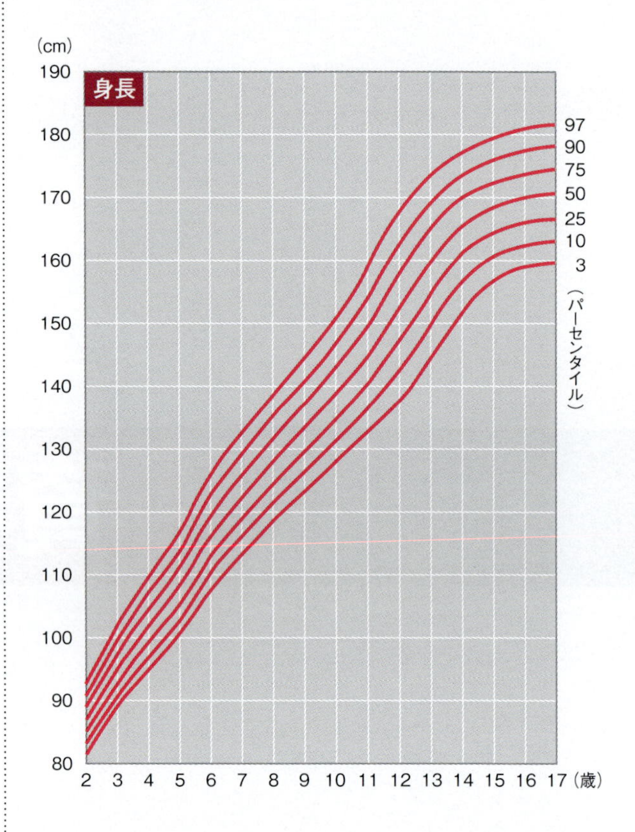

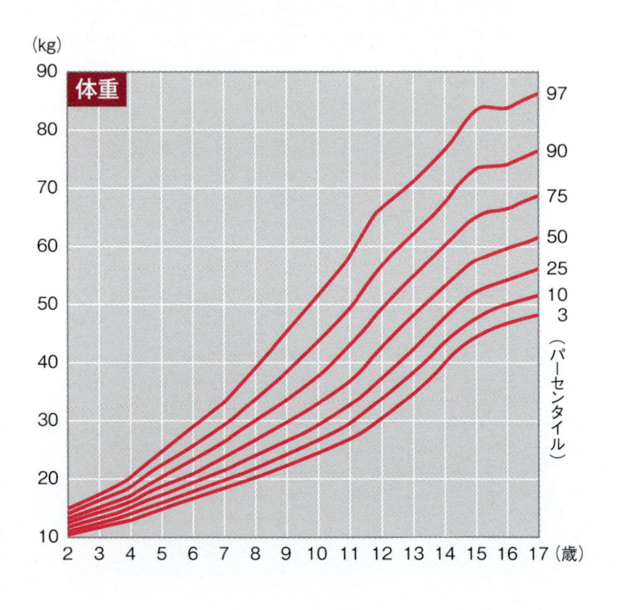

（厚生労働省．平成22年乳幼児身体発育調査報告書，2011，文部科学省．平成24年度学校保健統計調査，2013より作成）

身長, 体重(0～2歳)

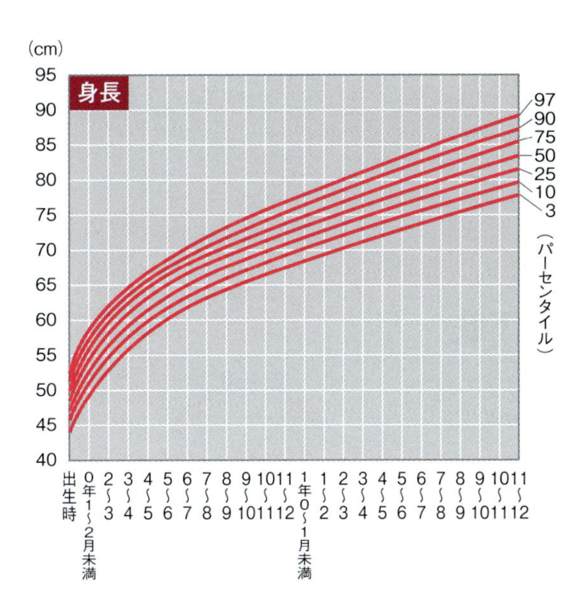

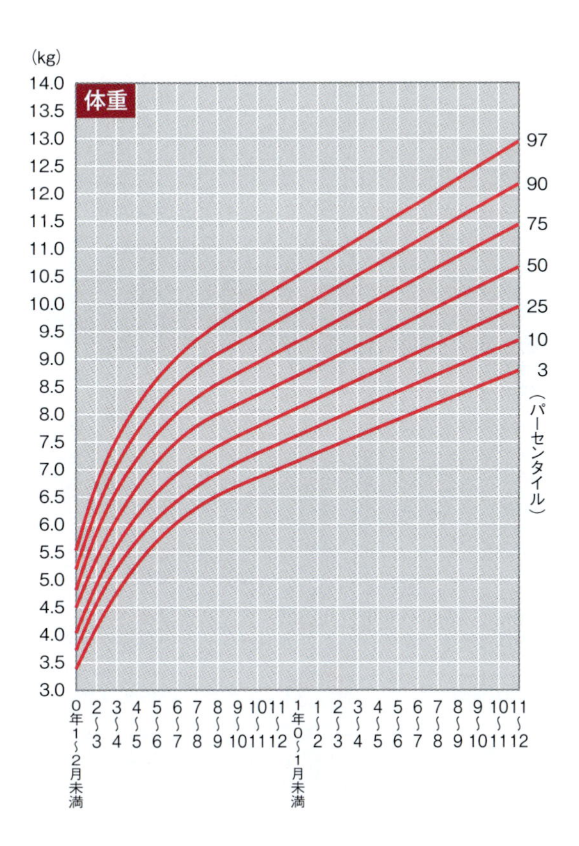

(厚生労働省. 平成22年乳幼児身体発育調査報告書, 2011より作成)

身長, 体重(2～17歳)

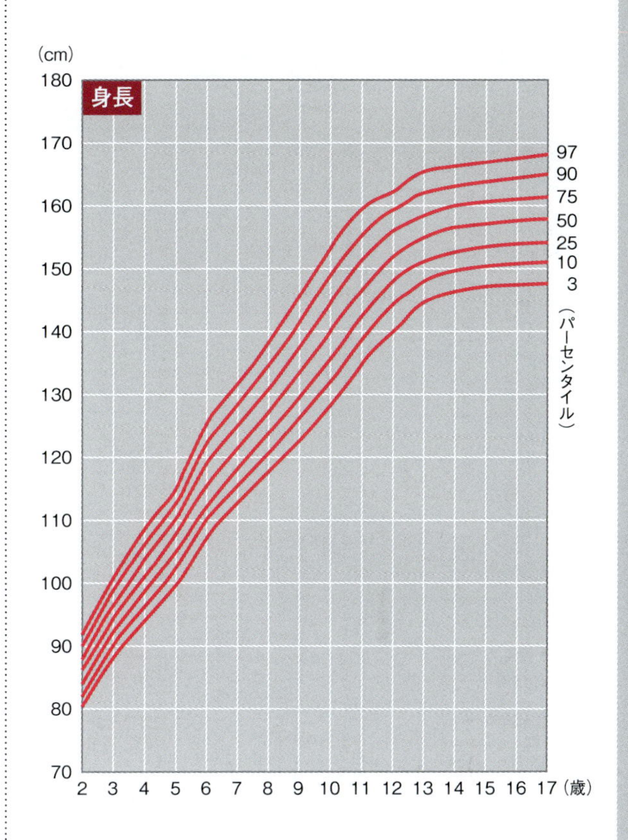

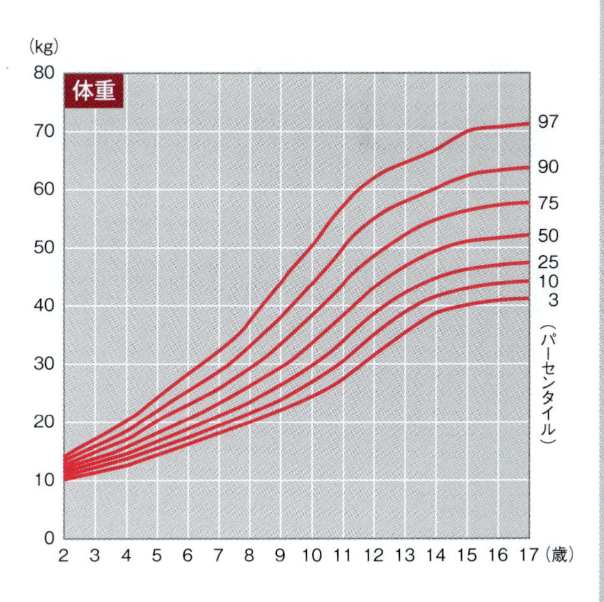

(厚生労働省. 平成22年乳幼児身体発育調査報告書, 2011, 文部科学省. 平成24年度学校保健統計調査, 2013より作成)

骨端核出現時期

上肢

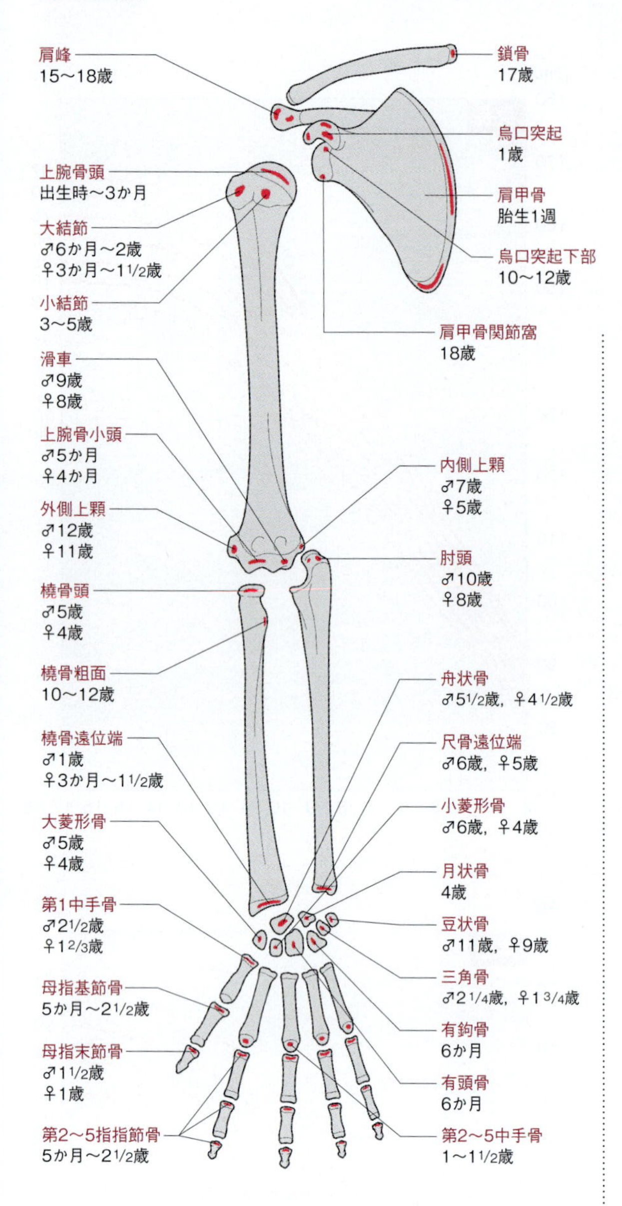

下肢

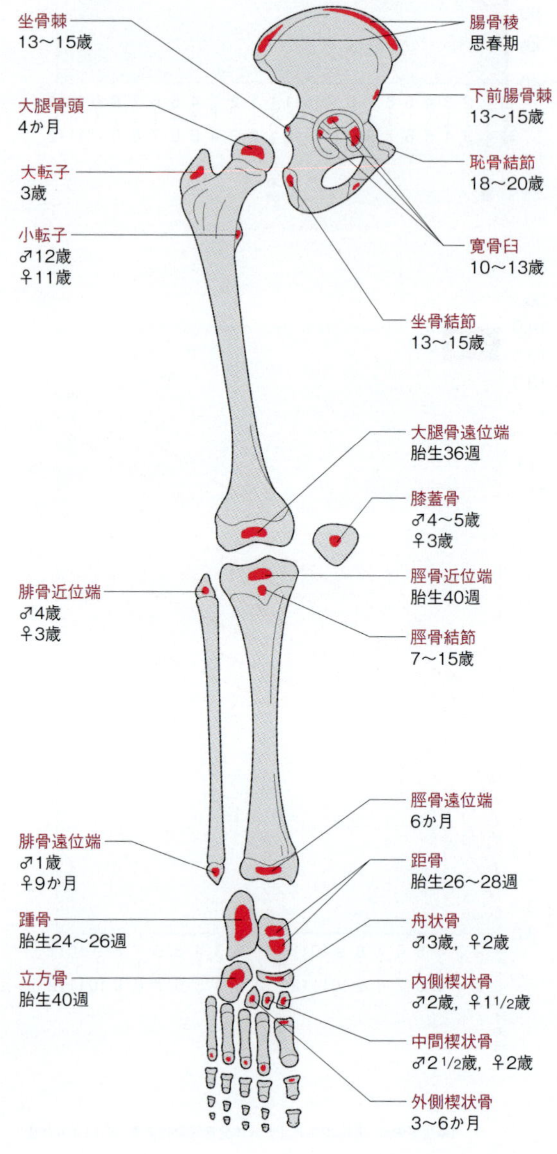

（Tachidjian MO, author. Pediatric Orthopedics. Philadelphia：Saunders；1972より）

骨端核癒合時期

上肢

下肢

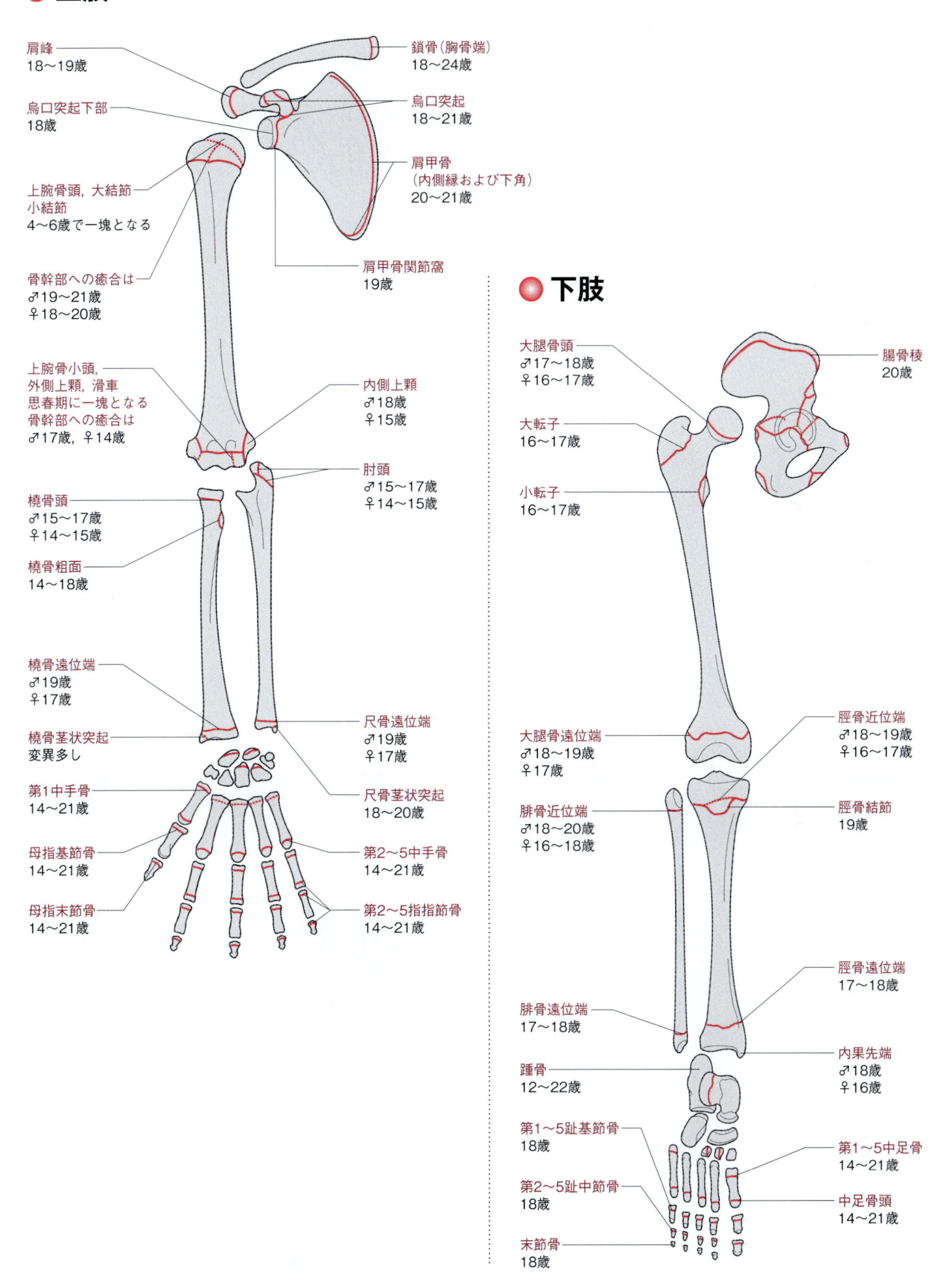

（Tachidjian MO, author. Pediatric Orthopedics. Philadelphia：Saunders；1972より）

骨年齢評価：手部シェーマ

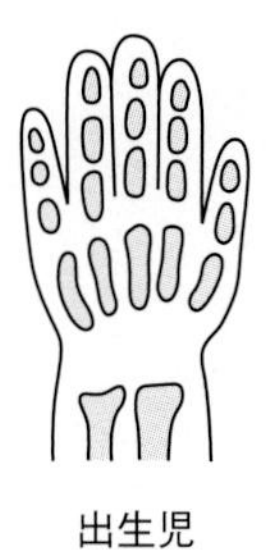

出生児

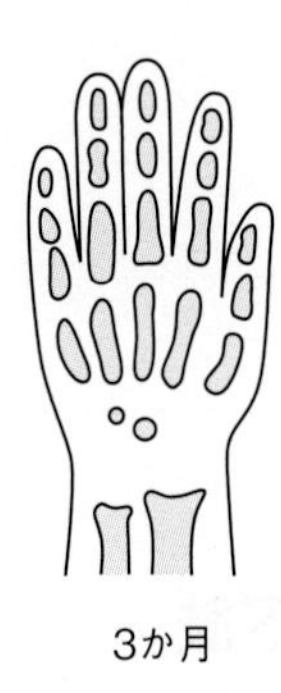

3か月

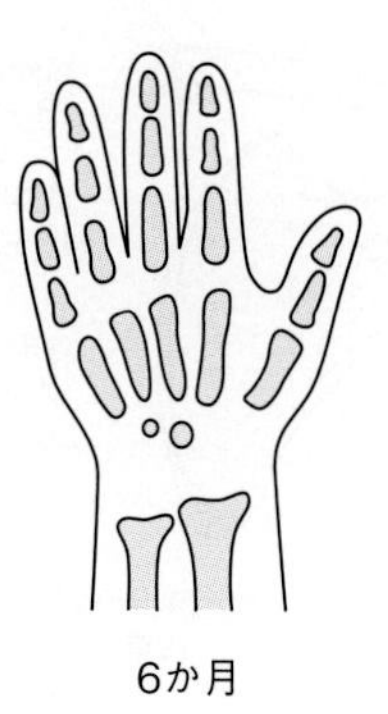

6か月

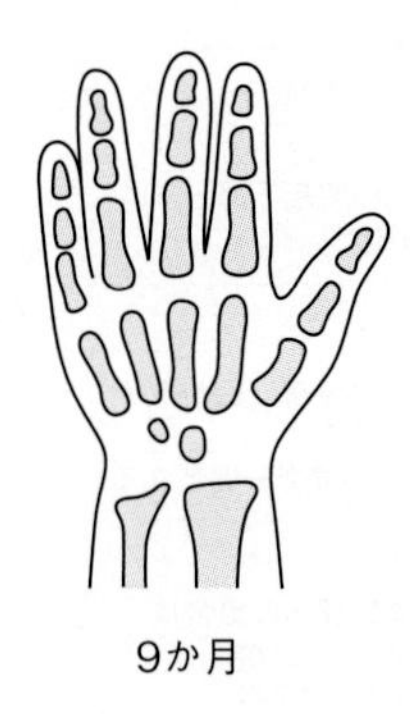

9か月

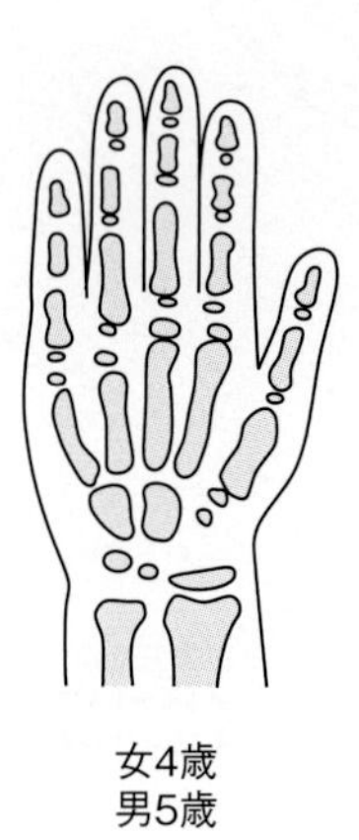

女4歳
男5歳

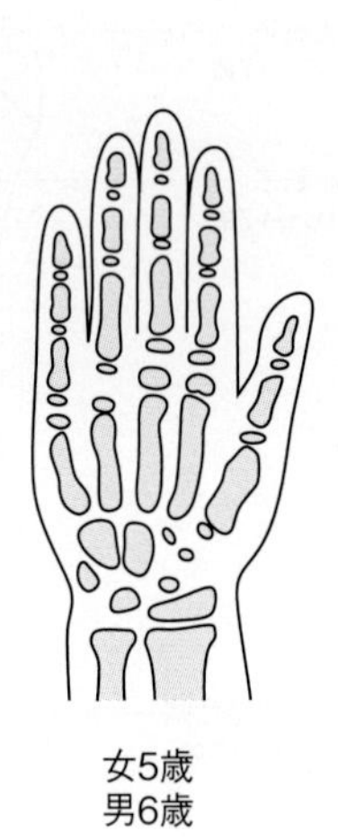

女5歳
男6歳

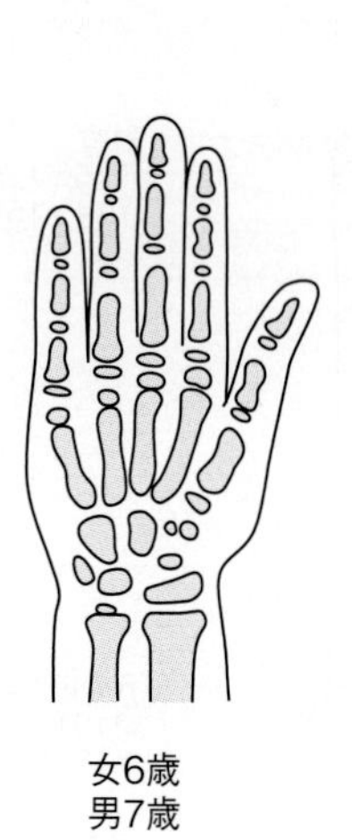

女6歳
男7歳

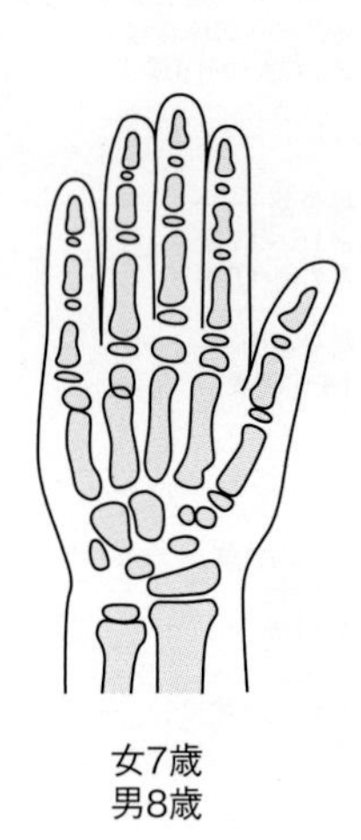

女7歳
男8歳

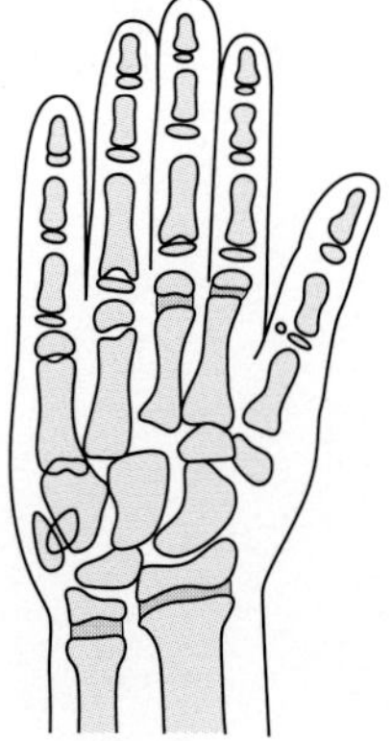
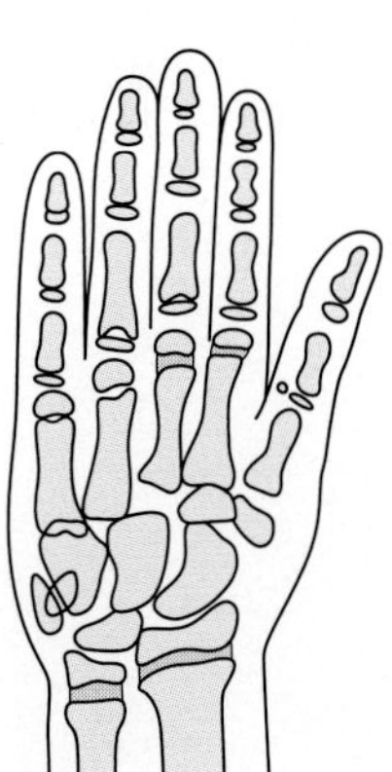

女12歳6か月
男13歳6か月～14歳

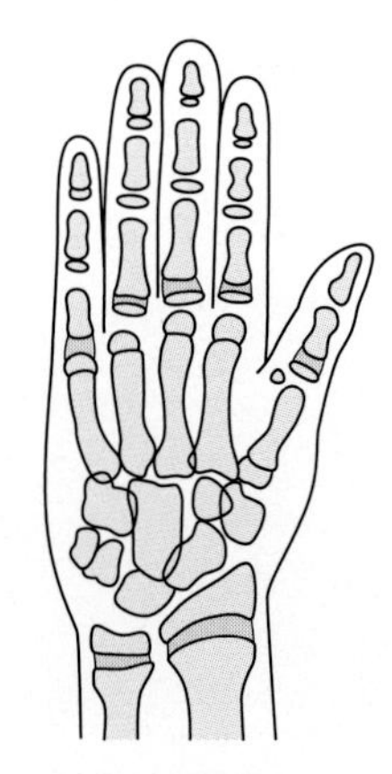

女13歳6か月～14歳
男15～15歳6か月

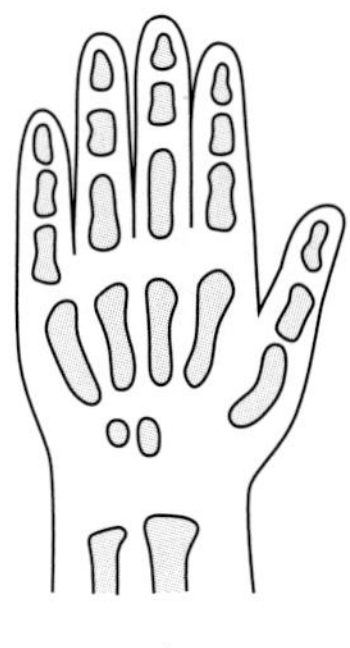
1歳

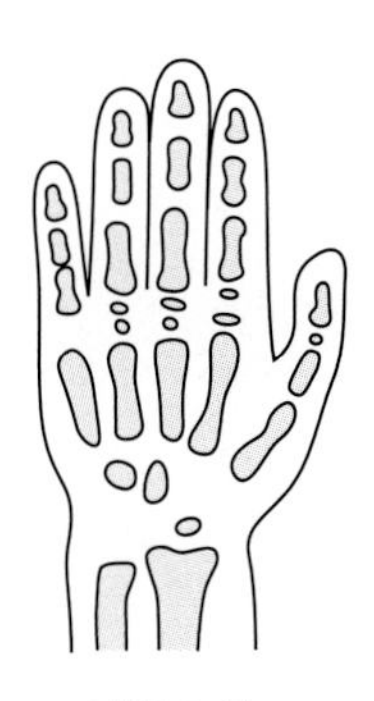
1歳6か月

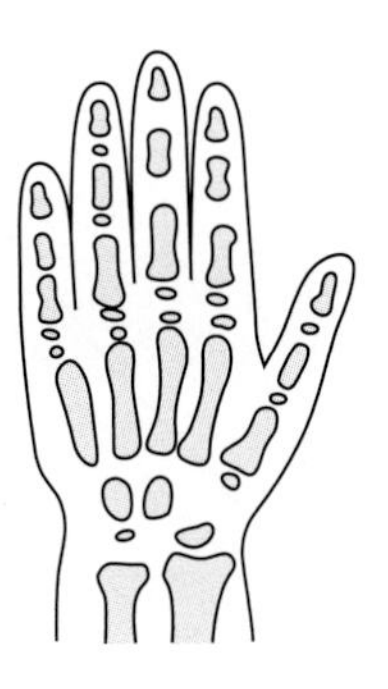
女2歳
男2歳6か月

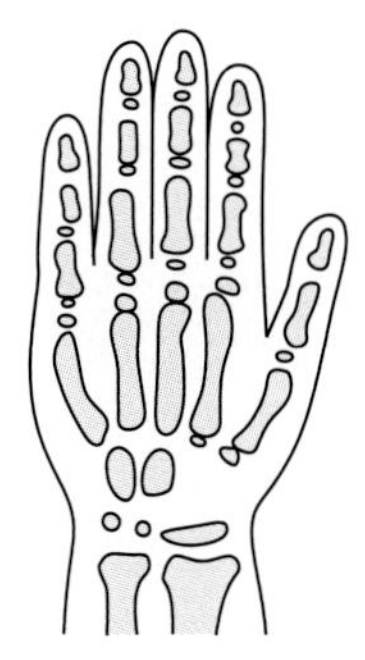
女3歳
男3歳6か月

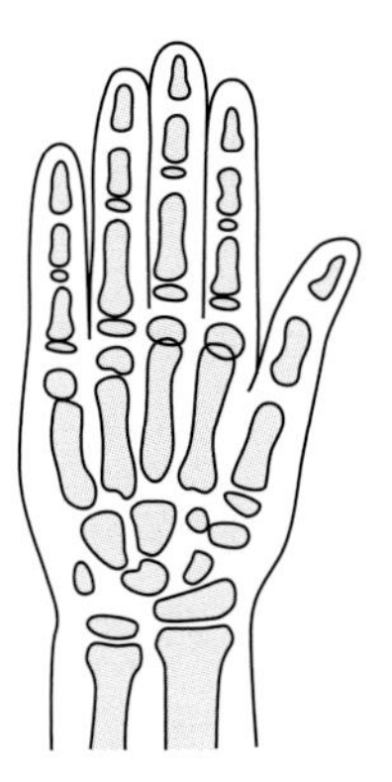
女7歳10か月
男9歳

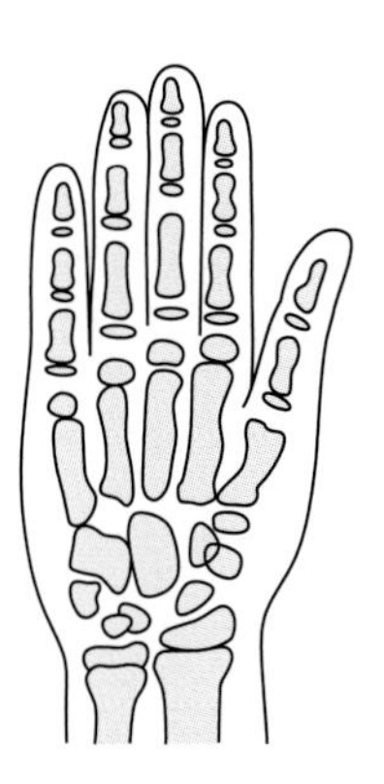
女8歳10か月
男10歳

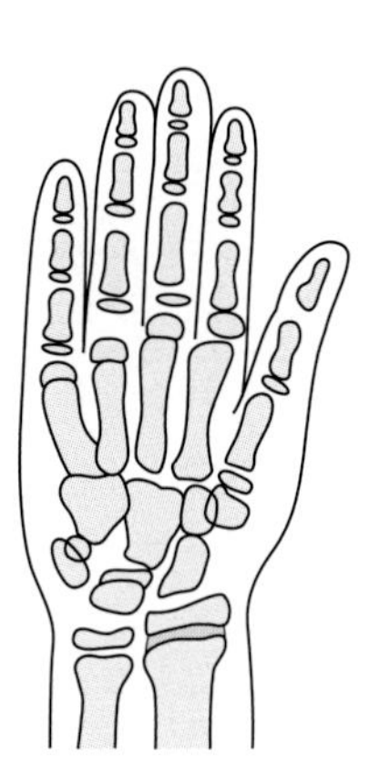
女10歳
男11～11歳6か月

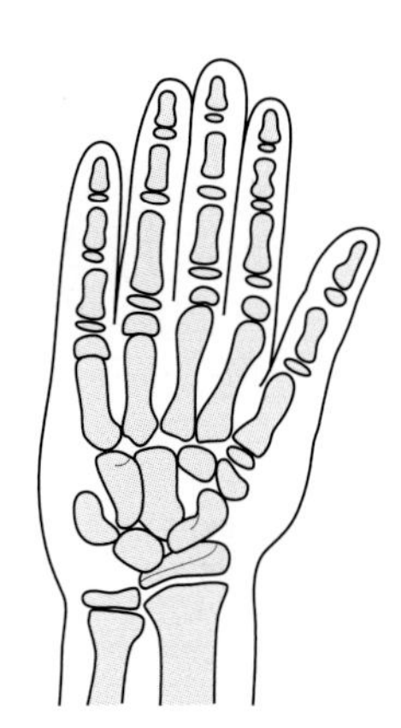
女11～12歳
男12～13歳

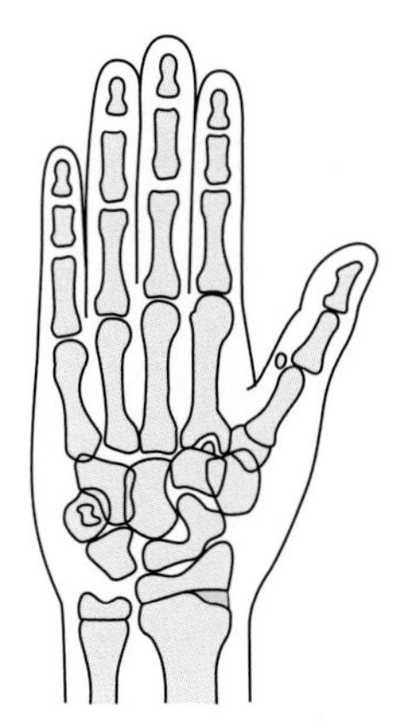
女15～16歳
男16～17歳

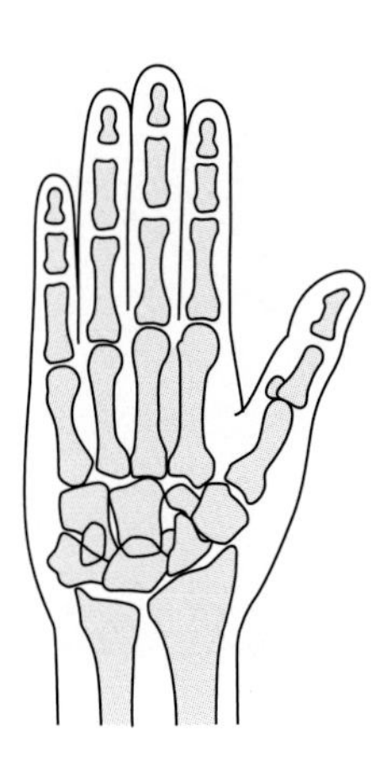
成人

（諏訪城三. 四肢骨端レントゲン像と年令. 綜合臨床 1967；16：229-41より）

健常児の大腿骨，脛骨の成長曲線

男児

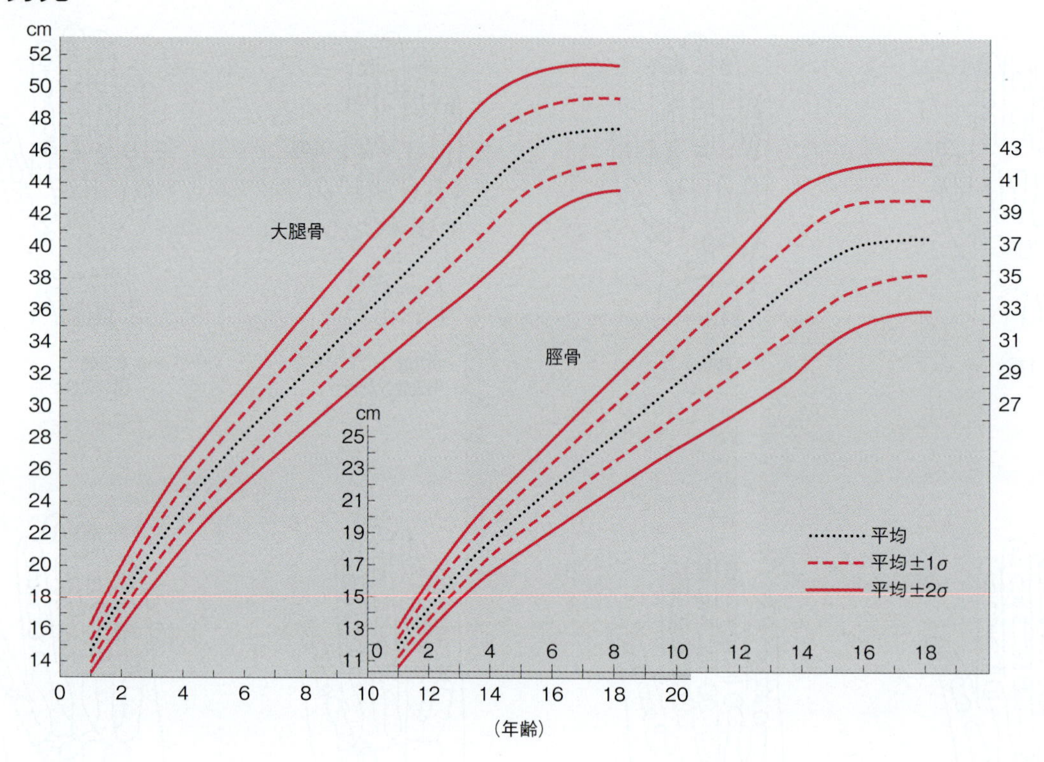

女児

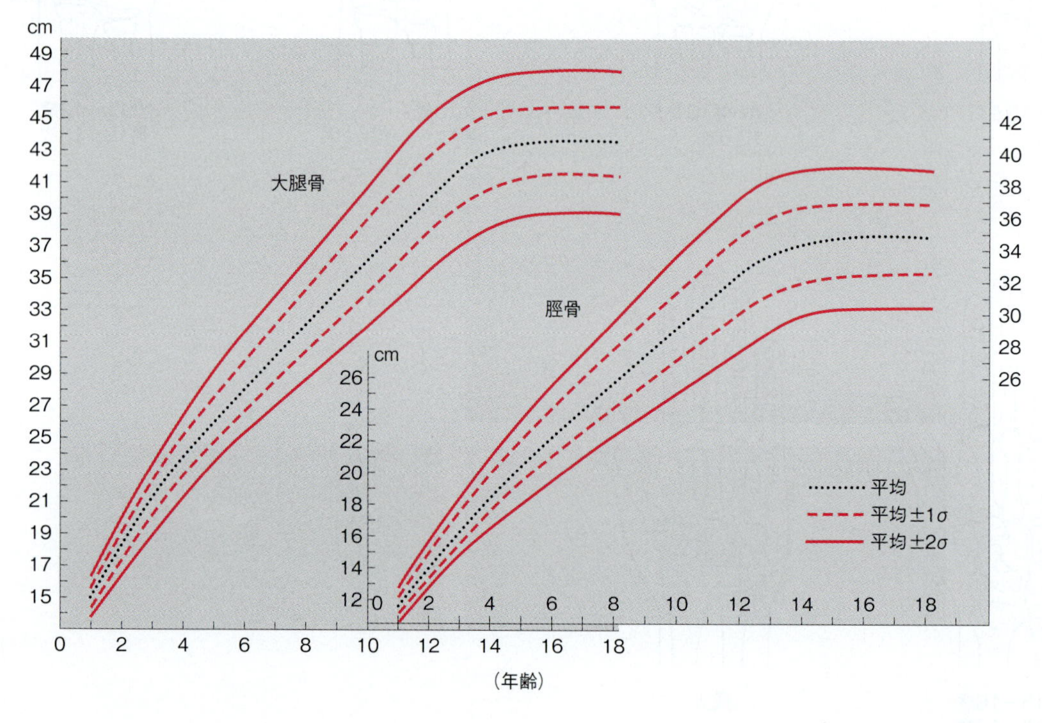

（Anderson M, et al. Distribution of lengths of the normal femur and tibia in children from one to eighteen years of age. J Bone Joint Surg Am 1964；46：1197-202より）

成長期における下肢軸の推移

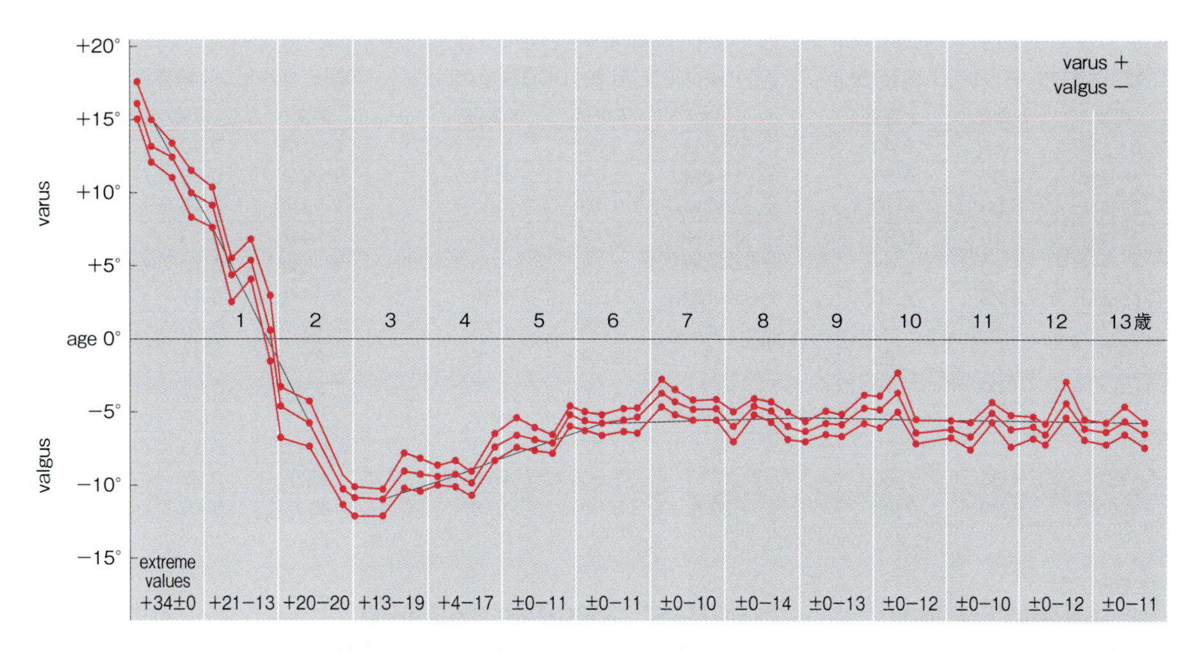

（Salenius P, Vankka E. The development of the tibiofemoral angle in children. J Bone Joint Surg Am 1975；57：259-61より）

Thigh-foot angleの経年的変化

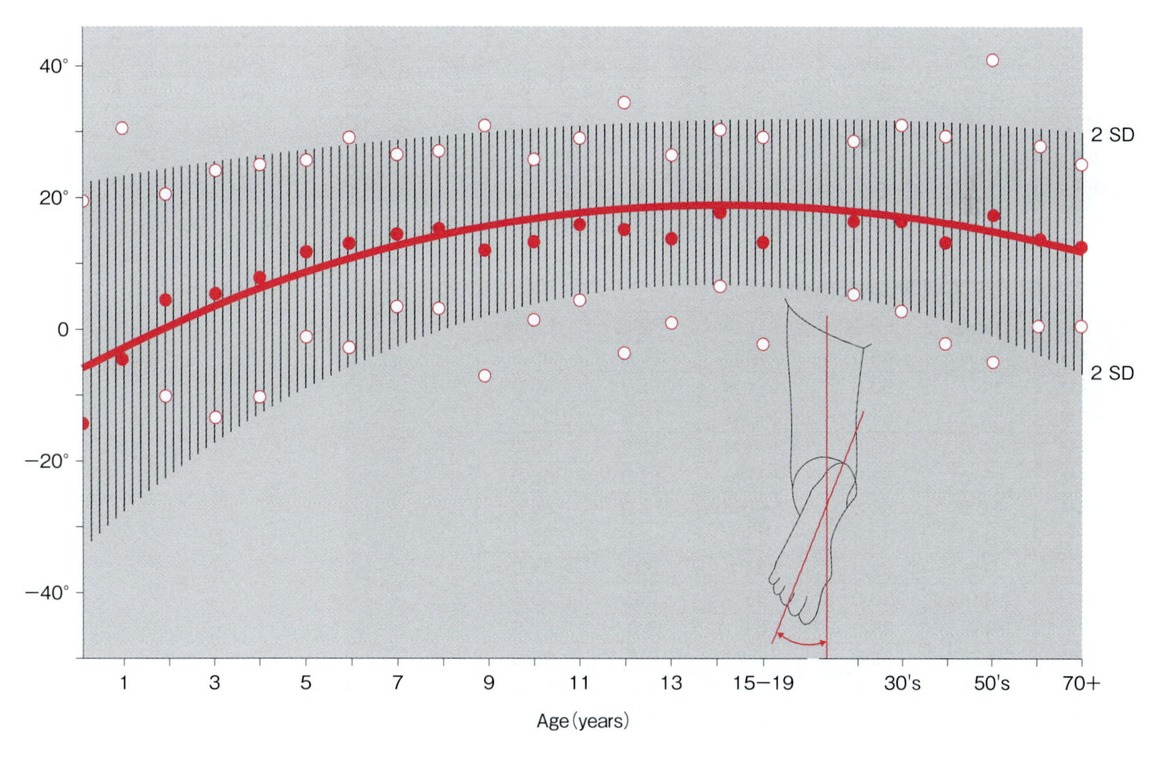

（Staheli LT. Torsional deformity. Pediatr Clin North Am 1986；33：1373-83より）

①総蛋白(TP):ビウレット法(g/dL)

男女	下限値	上限値
0～1M	4.65	6.40
1～2M	4.85	6.55
2～3M	5.00	6.70
3～4M	5.10	6.80
4～5M	5.20	6.95
5～6M	5.25	7.10
1Y	5.70	7.50
2Y	5.90	7.65
3Y	6.00	7.70
6Y	6.20	7.70
12Y	6.30	7.75
15Y	6.30	7.80
20Y	6.30	7.80

②アルブミン(ALB):BCG法(g/dL)

男女	下限値	上限値
0～1M	3.02	4.11
1～2M	3.05	4.34
2～3M	3.10	4.50
3～4M	3.13	4.60
4～5M	3.15	4.70
5～6M	3.20	4.80
1Y	3.36	4.74
2Y	3.43	4.78
3Y	3.52	4.74
6Y	3.64	4.67
12Y	3.77	4.73
15Y	3.80	4.75
20Y	3.80	4.78

③総ビリルビン:酵素法(mg/dL)

男女	下限値	上限値
0～1M	0.40	3.20
1～2M	0.25	2.30
2～3M	0.15	1.35
3～4M	0.13	0.80
4～5M	0.12	0.62
5～6M	0.11	0.60
1Y	0.16	0.67
2Y	0.23	0.80
3Y	0.25	0.85
6Y	0.25	0.85
12Y	0.25	1.10
15Y	0.25	1.30
20Y	0.25	1.40

④LDH(LD):
JSCC標準化対応法(IU/L)

男女	下限値	上限値
0～1M	198	404
1～2M	201	405
2～3M	203	410
3～4M	205	418
4～5M	207	422
5～6M	210	425
1Y	202	437
2Y	195	400
3Y	190	365
6Y	175	320
12Y	145	270
15Y	130	250
20Y	120	250

⑤GOT(AST):JSCC標準化対応法(IU/L)

GOT 男	下限値	上限値	GOT 女	下限値	上限値
0～1M	19.9	62.0	0～1M	19.9	62.0
1～2M	21.0	64.0	1～2M	21.0	64.0
2～3M	22.0	65.0	2～3M	22.0	65.0
3～4M	22.3	66.0	3～4M	22.3	66.0
4～5M	23.0	67.0	4～5M	23.0	67.0
5～6M	24.0	68.0	5～6M	24.0	68.0
1Y	23.0	56.5	1Y	24.0	57.0
2Y	24.0	49.0	2Y	24.0	50.0
3Y	24.0	43.0	3Y	24.0	44.0
6Y	24.0	37.5	6Y	24.0	37.5
12Y	15.0	31.0	12Y	15.0	29.5
15Y	14.0	30.0	15Y	13.0	28.0
20Y	14.0	32.0	20Y	12.0	27.0

⑥GPT(ALT):JSCC標準化対応法(IU/L)

GPT 男	下限値	上限値	GPT 女	下限値	上限値
0～1M	11.0	45.0	0～1M	11.0	45.0
1～2M	11.7	50.0	1～2M	11.7	50.0
2～3M	12.5	54.5	2～3M	12.5	54.5
3～4M	13.0	56.0	3～4M	13.0	56.0
4～5M	13.0	56.0	4～5M	13.0	56.0
5～6M	12.9	55.5	5～6M	12.9	55.5
1Y	9.4	38.4	1Y	9.4	38.4
2Y	9.0	34.0	2Y	9.0	34.0
3Y	9.0	30.0	3Y	9.0	30.0
6Y	9.0	28.0	6Y	9.0	27.0
12Y	9.0	32.0	12Y	9.0	28.0
15Y	9.0	35.0	15Y	9.0	29.0
20Y	9.0	41.0	20Y	9.0	32.0

(①～㉗:田中敏章, ほか. 潜在基準値抽出法による小児臨床検査基準範囲の設定. 日小児会誌 2008;112:1117-32より)

⑦アルカリフォスファターゼ(ALP):JSCC標準化対応法(IU/L)

ALP 男	下限値	上限値
0～1M	530	1,610
1～2M	510	1,620
2～3M	490	1,630
3～4M	480	1,620
4～5M	460	1,605
5～6M	440	1,600
1Y	395	1,339
2Y	410	1,250
3Y	420	1,200
6Y	440	1,230
12Y	455	1,500
15Y	270	1,200
20Y	150	410

ALP 女	下限値	上限値
0～1M	530	1,610
1～2M	510	1,620
2～3M	490	1,630
3～4M	480	1,620
4～5M	460	1,605
5～6M	440	1,600
1Y	395	1,289
2Y	410	1,150
3Y	420	1,130
6Y	460	1,250
12Y	300	1,380
15Y	155	900
20Y	120	340

⑧γ-GTP(γGT):JSCC標準化対応法(IU/L)

γGT 男	下限値	上限値
0～1M	50.0	350.0
1～2M	29.9	250.0
2～3M	20.0	190.0
3～4M	15.0	150.0
4～5M	10.7	125.0
5～6M	9.0	100.0
1Y	6.1	45.0
2Y	6.0	34.0
3Y	6.0	20.0
6Y	7.0	20.0
12Y	8.0	37.0
15Y	9.0	48.0
20Y	10.0	74.0

γGT 女	下限値	上限値
0～1M	50.0	350.0
1～2M	29.9	250.0
2～3M	20.0	190.0
3～4M	15.0	150.0
4～5M	10.7	125.0
5～6M	9.0	100.0
1Y	6.1	45.0
2Y	6.0	34.0
3Y	6.0	20.0
6Y	7.0	19.5
12Y	8.0	34.0
15Y	8.0	40.5
20Y	8.0	52.0

⑨コリンエステラーゼ(ChE):JSCC標準化対応法(基質=p-ヒドロキシベンゾイルコリン)(IU/L)

男女	下限値	上限値
0～1M	200	442
1～2M	205	457
2～3M	212	458
3～4M	219	460
4～5M	222	461
5～6M	228	465
1Y	250	485
2Y	250	490
3Y	250	485
6Y	250	480
12Y	235	460
15Y	220	445
20Y	210	420

⑩総コレステロール:コレステロール酸化酵素法(mg/dL)

男女	下限値	上限値
0～1M	109	218
1～2M	113	225
2～3M	115	227
3～4M	118	230
4～5M	120	232
5～6M	122	235
1Y	126	247
2Y	125	247
3Y	125	240
6Y	125	230
12Y	125	230
15Y	127	230
20Y	130	230

⑪CPK(CK):JSCC標準化対応法(IU/L)

CPK 男	下限値	上限値
0～1M	44	310
1～2M	44	315
2～3M	43	320
3～4M	43	321
4～5M	43	321
5～6M	42	321
1Y	39	299
2Y	43	293
3Y	43	270
6Y	46	230
12Y	51	270
15Y	50	275
20Y	48	240

CPK 女	下限値	上限値
0～1M	44	310
1～2M	44	315
2～3M	43	320
3～4M	43	321
4～5M	43	321
5～6M	42	321
1Y	39	295
2Y	43	290
3Y	43	270
6Y	46	230
12Y	45	210
15Y	41	180
20Y	37	160

⑫尿素窒素(BUN):
UV法(LEDアンモニア回避法)(IU/L)

男女	下限値	上限値
0～1M	3.7	15.5
1～2M	2.8	14.5
2～3M	2.5	14.1
3～4M	2.2	14.1
4～5M	2.3	14.3
5～6M	2.3	14.7
1Y	3.7	18.6
2Y	4.5	19.0
3Y	5.5	19.3
6Y	6.6	19.6
12Y	6.8	19.2
15Y	6.8	18.8
20Y	6.8	18.6

⑬クレアチニン(Cre):酵素法(パーセンタイル)

CRE 男	下限値	上限値
0～1M	0.16	0.32
1～2M	0.15	0.31
2～3M	0.14	0.30
3～4M	0.14	0.30
4～5M	0.14	0.30
5～6M	0.14	0.30
1Y	0.16	0.33
2Y	0.18	0.38
3Y	0.20	0.40
6Y	0.25	0.50
12Y	0.36	0.78
15Y	0.42	0.95
20Y	0.50	1.00

CRE 女	下限値	上限値
0～1M	0.16	0.32
1～2M	0.15	0.31
2～3M	0.14	0.30
3～4M	0.14	0.30
4～5M	0.14	0.30
5～6M	0.14	0.30
1Y	0.16	0.33
2Y	0.18	0.35
3Y	0.20	0.38
6Y	0.24	0.48
12Y	0.33	0.71
15Y	0.35	0.75
20Y	0.35	0.75

⑭尿酸(UA):ウリカーゼ・ペルオキシダーゼ法(mg/dL)

UA 男	下限値	上限値
0～1M	1.80	5.30
1～2M	1.98	5.60
2～3M	2.20	5.80
3～4M	2.30	5.90
4～5M	2.40	6.00
5～6M	2.45	6.10
1Y	2.60	6.50
2Y	2.60	6.40
3Y	2.60	6.40
6Y	2.60	6.45
12Y	3.00	7.00
15Y	3.60	7.60
20Y	3.90	7.80

UA 女	下限値	上限値
0～1M	1.80	5.30
1～2M	1.98	5.60
2～3M	2.20	5.80
3～4M	2.30	5.90
4～5M	2.40	6.00
5～6M	2.45	6.10
1Y	2.60	6.40
2Y	2.55	6.30
3Y	2.60	6.25
6Y	2.60	6.10
12Y	2.85	6.25
15Y	2.90	6.35
20Y	2.90	6.50

⑮ナトリウム(Na):
イオン選択電極(希釈)法(mEq/L)

男女	下限値	上限値
0～1M	134.9	142.7
1～2M	134.9	142.8
2～3M	134.9	142.8
3～4M	134.9	142.8
4～5M	134.9	142.8
5～6M	134.9	142.9
1Y	135.0	143.0
2Y	135.3	143.3
3Y	135.8	143.5
6Y	136.5	144.0
12Y	138.0	144.0
15Y	138.0	144.0
20Y	138.0	144.0

⑯カリウム(K):
イオン選択電極(希釈)法(mEq/L)

男女	下限値	上限値
0～1M	4.08	6.02
1～2M	4.20	5.90
2～3M	4.18	5.72
3～4M	4.10	5.60
4～5M	4.02	5.53
5～6M	4.00	5.45
1Y	3.64	5.05
2Y	3.60	4.90
3Y	3.60	4.80
6Y	3.60	4.70
12Y	3.60	4.70
15Y	3.70	4.70
20Y	3.70	4.70

⑰クロール(Cl):
イオン選択電極(希釈)法(mEq/L)

男女	下限値	上限値
0～1M	101.2	110.9
1～2M	101.1	110.8
2～3M	101.0	110.7
3～4M	101.0	110.6
4～5M	100.9	110.5
5～6M	100.9	110.4
1Y	100.8	110.2
2Y	101.0	110.0
3Y	101.0	110.0
6Y	101.0	110.0
12Y	102.0	109.0
15Y	102.0	109.0
20Y	102.0	109.0

⑱カルシウム(Ca):OCPC法(mg/dL)

男女	下限値	上限値
0～1M	9.00	11.02
1～2M	9.00	11.01
2～3M	8.99	11.00
3～4M	8.98	10.99
4～5M	8.98	10.98
5～6M	8.98	10.97
1Y	8.81	10.64
2Y	8.79	10.45
3Y	8.77	10.32
6Y	8.73	10.23
12Y	8.72	10.08
15Y	8.72	10.03
20Y	8.70	10.03

⑲無機リン(IP):酵素法(mg/dL)

男女	下限値	上限値
0～1M	5.00	7.70
1～2M	4.80	7.50
2～3M	4.60	7.30
3～4M	4.48	7.10
4～5M	4.38	6.95
5～6M	4.27	6.80
1Y	3.86	6.23
2Y	3.80	6.00
3Y	3.80	5.90
6Y	3.90	5.80
12Y	3.60	5.80
15Y	3.20	5.50
20Y	2.80	4.70

⑳血小板数(PLT):
測定機器 ADVIA120(10^4/μL)

男女	下限値	上限値
0～1M	28.0	91.0
1～2M	27.0	88.0
2～3M	26.0	85.0
3～4M	25.0	82.0
4～5M	24.0	80.0
5～6M	23.0	78.0
1Y	16.8	65.0
2Y	18.0	62.0
3Y	18.0	58.0
6Y	18.0	51.0
12Y	18.0	44.0
15Y	17.0	41.0
20Y	16.0	37.0

㉑白血球数(WBC):測定機器 ADVIA120(10^3/μL)

WBC 男	下限値	上限値
0～1M	4.80	18.45
1～2M	4.70	18.60
2～3M	4.60	18.80
3～4M	4.56	18.90
4～5M	4.50	19.00
5～6M	4.50	19.00
1Y	4.3	19.6
2Y	4.2	19.5
3Y	4.2	19.0
6Y	4.1	16.3
12Y	4.0	10.7
15Y	3.9	9.8
20Y	3.8	9.5

WBC 女	下限値	上限値
0～1M	4.80	18.45
1～2M	4.70	18.60
2～3M	4.60	18.80
3～4M	4.56	18.90
4～5M	4.50	19.00
5～6M	4.50	19.00
1Y	4.3	19.1
2Y	4.2	18.8
3Y	4.2	18.3
6Y	4.1	15.0
12Y	3.8	10.1
15Y	3.8	9.4
20Y	3.7	9.4

㉒赤血球数(RBC):測定機器 ADVIA120($10^4/\mu L$)

RBC 男	下限値	上限値
0~1M	290	410
1~2M	298	440
2~3M	314	470
3~4M	340	500
4~5M	360	513
5~6M	371	519
1Y	393	538
2Y	400	540
3Y	405	535
6Y	410	529
12Y	415	540
15Y	425	560
20Y	430	580

RBC 女	下限値	上限値
0~1M	290	410
1~2M	298	440
2~3M	314	470
3~4M	340	500
4~5M	360	513
5~6M	371	519
1Y	393	538
2Y	400	535
3Y	405	530
6Y	410	520
12Y	407	510
15Y	400	510
20Y	380	490

㉓ヘモグロビン(Hb):測定機器 ADVIA120(g/dL)

Hb 男	下限値	上限値
0~1M	8.7	13.5
1~2M	9.0	13.5
2~3M	9.3	13.6
3~4M	9.5	13.7
4~5M	9.7	13.9
5~6M	9.8	14.1
1Y	10.5	14.1
2Y	10.7	14.2
3Y	11.0	14.2
6Y	11.5	14.4
12Y	12.2	15.7
15Y	12.6	16.5
20Y	13.7	17.2

Hb 女	下限値	上限値
0~1M	8.7	13.5
1~2M	9.0	13.5
2~3M	9.3	13.6
3~4M	9.5	13.7
4~5M	9.7	13.9
5~6M	9.8	14.1
1Y	10.7	14.1
2Y	10.9	14.2
3Y	11.1	14.2
6Y	11.5	14.4
12Y	11.9	14.9
15Y	11.8	14.9
20Y	11.5	14.6

㉔ヘマトクリット(Ht):測定機器 ADVIA120(%)

Ht 男	下限値	上限値
0~1M	25.5	39.0
1~2M	26.6	40.0
2~3M	27.6	40.8
3~4M	28.5	41.1
4~5M	29.3	41.4
5~6M	29.6	41.5
1Y	32.0	42.4
2Y	33.0	43.0
3Y	33.5	43.0
6Y	34.8	43.0
12Y	35.8	45.0
15Y	36.4	48.0
20Y	40.0	51.0

Ht 女	下限値	上限値
0~1M	25.5	39.0
1~2M	26.6	40.0
2~3M	27.6	40.8
3~4M	28.5	41.1
4~5M	29.3	41.4
5~6M	29.6	41.5
1Y	31.7	42.4
2Y	32.5	43.0
3Y	33.0	43.0
6Y	34.5	43.0
12Y	35.0	43.0
15Y	35.0	43.6
20Y	35.0	44.0

㉕MCV（fL）

MCV 男	下限値	上限値
0～1M	88.8	104.0
1～2M	81.5	96.0
2～3M	75.9	91.0
3～4M	74.0	89.0
4～5M	73.0	88.0
5～6M	72.5	87.5
1Y	71.3	86.9
2Y	71.5	86.0
3Y	73.0	86.0
6Y	75.5	87.0
12Y	78.0	92.0
15Y	79.5	94.5
20Y	82.0	97.0

MCV 女	下限値	上限値
0～1M	88.8	104.0
1～2M	81.5	96.0
2～3M	75.9	91.0
3～4M	74.0	89.0
4～5M	73.0	88.0
5～6M	72.5	87.5
1Y	71.3	87.4
2Y	71.7	87.0
3Y	73.0	87.0
6Y	75.5	88.0
12Y	78.0	93.0
15Y	79.5	95.5
20Y	82.0	98.0

㉖MCH（pg）

MCH 男	下限値	上限値
0～1M	30.5	34.2
1～2M	27.0	32.5
2～3M	25.0	31.0
3～4M	24.0	30.0
4～5M	23.6	29.8
5～6M	23.5	29.6
1Y	23.0	30.0
2Y	23.5	30.0
3Y	24.0	30.0
6Y	25.3	30.0
12Y	26.1	31.5
15Y	26.8	32.3
20Y	28.0	33.0

MCH 女	下限値	上限値
0～1M	30.5	34.2
1～2M	27.0	32.5
2～3M	25.0	31.0
3～4M	24.0	30.0
4～5M	23.6	29.8
5～6M	23.5	29.6
1Y	23.0	30.0
2Y	24.0	30.0
3Y	24.7	30.0
6Y	25.7	30.5
12Y	26.0	32.3
15Y	26.0	33.0
20Y	26.0	33.0

㉗MCHC（%）

MCHC 男	下限値	上限値
0～1M	32.2	36.4
1～2M	32.0	36.3
2～3M	31.9	36.1
3～4M	31.8	35.9
4～5M	31.7	35.8
5～6M	31.6	35.7
1Y	31.6	35.7
2Y	31.8	35.8
3Y	32.0	36.0
6Y	32.5	36.0
12Y	32.6	36.0
15Y	32.4	36.0
20Y	32.4	36.0

MCHC 女	下限値	上限値
0～1M	32.2	36.4
1～2M	32.0	36.3
2～3M	31.9	36.1
3～4M	31.8	35.9
4～5M	31.7	35.8
5～6M	31.6	35.7
1Y	31.5	35.6
2Y	31.6	35.8
3Y	32.0	35.9
6Y	32.5	36.0
12Y	32.5	36.0
15Y	32.4	35.8
20Y	32.2	35.8

0～1M：15日以上～1か月未満
1～2M：1か月以上～2か月未満
1Y：1歳以上～2歳未満
20Y：20歳以上～21歳未満

骨系統疾患国際分類(2010)

1. FGFR3 chondrodysplasia group　1. FGFR3軟骨異形成症グループ

グループ/疾患名(原文)	グループ/疾患名(和訳)	遺伝形式	MIM番号	遺伝子座	遺伝子	タンパク	注釈
Thanatophoric dysplasia type 1 (TD1)	タナトフォリック異形成症1型 (TD1)	AD	187600	4p16.3	*FGFR3*	FGFR3	以前のSan Diego型を含む
Thanatophoric dysplasia type 2 (TD2)	タナトフォリック異形成症2型 (TD2)	AD	187601	4p16.3	*FGFR3*	FGFR3	
Severe achondroplasia with developmental delay and acanthosis nigricans (SADDAN)	重症軟骨無形成症・発達遅延・黒色表皮腫 (SADDAN)	AD	187600を参照	4p16.3	*FGFR3*	FGFR3	
Achondroplasia	軟骨無形成症	AD	100800	4p16.3	*FGFR3*	FGFR3	
Hypochondroplasia	軟骨低形成症	AD	146000	4p16.3	*FGFR3*	FGFR3	
Camptodactyly, tall stature, and hearing loss syndrome (CATSHL)	屈指・高身長・難聴症候群 (CATSHL)	AD	187600	4p16.3	*FGFR3*	FGFR3	不活性化変異
Hypochondroplasia-like dysplasia(s)	軟骨低形成症様異形成症	AD, SP					軟骨低形成症に類似するがFGFR3と非連鎖であり，おそらく異質性．診断基準は不確定

グループ39のFGFR3関連の表現型を示すLADD症候群同様，グループ33のFGFR3変異と関連する頭蓋骨癒合症候群も参照

2. Type 2 collagen group and similar disorders　2. 2型コラーゲングループおよび類似疾患

グループ/疾患名(原文)	グループ/疾患名(和訳)	遺伝形式	MIM番号	遺伝子座	遺伝子	タンパク	注釈
Achondrogenesis type 2 (ACG2; Langer-Saldino)	軟骨無形成症2型 (ACG2：Langer-Saldino型)	AD	200610	12q13.1	*COL2A1*	Type 2 collagen	
Platyspondylic dysplasia, Torrance type	扁平椎異形成症，Torrance型	AD	151210	12q13.1	*COL2A1*	Type 2 collagen	重症脊椎異形成症 (グループ14)も参照
Hypochondrogenesis	軟骨低発生症	AD	200610	12q13.1	*COL2A1*	Type 2 collagen	
Spondyloepiphyseal dysplasia congenita (SEDC)	先天性脊椎骨端異形成症 (SEDC)	AD	183900	12q13.1	*COL2A1*	Type 2 collagen	
Spondyloepimetaphyseal dysplasia (SEMD) Strudwick type	脊椎骨端骨幹端異形成症 (SEMD) Strudwick型	AD	184250	12q13.1	*COL2A1*	Type 2 collagen	
Kniest dysplasia	Kniest骨異形成症	AD	156550	12q13.1	*COL2A1*	Type 2 collagen	
Spondyloperipheral dysplasia	脊椎末梢異形成症	AD	271700	12q13.1	*COL2A1*	Type 2 collagen	
Mild SED with premature onset arthrosis	早発性関節症を伴う軽症脊椎骨端異形成症	AD		12q13.1	*COL2A1*	Type 2 collagen	p.R719Cとp.G474S変異にしばしば関係
SED with metatarsal shortening (formerly Czech dysplasia)	中足骨短縮を伴う脊椎骨端異形成症 (以前のCzech異形成症)	AD	609162	12q13.1	*COL2A1*	Type 2 collagen	R275C変異にしばしば関係
Stickler syndrome type 1	Stickler症候群1型	AD	108300	12q13.1	*COL2A1*	Type 2 collagen	
Stickler-like syndrome(s)	Stickler様症候群						COL2A1，COL11A1，COL11A2のいずれにも非連鎖．劣性型はCOL9A1も参照

3. Type 11 collagen group　3. 11型コラーゲングループ

グループ/疾患名(原文)	グループ/疾患名(和訳)	遺伝形式	MIM番号	遺伝子座	遺伝子	タンパク	注釈
Stickler syndrome type 2	Stickler症候群2型	AD	604841	1p21	*COL11A1*	Type 11 collagen alpha-1 chain	
Marshall syndrome	Marshall症候群	AD	154780	1p21	*COL11A1*	Type 11 collagen alpha-1 chain	
Fibrochondrogenesis	線維性軟骨発生症	AR	228520	1p21	*COL11A1*	Type 11 collagen alpha-1 chain	
Otospondylomegaepiphyseal dysplasia (OSMED), recessive type	耳脊椎巨大骨端異形成症 (OSMED)，劣性型	AR	215150	6p21.3	*COL11A2*	Type 11 collagen alpha-2 chain	
Otospondylomegaepiphyseal dysplasia (OSMED), dominant type (Weissenbacher-Zweymüller syndrome, Stickler syndrome type 3)	耳脊椎巨大骨端異形成症 (OSMED)，優性型 (Weissenbacher-Zweymüller症候群，Stickler症候群3型)	AD	215150	6p21.3	*COL11A2*	Type 11 collagen alpha-2 chain	

グループ2のStickler症候群1型も参照

4. Sulfation disorders group　4. 硫酸化障害グループ

グループ/疾患名(原文)	グループ/疾患名(和訳)	遺伝形式	MIM番号	遺伝子座	遺伝子	タンパク	注釈
Achondrogenesis type 1B (ACG1B)	軟骨無発生症1B型 (ACG1B)	AR	600972	5q32-33	*DTDST*	SLC26A2 sulfate transporter	以前はFraccaro型軟骨無発生症として知られていた
Atelosteogenesis type 2 (AO2)	骨発生不全症2型 (AO2)	AR	256050	5q32-33	*DTDST*	SLC26A2 sulfate transporter	de la Chapelle骨異形成症，McAlister骨異形成症，"新生児骨異形成症"を含む
Diastrophic dysplasia (DTD)	捻曲性骨異形成症 (DTD)	AR	222600	5q32-33	*DTDST*	SLC26A2 sulfate transporter	
MED, autosomal recessive type (rMED; EDM4)	多発性骨端異形成症，常染色体劣性型 (rMED; EDM4)	AR	226900	5q32-33	*DTDST*	SLC26A2 sulfate transporter	多発性骨端異形成症および偽性軟骨無形成症グループ(グループ10)も参照
SEMD, PAPSS2 type	脊椎骨端骨幹端異形成症，PAPSS2型	AR	603005	10q23-q24	*PAPSS2*	PAPS-Synthetase 2	以前の"Pakistan型"．脊椎骨端骨幹端異形成症グループ(グループ13)も参照
Chondrodysplasia with congenital joint dislocations, CHST3 type (recessive Larsen syndrome)	先天性関節脱臼を伴う軟骨異形成症，CHST3 型 (劣性Larsen症候群)	AR	608637	10q22.1	*CHST3*	Carbohydrate sulfotransferase 3; chondroitin 6-sulfotransferase	劣性型Larsen症候群，上腕-脊椎異骨症，脊椎骨端異形成症Omani型を含む
Ehlers-Danlos syndrome, CHST14 type ("musculo-skeletal variant")	Ehlers-Danlos症候群，CHST14型 ("筋骨格型")	AR	601776	15q14	*CHST14*	Carbohydrate sulfotransferase 14; dermatan 4-sulfotransferase	内転母指-内反足症候群を含む

グループ7 およびグループ21の多発性脱臼を伴う他の疾患も参照

5. Perlecan group　5. Perlecanグループ

Dyssegmental dysplasia, Silverman-Handmaker type	分節異常骨異形成症, Silverman-Handmaker型	AR	224410	1q36-34	*PLC (HSPG2)*	Perlecan	
Dyssegmental dysplasia, Rolland-Desbuquois type	分節異常骨異形成症, Rolland-Desbuquois型	AR	224400	1q36-34	*PLC (HSPG2)*	Perlecan	
Schwartz-Jampel syndrome (myotonic chondrodystrophy)	Schwartz-Jampel症候群 (筋ミオトニー軟骨異栄養症)	AR	255800	1q36-34	*PLC (HSPG2)*	Perlecan	軽症型および重症型, 以前のBurton骨異形成症を含む

6. Aggrecan group　6. Aggrecanグループ

SED, Kimberley type	脊椎骨端異形成症, Kimberley型	AD	608361	15q26	*AGC1*	Aggrecan	
SEMD, Aggrecan type	脊椎骨端骨幹端異形成症, Aggrecan型	AR	612813	15q26	*AGC1*	Aggrecan	
Familial osteochondritis dissecans	家族性離断性骨軟骨炎	AD	165800	15q26	*AGC1*	Aggrecan	

7. Filamin group and related disorders　7. Filaminグループと関連疾患

Frontometaphyseal dysplasia	前頭骨幹端異形成症	XLD	305620	Xq28	*FLNA*	Filamin A	明らかにFLNA変異を欠く例がある
Osteodysplasty Melnick-Needles	異形成骨症Melnick-Needles型	XLD	309350	Xq28	*FLNA*	Filamin A	
Otopalatodigital syndrome type 1 (OPD1)	耳口蓋指症候群1型 (OPD1)	XLD	311300	Xq28	*FLNA*	Filamin A	
Otopalatodigital syndrome type 2 (OPD2)	耳口蓋指症候群2型 (OPD2)	XLD	304120	Xq28	*FLNA*	Filamin A	
Terminal osseous dysplasia with pigmentary defects (TODPD)	色素異常を伴う末端骨異形成症 (TODPD)	XLD	300244	Xq28	*FLNA*	Filamin A	
Atelosteogenesis type 1 (AO1)	骨発生不全症1型 (AO1)	AD	108720	3p14.3	*FLNB*	Filamin B	ブーメラン骨異形成症, Piepkorn骨異形成症, 脊椎上腕大腿骨(巨細胞)異形成症を含む
Atelosteogenesis type 3 (AO3)	骨発生不全症3型 (AO3)	AD	108721	3p14.3	*FLNB*	Filamin B	
Larsen syndrome (dominant)	Larsen症候群 (優性)	AD	150250	3p14.3	*FLNB*	Filamin B	
Spondylo-carpal-tarsal dysplasia	脊椎・手根骨・足根骨異形成症	AR	272460	3p14.3	*FLNB*	Filamin B	
Spondylo-carpal-tarsal dysplasia	脊椎・手根骨・足根骨異形成症	AR	272460				FLNBと非連鎖
Franck-ter Haar syndrome	Franck-ter Haar症候群	AR	249420	5q35.1	*SH3PXD2B*	TKS4	
Serpentine fibula-polycystic kidney syndrome	蛇行腓骨・多嚢胞腎症候群	AD?	600330				

グループ4の劣性型Larsen症候群とグループ20の多発性脱臼の疾患も参照

8. TRPV4 group　8. TRPV4グループ

Metatropic dysplasia	変容性骨異形成症	AD	156530	12q24.1	*TRPV4*	Transient receptor potential cation channel, subfamily V, member 4	致死型および非致死型を含む
Spondyloepimetaphyseal dysplasia, Maroteaux type (Pseudo-Morquio syndrome type 2)	脊椎骨端骨幹端異形成症, Maroteaux型 (偽性Morquio症候群2型)	AD	184095	12q24.1	*TRPV4*	Transient receptor potential cation channel, subfamily V, member 4	
Spondylometaphyseal dysplasia, Kozlowski type	脊椎骨幹端異形成症, Kozlowski型	AD	184252	12q24.1	*TRPV4*	Transient receptor potential cation channel, subfamily V, member 4	
Brachyolmia, autosomal dominant type	短体幹症, 常染色体優性型	AD	113500	12q24.1	*TRPV4*	Transient receptor potential cation channel, subfamily V, member 4	
Familial digital arthropathy with brachydactyly	短指を伴う家族性指関節症	AD	606835	12q24.1	*TRPV4*	Transient receptor potential cation channel, subfamily V, member 4	

9. Short-ribs dysplasias (with or without polydactyly) group　9. 短肋骨異形成症(多指症を伴う/伴わない)グループ

Chondroectodermal dysplasia (Ellis-van Creveld)	軟骨外胚葉性異形成症 (Ellis-van Creveld)	AR	225500	4p16	*EVC1*	EvC gene 1	
				4p16	*EVC2*	EvC gene 2	
Short ribs-polydactyly syndrome (SRPS) type 1/3 (Saldino-Noonan/Verma-Naumoff)	短肋骨多指症候群 (SRPS) 1/3型 (Saldino-Noonan/Verma-Naumoff)	AR	263510	11q22.3	*DYNC2H1*	Dynein, cytoplasmic 2, heavy chain 1	
SRPS type 1/3 (Saldino-Noonan/Verma-Naumoff)	短肋骨多指症候群 1/3型 (Saldino-Noonan/Verma-Naumoff)	AR	263510	3q25.33	*IFT80*	Intraflagellar transport 80 (homolog of)	
SRPS type 1/3 (Saldino-Noonan/Verma-Naumoff)	短肋骨多指症候群 1/3型 (Saldino-Noonan/Verma-Naumoff)	AR	263510				DYNC2H1, IFT80のどちらとも非連鎖
SRPS type 2 (Majewski)	短肋骨多指症候群2型 (Majewski)	AR	263520				
SRPS type 4 (Beemer)	短肋骨多指症候群4型 (Beemer)	AR	269860				
Oral-facial-digital syndrome type 4 (Mohr-Majewski)	口・顔面・指症候群4型 (Mohr-Majewski)	AR	258860				
Asphyxiating thoracic dysplasia (ATD; Jeune)	呼吸不全性胸郭異形成症 (ATD; Jeune)	AR	208500	3q25.33	*IFT80*	Intraflagellar transport 80 (homolog of)	
Asphyxiating thoracic dysplasia (ATD; Jeune)	呼吸不全性胸郭異形成症 (ATD; Jeune)	AR	208500	11q22.3	*DYNC2H1*	Dynein, cytoplasmic 2, heavy chain 1	
Asphyxiating thoracic dysplasia (ATD; Jeune)	呼吸不全性胸郭異形成症 (ATD; Jeune)	AR	208500				DYNC2H1, IFT80のどちらとも非連鎖
Thoracolaryngopelvic dysplasia (Barnes)	胸郭咽頭骨盤異形成症 (Barnes)	AD	187760				

14番染色体父性片親性ダイソミーおよび脳・肋骨・下顎症候群も参照

グループ/疾患名(原文)	グループ/疾患名(和訳)	遺伝形式	MIM番号	遺伝子座	遺伝子	タンパク	注釈

10. Multiple epiphyseal dysplasia and pseudoachondroplasia group　10. 多発性骨端異形成症および偽性軟骨無形成症グループ

グループ/疾患名(原文)	グループ/疾患名(和訳)	遺伝形式	MIM番号	遺伝子座	遺伝子	タンパク	注釈
Pseudoachondroplasia (PSACH)	偽性軟骨無形成症 (PSACH)	AD	177170	19p12-13.1	*COMP*	COMP	
Multiple epiphyseal dysplasia (MED) type 1 (EDM1)	多発性骨端異形成症 (MED) 1型 (EDM1)	AD	132400	19p13.1	*COMP*	COMP	
Multiple epiphyseal dysplasia (MED) type 2 (EDM2)	多発性骨端異形成症 (MED) 2型 (EDM2)	AD	600204	1p32.2-33	*COL9A2*	Collagen 9 alpha-2 chain	
Multiple epiphyseal dysplasia (MED) type 3 (EDM3)	多発性骨端異形成症 (MED) 3型 (EDM3)	AD	600969	20q13.3	*COL9A3*	Collagen 9 alpha-3 chain	
Multiple epiphyseal dysplasia (MED) type 5 (EDM5)	多発性骨端異形成症 (MED) 5型 (EDM5)	AD	607078	2p23-24	*MATN3*	Matrilin 3	
Multiple epiphyseal dysplasia (MED) type 6 (EDM6)	多発性骨端異形成症 (MED) 6型 (EDM6)	AD	120210	6q13	*COL9A1*	Collagen 9 alpha-1 chain	
Multiple epiphyseal dysplasia (MED), other types	多発性骨端異形成症 (MED), 他の型						いくつかの多発性骨端異形成症様症例は既知の遺伝子に非連鎖
Stickler syndrome, recessive type	Stickler症候群, 劣性型	AR	120210	6q13	*COL9A1*	Collagen 9 alpha-1 chain	
Familial hip dysplasia (Beukes)	家族性臼蓋形成不全症 (Beukes)	AD	142669	4q35			
Multiple epiphyseal dysplasia with microcephaly and nystagmus (Lowry-Wood)	小頭症と眼振を伴う多発性骨端異形成症(Lowry-Wood)	AR	226960				

遠位肢異形成症グループ(グループ15)の ASPEDと同様, 硫酸化障害(グループ4)の多発性骨端異形成症, 常染色体劣性型 (rMED; EDM4), Aggrecan グループ(グループ6)の家族性離断性骨軟骨炎も参照

11. Metaphyseal dysplasias　11. 骨幹端異形成症

グループ/疾患名(原文)	グループ/疾患名(和訳)	遺伝形式	MIM番号	遺伝子座	遺伝子	タンパク	注釈
Metaphyseal dysplasia, Schmid type (MCS)	骨幹端異形成症, Schmid型 (MCS)	AD	156500	6q21-22.3	*COL10A1*	Collagen 10 alpha-1 chain	
Cartilage-hair hypoplasia (CHH; metaphyseal dysplasia, McKusick type)	軟骨・毛髪低形成症(CHH; 骨幹端異形成症, McKusick型)	AR	250250	9p13	*RMRP*	RNA component of RNAse H	成長抑制性異形成症を含む
Metaphyseal dysplasia, Jansen type	骨幹端異形成症, Jansen型	AD	156400	3p22-21.1	*PTHR1*	PTH/PTHrP receptor 1	活性化変異－Blomstrand骨異形成症 (グループ22)も参照
Eiken dysplasia	Eiken異形成症	AR	600002	3p22-21.1	*PTHR1*	PTH/PTHrP receptor 1	活性化変異－Blomstrand骨異形成症 (グループ22)も参照
Metaphyseal dysplasia with pancreatic insufficiency and cyclic neutropenia (Shwachman-Bodian-Diamond syndrome, SBDS)	膵不全, 周期性好中球減少を伴う骨幹端異形成症 (Shwachman-Bodian-Diamond症候群, SBDS)	AR	260400	7q11	*SBDS*	SBDS protein	
Metaphyseal anadysplasia type 1	回復性骨幹端異形成症1型	AD, AR	309645	11q22.2	*MMP13*	Matrix metalloproteinase 13	脊椎骨端骨幹端異形成症Missouri型を含む. 優性と劣性変異の記述あり
Metaphyseal anadysplasia type 2	回復性骨幹端異形成症2型	AR		20q13.12	*MMP9*	Matrix metalloproteinase 9	
Metaphyseal dysplasia, Spahr type	骨幹端異形成症, Spahr型	AR	250400				
Metaphyseal acroscyphodysplasia (various types)	骨幹端尖端杯状異形成症 (種々の型)	AR	250215				
Genochondromatosis (type 1/type 2)	遺伝性軟骨腫症 (1型/2型)	AD/SP	137360				
Metaphyseal chondromatosis with d-2-hydroxyglutaric aciduria	D-2水酸化グルタール酸尿症を伴う骨幹端軟骨腫症	AR/SP	271550を参照				

12. Spondylometaphyseal dysplasias (SMD)　12. 脊椎骨幹端異形成症(SMD)

グループ/疾患名(原文)	グループ/疾患名(和訳)	遺伝形式	MIM番号	遺伝子座	遺伝子	タンパク	注釈
Spondyloenchondrodysplasia (SPENCD)	脊椎内軟骨異形成症 (SPENCD)	AR	271550	19p13.2	*ACP5*	Tartrate-resistant acid phosphatase (TRAP)	自己免疫を伴う免疫不全と脊椎骨幹端異形成症(MIM 607944)を含む
Odontochondrodysplasia (ODCD)	歯軟骨異形成症 (ODCD)	AR	184260				
Spondylometaphyseal dysplasia, Sutcliffe type or corner fractures type	脊椎骨幹端異形成症, Sutcliffe型/corner fractures型	AD	184255				
SMD with severe genu valgum	高度外反膝を伴う脊椎骨幹端異形成症	AD	184253				脊椎骨幹端異形成症Schmidt型と脊椎骨幹端異形成症Algeria型を含む
SMD with cone-rod dystrophy	錐体・杆体ジストロフィーを伴う脊椎骨幹端異形成症	AR	608940				
SMD with retinal degeneration, axial type	網膜変性を伴う脊椎骨幹端異形成症, 体幹型	AR	602271				
Dysspondyloenchondromatosis	異脊椎内軟骨腫症	SP					
Cheiro-spondyloenchondromatosis	手・脊椎内軟骨腫症	SP					グループ29も参照

脊椎骨幹端異形成症Sedaghatian型(グループ14)と同様, 脊椎骨幹端異形成症 Kozlowski型 (グループ8, TRPV4) も参照 ; 脊椎骨幹端異形成症variantは多くの報告あり

13. Spondylo-epi-(meta)-physeal dysplasias (SE(M)D)　13. 脊椎・骨端(・骨幹端)異形成症 (SE(M)D)

グループ/疾患名(原文)	グループ/疾患名(和訳)	遺伝形式	MIM番号	遺伝子座	遺伝子	タンパク	注釈
Dyggve-Melchior-Clausen dysplasia (DMC)	Dyggve-Melchior-Clausen骨異形成症 (DMC)	AR	223800	18q12-21.1	*DYM*	Dymeclin	Smith-McCort骨異形成症を含む
Immuno-osseous dysplasia (Schimke)	免疫不全性骨異形成症 (Schimke)	AR	242900	2q34-36	*SMARCAL1*	SWI/SNF-related regulator of chromatin subfamily A-like protein 1	
SED, Wolcott-Rallison type	脊椎骨端異形成症, Wolcott-Rallison型	AR	226980	2p12	*EIF2AK3*	Translation initiation factor 2-alpha kinase-3	
SEMD, Matrilin type	脊椎骨端骨幹端異形成症, Matrilin型	AR	608728	2p23-p24	*MATN3*	Matrilin 3	グループ10のmatrilin関連多発性骨端異形成症も参照

SEMD, short limb-abnormal calcification type	脊椎骨端骨幹端異形成症, 短指・異常石灰化型	AR	271665	1q23	*DDR2*	Discoidin domain receptor family, member 2	グループ21の点状石灰化を伴う他の疾患も参照
SED tarda, X-linked (SED-XL)	遅発性脊椎骨端異形成症, X連鎖 (SED-XL)	XLR	313400	Xp22	*SEDL*	Sedlin	
Spondylo-megaepiphyseal-metaphyseal dysplasia (SMMD)	脊椎・巨大骨端・骨幹端異形成症 (SMMD)	AR	613330	4p16.1	*NKX3-2*	NK3 Homeobox 2	
Spondylodysplastic Ehlers-Danlos syndrome	脊椎異形成Ehlers-Danlos症候群	AR	612350	11p11.2	*SLC39A13*	Zinc transporter ZIP13	
SPONASTRIME dysplasia	SPONASTRIME骨異形成症	AR	271510				
SEMD with joint laxity (SEMD-JL) leptodactylic or Hall type	関節弛緩を伴う脊椎骨端骨幹端異形成症(SEMD-JL)細指型/Hall型	AD	603546				
SEMD with joint laxity (SEMD-JL) Beighton type	関節弛緩を伴う脊椎骨端骨幹端異形成症(SEMD-JL) Beighton型	AR	271640				
Platyspondyly (brachyolmia) with amelogenesis imperfecta	エナメル質形成不全を伴う扁平椎 (短体幹症)	AR	601216				
Late onset SED, autosomal recessive type	遅発性脊椎骨端異形成症, 常染色体劣性型	AR	609223				
Brachyolmia, Hobaek, and Toledo types	短体幹症, Hobaek型・Toledo型	AR	271530, 271630				Hobaek型・Toledo型短体幹症と劣性型遅発性脊椎骨端異形成症との間の疾病分類上の関係は不明確で, 現状では明確な区別の基準はない

進行性偽性リウマチ様骨異形成症 (進行性関節症を伴う脊椎骨端異形成症) (グループ31) と同様, 短体幹症 (グループ8), 成熟遅延骨異形成症 (グループ14), SMDs (グループ12), グループ27のムコ多糖症4型 (Morquio症候群) および他の疾患も参照

14. Severe spondylodysplastic dysplasias　14. 重症脊椎異形成症

Achondrogenesis type 1A (ACG1A)	軟骨無発生症1A型(ACG1A)	AR	200600	14q32.12	*TRIP11*	Golgi-microtubule-associated protein, 210-kDa; GMAP210	
Schneckenbecken dysplasia	蝸牛様骨盤異形成症	AR	269250	1p31.3	*SLC35D1*	Solute carrier family 35 member D1; UDP-glucuronic acid/UDP-N-acetylgalactosamine dual transporter	
Spondylometaphyseal dysplasia, Sedaghatian type	脊椎骨幹端異形成症, Sedaghatian型	AR	250220				
Severe spondylometaphyseal dysplasia (SMD Sedaghatian-like)	重症脊椎骨幹端異形成症 (脊椎骨幹端異形成症Sedaghatian様)	AR		7q11	*SBDS*	SBDS gene, function still unclear	
Opsismodysplasia	成熟遅延骨異形成症	AR	258480				

タナトフォリック骨異形成症1型・2型 (グループ1), 軟骨無発生症2型とTorrance骨異形成症 (グループ2), 線維性軟骨発生症 (グループ3), 軟骨無発生型1B型 (ACG1B, グループ4), 変容性骨異形成症 (グループ8) も参照

15. Acromelic dysplasias　15. 遠位肢異形成症

Trichorhinophalangeal dysplasia types 1/3	毛髪鼻指節異形成症1型/3型	AD	190350	8q24	*TRPS1*	Zinc finger transcription factor	
Trichorhinophalangeal dysplasia type 2 (Langer-Giedion)	毛髪鼻指節異形成症2型 (Langer-Giedion)	AD	150230	8q24	*TRPS1 and EXT1*	Zinc finger transcription factor and Exostosin 1	小欠失症候群 ; グループ29の多発性軟骨性外骨腫症も参照
Acrocapitofemoral dysplasia	先端大腿骨頭異形成症	AR	607778	2q33-q35	*IHH*	Indian hedgehog	
Cranioectodermal dysplasia (Levin-Sensenbrenner) type 1	頭蓋外胚葉異形成症 (Levin-Sensenbrenner) 1型	AR	218330	3q21	*IFT122*	Intraflagellar transport 122 (Chlamydomonas, homolog of)	
Cranioectodermal dysplasia (Levin-Sensenbrenner) type 2	頭蓋外胚葉異形成症 (Levin-Sensenbrenner) 2型	AR	613610	2p24.1	*WDR35*	WD repeat-containing protein 35	
Geleophysic dysplasia	幸福顔貌骨異形成症	AR	231050	9q34.2	*ADAMTSL2*	ADAMTS-like protein 2	
Geleophysic dysplasia, other types	幸福顔貌骨異形成症, その他の型	AR					ADAMTSL2と非連鎖
Acromicric dysplasia	先端短肢異形成症	AD	102370				以前Fantasy Island骨異形成症あるいはTattoo骨異形成症として知られていた先端咽頭骨異形成症を含む
Acrodysostosis	先端異骨症	AD	101800				
Angel-shaped phalango-epiphyseal dysplasia (ASPED)	天使形指節骨・骨端異形成症 (ASPED)	AD	105835				短指症C型と関連または対立遺伝子
Saldino-Mainzer dysplasia	Saldino-Mainzer骨異形成症	AR	266920				

短肋骨異形成症グループも参照

16. Acromesomelic dysplasias　16. 遠位中間肢異形成症

Acromesomelic dysplasia type Maroteaux (AMDM)	遠位中間肢異形成症Maroteaux型 (AMDM)	AR	602875	9p13-12	*NPR2*	Natriuretic peptide receptor 2	
Grebe dysplasia	Grebe骨異形成症	AR	200700	20q11.2	*GDF5*	Growth and differentiation factor 5	遠位中間肢異形成症 Hunter-Thompson型を含む. 短指症 (グループ37)も参照
Fibular hypoplasia and complex brachydactyly (Du Pan)	腓骨低形成複雑短肢症 (Du Pan)	AR	228900	20q11.2	*GDF5*	Growth and differentiation factor 5	短指症 (グループ37)も参照
Acromesomelic dysplasia with genital anomalies	性器異常を伴う遠位中間肢異形成症	AR	609441	4q23-24	*BMPR1B*	Bone morphogenetic protein receptor 1B	
Acromesomelic dysplasia, Osebold-Remondini type	遠位中間肢異形成症, Osebold-Remondini型	AD	112910				

グループ/疾患名(原文)	グループ/疾患名(和訳)	遺伝形式	MIM番号	遺伝子座	遺伝子	タンパク	注釈

17. Mesomelic and rhizo-mesomelic dysplasias　17. 中間肢・近位肢中間肢異形成症

グループ/疾患名(原文)	グループ/疾患名(和訳)	遺伝形式	MIM番号	遺伝子座	遺伝子	タンパク	注釈
Dyschondrosteosis (Leri-Weill)	異軟骨骨症 (Leri-Weill)	Pseudo-AD	127300	Xpter-p22.32	*SHOX*	Short stature-homeobox gene	Reinhardt-Pfeiffer骨異形成症(MIM 191400)を含む
Langer type (homozygous dyschondrosteosis)	Langer型 (ホモ接合性異軟骨骨症)	Pseudo-AR	249700	Xpter-p22.32	*SHOX*	Short stature-homeobox gene	
Omodysplasia	肩骨異形成症	AR	258315	13q31-q32	*GPC6*	Glypican 6	「優性型肩骨異形成症」(MIM 164745) の存在はまだ確認されていない
Robinow syndrome, recessive type	Robinow症候群, 劣性型	AR	268310	9q22	*ROR2*	Receptor tyrosine kinase-like orphan receptor 2	以前のCOVESDEM(中間肢短縮を伴う肋骨・脊椎分節異常)を含む. 短指症B型も参照
Robinow syndrome, dominant type	Robinow症候群, 優性型	AD	180700				
Mesomelic dysplasia, Korean type	中間肢異形成症, Korea型	AD		2q24-32		Duplication in HOXD gene cluster	
Mesomelic dysplasia, Kantaputra type	中間肢異形成症, Kantaputra型	AD	156232	2q24-32		Duplications in HOXD gene cluster	
Mesomelic dysplasia, Nievergelt type	中間肢異形成症, Nievergelt型	AD	163400				
Mesomelic dysplasia, Kozlowski-Reardon type	中間肢異形成症, Kozlowski-Reardon型	AR	249710				
Mesomelic dysplasia with acral synostoses (Verloes-David-Pfeiffer type)	先端癒合症を伴う中間肢異形成症 (Verloes-David-Pfeiffer型)	AD	600383	8q13	*SULF1 and SLCO5A1*	Heparan sulfate 6-O-endosulfatase 1 and solute carrier organic anion transporter family member 5A1	2つの隣接遺伝子を含む小欠失症候群
Mesomelic dysplasia, Savarirayan type (Triangular Tibia-Fibular Aplasia)	中間肢異形成症, Savarirayan型 (三角形脛骨・腓骨無形成)	SP	605274				Nievergelt型骨異形成症と関連がある可能性, 意義不明の2q11.2小欠失を伴う1報告例あり

18. Bent bones dysplasias　18. 弯曲骨異形成症

グループ/疾患名(原文)	グループ/疾患名(和訳)	遺伝形式	MIM番号	遺伝子座	遺伝子	タンパク	注釈
Campomelic dysplasia (CD)	屈曲肢異形成症 (CD)	AD	114290	17q24.3-25.1	*SOX9*	SRY-box 9	軽症型屈曲肢異形成症(MIM 602196)と同様, acampomelic campomelic dysplasia (ACD) を含む
Stüve-Wiedemann dysplasia	Stüve-Wiedemann骨異形成症	AR	601559	5p13.1	*LIFR*	Leukemia inhibitory factor receptor	以前の新生児Schwartz-Jampel症候群またはSchwartz-Jampel症候群2型と呼ばれていた疾患を含む
Kyphomelic dysplasia, several forms	後弯肢異形成症, 各型		211350				おそらく異質性あり

生下時の骨弯曲は, 以下を含む多様な疾患でみられる：骨形成不全症, Antley-Bixler症候群, 軟骨・毛髪低形成症, Cumming症候群, 低フォスファターゼ症, 分節異常骨異形成症, タナトフォリック骨異形成症, 呼吸不全性胸郭異形成症, など

19. Slender bone dysplasia group　19. 狭細骨異形成症グループ

グループ/疾患名(原文)	グループ/疾患名(和訳)	遺伝形式	MIM番号	遺伝子座	遺伝子	タンパク	注釈
3-M syndrome (3M1)	3M症候群 (3M1)	AR	273750	6p21.1	*CUL7*	Cullin 7	高脊椎異形成症とYakut低身長症候群を含む
3-M syndrome (3M2)	3M症候群 (3M2)	AR	612921	2q35	*OBSL1*	Obscurin-like 1	
Kenny-Caffey dysplasia type 1	Kenny-Caffey骨異形成症1型	AR	244460	1q42-q43	*TBCE*	Tubulin-specific chaperone E	
Kenny-Caffey dysplasia type 2	Kenny-Caffey骨異形成症2型	AD	127000				
Microcephalic osteodysplastic primordial dwarfism type 1/3 (MOPD1)	小頭型骨異形成性原発小人症 1型/3型 (MOPD1)	AR	210710	2q			Taybi-Linder頭骨格異形成症を含む
Microcephalic osteodysplastic primordial dwarfism type 2 (MOPD2; Majewski type)	小頭型骨異形成性原発小人症 2型 (MOPD2; Majewski型)	AR	210720	21q	*PCNT2*	Pericentrin 2	
IMAGE syndrome (intrauterine growth retardation, metaphyseal dysplasia, adrenal hypoplasia, and genital anomalies)	IMAGE症候群 (子宮内発育遅延, 骨幹端異形成, 副腎低形成, 性器異常)	XL/AD	300290				異質性がある可能性
Osteocraniostenosis	骨頭蓋狭窄症	SP	602361				同胞発生例の報告あり, 遺伝形式不明
Hallermann-Streiff syndrome	Hallermann-Streiff症候群	AR	234100				1例のみでGJA1変異の報告

脳・関節・指異形成症を参照

20. Dysplasias with multiple joint dislocations　20. 多発性脱臼を伴う骨異形成症

グループ/疾患名(原文)	グループ/疾患名(和訳)	遺伝形式	MIM番号	遺伝子座	遺伝子	タンパク	注釈
Desbuquois dysplasia (with accessory ossification center in digit 2)	Desbuquois骨異形成症 (第2指に余剰骨化中心を伴う)	AR	251450	17q25.3	*CANT1*		
Desbuquois dysplasia with short metacarpals and elongated phalanges (Kim type)	中手骨短縮と指節骨延長を伴うDesbuquois骨異形成症(Kim型)	AR	251450	17q25.3	*CANT1*		
Desbuquois dysplasia (other variants with or without accessory ossification center)	Desbuquois骨異形成症 (余剰骨化中心を伴う/伴わない他の変異型)	AR					おそらく遺伝的異質性あり
Pseudodiastrophic dysplasia	偽性捻曲性骨異形成症	AR	264180				

先天性脱臼を伴う軟骨異形成症, CHST3型 (グループ4), 骨発生不全症3型と Larsen症候群(グループ7), 関節弛緩を伴う脊椎骨端骨幹端異形成症 (グループ13) も参照

21. Chondrodysplasia punctata (CDP) group　21. 点状軟骨異形成症（CDP）グループ

CDP, X-linked dominant, Conradi-Hünermann type (CDPX2)	点状軟骨異形成症，X染色体優性，Conradi-Hünermann型（CDPX2）	XLD	302960	Xp11	*EBP*	Emopamil-binding protein	
CDP, X-linked recessive, brachytelephalangic type (CDPX1)	点状軟骨異形成症，X連鎖性劣性，末節骨短縮型（CDPX1）	XLR	302950	Xp22.3	*ARSE*	Arylsulfatase E	
CHILD (congenital hemidysplasia, ichthyosis, limb defects)	CHILD症候群（先天性片側異形成，魚鱗癬，四肢欠損）	XLD	308050	Xp11	*NSDHL*	NAD(P)H steroid dehydrogenase-like protein	
CHILD (congenital hemidysplasia, ichthyosis, limb defects)	CHILD症候群（先天性片側異形成，魚鱗癬，四肢欠損）	XLD	308050	Xq28	*EBP*	Emopamil-binding protein	
Greenberg dysplasia	Greenberg骨異形成症	AR	215140	1q42.1	*LBR*	Lamin B receptor, 3-beta-hydroxysterol delta (14)-reductase	胎児水腫・異所性石灰化・虫食い像骨異形成症（HEM）およびまだら状骨幹異形成症を含む
Rhizomelic CDP type 1	近位肢型点状軟骨異形成症 1型	AR	215100	6q22-24	*PEX7*	Peroxisomal PTS2 receptor	
Rhizomelic CDP type 2	近位肢型点状軟骨異形成症 2型	AR	222765	1q42	*DHPAT*	Dihydroxyacetonephosphate acyltransferase (DHAPAT)	
Rhizomelic CDP type 3	近位肢型点状軟骨異形成症 3型	AR	600121	2q31	*AGPS*	Alkylglycerone-phosphate synthase (AGPS)	
CDP tibial-metacarpal type	点状軟骨異形成症 脛骨・中手骨型	AD/AR	118651				疾病分類が不確実
Astley-Kendall dysplasia	Astley-Kendall骨異形成症	AR?					骨形成不全症やGreenberg骨異形成症との関係が不明確

点状石灰化はZellweger, Smith-Lemli-Opitz, その他いくつかの症候群で生じることに注意. グループ13の脊椎骨端骨幹端異形成症, 短肢・異常石灰化型と同様, デスモステロール症を参照

22. Neonatal osteosclerotic dysplasias　22. 新生児骨硬化性異形成症

Blomstrand dysplasia	Blomstrand骨異形成症	AR	215045	3p22-21.1	*PTHR1*	PTH/PTHrP receptor 1	劣性の不活性化変異で生じる：Eiken骨異形成症とJansen骨異形成症を参照
Desmosterolosis	デスモステロール症	AR	602398	1p33-31.1	*DHCR24*	3-beta-hydroxysterol delta-24-reductase	他のステロール代謝に関連する疾患を参照
Caffey disease (including infantile and attenuated forms)	Caffey病（乳児型・寛解型を含む）	AD	114000	17q21-22	*COL1A1*	Collagen 1, alpha-1 chain	1型コラーゲン遺伝子に関連する骨形成不全症（グループ25）を参照
Caffey disease (severe variants with prenatal onset)	Caffey病（出生前発症の重症型）	AR	114000				
Raine dysplasia (lethal and non-lethal forms)	Raine骨異形成症（致死型・非致死型）	AR	259775	7p22	*FAM20C*		致死型と非致死型を含む

グループ21のAstley-Kendall骨異形成症と点状軟骨異形成症も参照

23. Increased bone density group (without modification of bone shape)　23. 骨変形を伴わない骨硬化性疾患グループ

Osteopetrosis, severe neonatal or infantile forms (OPTB1)	大理石骨病，重症新生児型/乳児型（OPTB1）	AR	259700	11q13	*TCIRG1*	Subunit of ATPase proton pump	
Osteopetrosis, severe neonatal or infantile forms (OPTB4)	大理石骨病，重症新生児型/乳児型（OPTB4）	AR	611490	16p13	*CLCN7*	Chloride channel 7	
Osteopetrosis, infantile form, with nervous system involvement (OPTB5)	大理石骨病，乳児型，神経系の罹患を伴う（OPTB5）	AR	259720	6q21	*OSTM1*	Gray lethal/osteopetrosis associated transmembrane protein	
Osteopetrosis, intermediate form, osteoclast-poor (OPTB2)	大理石骨病，中間型，破骨細胞減少型（OPTB2）	AR	259710	13q14.11	*RANKL (TNFSF11)*	Receptor activator of NF-kappa-B ligand (tumor necrosis factor ligand superfamily, member 11)	
Osteopetrosis, infantile form, osteoclast-poor with immunoglobulin deficiency (OPTB7)	大理石骨病，乳児型，免疫グロブリン欠乏を伴う破骨細胞減少型（OPTB7）	AR	612302	18q21.33	*RANK (TNFRSF11A)*	Receptor activator of NF-kappa-B	骨溶解症グループ（グループ28）の家族性拡張性骨溶解症を参照
Osteopetrosis, intermediate form (OPTB6)	大理石骨病，中間型（OPTB6）	AR	611497	17q21.3	*PLEKHM1*	Pleckstrin homology domain-containing protein, family M, member 1	
Osteopetrosis, intermediate form (OPTA2)	大理石骨病，中間型（OPTA2）	AR	259710	16p13	*CLCN7*	Chloride channel pump	
Osteopetrosis with renal tubular acidosis (OPTB3)	腎細管性アシドーシスを伴う大理石骨病（OPTB3）	AR	259730	8q22	*CA2*	Carbonic anhydrase 2	
Osteopetrosis, late-onset form type 1 (OPTA1)	大理石骨病，遅発型1型（OPTA1）	AD	607634	11q13.4	*LRP5*	Low density lipoprotein receptor-related protein 5	Worth型骨硬化症（MIM 144750）を含む
Osteopetrosis, late-onset form type 2 (OPTA2)	大理石骨病，遅発型2型（OPTA2）	AD	166600	16p13	*CLCN7*	Chloride channel 7	
Osteopetrosis with ectodermal dysplasia and immune defect (OLEDAID)	外胚葉異形成と免疫不全を伴う大理石骨病（OLEDAID）	XL	300301	Xq28	*IKBKG (NEMO)*	Inhibitor of kappa light polypeptide gene enhancer, kinase of	
Osteopetrosis, moderate form with defective leucocyte adhesion (LAD3)	大理石骨病，白血球接着不全を伴う中等症型（LAD3）	AR	612840	11q12	*FERMT3 (KIND3)*	Fermitin 3 (Kindlin 3)	
Osteopetrosis, moderate form with defective leucocyte adhesion	大理石骨病，白血球接着不全を伴う中等症型	AR	612840	11q13	*RASGRP2 (CalDAG-GEF1)*	Ras guanyl nucleotide-releasing protein 2	
Pyknodysostosis	濃化異骨症	AR	265800	1q21	*CTSK*	Cathepsin K	
Osteopoikilosis	骨斑紋症	AD	155950	12q14	*LEMD3*	LEM domain-containing 3	Buschke-Ollendorff症候群（MIM 166700）を含む
Melorheostosis with osteopoikilosis	骨斑紋症を伴う流蝋骨症	AD	155950	12q14	*LEMD3*	LEM domain-containing 3	混合型骨硬化性異形成症を含む
Osteopathia striata with cranial sclerosis (OSCS)	頭蓋骨硬化を伴う骨線状症（OSCS）	XLD	300373	Xq11.1	*WTX*	FAM123B	
Melorheostosis	流蝋骨症（メロレオストーシス）	SP					生殖細胞系列にLEMD3変異は今まで明らかにされていない
Dysosteosclerosis	異骨性骨硬化症	AR	224300				骨硬化性骨幹端異形成症と関連がある可能性
Osteomesopyknosis	骨中間濃化症	AD	166450				
Osteopetrosis with infantile neuroaxonal dysplasia	乳児神経軸索異形成症を伴う大理石骨病	AR?	600329				神経系の罹患を伴う大理石骨病と同じか（上を見よ）

グループ/疾患名(原文)	グループ/疾患名(和訳)	遺伝形式	MIM番号	遺伝子座	遺伝子	タンパク	注釈

24. Increased bone density group with metaphyseal and/or diaphyseal involvement　24. 骨幹端・骨幹罹患を伴う骨硬化性疾患グループ

グループ/疾患名(原文)	グループ/疾患名(和訳)	遺伝形式	MIM番号	遺伝子座	遺伝子	タンパク	注釈
Craniometaphyseal dysplasia, autosomal dominant type	頭蓋骨幹端異形成症，常染色体優性型	AD	123000	5p15.2-14.2	*ANKH*	Homolog of mouse ANK (ankylosis) gene	機能獲得変異
Diaphyseal dysplasia Camurati-Engelmann	骨幹異形成症 Camurati-Engelmann病	AD	131300	19q13	*TGFbeta1*	Transforming growth factor beta 1	
Hematodiaphyseal dysplasia Ghosal	血液骨幹異形成症 Ghosal	AR	231095	7q34	*TBXAS1*	Thromboxane A synthase 1	
Hypertrophic osteoarthropathy	過形成型骨関節症	AR	259100	4q34-35	*HPGD*	15-alpha-hydroxyprostaglandin dehydrogenase	頭蓋・骨関節症と劣性の皮膚骨膜肥厚症を含む
Pachydermoperiostosis (hypertrophic osteoarthropathy, primary, autosomal dominant)	皮膚骨膜肥厚症（過形成型骨関節症，一次性，常染色体優性）	AD	167100				劣性型（MIM 259100，HPGD欠損）との関係は不明
Oculodentoosseous dysplasia (ODOD) mild type	眼歯骨異形成症（ODOD）軽症型	AD	164200	6q22-23	*GJA1*	Gap junction protein alpha-1	
Oculodentoosseous dysplasia (ODOD) severe type	眼歯骨異形成症（ODOD）重症型	AR	257850				軽症型ODODのホモ接合の可能性
Osteoectasia with hyperphosphatasia (juvenile Paget disease)	高フォスファターゼ症を伴う骨肥大症（若年性Paget病）	AR	239000	8q24	*OPG*	Osteoprotegerin	
Sclerosteosis	硬化性骨症	AR	269500	17q12-21	*SOST*	Sclerostin	
Endosteal hyperostosis, van Buchem type	骨内膜性骨増殖症，van Buchem型	AR	239100	17q12-21	*SOST*	Sclerostin	*SOST*の下流の52 kb欠失に特異的
Trichodentoosseous dysplasia	毛髪歯骨異形成症	AD	190320	17q21	*DLX3*	Distal-less homeobox 3	
Craniometaphyseal dysplasia, autosomal recessive type	頭蓋骨幹端異形成症，常染色体劣性型	AR	218400	6q21-22			
Diaphyseal medullary stenosis with bone malignancy	骨悪性腫瘍を伴う骨幹部骨髄腔狭窄症	AD	112250	9p21-p22			
Craniodiaphyseal dysplasia	頭蓋骨幹異形成症	AD	122860				
Craniometadiaphyseal dysplasia, Wormian bone type	頭蓋骨幹端骨幹異形成症，Worm骨型	AR	—				
Endosteal sclerosis with cerebellar hypoplasia	小脳低形成を伴う骨内膜硬化症	AR	213002				
Lenz-Majewski hyperostotic dysplasia	Lenz-Majewski骨増殖異形成症	SP	151050				
Metaphyseal dysplasia, Braun-Tinschert type	骨幹端異形成症，Braun-Tinschert型	XL	605946				
Pyle disease	Pyle病	AR	265900				

25. Osteogenesis imperfecta and decreased bone density group　25. 骨形成不全症と骨密度低下を示すグループ

骨形成不全症の分類についての記述は本文を参照のこと

グループ/疾患名(原文)	グループ/疾患名(和訳)	遺伝形式	MIM番号	遺伝子座	遺伝子	タンパク	注釈
Osteogenesis imperfecta, non-deforming form (OI type 1)	骨形成不全症，非変形型（OI 1型）	AD			*COL1A1, COL1A2*		
Osteogenesis imperfecta, perinatal lethal form (OI type 2)	骨形成不全症，周産期致死型（OI 2型）	AD, AR			*COL1A1, COL1A2, CRTAP, LEPRE1, PPIB*		
Osteogenesis imperfecta, progressively deforming type (OI type 3)	骨形成不全症，変形進行型（OI 3型）	AD, AR			*COL1A1, COL1A2, CRTAP, LEPRE1, PPIB, FKBP10, SERPINH1*	COL1A1: collagen 1 alpha-1 chain, COL1A2: collagen 1 alpha-2 chain, CRTAP: cartilage-associated protein, LEPRE1: leucine proline-enriched proteoglycan (leprecan)1, PPIB: peptidylprolyl isomerase B (cyclophilin B), FKBP10: FK506 binding protein 10, SERPINH: serpin peptidase inhibitor clade H 1, SP7: SP7 transcription factor (Osterix)	Bruck症候群1型も参照（下記）
Osteogenesis imperfecta, moderate form (OI type 4)	骨形成不全症，中等症型（OI 4型）	AD, AR			*COL1A1, COL1A2, CRTAP, FKBP10, SP7*		
Osteogenesis imperfecta with calcification of the interosseous membranes and/or hypertrophic callus (OI type 5)	骨間膜石灰化・過形成仮骨を伴う骨形成不全症，（OI 5型）	AD	610967				
Osteogenesis imperfecta, other types	骨形成不全症，その他の型						
Bruck syndrome type 1 (BS1)	Bruck症候群（BS1）	AR	259450	17q12	*FKBP10*	FK506 binding protein 10	上記常染色体劣性骨形成不全症を参照：OI3とBS1間には家族内多様性の報告あり
Bruck syndrome type 2 (BS2)	Bruck症候群（BS2）	AR	609220	3q23-24	*PLOD2*	Procollagen lysyl hydroxylase 2	
Osteoporosis-pseudoglioma syndrome	骨粗鬆症・偽神経膠腫症候群	AR	259770	11q12-13	*LRP5*	LDL-receptor related protein 5	
Calvarial doughnut lesions with bone fragility	骨脆弱性を伴う頭蓋ドーナッツ様病変	AD	126550				
Idiopathic juvenile osteoporosis	特発性若年性骨粗鬆症	SP	259750				LRP5遺伝子内のヘテロ変異も報告あり
Cole-Carpenter dysplasia (bone fragility with craniosynostosis)	Cole-Carpenter骨異形成症（頭蓋骨癒合症を伴う骨脆弱性）	SP	112240				グループ33の頭蓋骨癒合症候群も参照
Spondylo-ocular dysplasia	脊椎・眼異形成症	AR	605822				1型コラーゲンと2型コラーゲン遺伝子又は*LRP5*と非連鎖
Osteopenia with radiolucent lesions of the mandible	下顎骨X線透過性病変を伴う骨減少症	AD	166260				

Ehlers-Danlos syndrome, progeroid form	Ehlers-Danlos症候群，早老型	AR	130070	5q35	*B4GALT7*	Xylosylprotein 4-beta-galactosyltransferase deficiency	
Geroderma osteodysplasticum	骨異形性老人様皮膚症	AR	231070	1q24.2	*GORAB*	SCYL1-binding protein 1	
Cutis laxa, autosomal recessive form, type 2B (ARCL2B)	皮膚弛緩症，常染色体劣性型，2B型 (ARCL2B)	AR	612940	17q25.3	*PYCR1*	Pyrroline-5-carboxylate reductase 1	骨格の特徴は早老型EDSや骨異形成性老人様皮膚症と重複あり
Cutis laxa, autosomal recessive form, type 2A (ARCL2A) (Wrinkly skin syndrome)	皮膚弛緩症，常染色体劣性型，2A型 (ARCL2A) (皺状皮膚症候群)	AR	278250, 219200	12q24.3	*ATP6VOA2*	ATPase, H+ transporting, lysosomal, V0 subunit A2	骨格の特徴は早老型EDSや骨異形成性老人様皮膚症と重複あり
Singleton-Merten dysplasia	Singleton-Merten骨異形成症	AD	182250				

26. Abnormal mineralization group　26. 異常骨石灰化グループ

Hypophosphatasia, perinatal lethal and infantile forms	低フォスファターゼ症，周産期致死性型・乳児型	AR	241500	1p36.1-p34	*ALPL*	Alkaline phosphatase, tissue non-specific (TNSALP)	家族内多様性あり
Hypophosphatasia, adult form	低フォスファターゼ症，成人型	AD	146300	1p36.1-p34	*ALPL*	Alkaline phosphatase, tissue non-specific (TNSALP)	歯低フォスファターゼ症を含む
Hypophosphatemic rickets, X-linked dominant	低リン血症性くる病，X連鎖性優性	XLD	307800	Xp22	*PHEX*	X-linked hypophosphatemia membrane protease	
Hypophosphatemic rickets, autosomal dominant	低リン血症性くる病，常染色体優性	AD	193100	12p13.3	*FGF23*	Fibroblast growth factor 23	
Hypophosphatemic rickets, autosomal recessive, type 1 (ARHR1)	低リン血症性くる病，常染色体劣性，1型 (ARHR1)	AR	241520	4q21	*DMP1*	Dentin matrix acidic phosphoprotein 1	
Hypophosphatemic rickets, autosomal recessive, type 2 (ARHR2)	低リン血症性くる病，常染色体劣性，2型 (ARHR2)	AR	613312	6q23	*ENPP1*	Ectonucleotide pyrophosphatase/phosphodiesterase 1	
Hypophosphatemic rickets with hypercalciuria, X-linked recessive	高カルシウム尿症を伴う低リン血症性くる病，X連鎖劣性	XLR	300554	Xp11.22	*CICN5*	Chloride channel 5	Dent病複合体の一部
Hypophosphatemic rickets with hypercalciuria, autosomal recessive (HHRH)	高カルシウム尿症を伴う低リン血症性くる病，常染色体優性 (HHRH)	AR	241539	9q34	*SLC34A3*	Sodium-phosphate cotransporter	
Neonatal hyperparathyroidism, severe form	新生児上皮小体機能亢進症，重症型	AR	239200	3q13.3-21	*CASR*	Calcium-sensing receptor	
Familial hypocalciuric hypercalcemia with transient neonatal hyperparathyroidism	一過性新生児上皮小体機能亢進症を伴う家族性低カルシウム尿性高カルシウム血症	AD	145980	3q13.3-21	*CASR*	Calcium-sensing receptor	
Calcium pyrophosphate deposition disease (familial chondrocalcinosis) type 2	カルシウムピロリン酸塩沈着症(家族性軟骨石灰症) 2型	AD	118600	5p15.2-14.2	*ANKH*	Homolog of mouse ANK (ankylosis) gene	機能喪失変異 (グループ24の頭蓋骨幹端異形成症を参照)

Jansen骨異形成症，Eiken骨異形成症も参照

27. Lysosomal storage diseases with skeletal involvement (dysostosis multiplex group)　27. 骨変化を伴うリソソーム蓄積症 (多発性異骨症グループ)

Mucopolysaccharidosis type 1H/1S	ムコ多糖症 1H/1S型	AR	607014	4p16.3	*IDA*	Alpha-1-Iduronidase	
Mucopolysaccharidosis type 2	ムコ多糖症 2型	XLR	309900	Xq27.3-28	*IDS*	Iduronate-2-sulfatase	
Mucopolysaccharidosis type 3A	ムコ多糖症 3A型	AR	252900	17q25.3	*HSS*	Heparan sulfate sulfatase	
Mucopolysaccharidosis type 3B	ムコ多糖症 3B型	AR	252920	17q21	*NAGLU*	N-Ac-beta-D-glucosaminidase	
Mucopolysaccharidosis type 3C	ムコ多糖症 3C型	AR	252930	8p11-q13	*HSGNAT*	Ac-CoA: alpha-glucosaminide N-acetyltransferase	
Mucopolysaccharidosis type 3D	ムコ多糖症 3D型	AR	252940	12q14	GNS	N-Acetylglucosamine 6-sulfatase	
Mucopolysaccharidosis type 4A	ムコ多糖症 4A型	AR	253000	16q24.3	*GALNS*	Galactosamine-6-sulfate sulfatase	
Mucopolysaccharidosis type 4B	ムコ多糖症 4B型	AR	253010	3p21.33	*GLBI*	beta-Galactosidase	
Mucopolysaccharidosis type 6	ムコ多糖症 6型	AR	253200	5q13.3	*ARSB*	Arylsulfatase B	
Mucopolysaccharidosis type 7	ムコ多糖症 7型	AR	253220	7q21.11	*GUSB*	beta-Glucuronidase	
Fucosidosis	フコシドーシス	AR	230000	1p34	*FUCA*	alpha-Fucosidase	
alpha-Mannosidosis	アルファ・マンノシドーシス	AR	248500	19p13.2-12	*MANA*	alpha-Mannosidase	
beta-Mannosidosis	ベータ・マンノシドーシス	AR	248510	4q22-25	*MANB*	beta-Mannosidase	
Aspartylglucosaminuria	アスパルチルグルコサミン尿症	AR	208400	4q23-27	*AGA*	Aspartyl-glucosaminidase	
GMI Gangliosidosis, several forms	GMIガングリオシドーシス，各型	AR	230500	3p21-14.2	*GLB1*	beta-Galactosidase	
Sialidosis, several forms	シアリドーシス，各型	AR	256550	6p21.3	*NEU1*	Neuraminidase (sialidase)	
Sialic acid storage disease (SIASD)	シアル酸蓄積型 (SIASD)	AR	269920	6q14-q15	*SLC17A5*	Sialin (sialic acid transporter)	
Galactosialidosis, several forms	ガラクトシアリドーシス，各型	AR	256540	20q13.1	*PPGB*	beta-Galactosidase protective protein	
Multiple sulfatase deficiency	多種サルファターゼ欠損症	AR	272200	3p26	*SUMF1*	Sulfatase-modifying factor-1	
Mucolipidosis II (I-cell disease), alpha/beta type	ムコ脂質症 II 型 (I-cell病)，アルファ/ベータ型	AR	252500	12q21-23	*GNPTAB*	N-Acetylglucosamine 1-phosphotransferase, alpha/beta subunits	
Mucolipidosis III (Pseudo-Hurler polydystrophy), alpha/beta type	ムコ脂質症 III 型 (偽性Hurlerポリジストロフィー)，アルファ/ベータ型	AR	252600	12q21-23	*GNPTAB*	N-Acetylglucosamine 1-phosphotransferase, alpha/beta subunits	
Mucolipidosis III (Pseudo-Hurler polydystrophy), gamma type	ムコ脂質症 III 型 (偽性Hurlerポリジストロフィー)，ガンマ型	AR	252605	16p13.3	*GNPTG*	N-Acetylglucosamine 1-phosphotransferase, gamma subunit	

グループ/疾患名(原文)	グループ/疾患名(和訳)	遺伝形式	MIM番号	遺伝子座	遺伝子	タンパク	注釈

28. Osteolysis group　28. 骨溶解症グループ

グループ/疾患名(原文)	グループ/疾患名(和訳)	遺伝形式	MIM番号	遺伝子座	遺伝子	タンパク	注釈
Familial expansile osteolysis	家族性拡張性骨溶解症	AD	174810	18q22.1	*RANK (TNFRSF11A)*		拡張性骨高フォスファターゼ症を含む (MIM 602080)
Mandibuloacral dysplasia type A	下顎先端症候群 A型	AD	248370	1q21.2	*LMNA*	Lamin A/C	
Mandibuloacral dysplasia type B	下顎先端症候群 B型	AR	608612	1p34	*ZMPSTE24*	Zinc metalloproteinase	
Progeria, Hutchinson-Gilford type	早老症, Hutchinson-Gilford型	AD	176670	1q21.2	*LMNA*	Lamin A/C	
Torg-Winchester syndrome	Torg-Winchester症候群	AR	259600	16q13	*MMP2*	Matrix metalloproteinase 2	結節症・関節症・骨溶解症候群 (MIM 605156)を含む
Hajdu-Cheney syndrome	Hajdu-Cheney症候群	AD	102500				
Multicentric carpal-tarsal osteolysis with and without nephropathy	多中心性手根骨・足根骨溶解症 (腎症を伴う/伴わない)	AD	166300				
Lipomembraneous osteodystrophy with leukoencephalopathy (presenile dementia with bone cysts; Nasu-Hakola)	白質脳症を伴う脂肪膜性骨異栄養症 (骨嚢腫を伴う初老期認知症; Nasu-Hakola)	AR	221770	6p21.2	*TREM2*	Triggering receptor expressed on myeloid cells 2	
Lipomembraneous osteodystrophy with leukoencephalopathy (presenile dementia with bone cysts; Nasu-Hakola)	白質脳症を伴う脂肪膜性骨異栄養症 (骨嚢腫を伴う初老期認知症; Nasu-Hakola)	AR	221770	19q13.1	*TYROBP*	Tyro protein tyrosine kinase-binding protein	

濃化異骨症, 鎖骨頭蓋異形成症, Singleton-Merten症候群も参照. 注：いくつかの神経学的状態は先端骨溶解の原因となりうる.

29. Disorganized development of skeletal components group　29. 骨格成分の発生異常グループ

グループ/疾患名(原文)	グループ/疾患名(和訳)	遺伝形式	MIM番号	遺伝子座	遺伝子	タンパク	注釈
Multiple cartilaginous exostoses 1	多発性軟骨性外骨腫症 1型	AD	133700	8q23-24.1	*EXT1*	Exostosin-1	
Multiple cartilaginous exostoses 2	多発性軟骨性外骨腫症 2型	AD	133701	11p12-11	*EXT2*	Exostosin-2	
Multiple cartilaginous exostoses 3	多発性軟骨性外骨腫症 3型	AD	600209	19p			
Cherubism	ケルビム症	AD	118400	4p16	*SH3BP2*	SH3 domain-binding protein 2	
Fibrous dysplasia, polyostotic form	線維性骨異形成症, 多骨性	SP	174800	20q13	*GNAS1*	Guanine nucleotide-binding protein, alpha-stimulating activity subunit 1	体細胞モザイクやインプリンティング現象：McCune-Albright症候群を含む
Progressive osseous heteroplasia	進行性骨性異形成症	AD	166350	20q13	*GNAS1*	Guanine nucleotide-binding protein, alpha-stimulating activity subunit 1	遺伝子はインプリンティングを生じやすい
Gnathodiaphyseal dysplasia	下顎骨幹異形成症	AD	166260	11p15.1-14.3	*TMEM16E*	Transmembrane protein 16E	
Metachondromatosis	メタコンドロマトーシス	AD	156250	12q24	*PTPN11*	Protein-tyrosine phosphatase nonreceptor-type 11	
Osteoglophonic dysplasia	骨空洞性異形成症	AD	166250	8p11	*FGFR1*	Fibroblast growth factor receptor 1	グループ33の頭蓋骨癒合症候群も参照
Fibrodysplasia ossificans progressiva (FOP)	進行性骨化性線維異形成症	AD, SP	135100	2q23-24	*ACVR1*	Activin A (BMP type 1) receptor	
Neurofibromatosis type 1 (NF1)	神経線維腫症1型 (NF1)	AD	162200	17q11.2	*NF1*	Neurofibromin	
Carpotarsal osteochondromatosis	手根足根骨軟骨腫症	AD	127820				
Cherubism with gingival fibromatosis (Ramon syndrome)	歯肉線維腫症を伴うケルビム症 (Ramon症候群)	AR	266270				
Dysplasia epiphysealis hemimelica (Trevor)	片肢性骨端異形成症 (Trevor)	SP	127800				
Enchondromatosis (Ollier)	内軟骨腫症 (Ollier)	SP	166000				*PTHR1*と*PTPN11*変異が少数例で発見されたのみ, 役割不明
Enchondromatosis with hemangiomata (Maffucci)	血管腫を伴う内軟骨腫症 (Maffucci)	SP	166000				*PTPN11*変異が少数例で発見されたのみ, 役割不明

グループ30のProteus症候群も参照

30. Overgrowth syndromes with skeletal involvement　30. 骨格罹患を示す過成長症候群

グループ/疾患名(原文)	グループ/疾患名(和訳)	遺伝形式	MIM番号	遺伝子座	遺伝子	タンパク	注釈
Weaver syndrome	Weaver症候群	SP/AD	277590				*NSD1*変異を伴う報告例あり(Sotos症候群参照)
Sotos syndrome	Sotos症候群	AD	117550	5q35	*NSD1*	Nuclear receptor-binding su-var, enhancer of zeste, and trithorax domain protein 1	症例により*NFIX*変異の可能性あり(Marshall-Smith症候群参照)
Marshall-Smith syndrome	Marshall-Smith症候群	SP	602535	19p13.3	*NFIX*	Nuclear factor I/X	Sotos症候群との臨床的重複例あり(上記参照)
Proteus syndrome	Proteus症候群	SP	176920				Proteus様症例は*PTEN*遺伝子に変異を伴うものがある
Marfan syndrome	Marfan症候群	AD	154700	15q21.1	*FBN1*	Fibrillin 1	
Congenital contractural arachnodactyly	先天性拘縮症くも状指症	AD	121050	5q23.3	*FBN2*	Fibrillin 2	
Loeys-Dietz syndrome types 1A and 2A	Loeys-Dietz症候群1A型と2A型	AD	609192, 610168,	9q22	*TGFBR1*	TGFbeta receptor subunit 1	
Loeys-Dietz syndrome types 1B and 2B	Loeys-Dietz症候群1B型と2B型	AD	608967, 610380	3p22	*TGFBR2*	TGFbeta receptor subunit 2	
Overgrowth syndrome with 2q37 translocations	2q37転座を伴う過成長症候群	SP	—	2q37	*NPPC*	Natriuretic peptide precursor C	過成長はおそらく*NPPC*の過剰発現が原因
Overgrowth syndrome with skeletal dysplasia (Nishimura-Schmidt, endochondral gigantism)	骨異形成を伴う過成長症候群 (Nishimura-Schmidt, 内軟骨性巨人症)	SP?					疾病分類は不明確だがはっきりとした骨格表現型

頭蓋骨癒合グループ(グループ33)のShprintzen-Goldberg症候群も参照

31. Genetic inflammatory/rheumatoid-like osteoarthropathies
31. 遺伝性炎症性/リウマチ様骨関節症

Progressive pseudorheumatoid dysplasia (PPRD; SED with progressive arthropathy)	進行性偽性リウマチ様異形成症 (PPRD; 進行性関節症を伴う脊椎骨端異形成症)	AR	208230	6q22-23	*WISP3*	WNT1-inducible signaling pathway protein 3	
Chronic infantile neurologic cutaneous articular syndrome (CINCA)/ neonatal onset multisystem inflammatory disease (NOMID)	慢性乳児神経皮膚関節症候群(CINCA)/新生児期発症多系統炎症性疾患(NOMID)	AD	607115	1q44	*CIAS1*	Cryopyrin	
Sterile multifocal osteomyelitis, periostitis, and pustulosis (CINCA/ NOMID-like)	無菌性多巣性骨髄炎，骨膜炎，膿疱症 (CINCA/NOMID様)	AR	147679	2q14.2	*IL1RN*	Interleukin 1 receptor antagonist	
Chronic recurrent multifocal osteomyelitis with congenital dyserythropoietic anemia (CRMO with CDA; Majeed syndrome)	先天性異常赤血球性貧血を伴う慢性再発性多巣性骨髄炎(CDAを伴うCRMO; Majeed症候群)	AR	609628	18p11.3	*LPIN2*	Lipin 2	
Hyperostosis/hyperphosphatemia syndrome	骨増殖症/高リン血症症候群	AR	610233	2q24-q31	*GALNT3*	UDP-N-acetyl-alpha-D-galactosamine:polypeptide N-acetylg alactosaminyltransferase 3	
Infantile systemic hyalinosis/Juvenile hyaline fibromatosis (ISH/JHF)	乳児全身性硝子化症/若年性ヒアリン線維腫症 (ISH/JHF)	AR	236490	4q21	*ANTXR2(CMG2)*	Anthrax toxin receptor 2	若年性ヒアリン線維腫症 (JHF, 228600)およびPuretic症候群を含む

32. Cleidocranial dysplasia and isolated cranial ossification defects group
32. 鎖骨頭蓋異形成症および単独頭蓋骨骨化障害グループ

Cleidocranial dysplasia	鎖骨頭蓋異形成症	AD	119600	6p21	*RUNX2*	Runt related transcription factor 2	
CDAGS syndrome (craniosynostosis, delayed fontanel closure, parietal foramina, imperforate anus, genital anomalies, skin eruption)	CDAGS症候群 (頭蓋骨癒合症，泉門閉鎖遅延，頭頂孔，鎖肛，性器異常，発疹)	AR	603116	22q12-q13			
Yunis-Varon dysplasia	Yunis-Varon骨異形成症	AR	216340				
Parietal foramina (isolated)	頭頂孔 (単独型)	AD	168500	11q11.2	*ALX4*	Aristaless-like 4	前頭鼻異形成症Ⅰ型 (グループ34)を参照
Parietal foramina (isolated)	頭頂孔 (単独型)	AD	168500	5q34-35	*MSX2*	Muscle segment homeobox 2	

濃化異骨症，皺状皮膚症候群，他を参照

33. Craniosynostosis syndromes
33. 頭蓋骨癒合症候群

Pfeiffer syndrome (FGFR1-related)	Pfeiffer症候群 (FGFR1関連)	AD	101600	8p12	*FGFR1*	Fibroblast growth factor receptor 1	多くは*FGFR1* P252R変異 (FGFR2関連Pfeiffer症候群より一般的に軽い表現型)
Pfeiffer syndrome (FGFR2-related)	Pfeiffer症候群 (FGFR2関連)	AD	101600	10q26.12	*FGFR2*	Fibroblast growth factor receptor 2	*FGFR2*変異(下記参照)によって発症するJackson-Weiss症候群 (MIM 123150) とAntley-Bixler症候群変異型を含む
Apert syndrome	Apert症候群	AD	101200	10q26.12	*FGFR2*	Fibroblast growth factor receptor 2	
Craniosynostosis with cutis gyrata (Beare-Stevenson)	脳回状皮膚を伴う頭蓋骨癒合症 (Beare-Stevenson)	AD	123790	10q26.12	*FGFR2*	Fibroblast growth factor receptor 2	
Crouzon syndrome	Crouzon症候群	AD	123500	10q26.12	*FGFR2*	Fibroblast growth factor receptor 2	
Crouzon-like craniosynostosis with acanthosis nigricans (Crouzonodermoskeletal syndrome)	黒色表皮腫を伴うCrouzon様頭蓋骨癒合症 (Crouzon皮膚骨格症候群)	AD	612247	4p16.3	*FGFR3*	Fibroblast growth factor receptor 3	*FGFR3* A391E特異的変異により定義される
Craniosynostosis, Muenke type	頭蓋骨癒合症，Muenke型	AD	602849	4p16.3	*FGFR3*	Fibroblast growth factor receptor 3	*FGFR3* P250R特異的変異により定義される
Antley-Bixler syndrome	Antley-Bixler症候群	AR	201750	7q11.23	*POR*	Cytochrome P450 oxidoreductase	*FGFR2*変異を有する類似症例はPfeiffer症候群 (MIM 207410)に分類される
Craniosynostosis Boston type	頭蓋骨癒合症，Boston型	AD	604757	5q35.2	*MSX2*	MSX2	1家系でP148Hヘテロ接合変異
Saethre-Chotzen syndrome	Saethre-Chotzen症候群	AD	101400	7p21.1	*TWIST1*	TWIST	
Shprintzen-Goldberg syndrome	Shprintzen-Goldberg症候群	AD	182212				*FBN1*変異を有する症例の報告あり
Baller-Gerold syndrome	Baller-Gerold症候群	AR	218600	8q24.3	*RECQL4*	RECQ protein-like 4	すべてのBaller-Gerold症候群が*RECQL4*変異では説明できないかもしれない
Carpenter syndrome	Carpenter症候群	AR	201000		*RAB23*		

グループ25のCole-Carpenter症候群，グループ32のCDAGS症候群，グループ34の頭蓋前頭鼻症候群も参照

グループ/疾患名(原文)	グループ/疾患名(和訳)	遺伝形式	MIM番号	遺伝子座	遺伝子	タンパク	注釈

34. Dysostoses with predominant craniofacial involvement　34. 頭蓋顔面骨罹患を主とする異骨症

グループ/疾患名(原文)	グループ/疾患名(和訳)	遺伝形式	MIM番号	遺伝子座	遺伝子	タンパク	注釈
Mandibulo-facial dysostosis (Treacher Collins, Franceschetti-Klein)	下顎・顔面異骨症 (Treacher Collins, Franceschetti-Klein)	AD	154500	5q32	*TCOF1*	Treacher Collins-Franceschetti syndrome 1	
Mandibulo-facial dysostosis (Treacher-Collins, Franceschetti-Klein)	下顎・顔面異骨症 (Treacher Collins, Franceschetti-Klein)	AD	154500	13q12.2	*POLR1D*	Polymerase (RNA) I polypeptide D	
Mandibulo-facial dysostosis (Treacher-Collins, Franceschetti-Klein)	下顎・顔面異骨症 (Treacher Collins, Franceschetti-Klein)	AR	154500	6p21.1	*POLR1C*	Polymerase (RNA) I polypeptide C	
Oral-facial-digital syndrome type I (OFD1)	口・顔面・指症候群1型 (OFD1)	XLR	311200	Xp22.3	*CXORF5*	chr. X open reading frame 5	
Weyer acrofacial (acrodental) dysostosis	Weyer先端顔面 (先端歯) 異骨症	AD	193530	4p16	*EVC1*	Ellis-van Creveld 1 protein	
Endocrine-cerebro-osteodysplasia (ECO)	内分泌・脳・骨異形成症 (ECO)	AR	612651	6p12.3	*ICK*	Intestinal cell kinase	
Craniofrontonasal syndrome	頭蓋前頭鼻症候群	XLD	304110	Xq13.1	*EFNB1*	Ephrin B1	
Frontonasal dysplasia, type 1	前頭鼻異形成症1型	AR	136760	1p13.3	*ALX3*	Aristaless-like-3	
Frontonasal dysplasia, type 2	前頭鼻異形成症2型	AR	613451	11p11.2	*ALX4*	Aristaless-like-4	
Frontonasal dysplasia, type 3	前頭鼻異形成症3型	AR	613456	12q21.3	*ALX1*	Aristaless-like 1	
Hemifacial microsomia	片側顔面形成不全症	SP/AD					Goldenhar症候群と眼・耳・脊椎スペクトラムを含む：おそらく遺伝的異質性を有する
Miller syndrome (postaxial acrofacial dysostosis)	Miller症候群 (軸後性先端顔面異骨症)	AR	263750	16q22	*DHODH*	Dihydroorotate dehydrogenase	
Acrofacial dysostosis, Nager type	先端顔面異骨症, Nager型	AD/AR	154400				
Acrofacial dysostosis, Rodriguez type	先端顔面異骨症, Rodriguez型	AR	201170				

短肋骨異形成症グループの口・顔面・指症候群4型も参照

35. Dysostoses with predominant vertebral with and without costal involvement　35. 脊椎罹患(肋骨異常を伴う/伴わない)を主とする異骨症

グループ/疾患名(原文)	グループ/疾患名(和訳)	遺伝形式	MIM番号	遺伝子座	遺伝子	タンパク	注釈
Currarino triad	Currarino三徴症	AD	176450	7q36	*HLXB9*	Homeobox gene HB9	
Spondylocostal dysostosis type 1 (SCD1)	脊椎肋骨異骨症1型 (SCD1)	AR	277300	19q13	*DLL3*	Delta-like 3	
Spondylocostal dysostosis type 2 (SCD2)	脊椎肋骨異骨症2型 (SCD2)	AR	608681	15q26	*MESP2*	Mesoderm posterior (expressed in) 2	
Spondylocostal dysostosis type 3 (SCD3)	脊椎肋骨異骨症3型 (SCD3)	AR?	609813	7p22	*LFNG*	Lunatic fringe	
Spondylocostal dysostosis type 4 (SCD4)	脊椎肋骨異骨症4型 (SCD4)	AR		17p13.1	*HES7*	Hairy-and-enhancer-of-split-7	
Spondylothoracic dysostosis	脊椎胸郭異骨症	AR		15q26	*MESP2*	Mesoderm posterior (expressed in) 2	JarchoとLevinにより最初に記述された病態を含む
Klippel-Feil anomaly with laryngeal malformation	喉頭形態異常を伴うKlippel-Feil異常	AD	148900	8q22.1	*GDF6*	Growth and differentiation factor 6	優性脊椎胸郭異骨症における*GDF6* 変異の役割は不明瞭
Spondylocostal/thoracic dysostosis, other forms	脊椎肋骨・胸郭異骨症, 他の型	AD/AR					上述のGDF6を参照
Cerebro-costo-mandibular syndrome (rib gap syndrome)	脳・肋骨・下顎症候群 (rib gap症候群)	AD/AR	117650				
Cerebro-costo-mandibular-like syndrome with vertebral defects	脊椎欠損を伴う脳・肋骨・下顎様症候群	AR	611209	17q25	*COG1*	Component of oligomeric Golgi complex 1	CDGタイプⅡgとしても分類される
Diaphanospondylodysostosis	透明脊椎異骨症	AR	608022	7p14	*BMPER*	Bone morphogenetic protein-binding endothelial cell precursor-derived regulator	おそらく坐骨脊椎異骨症とオーバーラップする

グループ7の脊椎手根骨足根骨異形成症とグループ13の脊椎・骨幹端・巨大骨端異形成症も参照

36. Patellar dysostoses　36. 膝蓋骨異骨症

グループ/疾患名(原文)	グループ/疾患名(和訳)	遺伝形式	MIM番号	遺伝子座	遺伝子	タンパク	注釈
Ischiopatellar dysplasia (small patella syndrome)	坐骨膝蓋骨異形成症 (小膝蓋骨症候群)	AD	147891	17q21-q22	*TBX4*	T-box gene 4	
Small patella—like syndrome with clubfoot	内反足を伴う小膝蓋骨様症候群	AD		5q31	*PITX1*	Paired-like homeodomain transcription factor 1 (pituitary homeobox 1)	単独優性家族性内反足を含む
Nail-patella syndrome	爪・膝蓋骨症候群	AD	161200	9q34.1	*LMX1B*	LIM homeobox transcription factor 1	
Genitopatellar syndrome	性器膝蓋骨症候群	AR?	606170				
Ear-patella-short stature syndrome (Meier-Gorlin)	耳・膝蓋骨・低身長症候群 (Meier-Gorlin)	AR	224690				

屈曲肢異形成症の軽症型としての坐骨・恥骨・膝蓋骨異形成症と同様, 膝蓋骨異常を伴う病態の多発性骨端異形成症グループを参照

37. Brachydactylies (with or without extraskeletal manifestations)
37. 短指症(骨外形態異常を伴う/伴わない)

Brachydactyly type A1	短指症A1型	AD	112500	2q35-36	*IHH*	Indian Hedgehog	
Brachydactyly type A1	短指症A1型	AD		5p31			
Brachydactyly type A2	短指症A2型	AD	112600	4q23	*BMPR1B*	Bone morphogenetic protein receptor, 1B	
Brachydactyly type A2	短指症A2型	AD	112600		*BMP2*	Bone morphogenetic protein type 2	
Brachydactyly type A2	短指症A2型	AD	112600	20q11.2	*GDF5*	Growth and differentiation factor 5	
Brachydactyly type A3	短指症A3型	AD	112700				
Brachydactyly type B	短指症B型	AD	113000	9q22	*ROR2*	Receptor tyrosine kinase-like orphan receptor 2	Robinow症候群/COVESDEMを参照
Brachydactyly type B2	短指症B2型	AD	611377	17q	*NOG*	Noggin	
Brachydactyly type C	短指症C型	AD, AR	113100	20q11.2	*GDF5*	Growth and differentiation factor 5	ASPED(グループ15)と他のGDF5異常症を参照
Brachydactyly type D	短指症D型	AD	113200	2q31	*HOXD13*	Homeobox D13	
Brachydactyly type E	短指症E型	AD	113300	12p11.22	*PTHLH*	Parathyroid hormone-like hormone (parathyroid hormone related peptide, PTHRP)	
Brachydactyly type E	短指症E型	AD	113300	2q31	*HOXD13*	Homeobox D13	
Brachydactyly-mental retardation syndrome	短指症・精神遅滞症候群	AD	600430	2q37.3	*HDAC4*	Histone deacetylase 4	隣接遺伝子に小欠失を有する(2q37欠損症候群)症例もある
Hyperphosphatasia with mental retardation, brachytelephalangy, and distinct face	精神遅滞,末節骨短縮および特徴的な顔貌を伴う高フォスファターゼ症	AR		1p36.11	*PIGV*	Phosphatidylinositol-glycan biosynthesis class V protein (GPI mannosyltransferase 2)	Mabry症候群としても知られている
Brachydactyly-hypertension syndrome (Bilginturian)	短指症・高血圧症候群(Bilginturian)	AD	112410	12p12.2-11.2			おそらくPTHLH
Brachydactyly with anonychia (Cooks syndrome)	爪欠損を伴う短指症(Cooks症候群)	AD	106995	17q24.3	*SOX9*		調節変異
Microcephaly-oculo-digito-esophageal-duodenal syndrome (Feingold syndrome)	小頭・眼・指・食道・十二指腸症候群(Feingold症候群)	AD	164280	2p24.1	*MYCN*	nMYC oncogene	
Hand-foot-genital syndrome	手・足・性器症候群	AD	140000	7p14.2	*HOXA13*	Homeobox A13	
Brachydactyly with elbow dysplasia (Liebenberg syndrome)	肘異形成を伴う短指症(Liebenberg症候群)	AD	186550				
Keutel syndrome	Keutel症候群	AR	245150	12p13.1-12.3	*MGP*	Matrix Gla protein	
Albright hereditary osteodystrophy (AHO)	Albright遺伝性骨異栄養症(AHO)	AD	103580	20q13	*GNAS1*	Guanine nucleotide binding protein of adenylate cyclase-subunit	グループ29の線維性骨異形成症,多骨性および進行性骨性異形成症を参照
Rubinstein-Taybi syndrome	Rubinstein-Taybi症候群	AD	180849	16p13.3	*CREBBP*	CREB-binding protein	
Rubinstein-Taybi syndrome	Rubinstein-Taybi症候群	AD	180849	22q13	*EP300*	E1A-binding protein, 300-kDa	
Catel-Manzke syndrome	Catel-Manzke症候群	XLR?	302380				
Brachydactyly, Temtamy type	短指症,Temtamy型	AR	605282				
Christian type brachydactyly	Christian型短指症	AD	112450				
Coffin-Siris syndrome	Coffin-Siris症候群	AR	135900				
Mononen type brachydactyly	Mononen型短指症	XLD?	301940				
Poland anomaly	Poland異常	SP	173800				

末節骨短縮型点状軟骨異形成症と同様,グループ20の短指症を伴う他の病態を参照

グループ/疾患名(原文)	グループ/疾患名(和訳)	遺伝形式	MIM番号	遺伝子座	遺伝子	タンパク	注釈
38. Limb hypoplasia–reduction defects group	**38. 四肢低形成/欠失グループ**						
Ulnar-mammary syndrome	尺骨・乳房症候群	AD	181450		*TBX3*	T-box gene 3	
de Lange syndrome	de Lange症候群	AD	122470	5p13.1	*NIPBL*	Nipped-B-like	
Fanconi anemia *(see note below)*	Fanconi貧血 (下の注を参照)	AR	227650	Several	*Several*		いくつかの関連グループと遺伝子
Thrombocytopenia-absent radius (TAR)	血小板減少症・橈骨欠損 (TAR)	AR?/AD?	274000	1q21.1	*Several*		1q21.1の小欠失
Thrombocythemia with distal limb defects	四肢遠位欠損を伴う血小板増加症	AD		3q27	*THPO*	Thrombopoietin	四肢遠位欠損は血管閉塞の結果とされる
Holt-Oram syndrome	Holt-Oram症候群	AD	142900	12q24.1	*TBX5*	T-box gene 5	
Okihiro syndrome (Duane-radial ray anomaly)	Okihiro症候群 (Duane-橈骨列異常)	AD	607323	20q13	*SALL4*	SAL-like 4	
Cousin syndrome	Cousin症候群	AR	260660	1p13	*TBX15*	T-box gene 15	
Roberts syndrome	Roberts症候群	AR	268300	8p21.1	*ESCO2*	Homolog of establishment of cohesion-2	
Split-hand-foot malformation with long bone deficiency (SHFLD1)	長管骨形成障害を伴う裂手・裂足形態異常 (SHFLD1)	AD	119100	1q42.2-q43			
Split-hand-foot malformation with long bone deficiency (SHFLD2)	長管骨形成障害を伴う裂手・裂足形態異常 (SHFLD2)	AD	610685	6q14.1			
Split-hand-foot malformation with long bone deficiency (SHFLD3)	長管骨形成障害を伴う裂手・裂足形態異常 (SHFLD3)	AD	612576	17p13.1			
Tibial hemimelia	脛骨欠損	AR	275220				
Tibial hemimelia-polysyndactyly-triphalangeal thumb	脛骨欠損・多合指症・母指三指節症	AD	188770				
Acheiropodia	欠手足症	AR	200500	7q36	*LMBR1*	Putative receptor protein	LMBR1の部分欠失がソニックヘッジホック(SHH) の発現に影響を与える
Tetra-amelia	無四肢症	XL	301090				
Tetra-amelia	無四肢症	AR	273395	17q21	*WNT3*	Wingless-type MMTV integration site family, member 3	
Ankyloblepharon-ectodermal dysplasia-cleft lip/palate (AEC)	眼瞼癒着・外胚葉異形成・口唇口蓋裂症候群 (AEC)	AD	106260	3q27	*P63 (TP63)*	Tumor protein p63	
Ectrodactyly-ectodermal dysplasia cleft-palate syndrome Type 3 (EEC3)	欠指・外胚葉異形成・口蓋裂症候群3型 (EEC3)	AD	604292	3q27	*P63 (TP63)*	Tumor protein p63	
Ectrodactyly-ectodermal dysplasia cleft-palate syndrome type 1 (EEC1)	欠指・外胚葉異形成・口蓋裂症候群1型 (EEC1)	AD	129900	7q11.2-12.3			
Ectrodactyly-ectodermal dysplasia-macular dystrophy syndrome (EEM)	欠指・外胚葉異形成・黄斑ジストロフィ (EEM)	AR	225280	16q22	*CDH3*	Cadherin 3	
Limb-mammary syndrome (including ADULT syndrome)	四肢・乳房症候群 (ADULT症候群を含む)	AD	603273	3q27	*P63 (TP63)*	Tumor protein p63	
Split hand-foot malformation, isolated form, type 4 (SHFM4)	単独型裂手・裂足形態異常4型 (SHFM4)	AD	605289	3q27	*P63 (TP63)*	Tumor protein p63	
Split hand-foot malformation, isolated form, type 1 (SHFM1)	単独型裂手・裂足形態異常1型 (SHFM1)	AD	183600	7q21.3-22.1			
Split hand-foot Malformation, isolated form, type 2 (SHFM2)	単独型裂手・裂足形態異常2型 (SHFM2)	XL	313350	Xq26			
Split hand-foot malformation, isolated form, type 3 (SHFM3)	単独型裂手・裂足形態異常3型 (SHFM3)	AD	600095	10q24	*FBXW4*	Dactylin	
Split hand-foot malformation, isolated form, type 5 (SHFM5)	単独型裂手・裂足形態異常5型 (SHFM5)	AD	606708	2q31			
Al-Awadi Raas-Rothschild limb-pelvis hypoplasia-aplasia	Al-Awadi Raas-Rothschild四肢・骨盤低(無)形成	AR	276820	3p25	*WNT7A*	Wingless-type MMTV integration site family, member 7A	
Fuhrmann syndrome	Fuhrmann症候群	AR	228930	3p25	*WNT7A*	Wingless-type MMTV integration site family, member 7A	
RAPADILINO syndrome	RAPADILINO症候群	AR	266280	8q24.3	*RECQL4*	RECQ protein-like 4	
Adams-Oliver syndrome	Adams-Oliver症候群	AD/AR	100300				
Femoral hypoplasia-unusual face syndrome (FHUFS)	大腿骨低形成・異常顔貌症候群 (FHUFS)	SP/AD?	134780				いくつかの表現型は大腿骨・腓骨・尺骨症候群(下記)と重複
Femur-fibula-ulna syndrome (FFU)	大腿骨・腓骨・尺骨症候群 (FFU)	SP?	228200				
Hanhart syndrome (hypoglossia-hypodactylia)	Hanhart症候群 (舌低形成・指低形成)	AD	103300				
Scapulo-iliac dysplasia (Kosenow)	肩甲骨・腸骨異形成症 (Kosenow)	AD	169550				

注)ファンコニー貧血とその相補群の特に複雑な遺伝子基盤は知られているがこの分類表ではさらに載せていない. MIMまたは他の特別なレヴューを参考にすること. グループ21のCHILD症候群や中間肢・遠位中間肢異形成症も参照

39. Polydactyly-Syndactyly-Triphalangism group　39. 多指・合指・母指三指節症グループ

Preaxial polydactyly type 1 (PPD1)	軸前性多指症1型 (PPD1)	AD	174400	7q36	*SHH*	Sonic Hedgehog	調節変異
Preaxial polydactyly type 1 (PPD1)	軸前性多指症1型 (PPD1)	AD	174400				いくつかの例ではSHHと関連していない
Preaxial polydactyly type 2 (PPD2)/triphalangeal thumb (TPT)	軸前性多指症2型 (PPD2)/母指三指節症 (TPT)	AD	174500	7q36	*SHH*	Sonic Hedgehog	調節変異
Preaxial polydactyly type 3 (PPD3)	軸前性多指症3型 (PPD3)	AD	174600				
Preaxial polydactyly type 4 (PPD4)	軸前性多指症4型 (PPD4)	AD	174700	7p13	*GLI3*	Gli-Kruppel family member 3	
Greig cephalopolysyndactyly syndrome	Greig頭多合指症候群	AD	175700	7p13	*GLI3*	Gli-Kruppel family member 3	
Pallister-Hall syndrome	Pallister-Hall症候群	AD	146510	7p13	*GLI3*	Gli-Kruppel family member 3	
Synpolydactyly (complex, fibulin1-associated)	多合指症 (fibulin1関連複合)	AD	608180	22q13.3	*FBLN1*	Fibulin 1	
Synpolydactyly	多合指症	AD	186000	2q31	*HOXD13*	Homeobox D13	
Townes-Brocks syndrome (Renal-Ear-Anal-Radial syndrome)	Townes-Brocks症候群 (腎・耳・肛門・橈骨症候群)	AD	107480	16q12.1	*SALL1*	SAL-like 1	
Lacrimo-auriculo-dento-digital syndrome (LADD)	涙・耳・歯・指症候群 (LADD)	AD	149730	10q26.12	*FGFR2*	Fibroblast growth factor receptor 2	
Lacrimo-auriculo-dento-digital syndrome (LADD)	涙・耳・歯・指症候群 (LADD)	AD	149730	4p16.3	*FGFR3*	Fibroblast growth factor receptor 3	
Lacrimo-auriculo-dento-digital syndrome (LADD)	涙・耳・歯・指症候群 (LADD)	AD	149730	5p13-p12	*FGF10*	Fibroblast growth factor 10	
Acrocallosal syndrome	先端脳梁症候群	AR	200990	7p13			
Acro-pectoral syndrome	先端・胸症候群	AD	605967	7q36			
Acro-pectoro-vertebral dysplasia (F-syndrome)	先端・胸・椎体異形成症 (F症候群)	AD	102510	2q36			
Mirror-image polydactyly of hands and feet (Laurin-Sandrow syndrome)	鏡面像多指趾症 (Laurin-Sandrow症候群)	AD	135750	7q36	*SHH*	Sonic Hedgehog	
Mirror-image polydactyly of hands and feet (Laurin-Sandrow syndrome)	鏡面像多指趾症 (Laurin-Sandrow症候群)						SHHと非連鎖
Cenani-Lenz syndactyly	Cenani-Lenz合指症	AR	212780	11p11.2	*LRP4*	Low density lipoprotein receptor-related protein 4	
Cenani-Lenz like syndactyly	Cenani-Lenz様合指症	SP(AD?)		15q13-q14	*GREM1, FMN1*	Gremlin 1, Formin 1	両方の遺伝子座の単一対立遺伝子重複 (これまでに1例のみ)
Oligosyndactyly, radio-ulnar synostosis, hearing loss, and renal defects syndrome	乏合指・橈尺骨癒合・難聴・無腎症候群	SP(AR?)		15q13-q14	*FMN1*	Formin 1	欠失
Syndactyly, Malik-Percin type	合指症, Malik-Percin型	AD	609432	17p13.3			
STAR syndrome (syndactyly of toes, telecanthus, ano-and renal malformations)	STAR症候群 (合趾症・眼角隔離症・肛門・腎形態異常)	XL	300707	Xq28	*FAM58A*		
Syndactyly type 1 (III-IV)	合指症1型 (Ⅲ-Ⅳ)	AD	185900	2q34-36			
Syndactyly type 3 (IV-V)	合指症3型 (Ⅳ-Ⅴ)	AD	185900	6q21-23	*GJA1*		
Syndactyly type 4 (I-V) Haas type	合指症4型 (Ⅰ-Ⅴ) Haas型	AD	186200	7q36	*SHH*	Sonic Hedgehog	
Syndactyly type 5 (syndactyly with metacarpal and metatarsal fusion)	合指症5型 (中手骨・中足骨癒合を伴う合指症)	AD	186300	2q31	*HOXD13*		
Syndactyly with craniosynostosis (Philadelphia type)	頭蓋骨癒合症を伴う合指症 (Philadelphia型)	AD	601222	2q35-36.3			
Syndactyly with microcephaly and mental retardation (Filippi syndrome)	小頭症・精神発達遅滞を伴う合指症 (Filippi症候群)	AR	272440				
Meckel syndrome type 1	Meckel症候群1型	AR	249000	17q23	*MKS1*		
Meckel syndrome type 2	Meckel症候群2型	AR	603194	11q			
Meckel syndrome type 3	Meckel症候群3型	AR	607361	8q21	*TMEM67*		
Meckel syndrome type 4	Meckel症候群4型	AR	611134	12q	*CEP290*		
Meckel syndrome type 5	Meckel症候群5型	AR	611561	16q12.1	*RPGRIP1L*		
Meckel syndrome type 6	Meckel症候群6型	AR	612284	4p15	*CC2D2A*		

注) Smith-Lemli-Opitz症候群は多指症・合指症を合併する. 短肋骨多指症候群グループも参照

40. Defects in joint formation and synostoses　40. 関節形成不全・骨癒合症

Multiple synostoses syndrome type 1	多発性骨癒合症候群1型	AD	186500	17q22	*NOG*	Noggin	
Multiple synostoses syndrome type 2	多発性骨癒合症候群2型	AD	186500	20q11.2	*GDF5*	Growth and differentiation factor 5	
Multiple synostoses syndrome type 3	多発性骨癒合症候群3型	AD	612961	13q11-q12	*FGF9*		
Proximal symphalangism type 1	近位指節癒合症1型	AD	185800	17q22	*NOG*	Noggin	
Proximal symphalangism type 2	近位指節癒合症2型	AD	185800	20q11.2	*GDF5*	Growth and differentiation factor 5	
Radio-ulnar synostosis with amegakaryocytic thrombocytopenia	無巨核球性血小板減少を伴う橈尺骨癒合症	AD	605432	7p15-14.2	*HOXA11*	Homeobox A11	

脊椎・手根骨・足根骨異形成症, 先端癒合症を伴う中間肢異形成症, 他も参照

(日本整形外科学会小児整形外科委員会 骨系統疾患和訳作業ワーキンググループ. 芳賀信彦, ほか. 2010 年版骨系統疾患国際分類の和訳. 日整会誌 2013；87：587-623. 表2より)

索引

和文

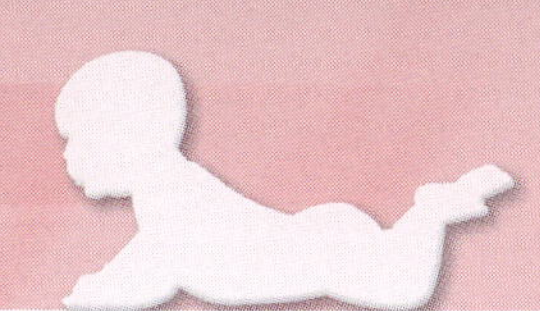

す

せ

そ

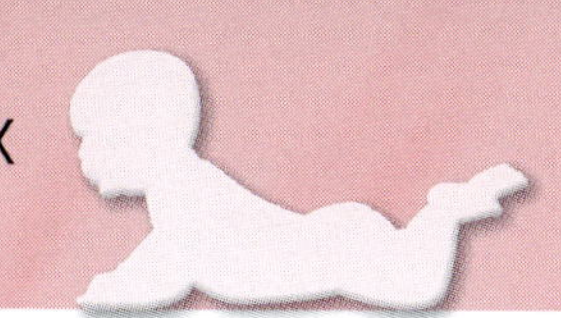

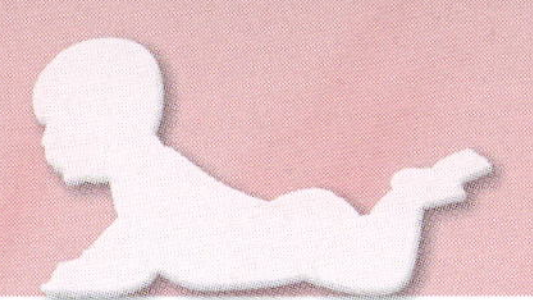

改訂第2版
小児整形外科テキスト

2004年 6月 1日 第1版第1刷発行
2009年 9月20日 第7刷発行
2016年12月10日 第2版第1刷発行
2024年 9月 1日 第4刷発行

■監 修 日本小児整形外科学会

■編 集 日本小児整形外科学会 教育研修委員会

■発行者 吉田富生

■発行所 株式会社メジカルビュー社
〒162-0845 東京都新宿区市谷本村町2-30
電話 03(5228)2050(代表)
ホームページ http://www.medicalview.co.jp/

営業部 FAX 03(5228)2059
E-mail eigyo@medicalview.co.jp

編集部 FAX 03(5228)2062
E-mail ed@medicalview.co.jp

■印刷所 三美印刷株式会社

ISBN978-4-7583-1374-2 C3047